U0297686

NATIONAL PUBLICATION FOUNDATION

生物材料科学与工程丛书

王迎军　总主编

基于生物材料的药物递送系统

顾　宁　张先正等　著

科学出版社

北　京

内 容 简 介

本书为"生物材料科学与工程丛书"之一。基于生物材料的药物递送是当代药物科学最具学术价值的研究内容之一，也是最为前沿的课题之一，本书试图把科学内容尤其是最前沿的研究成果（包括部分作者自己的成果）用最简洁的方式加以表述。近年来，随着现代制剂学和生物材料的快速发展，生物材料的种类越来越多样化，材料的性能也被更深地挖掘，伴随生物材料发展的药物制剂也在向三效（高效、速效、长效）、三小（毒性小、副作用小、剂量小）、生产三化（现代化、机械化、自动化）方向发展，国际上每年都会出现数十种药物新剂型、新制剂，药用生物材料也在向多规格、多方向、多品种挖掘。本书按照生物材料的种属进行系统的分章介绍，分别详细阐述各种生物材料的特点、制备方法及在药物递送系统中的应用优势及发展前景。全书密切结合药物递送研究领域的前沿科学，希望在向读者介绍科学知识的同时，提供科学研究上的启发和参考。

图书在版编目（CIP）数据

基于生物材料的药物递送系统 / 顾宁等著. —北京：科学出版社，2022.4
（生物材料科学与工程丛书 / 王迎军总主编）
国家出版基金项目
ISBN 978-7-03-071991-1

Ⅰ.①基… Ⅱ.①顾… Ⅲ.①生物制品－传递－研究 Ⅳ.①R977

中国版本图书馆 CIP 数据核字（2022）第 051112 号

丛书策划：翁靖一
责任编辑：翁靖一 高 微/责任校对：杨 赛
责任印制：吴兆东/封面设计：东方人华

科 学 出 版 社 出版
北京东黄城根北街 16 号
邮政编码：100717
http://www.sciencep.com

北京中科印刷有限公司印刷
科学出版社发行 各地新华书店经销
*
2022 年 4 月第 一 版 开本：720 × 1000 1/16
2024 年 4 月第三次印刷 印张：22 1/4
字数：431 000
定价：198.00 元
（如有印装质量问题，我社负责调换）

生物材料科学与工程丛书

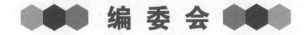

编 委 会

▰▰▰ 总　　序 ▰▰▰

生物材料科学与工程是与人类大健康息息相关的学科领域，随着社会发展和人们对健康水平要求的不断提高，作为整个医疗器械行业基础的生物材料，愈来愈受到各国政府、科学界、产业界的高度关注。

生物材料及其制品在临床上的应用不仅显著降低了心血管疾病、重大创伤等的死亡率，也大大改善了人类的健康状况和生活质量。因此，以医治疾病、增进健康、提高生命质量、造福人类为宗旨的生物材料也是各国竞争的热点领域之一。我国政府高度重视生物材料发展，制定了一系列生物材料发展战略规划。2017 年科技部印发的《"十三五"医疗器械科技创新专项规划》将生物材料领域列为国家前沿和颠覆性技术重点发展方向之一，并将骨科修复与植入材料及器械、口腔种植修复材料与系统、新型心脑血管植介入器械及神经修复与再生材料列为重大产品研发重点发展方向，要求重点开展生物材料的细胞组织相互作用机制、不同尺度特别是纳米尺度与不同物理因子的生物学效应等基础研究，加快发展生物医用材料表面改性、生物医用材料基因组学、植入材料及组织工程支架的个性化 3D 打印等新技术，促进生物材料的临床应用，并从国家政策层面和各种形式的经费投入为生物材料的大力发展保驾护航。

生物材料的发展经历了从二十世纪的传统生物材料到基于细胞和分子水平的新型生物材料，以及即将突破的如生物 3D 打印、材料基因组等关键技术的新一代生物材料，其科学内容、研究范围和应用效果都发生了很大的变化。在科技快速迭代的今天，生物材料领域现有的重要专著，已经很难满足我国生物材料科学与工程领域科研工作者、教师、医生、学生和企业家的最新需求。因此，对生物材料科学与工程这一国际重点关注领域的科学基础、研究进展、最新技术、行业发展以及未来展望等进行系统而全面地梳理、总结和思考，形成完整的知识体系，对了解我国生物材料从基础到应用发展的全貌，推动我国生物材料研究与医疗器械行业发展，促进其在生命健康领域的应用，都具有重要的指导意义和社会价值。

为此，我接受科学出版社的邀请，组织活跃在科研第一线的生物材料领域刘昌胜、陈学思等院士，教育部"长江学者"特聘教授、国家杰出青年科学基金获得者等近四十位优秀科学家撰写了这套"生物材料科学与工程丛书"。各分册的内容涵盖了纳米生物材料、可降解医用高分子材料、自适应性生物材料、生物医用金属材料、生物医用高分子材料、生物材料三维打印技术及应用、生物材料表界面与表面改性、生物医用材料力学、生物医用仿生材料、生物活性玻璃、生物材料的生物相容性、基于生物材料的药物递送系统、海洋生物材料、细菌纤维素生物材料、生物医学材料评价方法与技术、生物材料的生物适配性、生物医用陶瓷、生物医用心血管材料与器械等生物材料科学与工程的主要发展方向。

本套丛书具有原创性强、涵盖面广、实用性突出等特点，希望不仅能全面、新颖地反映出该领域研究的主流和发展趋势，还能为生物科学、材料科学、医学、生物医学工程等多学科交叉领域的广大科技工作者、教育工作者、学生、企业家及政府部门提供权威、宝贵的参考资料，引领对此领域感兴趣的广大读者对生物材料发展前沿进行深入学习和研究，实现科技成果的推广与普及，也为推动学科发展、促进产学研融合发挥桥梁作用。

在本套丛书付梓之际，我衷心感谢参与撰写、编审工作的各位科学家和行业专家。感谢参与丛书组织联系的工作人员，并诚挚感谢科学出版社各级领导和编辑为这套丛书的策划和出版所做出的一切努力。

中国工程院院士

亚太材料科学院院士

华南理工大学教授

■■ 前 言 ■■

生物材料（biomaterial）一般是指以医疗为目的，用于与活体组织接触并能实现某种功能的无生命材料。生物材料科学涉及的领域较多，如生命科学、材料学、药物学、化学等多种学科，并已获得了国内外研究者们的广泛关注。生物材料为医药领域的发展提供了物质基础，在探索人体生物学的效应和规律、开发新型的疾病诊疗手段及人工器官和支架等方面具有巨大的应用潜力。本分册是按照丛书总主编王迎军院士的统筹安排，主要阐述基于生物材料的药物递送系统的最新应用进展，以期提高生物材料在生物医学中的应用水平，推动国家医药水平的进一步发展。

药物递送系统（drug delivery system，DDS）是药剂学研究的主要内容之一，其旨在改善药物分子在体内的生物学行为，提高药物分子的生物利用度，在高效发挥治疗作用的基础上，还能够顺利地在体内进行代谢和排泄。根据临床要求选择适当的生物材料作为载体，不仅可以实现药物的靶向、定时、定位递送，还能够有效调控药物分子的理化性质和药理学活性。特别是对于一些成药性较差或给药途径具有特殊要求的药物，通过设计、构建合理的药物递送系统，可以有效克服药物的诸多缺陷，改善药物的治疗效果。生物材料因具有生物相容性和刺激响应性良好的活性基团，易于开发出具有安全性、稳定性、靶向性和控释性的智能递药系统，具有广阔的发展前景。

本书系统地阐述药物递送用生物材料的特点、制备方法、应用优势及发展前景。全书共分为 11 章，详细介绍基于有机高分子的药物递送系统、基于脂质材料的药物递送系统、基于生物大分子的药物递送系统、基于仿生材料和仿生结构的药物递送系统、基于稀土纳米材料的药物递送系统、碳纳米材料相关的药物递送系统、基于贵金属纳米材料的药物递送系统、铁基纳米材料的药物递送系统、硅基生物材料类药物递送系统、基于精准给药的药物递送系统研发，全面叙述药物递送领域的最新进展和未来发展方向。

本书是按照生物材料的种属分章节介绍近年来国内外基于生物材料开发的先

进药物递送系统。在本书的撰写过程中既有系统的理论基础知识，又涵盖了该方向近年来的最新研究成果和研究趋势，充分体现了前瞻性和新颖性，值得生物材料药物递送相关院校的科研人员、研究生以及企事业单位相关工作人员参考阅读。

　　本书由相关领域的国内知名专家组织撰写，全书共分为 11 章，第 1 章和第 9 章由东南大学的顾宁教授、秦志国和刘鑫共同撰写；第 2 章和第 4 章由武汉大学的张先正教授、李峰和刘传军共同撰写；第 3 章由中国科学院上海药物研究所的李亚平教授和曹海强共同撰写；第 5 章由西南交通大学的周绍兵教授、王毅和杨光共同撰写；第 6 章由复旦大学的李富友教授撰写；第 7 章由苏州大学的刘庄教授和杨凯老师共同撰写；第 8 章由香港城市大学的徐臣杰教授和崔明月共同撰写；第 10 章由中国科学院上海硅酸盐研究所的陈航榕教授撰写；第 11 章由复旦大学的陆伟跃教授、占昌友和魏刚老师共同撰写。顾宁教授对全书的格式进行了统一，并对部分内容进行了适当的修改。本书撰写过程中得到了华南理工大学和科学出版社的大力支持，在此表示感谢。

　　由于本书涉及的基础知识和技术领域非常广泛，加之生物材料的发展日新月异，时间仓促，疏漏及不妥之处在所难免，希望读者批评指正。

顾　宁

2021 年 9 月

目 录

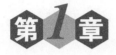

>>

第1章

绪　论

1.1.1　药用生物材料的定义

生物材料又称生物医用材料，它是一类可以与生命系统直接或间接接触发生相互作用，并能对其细胞、组织和器官进行诊断、治疗、修复或在特定条件下诱导再生的一类特殊功能的材料。生物材料学涉及的学科领域广泛，其研究范围涉及材料学、生命科学、生物学、化学、动物学、病理学、药物学等。它在人体的作用主要包括：通过各种途径，如口服、注射、吸入、移植、介入等进入人体发挥治疗或功能替代的作用；或是与人体皮肤、组织、器官、体液和细胞直接或间接接触产生功能性反应来发挥作用。另外，生物材料也可以作为药品或医疗器械的辅料发挥作用，这些均属于生物材料的作用范畴[1]。

生物材料与一般工程材料的区别：生物相容性良好，即生物材料可以与机体内的细胞、组织、器官很好地接触融合，且不产生明显的毒副作用，这也是生物材料被认可的精华所在[2, 3]。

生物材料根据应用方向不同，可分为医用生物材料和药用生物材料。医用生物材料（medical biomaterials）是一类目前临床上与人体直接或间接接触的生物材料。药用生物材料（pharmaceutical biomaterials 或 biomaterials for pharmaceutics）是现代药物制剂中协助主药（原料药）产生特殊功能（如控缓释、黏附、靶向等）的一类材料，以及用于药品包装或直接与药品接触的一类生物材料。

药用生物材料可分为药用无机材料和药用高分子材料两大类，药用无机材料包括稀土纳米材料、碳纳米材料、部分贵金属纳米材料、铁基纳米材料以及硅基纳米材料等；药用高分子材料主要包括药用有机高分子材料、脂质材料、生物大分子和一些仿生材料等。本书讨论的内容主要涉及基于生物材料的药物递送系统的分类、制备、技术和在现代药物递送系统中的临床应用前景。

1.1.2 药用生物材料的基本特征

药用生物材料是近年来快速发展的一门新兴学科，它是生物材料学和药学相结合的产物[4]。一般来说，药用生物材料本身不具有直接的药效作用，而是作为药物递送载体发挥作用，主要作用表现在：一是提高药效，增加和扩大主药的疗效作用，主药在进入人体后能否在病灶部位发挥作用并维持一定的血药浓度，很大程度上依赖递送载体的作用；二是改变药物的给药途径、提高生物利用度，主药的药效成分是固定的，通过药物载体制成不同的剂型，多种方式的给药途径在一定程度上不仅可以大幅度提高主药（原料药）的生物利用度，同时还可以改善患者的依从性从而减少患者的痛苦，如有些患者对针剂感到恐惧，改为口服给药可给患者提供便利；三是调控主药（原料药）的体内外释药速率和释药规律，调控药物的释药速率不仅要求达到有效的治疗浓度，还要降低药物在周边区域产生的毒素作用，并维持一定的给药时间；四是药用生物材料本身具有的可逆性影响人体局部生理机能，以提高药物吸收，如黏膜给药系统和透皮给药系统；五是改变主药（原料药）的某些理化性质，从而使其更适合药效发挥，例如治疗高胆固醇血症的他汀类药物有水溶性和脂溶性之分，其主药的药效发挥也不同；六是提高主药（原料药）的使用稳定性，掩盖主药（原料药）特殊味道及减小人体刺激性等[5]。因此，它不仅有一般生物材料的基本特征，还应具备药物制剂学领域的基本特征。主要的基本特征表现如下。

1. 良好的生物相容性

前面已经提到药用生物材料与一般工程材料最大的区别就是生物相容性，这也是药用生物材料的精华所在，是决定药品是否安全最重要的一环。凡是未经国家药品监督管理局批准生产的一切生物材料均不能作为药用辅料生产、销售和使用。在目前药品生产中，药用生物材料的生物相容性安全评价也是最费时、最费钱、最费力、最难以达到的标准要求。它的安全评价项目众多，包括细胞毒性试验；动物急性毒性试验；动物长期毒性试验；致突、致畸（生殖毒性）、致癌试验；材料稳定性试验；若是生物可降解材料，需进行动物体内外降解试验，如降解周期、降解产物、降解机制等试验；刺激性试验；热原试验；若与皮肤接触，需进行皮肤致敏试验；若与血液接触，需进行溶血、抗凝血、血液相容性试验；若是植入制剂材料，需进行动物试验等。良好的生物相容性不仅是一般生物材料的要求，更是药用生物材料的第一要求。

2. 良好的稳定性

药用生物材料作为主药的辅料需具有一定的稳定性，特别是一些药品的包装材料及与药品直接接触的材料，例如胶囊剂、丸剂包衣、注射针筒、输液袋等，要求材料本身越稳定越好，即要求药用材料在外界环境，如光、热、空气、水、低氧、高压以及其他物品存在的情况下，在有效期内不发生变质、降解、成分渗出、皱缩、膨胀或与其他接触的物品发生化学反应。目前，我们知道完全稳定的物质是不存在的，但需要对所用材料稳定的时间期限、稳定的环境要求作出明确的规定和说明，从而保证药物在储存、运输和使用过程中的有效性。

3. 可控的体内外降解性

药用生物材料按照使用特性可分为不可降解和可降解两大类。不可降解药用生物材料指可长时间附着于体内基本不发生降解，即使降解也只是发生可控范围内的降解，不会使人体产生较大的不良反应，待药物在体内长期滞留或达到一定的时间期限后可以采用微创手术将其取出，如我们国家在计划生育期间使用的皮下埋植剂就是用硅橡胶作为抗生育药物左炔诺孕酮的辅助材料，将其皮下植入后可使药物释放长达 3～5 年，然后进行手术将硅橡胶取出。除了硅橡胶以外，聚乙烯酸乙烯酯、聚乙烯、聚氨酯、聚四氟乙烯等材料，均属于常用的不可降解药用高分子材料。不可降解药用生物材料，临床上在现代制剂药物递送系统中相对于可降解药用生物材料应用较少。目前，临床上使用的大多数与递送系统相关的药用生物材料均是生物可降解的，从口服给药系统、控缓释给药系统、透皮给药系统和靶向给药系统，再到一些黏膜给药系统、智能给药系统等，一般所使用的材料要求具有可控的生物降解性。药用生物材料相对于一般生物材料不仅要求材料的降解速率可人为调控，降解的终产物对人体无害且可代谢出去，还要求了解材料的降解类型、降解的中间体物理化学性能、完全降解的时间、降解的临界值等，这些对于保证主药（原料药）的安全性至关重要。

4. 易加工成型性

易加工成型性是药用生物材料的一个基本特征[6]，也是生物材料的一个基本特征，现代药物制剂学中剂型众多，有大家熟知的丸剂、胶囊剂、片剂、颗粒剂、散剂、栓剂、口服剂、注射剂、糊剂等，特别是针对固体制剂，要求药用辅料具备一定的加工成型性，可以很容易地将主药包覆在里面，例如我们常用的阿莫西林胶囊剂，它就是将辅料加工成两个空心半椭圆柱形然后嵌合到一起，将主药包覆在里面，如果材料本身不易加工成型就很难做到；还有一些我们所使用的片剂外面包覆的糖衣片也需要一定的成型要求。

5. 生物黏附性

人体结构复杂，人体内的许多部分都分布着黏膜来保证我们机体正常的生命活动，随着现代药物制剂学的发展、递送系统的多样化，许多药物的递送方式都离不开药用辅料的生物黏附性[7]。例如，在黏膜给药系统（包括胃黏膜、鼻黏膜、口腔黏膜、眼黏膜、阴道黏膜等）、透皮给药系统、肠道给药定位释放系统中都要求药物制剂具有一定的黏附性，才能更好地发挥药效作用。我们常用的高分子类黏附材料有聚氨酯、聚丙烯酸类、聚甲基丙烯酸羟乙酯（PHEMA）、聚氰基丙烯酸酯类（cyanoacrylates）、卡波姆（carbomer）、环氧树脂（epoxy resins）、聚乙二醇（PEG）、聚乙烯吡咯烷酮（PVP）等。另外，还有天然的药用黏附材料，如壳聚糖（chitosan）、透明质酸（hyaluronic acid）、聚多糖类、纤维素及其衍生物、肝素、果胶、刺梧桐胶、羟丙基甲基纤维素（HPMC）、硫酸软骨素、预胶化玉米淀粉、聚谷氨酸、阿拉伯胶、琼脂、羧甲纤维素钠（CMC-Na）、聚天冬氨酸、硫酸右旋糖酐、羟丙基纤维素（HPC）等，以及蛋白质类的丝素蛋白、明胶、凝胶等，此类药用生物材料结构特点是含有大量的羟基、羧基和氨基酸。

6. 靶向性

靶向给药是指药物有选择性地到达指定生理位置，包括器官、组织或细胞，并可在此靶向部位发挥药物缓释治疗作用。靶向性对于药物发挥最大疗效、降低毒副作用至关重要，特别是对一些抗癌药物，由于其本身有较大的毒副作用，如果可以靶向到达肿瘤损伤部位，将会显著降低药物在周边区域产生的毒副作用，否则产生弥散性扩散将会严重危及患者的身体健康。一般来说，药用生物材料本身不具有靶向性，但是经过特定的表面修饰和加工处理后，它可以对病灶部位的某个点产生靶向性。

7. 控缓释特性

控缓释药物递送系统是目前日趋成熟的一类递药系统，在药物制剂市场所占份额逐渐加大。药用生物材料一般用作药物缓释剂的载体或包覆材料，在主药（原料药）释放过程中扮演着重要的角色，它应具备协同释药的特性，并保证其结构、形态等特性符合要求，其具备以下特性之一[8]：①药物分子与材料具有较好的渗透性；②材料存在多孔结构；③生物降解性材料的可溶蚀性。

8. 优良的崩解和溶出特性

这主要是针对水溶性辅料在制备片剂剂型时要求具有一定的崩解性。合适的崩解剂和适宜的量将会显著影响药物的溶出速率。Caramella 等发现崩解剂的疗效主要与其吸水膨胀能力有关。想要获得最佳崩解效果的关键因素主要是崩解剂的合适浓度，若低于这个浓度，则片剂的崩解时间与崩解剂的浓度成反比；若高于这个浓度，崩解时间基本保持不变或略有延长。

9. 智能响应性

药用生物材料的智能性是现代药物递送系统的一个基本特征，这类材料能主动感知外来刺激，从而引起自身物理或化学性质的变化，外界的刺激信号包括磁场、电场、温度、光、pH、离子强度、酶、氧化还原性等，当受到某种刺激时，材料会根据响应的介质产生特殊功能或结构的变化，从而引起整个药物递送参数的变化。不同的智能材料，其释药机制也是不同的，例如热响应的智能药用生物材料，它是利用聚合材料的可逆性收缩与膨胀原理，常用的热敏性水凝胶就属于这一类；磁响应的智能药用生物材料，它是利用磁颗粒响应外界磁场在药物内部产生孔道而影响释药速率，常用的铁基纳米材料就属于这一类；pH 响应的智能药用生物材料，它是利用碱性或酸性基团解离原理，常用的是一些含有碱性或酸性基团的电解质复合材料等。此类材料发展周期短暂，是近几十年才研究发展起来的，制备工艺和材料结构更加复杂，制备成本也较高。目前临床上批准使用的此类药物也是少之又少，大部分的材料还处于实验室研制阶段，但它是目前药用生物材料在药物递送系统中未来的发展方向之一。

1.1.3　药用生物材料的分类

生物材料应用广泛，品种繁多，到目前为止，已超过 1000 多种。药用生物材料虽然只是生物材料应用到药物制剂学的那一部分材料，但也多达上百种。依据药用生物材料的不同分类标准，可体现不同的特点和意义[9, 10]。目前药用生物材料分类方法有大约 9 种。

1. 按材料的来源分类

天然材料：材料本身来源于自然界，是可以被人类利用的一类含量较为丰富的资源，它们可以从动植物及各种矿物中提取，如纤维素、明胶、透明质酸、丝素蛋白、淀粉、植物凝集素、无机硅酸盐等材料。

半天然材料：也可称为改性天然生物材料，此类材料是在天然材料的基础上进行化学或物理性能的修饰，通过改变它的结晶度、溶解性、脆性、成型性、黏附性等来提高生物利用度，如纤维素衍生物、改性的胶类、淀粉衍生物等。

人工合成的生物材料：这类材料多是生物高分子材料，它是利用聚合方法制备的一类材料，可以通过分子自主设计获得具有良好特殊性能的生物材料，此外还包括一些无机的高分子材料，如硅酸盐、羟基磷酸钙等。

这种分类方法较为粗糙，实际上意义不大，不能看出材料的特性。

2. 按材料的稳定性分类

主要分为两大类：可降解生物材料和不可降解生物材料（又称为生物惰性材料）。

可降解生物材料是指那些与人体直接或间接接触以后，能够持续发生降解，且降解产物能够被人体吸收或代谢出体外的一类材料，就药用生物材料来说，希望可以在人体内降解的材料所产生的中间产物或最终产物对人体基本均无毒性反应；不可降解生物材料是指那些与人体直接或间接接触以后能够稳定存在，且不发生或仅发生微弱化学反应的一类材料，就药用生物材料来说，希望此类材料有较大惰性且不发生小分子释放，最终可通过微创手术取出。

3. 按材料给药途径分类

可分为口服给药材料、注射给药材料、黏膜给药材料、透皮给药材料、经鼻给药材料、口腔吸入材料和眼部给药材料等。

4. 按现代药物制剂剂型分类

可分为靶向给药系统（targeting drug delivery system，targeting DDS），微粒工程给药系统（particle engineering DDS），透皮给药系统（transdermal DDS），控缓释给药系统（controlled or sustained release DDS），黏膜给药系统（mucosal DDS），智能给药系统（intelligent DDS）或自调节给药系统（self-regulated DDS），多肽、蛋白质、疫苗类给药系统（polypeptide，protein and vaccine DDS），植入给药系统（implanting DDS），DNA 基因治疗给药系统（DNA DDS for gene therapy），上述九大系统中还可以进行分类，特别是微粒工程给药系统涵盖范围较广，可继续分为大分子胶束（macromolecular micelles）给药、纳米球或纳米囊（nanosphere or nanocapsule）给药、微球或微囊（microsphere or microcapsule）给药、脂质体（liposome）给药等，这些小的微粒工程给药系统也经常出现在其他八大系统中，各个系统之间也出现重叠交叉的情况。

5. 按材料的化学元素组成分类[11]

可分为有机药物递送系统（organic drug delivery system）、无机药物递送系统（inorganic drug delivery system）和生物药物递送系统（biopharmaceutical delivery system）。其中有机药物递送系统又可分为微（纳）米递送系统（micro/nano delivery system）、微型海绵递送系统（microsponge delivery system）、药物和装置相结合的递送系统（drug and device combined delivery system）；生物药物递送系统又可分为多肽类和蛋白质类药物递送系统（polypeptide and protein drug delivery system）

和基因药物递送系统（gene drug delivery system）。这种归类方法较为宽泛，无法看出药物的作用和特性。

6. 按材料的年代分类

可分为传统（经典）药物递送系统和先进药物递送系统。

7. 按材料的化学结构分类

可分为多达二十几类，它们分别是聚氨酯类（polyurethane）、硅橡胶类（silicone rubber）、聚酰胺类（polyamide）、聚酯类（polyester）、聚丙烯类（polypropylene，PP）、聚丙烯酸类（polyacrylate）、聚磷酸酯类（polyphosphoester）、聚砜类（polysulfone）、聚氰基丙烯酸酯类[poly(alkylcyanoacrylate)]、聚脲类（polyurea）、聚磷腈类（polyphosphazene）、偶氮类聚合物类（azo-polymer）、聚苯乙烯类（polystyrene，PS）、聚醚类（polyether）、聚原酸酯类（polyorthoester，POE）、蛋白质与多肽类（protein and polypeptide）、羟基磷灰石及其衍生物类（hydroxyapatite，HAP）、多糖及其衍生物类（如纤维素、壳多糖、纤维素酯、透明质酸、醚类衍生物等）、乙烯类（如聚乙烯、乙烯-乙酸乙烯共聚物等）。这种分类方式既有它的优点，也有它的缺点，优点表现在：材料的化学结构相似，其理化特性表现相近，便于研究人员分类查询；缺点表现在：部分材料化学结构虽然不同，但这些药用生物材料在制剂学中却表现出相同作用，而同类结构材料的衍生物却表现出性能的较大差别，如纤维素的两种衍生物——乙基纤维素（EC）和羧甲基纤维素钠（CMC-Na），乙基纤维素难溶于水，一般作为包衣材料和阻滞剂，而羧甲基纤维素钠易溶于水，通常被用作制剂的增稠剂、增黏剂和助悬剂，两者的作用和性质具有明显的差别。

8. 按材料特定的功能分类

这种分类方式是按照材料在药物制剂中的主要应用功能进行分类，包括生物可降解材料、控缓释性材料、黏附性材料、包覆性材料、靶向性材料、乳化性材料、润湿性材料、两亲性材料、防腐性材料、增塑性材料、干燥性材料等，这种按功能性进行分类的方式可以使研究人员根据剂型要求快速找到相关的药用生物材料，但是很多材料仍然存在着交叉重叠的现象，这是因为很多材料具有多种功能作用。

9. 按材料种属分类

按照材料的组成和性质可分为高分子材料、金属材料、无机材料和复合材料。其中高分子材料、无机材料和复合材料常作为药用生物材料使用，金属材料一般作为组织工程领域人工假体、人工关节、医疗器械和内固定材料使用。常用的高分子材料包括多糖类、蛋白质类、聚氨酯类（PU）、聚乙烯类（PE）、聚四氟乙烯类（PTFE）、聚乳酸类（PLA）和聚甲基丙烯酸类等；常用的无机材料包括稀土材料、碳纳米材料、铁基纳米材料、硅基纳米材料和一些磷酸盐类材料等；常用的复合材料一般都是汲取各种材料的优势进行混合，更好地发挥材料的性能。

1.2 生物材料用于发展药物递送的研究现状及前景

1.2.1 生物材料的发展历史

生物材料经历了漫长的发展历史，自人类认识材料起，生物材料进入了人们的接触领域。现代生物材料学是一门多学科交叉的综合性科学。它主要探索生物医用材料与生物药用材料的空间结构，包括微观结构和宏观结构；同时研究生物材料作为人体生命系统和治疗人体疾病的替代材料的生理生化特性。生物材料是在漫长的历史发展过程中形成的交叉学科，它又是跨领域最为广泛的科学之一，其中涉及材料学、工程学、化学、物理学、生物学、医学和力学等。具体的研究内容涉及多方面，主要包括：①生物材料的制备方法、合成、改性研究及作为修复替代材料的仿生结构；②研究生物材料与直接或间接接触的生命体的相互作用（包括组织、器官、细胞、血液、体液等），以探索减少生物材料毒性及免疫原性的对策和方法；③研究生物材料在使用安全方面的评价方法及标准，包括生物材料的规范灭菌、消毒、保存方式及国家规定的管理办法；④研究生物材料在现代药物制剂学中的合理应用等[12, 13]。

1.2.2 生物材料用于发展药物递送的研究现状

药物递送系统（又称药物传递系统、给药系统、递药系统）是指实现在空间、时间以及剂量上可系统调控药物分子在生物体内合理分布的技术体系。其主要目标是选择在适合的时机允许将适量的药物递送到靶部位，从而提高药物的利用度，提升疗效，降低成本，降低毒副作用。药物递送系统是将包括医学、工学（材料、机械、电子）以及药学等的相关学科融合，其研究内容涉及药物本身，同时也包括搭载药物的载体材料、装置，还包括对药物或载体等进行物理化学改性、修饰的相关技术。我们知道，人体是一个极其复杂的生命系统，存在着许多天然的屏障系统。目前，虽然很多药物在实验当中取得了很好的疗效，但在临床使用中药物递送到病灶部位常被屏障吞噬或阻挡在外，使得原本有应用前景的药物失效或者无效。药物剂型可以显著改善药物的递送障碍，提高药物的靶向性和疗效性。据报道，全世界每年患者错误服药导致入院治疗的就多达 10 亿人，为了提高患者依从性，可以尝试开发多用途的给药途径及减少用药次数的新剂型。药物递送系统不仅可以将药物的疗效发挥到最好，毒副作用降到最低，也使一些人体深层部位疑难杂症的治疗成为可能[14]。

药物递送是药剂学领域的核心内容[15]，除了传统的药物递送方式，包括口服剂、注射剂、呼吸道剂、皮肤给药剂等，还包括现在快速发展的现代新型药物递送系统，包括控缓释药物递送系统、透皮药物递送系统、靶向药物递送系统、智能药物递送系统、生物大分子药物递送系统、黏膜药物递送系统等，这些递送系统的发展均离不开生物材料的作用。药物递送系统也是伴随生物材料的发展而发展的，从 20 世纪 50 年代起，一些新型的控缓释药物递送系统开始取代传统的递送方式，这一时期也正是高分子材料产生和发展的时期。到了 20 世纪 60 年代，聚合物材料开始应用于药物递送系统（如聚乙二醇、聚丙烯酸、聚乳酸等）；70年代，纳米材料应用于药物递送系统（如碳纳米材料、纳米胶束等）；80 年代出现了经皮药物递送系统（如脂质体材料、离子导入、经络穴位给药等）；80～90年代，随着生物技术的快速发展，出现了生物大分子药物递送方式（如蛋白质类、核酸类、多肽类等），而后随着生物学和材料学的快速发展，生物材料进入大发展时期，基于生物材料的药物递送系统越来越丰富，使生物材料在药物递送的发展取得了长足的进步，同时拓宽了生物材料的应用范围。

目前，药用生物材料在我国新时代的背景下已经取得了长足的发展，国家每年在生物材料领域投入大量的科研经费，并作为重大专项研究立项，带动了国内一大批高校、研究所、药企和材料企业投入科研攻关，也合成了许多药用生物材料，包括控缓释递送材料、靶向递送材料、智能递送材料等，但开发和生产仍然面临着许多问题，主要表现在：

（1）药用生物材料和药物制剂学科研人员各自为战。从事生物材料研究的科研人员大部分属于材料学专业，他们擅长材料的提取、合成、修饰、表征，但对材料的生物安全性评价却了解甚少。简单的安全评价是达不到药用材料标准的，药用材料的生物安全性评价有一整套生物评价系统，还需生物学专业人员参与。而药剂学专业的研究人员懂得如何运用材料制备剂型，却对材料的基本性能了解较少。这就阻碍了许多新型的药用生物材料的开发和生产。

（2）我国长期以来存在重原料、轻制剂的发展状况。改革开放以前，我国大部分的药企和药物研究单位把主要的资金、设备和人员投放在原料药的研发和生产中，药用生物材料多半是从外国进口直接使用的，没有自己的自主品牌。以控缓释制剂为例，国外的品种已经达到 200 多种，而在我国生产的还不到 100种，且新型释药相关技术的研发和应用也不够，极大地限制了我国药用生物材料的发展。改革开放以后，虽然我国开始意识到这个问题，但是由于前期积累的技术有限，发展依然缓慢，在药用生物材料的研发技术和质控等多方面也大幅度落后于欧美发达国家。这些综合因素在很大程度上限制了我国药用生物材料的开发和生产。

（3）药用生物材料在药物递送中的高标准：高技术、高投入、小规模。药用生物材料作为药物递送的主要材料运用于各种类型的药物递送方式，但不论以何种方式，它最终都要进入人体参与疾病的治疗，药用生物材料相对于一般的工业材料要求更高的纯度，不含有会引起毒性反应的引发剂、中间体、残余溶剂、未反应完的单体等。高精纯度不仅需要更高的技术要求，还要消耗更多的原材料，增加了投入的成本，后期的生物安全性评价更是一项投入巨大的时间和金钱成本。

（4）药用生物材料评价标准众多，周期长，回报率低。药用生物材料前期一般是经材料学专家提取合成符合性能要求后，还需要经过漫长的生物安全性评价，目前《中国药典》规定的生物安全性评价试验多达数十种，特别是大动物试验少的也要一年以上，这一系列的试验均在实验室完成。从实验室到市场过渡则需要更长的时间，几乎相当于一个一、二类新药的周期，大量时间和金钱的投入带来不对等的回报率，使得许多国内外厂家对开发药用生物材料缺乏信心。这也是药用生物材料研发和生产受阻的原因之一。

1.2.3 生物材料用于发展药物递送的前景

1978 年改革开放以来，我国的医药和卫生政策得到了巨大改善，为我国医药工业的发展及药用生物材料在药物递送方面的应用创造了良好的环境和机会。特别是在 2001 年正式加入世界贸易组织（WTO）后，我国医药工业产业的发展既面临难得的机遇也面临着巨大的挑战，尤其是与人类健康息息相关的基于生物材料的新型药物递送系统的发展。21 世纪的新型药物递送系统主要是借助于材料的作用和特性去改善传统药物的理化特性，以增加药效、降低毒副作用。21 世纪初，抗肿瘤药物开发的新型递药系统最为丰富，基于上述概念发表的文章约为 20000 篇，但被美国食品药品监督管理局（FDA）批准上市使用的抗肿瘤新型递药系统仅为 10 种左右。这除了与原料药本身问题有关外，用于原料药的药用辅料（药用生物材料）也起着至关重要的作用。目前，我国的药物合成及药效学评价方面发展较好且具有一定优势，而药用生物材料发展滞后于国际领先水平，主要表现为药用生物材料品种较少，且多数局限在口服类递送材料，对于一些特殊用途的递送材料，如植入剂、乳剂、纳米制剂的可用材料尚处于空白阶段；基于药用生物材料开发的基础研究较为薄弱，国内厂商的部分药用生物材料标准有待完善等。目前我国正在积极推动并致力于改善这种局面，国家每年在药用生物材料领域投入大量的科研经费，设立专门的攻关小组，来促进我国药用生物材料的研制与开发，改变我国药用生物材料及制剂落后的局面。

为了切实改变我国药用生物材料作为药物递送系统材料滞后于原料药发展的局面，提出以下几点意见：

（1）目前重"主"轻"辅"局面虽然有所改善，但国家还应加大政策倾斜，使药用生物材料和原料药处于同等地位，加强药用生物材料的投入和研发，为新型药物递送系统的开发和制备提供优质的材料，建立生物材料与制剂递送一体化基地。

（2）加强基于生物材料的药物递送制剂评价体系[16]，使药物的安全性评价体系紧跟国际步伐，提高我国药物产品在国际市场的竞争力。

（3）加强药用生物材料和药剂学的切实合作与相互渗透，从学校的课程设立到企业的药物研发，生物材料学专业设置药剂学课程，药剂学专业设置生物材料课程，使药用生物材料与药剂学紧密联系，不脱节。

（4）鼓励相关科研人员及工程师申报专利，加大生物材料与药物递送的创新力度，制备具有自主知识产权的药物递送用生物材料。

（5）除了高校及科研院所的科研人员，鼓励企业设立研发部门积极参与开发新的药用生物材料及在药物递送系统的新应用，政府及科技部门给予政策倾斜和资金的支持。

（6）鼓励一部分人到国外优秀的药用生物材料及制剂生产单位学习先进的生产和制备技术。

（7）规范药用生物材料及药物递送使用的标准，制定严格的安全评价体系和法律法规。

（8）整合多学科资源致力于药用生物材料及药物递送系统中，集开发、制备和评价一体化。

1.3　本书的基本架构

本书关于药用生物材料的递送系统将按照材料的种属分章节进行介绍。由于有机高分子材料在目前的药用生物材料中占有举足轻重的地位，第 2 章首先介绍有机高分子材料，包括有机高分子递药系统的基本情况，有机高分子材料的分类和制备，有机高分子材料在药物递送系统中的应用现状。第 3 章和第 4 章分别介绍有机材料中的脂质材料和生物大分子，脂质材料目前在制剂领域发展态势良好，所占比重越来越高，磷脂是细胞膜的主要成分，以磷脂作为药物递送的辅料具有很好的生物相容性和低的免疫排斥反应，磷脂也是很好的乳化剂，本书采用单独篇章介绍是想让读者更加深入清晰地了解脂质材料在制剂学中的作用和发展前景。生物大分子同样作为单独篇章介绍，和磷脂具有同样重要的地位，生物大分子主要包括蛋白质和核酸两大类，它们具有很高的生物活性参与生命活动，以生物大分子作为药用辅料参与药物递送具有独一无二的作用。仿生材料和仿生结构因具有良好的靶向性和较低的免疫原性等优势而成为理想的候选药物递送系统，第 5 章对其进行重点介绍。另外，本书还介绍了药物递送系统中几种重要的无机材料，包括稀土纳米材料、碳纳米材料、贵金属纳米材料、铁基纳米材料和硅基纳米材料等，这些材料在现代药物制剂中作为药用辅料（药用生物材料）均具有重要的作用。最后，本书对基于精准给药的药物递送系统的研发进行了深入的阐述。

参 考 文 献

[1] 陈建海. 药用高分子材料与现代制剂. 北京：科学出版社，2003.

[2] 刘起秀. 材料科学的新枝：生物材料. 材料科学与工程学报，1989，(4)：12-19.

[3] 刘黎，郭圣荣. 药用高分子材料. 北京：化工工业出版社，2015.

[4] 杨芳. 功能高分子膜的制备及其性能研究. 武汉：华中科技大学，2006.

[5] 方亮，龙晓英. 药物剂型与递药系统. 北京：人民卫生出版社，2014.

[6] 吴建兵. 丝素纳米微米球的制备及其在药物控释方面的应用研究. 苏州：苏州大学，2017.

[7] 张正全，陆彬. 药用生物黏附材料进展. 中国药学杂志，2001，36 (6)：363-366.

[8] Yang M，Gu Y，Yang D，et al. Development of triptolide-nanoemulsion gels for percutaneous administration：Physicochemical，transport，pharmacokinetic and pharmacodynamic characteristics. J Nanobiotechnol，2017，15 (1)：88.

[9] 樊子萱. 材料学和生物材料的分类. 祖国，2016，(24)：284.

[10] 徐晓宙. 生物材料学. 北京：科学出版社，2015.

[11] 中研普华咨询公司. 2017-2022 年先进药物递送系统行业发展前景与投资战略分析. 深圳：中研产业研究院，2017.

[12] 阮建明，邹俭鹏，黄伯云. 生物材料学. 北京：科学出版社，2004.

[13] Fenton O S，Olafson K N，Pillal P S，et al. Advances in biomaterials for drug delivery. Adv Mater，2018，30(29)：1705328.

[14] Vasant V R，Mannfred A H. Drug Delivery Systems. New York：CRC Press，2004.

[15] 崔福德. 药剂学. 北京：人民卫生出版社，2007.

[16] 刘建平. 新型药物递送系统的产业化道路. 药学进展，2016，(7)：481-482.

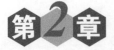

第2章

>>

基于有机高分子的药物递送系统

2.1 概述

伴随着纳米技术的飞速发展，高分子纳米药物展现出广阔的应用前景，并将在疾病治疗或诊断过程中发挥越来越重要的作用。高分子药物载体的使用不仅能简化治疗过程，还有助于提高药物疗效和降低药物对正常组织和器官的毒副作用，从而达到治疗疾病与保证高品质生活质量之间的协调一致。有报道指出，仅就美国市场而言，纳米药物的市场价值将在2021年达到数千亿美元[1-3]。

毋庸置疑，在过去的半个世纪里，无论是纳米药物还是高分子载体，都取得了长足的进步。它们不仅引发了治疗技术的革命，还促使人们能够更加深入地认清疾病的本质。高分子纳米药物也从早期的物理包覆高分子胶束纳米药物发展出高分子囊泡、纳米纤维、高分子键合药物等多种类型，并能更好地根据外界刺激调控药物的释放，从而适应口服、静脉注射、经皮给药等不同给药途径[4-8]。

目前，用于药物递送的有机高分子多为具有良好生物相容性的生物可降解高分子，它们在化学结构上存在可解离的基团，能够在水、光或生物酶等引发下发生解离，分解为可被生物体吸收或排泄掉的小分子。如果根据有机高分子的化学结构分类，主要有聚羟基烷酸酯、聚碳酸酯、聚磷酸酯、聚原酸酯、聚酸酐、聚氨基酸及其共聚物等。利用高分子材料制备的纳米药物也被广泛应用于癌症、艾滋病、神经修复等治疗或研究中[9-11]。

本章将着重对纳米药物递送系统中采用的高分子材料、高分子纳米药物递送系统的类型及制备方法进行介绍，同时结合近十年的科研热点和进展中的具体事例讨论高分子纳米药物的相关应用。

2.2 ▶ 有机高分子递药系统的分类

2.2.1 有机高分子的类型

通常用于药物递送的生物可降解高分子材料包括天然高分子材料和有机合成高分子材料两类。天然高分子材料主要包括纤维素、聚羟基丁酸酯、甲壳素、壳聚糖、海藻酸盐、胶原、明胶等，将在第 4 章作比较详细的介绍，本章不再一一赘述；有机合成高分子材料主要包括聚羟基烷酸酯、聚氨基酸、聚碳酸酯、聚磷酸酯等（图 2.1）。与天然高分子材料相比，有机合成高分子材料的降解行为更易于通过高分子的组成和化学结构加以控制[9, 11]。

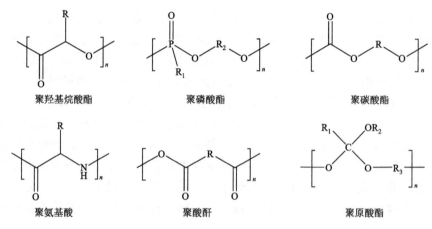

聚羟基烷酸酯　　　　　　聚磷酸酯　　　　　　聚碳酸酯

聚氨基酸　　　　　　聚酸酐　　　　　　聚原酸酯

图 2.1 　一些常见的生物可降解高分子材料

1. 聚羟基烷酸酯

从化学结构上区分，聚羟基乙酸（PGA）、聚乳酸（PLA）、聚己内酯（PCL）均属于线型聚羟基烷酸酯。自从 20 世纪 60 年代后期 PGA 手术缝合线见于报道后，聚羟基烷酸酯已被广泛应用于药物递送、组织工程和外科整形等领域。由于其具有低免疫原性和无毒等优点，PGA、PLA 和 PCL 的均聚物及其共聚物目前已被 FDA 批准用于制备微米粒子、纳米粒子、水凝胶和薄膜等药物控释器件[11-13]。

高分子量的 PGA（分子量 20000～145000）是一种坚硬的、棕褐色的热塑性聚合物，它的玻璃化转变温度（T_g）在 36℃左右。PGA 的链节具有较好的规整堆积能力，因此 PGA 也是一种半结晶的聚合物，其结晶度为 45%～55%，熔点（T_m）为 224～228℃，并具有良好的力学性能。但高分子量 PGA 在常见有机溶剂中的溶解性较差，仅易溶于六氟异丙醇和六氟丙酮中。1967 年，Schmitt 和 Polistina 申请了 PGA 手术缝合线的专利，并于 1970 年上市，商品名为 Deon。由于采用双官能团单体缩聚很难获得高分子量 PGA，PGA 的制备通常采用开环聚合的方法，其单体为两个羟基乙酸分子脱水后形成的环状二聚体分子，即乙交酯。PGA 具有较好的亲水性，6～12 个月可以在体内完全降解，其力学性能则在 1～2 个月内消失殆尽。PGA 的降解产物为羟基乙酸，可以随尿液排出体外[14, 15]。

与 PGA 相比，PLA 的主链上增加了一个甲基，这个甲基的存在明显增加了 PLA 的疏水性及其抗水解能力。此外，PLA 是手性分子，从而导致 PLA 有四种形态，即左旋聚乳酸（PLLA）、右旋聚乳酸（PDLA）、外消旋聚乳酸（PDLLA）和非旋光性聚乳酸（meso-PLA）。这些聚合物的一些物理化学性质，如熔点、结晶度、降解行为等，均受到聚合物中对映异构体比例的影响。例如，PLLA 是有规立构的热塑性聚合物，其 T_g 约为 65℃，T_m 在 170～180℃。由于聚合物的半晶性，PLLA 具有较好的机械强度，常被用作医用缝合线和外科矫正材料；与之相反，L 型和 D 型丙交酯无规共聚的产物 PDLLA 则为无定形高分子，由于其具有良好的药物通透性，常被用作药物控释载体[16-18]。

通过丙交酯、乙交酯以及其他单体共聚可以调节聚合物的降解性能，其中应用最为广泛的共聚物是聚（丙交酯-共-乙交酯）（PLGA）。改变共聚物中单体单元的比例及聚合物的分子量，可以显著改变聚合物的亲疏水性、机械强度和降解速率。为了进一步优化 PLGA 的性能，研究者们还采用许多改性手段，如与亲水聚合物共聚等。人们在研究中发现，聚乙烯醇与 PLGA 形成的接枝共聚物（PVA-g-PLGA）不仅提高了聚合物的亲水性，还改变了聚合物的降解机制，即从本体溶蚀降解转变为表面溶蚀降解。此外，也有研究者利用多糖、多肽等功能性物质对 PLGA 进行改性，并广泛应用于药物缓释和组织工程等领域[19, 20]。

与 PLA/PGA 相比，PCL 的降解速率相对缓慢，这是由于其具有较强的疏水性和结晶性（结晶度 50%），除此之外，PCL 还具有良好的环境稳定性和优异的加工性能，因此在过去的几十年中，PCL 在生物医用领域的应用也很广泛[21]。

2. 聚磷酸酯

聚磷酸酯（polyphosphoesters，PPEs）是一类主链通过磷酸酯键连接结构单元的生物可降解高分子，其在自然界和生物体内可谓无所不在，同时也是生物赖以生存的基本物质之一。由于其具有良好的生物相容性、生物可降解性、温度响应性及可功能化修饰等优点，在生物医用材料领域具有广阔的应用前景[22-24]。20 世纪 70 年代末，Penczek 等首先合成了类似核酸和磷壁酸的磷酸酯聚合物。到了 20 世纪 90 年代，Leong 和卓仁禧等开始将聚磷酸酯用于药物的控制释放，其在生物医用材料领域得到了快速发展[25, 26]。

聚磷酸酯独特的化学结构造就了它与众不同的性质，如侧基/链易进行功能化修饰。与主链为四价碳原子的聚酯（如 PLA、PCL 等）相比，聚磷酸酯的主链含有五价磷原子，其侧基上可以很方便地修饰上多种功能性基团（如双键、炔基、氨基、羟基、羧基等），还可以进一步修饰上靶向分子、荧光分子、药物分子或者聚合物链。此外，由于聚磷酸酯有与磷壁酸和核酸类似的化学结构，因而其生理毒性较低；磷酸酯键在酸性、碱性条件下易水解以及在磷酸酯酶催化下加速水解的特性，也保证了聚磷酸酯良好的生物可降解性[23, 24]。

聚磷酸酯的主要合成方法分为以下几种：

（1）缩聚法主要是通过磷酸、磷酰二卤素或磷酸二酯与多元醇、多元酚、多元胺或多元酚盐类分子之间发生缩合反应并脱除小分子副产物后实现逐步链增长得到聚磷酸酯。除传统的熔融和溶液缩聚外，界面缩聚和相转移催化缩聚也是目前常见的缩聚方法。虽然缩聚法是制备聚磷酸酯最主要的方法，但是它也存在很多不足，其中最主要的问题有以下两点：难以得到高分子量聚合物以及难以进行聚合物功能化。Penczek 等发现利用磷酸二酯与二元醇之间的酯交换反应可以获得分子量高达 3 万的聚磷酸酯[27]。为了改善聚磷酸酯可化学修饰的能力，研究者们先制备了聚膦氢[poly(H-phosphonate)s]，然后通过氯化或氧化等手段提高侧基进一步反应的能力[28]。例如，Bogomilova 等通过 Atherton-Todd 反应将抗肿瘤药物美法仑（melphalan）键接于聚膦氢上制得大分子前药，既降低了药物的毒副作用还保持了药物的治疗效果[29]。

（2）聚磷酸酯的逐步加成聚合主要是通过磷酸或磷酰二卤素化合物与双环氧基化合物之间的环加成反应实现的。与缩聚相比，聚合过程中无小分子副产物生成，因此制得的高分子更易于纯化，而且单体转化率较高。1995 年，Nishikubo 等利用逐步加成聚合反应制备出分子量为 23000、分子量分布为 1.24～1.59 的聚磷酸酯[30]。与此同时，Penczek 与其同事也做了许多系统性的研究工作，他们通过精确调节双环氧基化合物的结构和聚合反应条件，获得了分子量高达 3 万的聚合物[31]。但是，由于受到聚合单体的限制，该聚合方法的应用还是极为受限。

（3）开环聚合是指环状磷酸酯单体经引发聚合，将环打开形成聚合物的一种聚合方法。开环聚合也是目前制备聚磷酸酯最重要的方法之一。根据聚合机制的不同，聚磷酸酯的开环聚合可分为阳离子、阴离子、金属催化-插入聚合机制。在这一领域，国内许多课题组都做出了非常出色的工作。例如，王均等以三异丙醇铝为催化剂，制备了 PCL-PPE 嵌段共聚物，并提出了"配位-插入增长"的聚合机制假设。PCL-PPE 共聚物的分子量可达到 10^4，通过调节引发剂和单体的比例，得到不同分子量的聚合物，分子量分布的多分散性指数在 1.2 左右[32]。2010 年，Iwasaki 等首先报道了无金属的有机催化体系，他们以 1, 8-二氮杂双环[5.4.0]十一-7-烯（DBU）或者 1, 5, 7-三氮杂二环[4.4.0]癸-5-烯（TBD）作为催化剂，醇为引发剂用于磷酸酯的开环聚合[33]。Clément 课题组也相继开展了相关工作，取得了许多有意义的研究成果。通过有机催化体系制得的聚磷酸酯分子量可以高达 7 万以上，而且分子量分布极窄，多分散性指数（$\bar{M}_w / \bar{M}_n$）小于 1.1，单体的转化率也大于 98%[34]。此外，卓仁禧课题组还开展了利用天然生物酶，如猪胰脂肪酶等催化制备聚磷酸酯的研究工作，酶促聚合反应条件温和，生物酶以二氧化硅微球固定化后可以实现生物酶的重复使用，在日益倡导绿色化学的今天，聚磷酸酯的酶促聚合无疑具有深远的应用前景[35]。

（4）不饱和磷酸酯易位聚合是在 Grubbs 催化剂作用下，带有两个或多个烯键官能团的单体经过碳碳双键断裂并重新组合，脱除乙烯分子，形成不饱和聚磷酸酯的方法。Wurm 课题组对此进行了比较系统的研究，相继制备出线型、超支化以及侧基可功能化的不饱和聚磷酸酯[24]。

3. 聚碳酸酯

聚碳酸酯是指主链含有碳酸酯键的高分子材料。根据聚碳酸酯的主链化学结构，可以分为芳香族聚碳酸酯和脂肪族聚碳酸酯两大类。其中，脂肪族聚碳酸酯主要用于组织工程、药物递送及抗菌等生物医用领域[36, 37]。

脂肪族聚碳酸酯的合成一般包括酯交换法、光气缩合法、加成聚合法和开环聚合等方式。酯交换法以二烷基碳酸酯和双羟基化合物为单体，在碱催化下于 120～150℃通过酯交换反应制备而成，所得聚合物分子量不高，且易生成较多副产物，因此应用很少。光气缩合法是将二元醇和光气通过溶液缩聚或界面缩聚合成聚碳酸酯的方法。该方法在聚合度较低时易发生链终止副反应，因此难以得到高分子量的脂肪族聚碳酸酯。加成聚合法则以环氧类单体与二氧化碳逐步加成聚合制得聚碳酸酯。该方法的反应条件苛刻，聚合效率不高，对催化剂的要求较高，且得到的聚合物主链上易包含聚醚链段，从而影响聚合物性能。相比之下，由于热效应低、聚合速率快、无副产物、产物易纯化、易获得较高分子量等优点，环状碳酸酯的开环聚合成为制备脂肪族聚碳酸酯最主要的方法。

根据拓扑学结构进行分类，脂肪族聚碳酸酯主要有线型结构、网状结构和树形或超支化结构三大类。聚三亚甲基碳酸酯（PTMC）是目前研究最多的一种线型脂肪族聚碳酸酯，它具有毒性低、生物相容性好、生物可降解等特点。然而，PTMC 的降解速率很慢，属于表面侵蚀降解。Kricheldorf 等报道了 PTMC 在体外降解 7 个月后，仅失重 9%，分子量降低 7%。和相同分子量的 PCL 相比，PTMC 的降解速率是其 1/20。此外，为了改善 PTMC 热稳定性和机械加工性能较差的缺点，研究人员通过交联反应制备出网状脂肪族聚碳酸酯。例如，Feijen 等以甘油引发三亚甲基碳酸酯（TMC）聚合，合成出多支预聚物，再用反丁烯酸酐单乙酯对其封端，端基双键经光引发交联，得到网状聚合物。所制备的网状脂肪族聚碳酸酯具有良好的生物相容性，通过改变组成可以调节机械性能，从而满足各种需要[38]。

为了进一步改善聚碳酸酯疏水性强、功能性缺乏等不足，近十几年中，多个课题组均开展了含有可反应基团聚碳酸酯的设计制备研究，并在此基础上进一步功能化，从而有效调控聚合物的物化性能及生物学性质。目前，常见的一些功能基团，如羟基、氨基、羧基、不饱和双键等均被引入到聚碳酸酯中[37]。特别值得一提的是，点击化学合成手段的引入为功能化聚碳酸酯的设计合成注入了新的活力。根据点击化学反应的分类，炔基-叠氮加成、烯基-巯基加成、迈克尔加成、环氧-氨基/巯基加成和第尔斯-阿尔德加成均已见文献报道[39, 40]。例如，卓仁禧课题组合成了侧基带有叠氮基的聚碳酸酯，再利用炔基-叠氮加成反应成功构建出含有复杂化学结构的两亲性嵌段-接枝共聚物和生物可降解分子刷[41]。景遐斌课题组也合成出含有烯丙氧基的六元环碳酸酯单体，通过烯基-巯基点击反应在聚碳酸酯上引入靶向基团、药物等功能性组分[42]。此外，Shoichet 课题组制备出侧基含有呋喃基的聚碳酸酯，成功地利用第尔斯-阿尔德反应实现了聚碳酸酯的功能化[43]。

4. 合成多肽及聚多肽

多肽和聚多肽是 20 种 α-氨基酸以肽键为主链连接起来的低聚物或者大分子，具有丰富的多层次结构，它们在生物医药、生物技术、组织工程、药物运输等领域具有广泛的应用前景[44-46]。多肽材料的制备主要通过微生物合成、多肽固相合成和 N-羧基内酸酐（NCA）的开环聚合来实现。目前，人们已能通过固相合成精确制备 50 个氨基酸序列以内的多肽[46]。与固相合成方法相比，虽然 NCA 的开环聚合无法实现多肽序列的精确调控，但是可以在较短时间内制得高分子量的聚多肽。同时，通过对侧链 R 基的功能化修饰，还能够得到功能化的聚多肽材料。1997 年，Deming 首次报道了 NCA 的活性可控开环聚合。他利用钴和镍有机金属化合物引发 NCA 开环，制备了分子量可控和窄分子量分布的聚合物[47]。在此后的二十年中，研究者们对催化引发体系和反应条件进行了不断改进创新。例如，Schlaad 提出的季铵盐引发体系，Cheng 提出的有机硅引发体系，Ling 提出的稀土金属化合物引发体系，以及 Hadjichristidis、Giani 和 Wooley 等分别提出的高真空、低温及 N_2 脱除 CO_2 技术[48]。与此同时，人们也开展了功能化 NCA 单体的研究工作。功能化 NCA 单体主要分为两大类：一类是带有 PEG 低聚物、糖基或磷酸酯基等功能单元的单体，另一类是带有烯键、炔基或叠氮等基团的单体。由于后一类单体有利于聚多肽的进一步化学修饰，在近些年的研究中尤其引人关注[48]。Hammond 课题组利用甲氧基聚乙二醇胺引发炔丙基谷氨酸 NCA 聚合，得到两嵌段共聚物，再通过点击化学反应在聚多肽链段的侧基上修饰二异丙基胺、二乙胺等基团。由于三级胺具有较强的质子缓冲作用，该聚合物制备的胶束在 pH 7.0～7.4 时能稳定存在，而在 pH 5.5～6.3 时则迅速瓦解完成药物的释放。

同时，Hammond 课题组还在聚合物链中未参与反应的炔基上修饰了 Cy5.5 和 Cy7 两种荧光基团，当聚合物链彼此靠近时，两种荧光基团会通过荧光共振能量转移 （FRET）成像，从而能清晰观察载药粒子在动物体内的分布[49]。

在研究过程中，人们还发现聚多肽特定的二级结构往往赋予聚合物特殊的生物性能，因此在此方面也进行了大量研究。他们从侧链长度、亲疏水比和电荷密度等多方面来精确调控二级结构的形成及稳定性，并做了相应的性质研究[50]。例如，细胞穿膜肽通常为 α 螺旋的阳离子多肽，它们不仅能加速药物载体的细胞内在化，还有助于载体的内涵体逃逸。但是，细胞穿膜肽通常为短肽，且缺少足够的电荷密度，不能作为单独的载体用于基因传递。因此，Cheng 课题组合成了 31 种侧链带有不同氨基的阳离子多肽，通过调节侧链的亲疏水比和电荷密度，获得了在较宽 pH 范围均具有稳定 α 螺旋结构的聚合物。由于其出色的细胞内在化和内涵体逃逸能力，该聚合物的转染能力比"黄金标准"聚乙烯亚胺高一个数量级[51]。

5. 其他合成聚合物

除以上介绍的聚合物外，聚磷腈、聚酸酐和聚原酸酯等合成聚合物也被用于药物递送。近些年来，脱氧核糖核酸（DNA）嵌段聚合物，即 DNA 键接合成聚合物链段构成的二元或多元嵌段共聚物的研究也逐渐引起了人们关注。DNA 片段优异的分子识别和程序化自组装性有助于精确调控和构建聚合物纳米自组装体，从而有利于靶向药物递送。目前，DNA 嵌段共聚物的合成方法主要有三种：表面活性剂辅助的溶液偶合反应、固相亚磷酰胺三酯法偶合以及聚合酶链反应（PCR）[52]。2014 年，谭蔚泓课题组制备了 DNA-PLGA 共聚物，并用于疏水性药物紫杉醇和阿霉素的共传递。他们发现，由于 DNA 的靶向作用，该聚合物纳米载体表现出优异的特异性肿瘤细胞识别能力[53]。

2.2.2　有机高分子递药系统

随着纳米技术的不断进步，纳米药物也得到了迅速发展。与传统药物相比，纳米药物具有以下几个优点：①可以提高疏水药物的载药量；②可降低免疫原性从而提高药物的半衰期；③可提高药物穿越上皮和内皮屏障的能力；④容易实现大分子药物的细胞内传递；⑤药物释放可控；⑥可实现多药共传递进行协同治疗；⑦有望实现药物可视化跟踪等[2-6, 54]。目前，已上市的纳米药物主要包括四类：脂质体、白蛋白、聚合物和氧化铁纳米粒子，其中已上市的聚合物类纳米药物主要有两个：一个是 2007 年于韩国上市的紫杉醇聚合物胶束纳米药物（Genexol™-PM），用于治疗乳腺癌和非小细胞肺癌；另一个是在日本上市的新抑癌菌素聚合物纳米药物（SMANCS），用于肝癌和肾癌的治疗[55]。聚合物纳米药物载体主要有下面几种类型：大分子键合药、胶束、囊泡、胶体粒子、纳米凝胶和树枝状大分子等（图 2.2）[56, 57]。

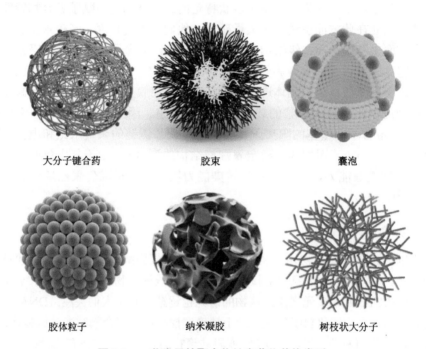

大分子键合药　　　　　　胶束　　　　　　　　囊泡

胶体粒子　　　　　　纳米凝胶　　　　　　树枝状大分子

图 2.2　一些常见的聚合物纳米药物载体类型

1. 大分子键合药

大分子键合药，也称聚合物前药，是指将母体药物与聚合物载体通过化学键连接在一起，形成无药效的结合物或缀合物。当其进入体内后，会发生降解并释放出具有药效的代谢物或原药。由于药物通过共价键与聚合物相连接，药物在体内循环时能够保持足够稳定性，降低药物提前泄漏和暴释的可能性，同时也可提高药物载药量[58-60]。目前，已有超过 10 种大分子键合药体系进入不同阶段的临床试验研究。例如，聚谷氨酸与紫杉醇的键合药（PGA-PTX conjugate，Xyotax，PGA 分子量：17000）在临床前期不同的肿瘤模型中均表现出很好的抗肿瘤效果：临床 I 期研究得到 Xyotax 的最大耐受量为 233mg/m^2（PTX 当量），远大于自由药物的耐药量；临床 II 期试验显示 Xyotax 对患有间皮瘤、肾细胞癌、非小细胞肺癌、卵巢癌的患者均有良好的治疗效果且毒副作用小；临床III期试验发现，相比单一小分子药物（如长春瑞滨，Vinorelbine），Xyotax 能相对有效延长患者的生存时间[61]。

聚合物前药虽然降低了药物的毒性，但同时也降低了药效，因此聚合物前药到达病灶部位后，药物必须充分地脱离聚合物，才能有效实现治疗效果。刺激响应型化学键为药物的迅速脱落提供了有利条件。具有特定刺激响应型的前药，在血液循环过程中保持稳定，而在病灶部位独特的刺激条件下则能够特异性释放药物，不仅可以降低对正常组织的毒副作用，而且可以有效治疗病灶。常见的刺激源主要包括 pH、温度、氧化还原性和生物酶等[59, 60, 62]。

对于肿瘤组织而言，由于肿瘤细胞的快速增殖，氧气和营养成分供应不足，从而导致乳酸的生成及腺苷三磷酸（ATP）水解，致使肿瘤组织的微环境呈弱酸性，体液与正常组织的 pH 约为 7.4，而肿瘤组织的 pH 则为 6.5～7.2。此外，内涵体和溶酶体与细胞质及细胞外环境也存在 pH 的差异，这均为 pH 响应型前药的释放提供了相应的场所。常见的 pH 敏感型化学键包括腙键、缩醛键、缩酮键等，其中以腙键应用最为广泛[60]。李亚平课题组将阿霉素（DOX）通过腙键键接到苯乙烯与马来酸酐的共聚物上，制得两亲性聚合物前药。该聚合物前药可自组装形成纳米胶束，并能实现对 P-糖蛋白（P-gp）抑制剂戒酒硫（DSF）的包覆，构建可用于联合治疗的药物共递送系统。在酸性条件下，腙键快速水解断裂可大大提高药物的释放速率。当 pH 分别为 7.4 和 5.0 时，96h 内 DOX 的释放率分别为 15.3%和 92.1%，同时 DSF 在低 pH 条件下也能实现充分内释放，药物在酸性条件下的快速释放不仅能使 P-gp 快速失活，而且能有效克服耐药性问题[63]。此外，Kwon课题组也将紫杉醇（PTX）通过腙键键合到 PEG 和聚天冬氨酸的嵌段共聚物上，并在药物与主链间引入不同的间隔基团：乙酰丙酸和 4-乙酰基苯甲酸。他们的研究结果表明，间隔基团的不同对腙键的 pH 敏感性会产生很大影响，聚合物的分子量、结构以及腙键所占的比例等因素也会影响腙键的敏感性[59]。

肿瘤组织内严重缺氧同时也导致肿瘤细胞内谷胱甘肽（GSH）的浓度比正常细胞高出 4～7 倍，同时 GSH 在人类血浆中的浓度很低，从而为还原敏感的聚合物前药的释放提供了合适的环境。目前常用的还原敏感化学键有二硫键（—S—S—）、二硒键（—Se—Se—）等。1999 年，Kataoka 课题组率先开展了含二硫键的还原响应型聚合物胶束的研究[64]。此后，国内外许多课题组都进行了相关的研究工作。例如，李峰课题组曾制备出侧基含有炔基的 PEG 和聚碳酸酯嵌段共聚物，并利用铜催化点击化学反应键接上修饰有二硫键的 PTX 小分子前药（N_3-SS-PTX）。该聚合物前药进入细胞质内后，二硫键能迅速断裂，随后通过自消除（self-immolative）原理释放出小分子原药。在研究中，人们发现可以通过调节聚合物前药中 PTX 的含量来调控其自组装行为，形成纳米胶束或囊泡结构，从而装载疏水或亲水的抗肿瘤药物，实现双药或多药的共传递。体外细胞毒性试验表明，装载有亲水 DOX·HCl 的前药纳米囊泡对肿瘤细胞，特别是耐药性肿瘤细胞表现出良好的药物协同作用，可以避免耐药细胞的外排作用，增加药物在细胞内的累积[65]。

此外，在癌症等许多疾病中，由于调节酶活性的机制失控，往往会出现酶过度表达的情况，生物酶独特的水解蛋白酰胺键的性质促使研究者们进行酶敏感聚合物前药的研究。例如，组织蛋白酶 B（cathepsin B）可以水解多种多肽，同时在肿瘤间质中存在过度表达。20 世纪 80 年代，Kopecek 课题组发现四序列多肽 Gly-Phe-Leu-Gly（GFLG）可以被组织蛋白酶 B 水解，此后 GFLG 序列逐渐被用于酶敏感聚合物前药的研究中[66]。顾忠伟课题组曾利用含有 GFLG 序列的可逆加成-断裂链转移（RAFT）聚合引发剂引发单体聚合，随后将同样含有 GFLG 序列的 DOX 前药键接于聚合物侧链上。该两亲性聚合物前药进入体内后，能在组织蛋白酶 B 作用下释放出药物，聚合物碎片也可被人体代谢排出体外。动物试验结果显示聚合物前药的肿瘤抑制效果比小分子药物明显增强[67]。

除了以上聚合物前药外，有些课题组还开展了温度敏感、光敏感的聚合物前药的研究。Grubbs 课题组通过光敏单元邻硝基苄基基团将 DOX 和喜树碱（CPT）同时键接到聚降冰片烯-聚乙二醇共聚物上。在 365nm 紫外光照射下，药物得以有效释放，与光照前的细胞毒性相比，光照后该聚合物前药表现出 30 倍以上的细胞毒性[68]。

2. 聚合物胶束

聚合物胶束主要是由嵌段共聚物或接枝共聚物在水中自组装形成的热力学稳定的胶体溶液。通常而言，共聚物中的疏水链段受到水分子的排挤，自动缔合聚集形成胶束的疏水核心，共聚物中的亲水链段则形成胶束的亲水外层以保证胶束在水中稳定，因而具有独特的核壳结构。聚合物胶束纳米级的粒径尺寸（10～200nm），使之在体内能够避免被脾脏的内皮细胞吞噬，同时还能通过被动靶向的方式到达靶点，从而实现在血浆中的长时间循环和在靶点部位充分的滞留。同时，胶束的疏水内核还增强了脂溶性药物的溶解度，而在其亲水性外壳上进一步添加特定靶向分子还可明显增强胶束主动靶向的能力，使其在传递药物过程中能够保持药物良好的药剂学特性并稳定药物代谢动力学特征，因而在药物作用的特异性、耐受性和治疗指数以及降低毒副作用等方面均具有独特的优势[2-6, 69]。例如，Lee 课题组使用 PEG-b-PCL 嵌段共聚物胶束包裹酪氨酸激酶抑制剂达沙替尼（dasatinib），使药物在水中的溶解度增加了 475 倍，同时载药胶束还能明显抑制疾病相关细胞的增殖、迁移及与上皮细胞黏附的能力。基于此，Genexol™-PM、NK105 和 NK012 等载药胶束近些年来陆续进入临床试验或批准上市。例如，Genexol™-PM 为包裹紫杉醇的 PEG-PDLLA 胶束，与已被批准临床使用的紫杉醇注射液 Taxol 相比，Genexol™-PM 不仅具有更高的单位载药率（25%）、半数致死量和药物最大耐受量，而且还具有线性药物动力学行为、肿瘤区域药物富集量增加、骨髓抑制减少和 P-gp 抑制效果明显等优良性能[70]。

聚合物胶束的亲水外壳是由共聚物中的亲水链段形成的，亲水外壳显著影响胶束的体内行为，尤其是胶束的空间稳定性以及胶束与细胞的相互作用。目前，比较常用的亲水性聚合物链段有 PEG、聚乙烯醇（polyvinyl alcohol，PVA）、聚乙烯亚胺[poly(ethylenimine)，PEI]、聚乙烯吡咯烷酮（polyvinyl pyrrolidone，PVP）、聚丙烯酸[poly(acrylic acid)，PAA]和葡聚糖等。其中，分子量在 2000～15000 的 PEG 最为常用，它不仅具备水溶性和良好的生物相容性、低毒价廉等优点，同时还因其空间位阻效应能避免血液中蛋白质的吸附及纳米粒子的不稳定聚集。胶束的疏水内核主要由共聚物的疏水链段通过疏水作用力形成，常用的疏水性链段有聚（L-氨基酸）、多元酯和泊洛沙姆（poloxamer）等。随着研究的不断深入，形成胶束的驱动力除了疏水相互作用以外，还存在静电相互作用、金属络合作用、主客体相互作用以及立构相互作用。由静电相互作用形成的胶束通常被称为聚离子复合物胶束（polyion complex micelles，PICMs），带电荷的聚合物链段与带相反电荷的大分子或药物通过静电相互作用形成疏水的聚离子复合物，构成胶束内核，外壳则通常由亲水嵌段形成[71, 72]。陈学思等曾制备了两种带有相反电荷的嵌段共聚物：带负电的 mPEG-b-P（Glu-co-Phe）和带正电的 mPEG-b-P（Lys-co-Phe），当二者一起溶于水中，可利用静电相互作用形成 PICMs。研究人员发现，该胶束的 DOX 载药量可达 14%，且在中性环境中可基本保持稳定，不会发生提前泄漏。此外，他们还发现胶束的表面电荷会随着周围环境的变化发生改变，当 pH 从 7.4 降到 6.8 时，表面电荷从−8mV 变为 10mV，这使得肿瘤细胞对载药胶束的摄取量明显增强。随着环境 pH 的进一步下降，胶束发生解离并促使药物的快速释放[73]。Bea 课题组则分别制备了 PEG 与聚天冬氨酸、聚天冬氨酸钠盐和聚天冬氨酸苄酯的嵌段共聚物用于阿霉素盐酸盐的载药。实验结果表明，聚天冬氨酸钠盐共聚物的载药能力（56.8%）较聚天冬氨酸（40.6%）和聚天冬氨酸苄酯（1.1%）大幅提高，且无论溶液态还是干粉态的载药粒子在存放 6 个月后均无明显变化[74]。为了提高 PICMs 的稳定性并赋予其更多的功能，人们还尝试通过静电层层自组装方法对 PICMs 进行进一步的修饰。例如，Bea 等在阳离子胶束表面修饰上一层聚阴离子嵌段共聚物，修饰后的载药粒子在 pH 7.4 时的药物释放量明显降低。当载药粒子处于 pH 6.6 的弱酸性环境时，外层聚阴离子的负电性减弱并脱离母体，导致 PICMs 的表面电荷由负转正，从而增强了胶束在肿瘤组织内的深层渗透能力[75]。

Kataoka 课题组通过金属络合作用制备了 PEG-PGlu 与抗肿瘤药物顺铂的络合复合物胶束。该载药胶束在血浆和肿瘤中释药量-时间曲线下面积（AUC）分别为顺铂的 65 倍和 3.6 倍，而其机体总清除率仅为顺铂的 1/19。这表明该载药胶束不仅提高了药物的治疗效果，还能降低对肾脏及神经系统等器官的毒副作用。该载药胶束（NC6004）于 2003 年已进入临床Ⅲ期试验阶段[76]。此外，利用聚合物链段手性不同制备的立构复合物胶束也有相关报道。例如，Li 课题组制备出 PEG-

PDLA/PEG-PLLA 立构复合物胶束，用于装载紫杉醇。与普通的非立构复合型胶束相比，该胶束具有更好的药物缓释效果。在动物试验中，该胶束也表现出比普通载药胶束和紫杉醇注射液更好的抗肿瘤效果，其肿瘤抑制率为 42.7%，而其他两种药物分别为 30.8%和 24.3%[77]。

3. 聚合物囊泡

除了胶束结构以外，通过改变聚合物中疏水、亲水链段的比例或溶剂的极性，嵌段聚合物还有可能自组装形成另外一种中空的纳米结构——囊泡。在早期的研究中，囊泡（vesicle）主要是指由天然的磷脂或一些合成的表面活性剂分散于水中自发形成的一类具有封闭薄球壳结构的分子有序组合体。随着研究的不断深入，目前人们将由磷脂等构成的囊泡称为脂质体（liposome），而将由两亲性高分子构成的中空纳米结构称为聚合物囊泡（polymersome）。与脂质体相比，聚合物囊泡拥有更厚的疏水膜（膜厚 5～30nm）、更高的稳定性、更强的力学强度和更低的药物渗透性，在对于亲水药物（如 DOX·HCl、蛋白质、siRNA、DNA 等）和憎水药物（如 PTX、DOX、量子点等）的包裹和响应性释放中都展现出巨大潜力[78-80]。

通常而言，聚合物囊泡的膜可以分为 3 层：囊泡内外表面的两个亲水层和处于内外表面之间的疏水层。对于大多数囊泡来说，它们的内外表面一般是由相同的嵌段构成，即具有对称的膜结构，这种膜结构在 AB 两嵌段和 ABA 三嵌段共聚物所形成的囊泡中十分常见，而对于 ABC（A 和 C 为亲水链段，B 为疏水链段）等不对称三嵌段共聚物来说，则有可能形成膜结构不对称的囊泡。相关研究表明，非对称结构的囊泡在药物递送中具有独特的应用价值。这是因为细胞生物膜就是一个不对称膜，磷脂和蛋白质分子在膜内外侧的分配比例是不同的。一方面，囊泡的非对称性有利于囊泡与细胞膜间的相互作用，增强细胞对载药囊泡的摄取能力；另一方面，不对称膜结构的囊泡往往具有较好的热力学稳定性，因此有利于药物特别是生物大分子药物的高效装载及其体内循环稳定性的提高。近些年来，研究者们发现除了两亲性嵌段共聚物以外，具有两亲结构的均聚物也能形成囊泡结构。与共聚物相比，均聚物无论是在合成还是纯化过程上都具有优越的便利性和可操作性。均聚物的合成往往只要一步即可，这种合成的简便性非常有利于其实现大规模工业化生产和实际应用[80, 81]。杜建忠等把一些极其亲水或疏水的基团修饰到原子转移自由基聚合（ATRP）引发剂或可逆加成-断裂链转移（RAFT）聚合引发剂上，合成了一系列带有不同端基的均聚物，通过端基诱导均聚物自组装得到了均聚物囊泡。此外，Thayumanavan 课题组也报道了聚电解质均聚物、超分子均聚物、两亲性均聚物和侧基亲水主链疏水型均聚物的自组装囊泡结构。2017 年，杜建忠课题组合成了侧基同时带有羟基、叔氨基和萘基的聚甲基丙烯酸丙酯。他们发现，在该均聚物囊泡中，由于萘基的强疏水作用，囊泡的疏水层表现出物理交联性质，在水稀释作用下仍能保持结构稳定；同时，由于叔胺基团的 pH 敏感性，该囊泡的尺寸在一定 pH 范围内能发生可逆变化。这种"呼吸"囊泡一方面可以避免药物的泄漏，另一方面也有利于药物的可控释放[81]。

与胶束的研究类似，人们也设计制备出许多刺激响应的聚合物囊泡，使之实现药物的"智能化"传输与释放。例如，为了改善载体在血液循环时需具有高稳定性而在肿瘤细胞内需快速高效释放药物的矛盾，研究者们设计出各种还原敏感可逆交联的聚合物囊泡载体。钟志远课题组通过氧化聚合物囊泡界面上的巯基得到了还原敏感可逆交联的聚合物囊泡，并在极温和条件下实现了对细胞色素 C 等蛋白质药物的高效装载。载蛋白质囊泡在生理环境下稳定，但在细胞内还原条件下会快速解离，释放出蛋白质药物，促使 MCF-7、293T 等肿瘤细胞凋亡[82]。此外，他们还通过热敏性三嵌段共聚物聚乙二醇-聚丙烯酸-聚异丙基丙烯酰胺（PEG-PAA-PNIPAM）与胱胺的交联反应，制备出温度和还原敏感可逆交联的聚合物囊泡。该聚合物囊泡在高倍稀释、有机溶剂、高浓度盐溶液和变温的条件下均可保持结构稳定，但在 10mmol/L DTT（二硫苏糖醇）的还原环境中可以在 1.5h 内完全分解[83]。刘世勇课题组则利用光致变色基元螺吡喃丙烯酸酯（SPA）为疏水链段的两亲性嵌段聚合物（PEG-PSPA）来构筑光致变色聚合物囊泡。他们发现位于囊泡双层膜上的螺吡喃基元在不同波长的光照刺激下可以实现疏水的螺吡喃与两性离子部花菁之间的可逆互变。光触发下两种囊泡的可逆转变使得原来不具有渗透性的螺吡喃囊泡快速转变为可对特定分子量以下的小分子具有很好选择透过性的部花菁囊泡。他们还通过不同波长光的交替刺激作用，实现囊泡渗透性的可逆调节，进而实现囊泡内所包覆小分子的程序化释放[84]。此外，刘世勇课题组还通过可控自由基聚合合成了具有青霉素 G 酰胺酶和 β-内酰胺酶响应的两亲性二嵌段共聚物，并以此构建了聚合物囊泡。该囊泡在相应酶的作用下能够发生囊泡-核交联胶束的形貌转变以及组装体内部疏水微区极性的反转。利用这一转变过程，实现了装载于囊泡中抗菌剂的选择性释放及对细菌的选择性抑制，从而为开发新型的智能型抗菌剂运载体系提供了一条有益途径[85]。

4. 纳米凝胶

纳米凝胶由水凝胶发展而来，是纳米级的水凝胶粒子，兼具水凝胶和纳米粒子的特点。通常，我们将含有多官能团的亲水性或两亲性聚合物通过物理或化学交联形成的具有溶胀性且粒径小于 200nm 的三维网状系统定义为纳米凝胶。与普通水凝胶一样，纳米凝胶也具有很高的含水量，并且能根据环境的变化发生膨胀或收缩，同时药物也能高效地储存在纳米凝胶的三维网络内部，避免其受到外界酸性物质或酶的破坏。与纳米粒子相同，纳米凝胶具有较小的粒子尺寸和较大的比表面积，从而便于在其表面进行化学修饰，延长其血液循环时间和提高其靶向病灶的能力。由于纳米凝胶具备的这些优点，如优异的药物装载效率、装载药物类型的多样性、粒子的均一性、尺寸可调、低毒、较高的血浆内稳定性和对外界环境变化存在灵敏的刺激响应性，近些年来，纳米凝胶作为药物载体越来越受到科研人员的广泛关注[86-88]。

制备纳米凝胶的高分子材料通常包括聚多糖等天然高分子或聚丙烯酸、聚乙烯醇等合成高分子，这些材料一般为亲水性或两亲性高分子，其吸水率与高分子主链上的亲水性官能团，如—OH、—CONH—、—COOH、—NH$_2$、—SO$_3$H 等的含量密切相关。正是由于纳米凝胶高度的包容性，其能够高效装载无机纳米粒子、小分子药物和生物大分子等多种类型的药物，同时其内部稳定的交联网络也保证了载药凝胶的结构稳定性。此外，纳米凝胶还具有与其他纳米粒子不同的一个特殊性质——粒子变形能力，这主要是由纳米凝胶的高度柔软结构造成的。在接近肾脏过滤压力的外力作用下，纳米凝胶可以通过仅为其尺寸 1/10 的孔道[88]。2012年，Jiang 课题组制备了聚羧酸甜菜碱两性离子材料的纳米凝胶，在动物试验中，他们发现柔软的纳米凝胶粒子能够穿越很多体内的生理屏障，特别是脾过滤系统，从而大大延长了纳米凝胶的血液循环时间和减少了粒子的脾内累积量。这一特点也有利于载药纳米凝胶的细胞摄取和避免网状内皮系统的清除[89]。

同时，为了能感知人体病灶部位环境的微小变化，实现药物的智能释放，近些年来环境响应性纳米凝胶的研究也备受关注[90]。Hennink 课题组曾制备出一种含有不稳定阳离子基团、二硫键交联的纳米凝胶。在利用静电相互作用装载基因进入凝胶后，他们在 pH 9 的条件下水解除去阳离子得到装载基因的中性纳米凝胶。之后，他们将该纳米凝胶通过电穿孔技术注入 HeLa 细胞质中，发现其能在还原环境中快速分解并释放出装载基因。与阳离子前体相比，中性的纳米凝胶还表现出更好的细胞相容性、更长的血液循环时间和更高的肿瘤内富集程度[91]。Tasciotti 课题组则采用一步法制备了具有 pH 响应的聚甲基丙烯酸酯/硅氧烷杂化纳米凝胶。当 pH 从 7 降到 5 时，聚合物链上的叔胺基团质子化，会导致凝胶的体积扩大 16 倍。研究者们还发现，用非 pH 响应的纳米凝胶处理的肿瘤细胞可以一直保持边界清晰的囊泡结构，而在用具有 pH 响应的纳米凝胶处理过的细胞中，其亚细胞器的形状不再规则且出现非连续的边界，这一结果表明该纳米凝胶具备很好的核内体/内涵体逃逸的能力。因此，其装载的 CXCR4 siRNA 能有效地传递到细胞质中，抑制肿瘤细胞内 CXCR4 蛋白的表达[92]。

5. 胶体粒子等其他类型

制备胶体粒子纳米载体的高分子材料主要为可降解高分子，目前应用最广泛的两种高分子是线型 PLA 和 PLGA。由于基质的生物降解性和生物相容性，该技术为控制药物释放和降低毒性提供了潜在的可能性。对这两种聚合物而言，虽然微米尺寸剂型的研究已经获得了成功，但是在纳米尺度上至今还没有取得令人瞩目的进展，这也影响了胶体粒子纳米载体在临床上的应用。除了 PLA 和 PLGA，一些同样具有相似表面侵蚀或本体降解机制的聚合物也被用于相关研究中。例如，通过开环聚合制得的 PCL、聚酸酐、聚磷腈和聚磷酸酯；阴离子聚合得到的聚氰基丙烯酸酯和酯交换反应合成的聚原酸酯等。已有的研究表明，影响 PLGA 剂型临床医用的因素主要有以下几点：聚合物合成的可重复性、药物装载方法的多变性、药物提前过度释放产生的毒性以及聚合物与装载药物之间的相互作用等。新型的合成高分子为解决这些问题提供了可能性，其中部分材料也进入临床试验阶段。例如，通过双烯酮缩醛与三甘醇或 1, 10-癸二醇反应得到的半固态聚原酸酯就是临床试验材料中的一员，它的侵蚀速率及药物控释具有很好的重现性。法国BioAlliance 制药公司实现了聚氰基丙烯酸烷基酯的扩大生产，并将其用于制备阿霉素纳米制剂[93]。

　　与线型聚合物相比，树枝状大分子是一种具有三维球状结构、高度有序的单分散化合物。这类大分子通常由一个小分子的核心引发，通过重复的反应实现分子的可控增长，在结构上具有高度的几何对称性、精确的分子结构、大量的官能团、分子内存在空腔等特点。由于树枝状大分子具有一定的纳米尺寸，其在水溶液中可以不发生分子间的聚集而形成单分子胶束。同时，聚合物本身又存在大量的空腔，因此树枝状大分子载体可以避免线型聚合物自组装体由于结构不均一性而对药物装载产生的负面影响。此外，树枝状大分子的端基上还存在较多的官能团，这也为合成大分子键合药或载体的表面修饰提供了很好的便利条件。现在，一些基于树枝状大分子的产品已经上市销售，如用于炭疽病毒检测的 Alert Ticket 和用于心脏病诊断的 Stratus CS 等。以树枝状大分子为载体的纳米药物也进入临床研究中，如澳大利亚 Starpharma 公司研制的用于治疗细菌性阴道病的药物 Vivagel——一种基于聚阴离子树枝状大分子的纳米药物，已经进入临床Ⅲ期试验阶段。

　　除了携带药物以外，有些高分子自身也能发挥治疗作用。最近，申有青课题组制备出一类新型的聚硫脲树枝状高分子，它们在体外对正常细胞和肿瘤细胞没有任何杀伤作用，也不影响细胞的增殖，在体内也不显示任何毒副作用，其静脉注射的小鼠半致死剂量高达 1g/kg 以上。但是，在不携带任何药物分子的情况下，该聚合物能够在荷瘤小鼠体内作用于过量的铜元素并降低肿瘤细胞内的活性氧簇，从而有效地抑制肿瘤新生血管的生成并诱导肿瘤细胞死亡，呈现出比临床一线抗肿瘤药物——阿霉素更高效的抑瘤效果。尤其重要的是，它不但能够有效抑制实体瘤的肿瘤转移，而且能够抑制血液中循环肿瘤细胞在肺中着床形成肿瘤，因而具有很强的抗转移能力，其效果比临床Ⅲ期试验药物四硫代钼酸盐（tetrathiomolybdate）要好得多，大大延长了试验动物生存期，且在整个治疗期小鼠不显示任何系统毒性[94]。

2.3 有机高分子递药系统的制备

无论是从单体直接聚合，还是从现成的聚合物出发，聚合物纳米粒子都能被成功制备出来。如果从聚合物出发，制备的主要方法有溶剂蒸发、盐析、超临界流体技术、透析或超临界溶液在溶剂中的快速扩散；如果从单体出发，制备的主要方法有可控自由基聚合、乳液聚合、无皂乳液（surfactant-free emulsion）聚合、细乳液（mini-emulsion）聚合、微乳液（micro-emulsion）聚合和界面聚合等[56]。

对于两亲性共聚物而言，自组装是制备纳米粒子最常用和最便捷的方法。在溶液中，嵌段共聚物的自组装是由不同的亲和力所驱动的，这也称为嵌段选择性，即溶剂对共聚物中嵌段链段的选择性，而自组装体的具体尺寸和形态则主要是由热力学作用力决定的。在众多的制备方法中，乳化-溶剂蒸发法和纳米沉淀法（也被称为溶解扩散法）最为常用。乳化-溶剂蒸发法是将药物和聚合物溶于与水不相溶的有机溶剂，再加入含有乳化剂的水相中，通过超声或微射流机乳化后形成纳米尺寸的 O/W（水包油）乳化液滴，减压下除去溶剂后即可得到包裹药物的聚合物纳米微球。该方法对水溶性药物的包封率低，为了提高水溶性药物的包封率，通常采用双乳液法（即 W/O/W 法），将药物溶于粒子内部的含水腔中。对于载药粒子而言，影响药物释放的因素主要有两个：一是粒子尺寸，尺寸较大的粒子往往具有较小的初始暴释和更长的持续释放时间；二是药物的包封率，包封率越大，暴释的概率越大，释放速率也越快[56, 95]。

纳米沉淀法则选择两种互溶溶剂，其中一种溶剂对于聚合物和药物来说为良溶剂，而另一种溶剂则为沉淀剂（主要是水）。将聚合物和药物溶液与沉淀剂混合后会造成局部过饱和，进而析出包裹有药物的纳米粒子。这种纳米粒子的快速形成主要是由 Marangoni 效应控制的，即在溶剂和非溶剂的界面上，由于流动、扩散和表面张力等变化导致的界面扰动所造成的结果。与乳化-溶剂蒸发法相比，纳米沉淀法不需要表面活性剂，主要采用二甲亚砜、丙酮等与水互溶的有机良溶剂。该法由于操作简单、条件温和、产物粒径可以通过反应条件进行调节，被广泛用于各种纳米粒子的制备。此外，透析法也是被广泛使用的一种制备方法，即将聚合物有机溶液装入透析袋中，通过与水透析一段时间制得纳米粒子。为了制备聚多糖纳米粒子，则常采用凝胶法，即将多糖溶于水或弱酸性溶液，并滴加到反离子溶液中，由于相反电荷间的相互作用，多糖形成离子凝胶并析出球形纳米粒子，最后通过简单的过滤、清洗和干燥即可得到干态纳米粒子[95]。

　　Tyrrell 曾系统介绍了制备方法对粒子尺寸、药物包封率和释放量的影响[96]。Yokoyama 课题组分别采用透析法、O/W 乳化法和溶液铸膜法制备了聚乙二醇-聚天冬氨酸嵌段共聚物包裹喜树碱的纳米粒子，他们发现这三种方法的药物包封率分别为 1%、26% 和 58%，当用超声辅助后，透析法和 O/W 乳化法的包封率分别提高到 45% 和 37%。相关研究表明，药物的包封率与药物自身的化学性质特别是它们的极性密切相关，如水溶性药物的最大包封率一般不高于 10%，而疏水性药物的包封率通常大于 70%。药物的释放则与制备方法及条件、药物的浓度和物理化学性质、聚合物的分子量和浓度及沉淀时固态微观结构、粒子尺寸等因素密切相关[97]。

2.4　有机高分子递药系统的应用

　　与传统的药物剂型相比，纳米载药系统具有许多独特的优点，其中最重要的就是其纳米级别的尺寸，赋予了载药粒子在血液中长时间循环和穿越体内屏障的能力。据文献报道，人体内最细的毛细血管的直径为 5～6μm，因此直径小于 1μm 的粒子容易在血管中运输。此外，其高的比表面积也有利于粒子与体内靶标之间的接触并促进粒子的快速吸收。聚合物纳米载药粒子一般是利用自发的自组装将药物包覆其中，通过选择自组装的条件和聚合物的类型来调控粒子的物理化学参数及释放性能。为了提高其主动靶向能力和延长血液循环时间，还能在粒子表面进行进一步的化学修饰。目前，聚合物纳米载药系统已在许多领域得到应用，下面主要介绍其在肿瘤、代谢紊乱和传染病治疗中的一些应用。

2.4.1　肿瘤治疗

　　众所周知，恶性肿瘤是全球造成人类死亡的重要疾病之一。虽然肿瘤治疗技术已经取得了相当大的进展，但是依然面临着许多问题与挑战。目前，由于药物水溶性较差、在生理条件下的稳定性差、循环时间短、缺乏靶向性和对健康机体有毒副作用等一系列问题，一些传统的化疗药物（如顺铂、紫杉醇和阿霉素等）或生物大分子药物（如多肽、酶、抗体或核酸等）在临床上的使用受到了限制，而聚合物纳米载药系统的使用则能有效地改善或避免这些问题[1-4, 55]。卓仁禧课题组曾利用十八烷基-b-聚乙二醇-（生物素）-苄亚胺-b-十八烷基制备了包载阿霉素的混合胶束。在 pH=7.4 时，混合胶束中折叠的 PEG 链有效地保护了靶向分子，抑制了配体与循环系统中一些组分的非特异性结合；PEG 链进入到肿瘤组织的微酸性环境中，pH 敏感的苄亚胺基团断裂导致其一侧的疏水十八烷基链离去，PEG

链段重新伸展，并将靶向分子暴露在载体的表面，从而提高了载药粒子对肿瘤细胞的特异性结合[98]。然而，基于疏水相互作用自组装形成的聚合物胶束存在稳定性的问题，这也导致其在体内容易提前分解或药物过早泄漏。为此，研究者们陆续提出许多改进方法，如在胶束核中引入氢键、在疏水链上键接芳香基团或胆甾基团以提高疏水作用或将药物键接于聚合物链等[99]。王均课题组曾合成了同时带有 β-羧基酰胺基团和腙键连接的 DOX 的两亲性聚合物。该聚合物制备的载药胶束具有双重 pH 敏感特性：β-羧基酰胺基团在 pH=6.5 时能发生电荷反转，导致载体的表面电荷从负变正，从而可以更好地进入癌细胞；而腙键则在内涵体环境中断裂，既保证了药物的充分释放，也避免了药物的提前泄漏[100]。张先正教授课题组也曾报道了一种基于多肽与介孔二氧化硅纳米颗粒（MSN）的逐步酸激活杂化载药系统。他们采用 2,3-二甲基马来酸酐修饰的跨膜肽十一聚赖氨酸和琥珀酰胺化的核定位信号肽封堵 MSN 的孔道。当载体进入肿瘤微酸性环境中，发生第一次电荷反转，裸露出的跨膜肽协助载体成功进入癌细胞；当在肿瘤细胞内酸性更强条件的刺激下，载体会发生第二次电荷反转，激活核定位信号肽，进而实现靶向细胞核的有效治疗[101]。此外，他们还将八聚赖氨酸（K8）接枝在 MSN 表面，并用柠康酸酐进一步修饰 K8 得到表面带负电的载药粒子，之后再将肿瘤靶向肽 RGD（精氨酸-甘氨酸-天冬氨酸）通过静电作用修饰在粒子表面，以封堵 MSN 的孔隙。RGD 作为载体的"导航仪"，可使载体准确靶向肿瘤细胞；当进入肿瘤细胞内涵体后，因 β-羧基酰胺的水解而产生静电斥力，从而打开封堵"阀门"，实现药物释放[102]。

虽然聚合物纳米载药系统在肿瘤诊疗的研究中取得了相当大的进展，但在临床治疗中发挥更大的作用仍然任重而道远。主要存在的问题有：纳米药物结构组成复杂，合成方法一般为多步反应，致使纳米药物制备的可重复性较差；纳米药物的体内外生物学评价与筛选模型无法完全模拟人体内复杂的肿瘤微环境，导致临床治疗效果低于预期值；目前无法实现纳米药物的工业化生产；对纳米药物中采用的一些新材料的安全性研究不够，从而限制了纳米药物在临床上的应用。因此，一方面，我们需要建立一种系统方法来实施纳米粒子合成、材料优化及新药筛选等工作；另一方面，亟须建立起一种公认的科学方法来评估其安全性和有效性。在纳米药物制备方面，一些新技术和新方法正在迅速发展并进入市场。例如，非浸润模板微印制技术（particle replication in nonwetting template，PRINT）能够精确控制纳米药物的尺寸、形貌、化学组成、载药量及表面特性；同轴湍流喷射混合器技术（coaxial turbulent jet mixer technology）也可获得均匀性、重现性和可控性的纳米药物。在纳米药物体内外评价方面，仿生"器官/肿瘤芯片"工具的开发则在一定程度上可以避免当前体外评价模型的局限性。

2.4.2　代谢紊乱治疗

代谢紊乱是指人体对物质的消化、吸收、排泄出现病理性、不协调的供需不平衡状态，从而引发代谢状态的紊乱，例如糖代谢紊乱引起糖尿病，尿酸代谢紊乱引起痛风，神经变性失调引起中枢神经系统疾病等[4]。

糖尿病是由于体内胰岛素分泌缺陷或其生物作用受损所导致的以高血糖为特征的代谢性疾病，长期的高血糖还会进一步造成各种组织，特别是眼、肾、心脏、血管、神经的慢性损害及功能障碍。目前，补充外源性胰岛素是治疗糖尿病最直接最有效的方法，其给药方式主要有口服和皮下注射两种。胰岛素为生物大分子药物，因而其在胃肠道的强酸性环境中易降解且不易被小肠吸收，限制了口服胰岛素的临床应用；而皮下注射胰岛素虽然能够快速降低血糖，但每日数次的注射带给患者极大的身体和精神痛苦，长期使用后患者的耐受性和依从性较差，因此研究者们开始关注新的胰岛素递送途径，特别是聚合物纳米载药系统[103]。1954 年，Kuivila 等发现苯硼酸（PBA）与二元醇具有特异性结合的能力，自此基于苯硼酸的葡萄糖敏感型高分子载药材料的研究备受瞩目。张新歌课题组曾制备出一种可注射纳米凝胶，该凝胶由聚（N-异丙基丙烯酰胺）、葡聚糖和聚丙烯酰胺基苯硼酸三元互穿网络组成。研究表明，该纳米凝胶可响应葡萄糖的刺激而释放出胰岛素，且纳米凝胶中葡聚糖的含量越高，葡萄糖敏感性能越好。在糖尿病大鼠体内，该纳米凝胶具有良好的降血糖效果。与普通胰岛素制剂相比，该纳米凝胶能很好地保持体内血糖水平稳定并避免血糖的波动[104]。与之类似，丁建勋课题组也利用开环聚合制备了侧基含有葡萄糖单元的聚氨基酸，再通过二苯硼酸交联剂制备得到纳米凝胶。由于葡萄糖分子竞争作用，该纳米凝胶具有良好的葡萄糖响应性，并能根据外界的葡萄糖浓度差异调整所装载的胰岛素的释放速率[105]。

阿尔茨海默病是一种渐进性发展的神经系统退行性疾病，也是导致老年人罹患痴呆及唐氏综合征的主要原因。目前的许多研究认为，阿尔茨海默病与人脑中错误折叠的蛋白质产生的 β-淀粉样蛋白沉积有关，而抑制蛋白质聚集则有利于病症的治疗[106]。史林启课题组利用两种嵌段聚合物 PEG-PCL 和 PCL-PNIPAM 在水溶液中自组装形成具有温度响应性的复合胶束，该复合胶束能够通过疏水作用力将 β-淀粉样蛋白中的单体蛋白和低聚物吸附到其表面的疏水微区，从而抑制蛋白质的聚集，并促进 β-淀粉样蛋白聚集体的降解，减少 β-淀粉样蛋白相关的神经细胞毒性。这种复合壳层胶束可以作为一种新型的人工分子伴侣，对于预防和治疗阿尔茨海默病具有重要意义[107]。最近，该课题组进一步将一种五肽分子（KLVFF）修饰于复合胶束上，利用两者的协同作用提高治疗效果。KLVFF 与 β-淀粉样蛋白存在很强的亲核性，因此能捕捉 β-淀粉样蛋白中的单体蛋白及其聚集体并导致纤丝的解聚；随后，复合胶束表面的疏水微区可以迅速地与解聚物结合，从而降低由此产生的毒性[108]。

2.4.3　传染病治疗

传染病是由各种病原体引发的能在人与人、动物与动物或人与动物之间相互传播的一类疾病。近年来，虽然大量的抗菌药物已被研制并投入使用，但是药物自身的一些缺陷，如较差的膜通透性、非特异性的细胞毒性和血液中的快速清除等，往往限制了其疗效。此外，微生物还能在细胞膜外层构建一层由多糖蛋白复合物组成的生物膜，从而引起持续的细菌感染，并且能减少抗生素的渗透和产生抗药性，使细菌在抗菌治疗中得以存活[109]。基于纳米粒子的药物载体能够提高药物溶解度和稳定性，优化药代动力学和生物分布，延长循环半衰期，降低系统性毒性，并降低抗生素耐药性的发生频率[110]。例如，将抗生剂封装于 pH 敏感的两亲性聚合物纳米载体中，利用载体表面电荷在低 pH 条件下由负向正转变，提高药物对生物膜的渗透性及在细菌细胞内的累积量[111]。刘世勇课题组也曾利用酶响应的两亲性聚合物构建了同时装载亲水性和疏水性抗菌剂的聚合物囊泡，实现了抗菌剂的选择性释放及对细菌的选择性抑制[112]。

近些年来，研究者们还发现，通过模拟天然抗菌肽的化学结构，人工合成的聚合物同样能被赋予抗菌活性。在这些聚合物中，一般包含阳离子基团和疏水链段，阳离子组分可以提高聚合物与细菌细胞壁的相互作用，而疏水组分则有利于微生物膜的渗透性。2011 年，Yang 课题组制备了侧基含有季铵盐的两亲性聚碳酸酯嵌段聚合物，他们发现，如果这些聚合物能通过自组装形成阳离子胶束结构，往往具有更低的最小抑菌浓度。此外，研究结果也证实了该聚合物纳米胶束可通过破坏细胞壁和细胞膜来实现其抗菌作用[113]。然而，在研究中，他们也发现该嵌段聚合仅对革兰氏阳性菌具有良好的抗菌效果，而对革兰氏阴性菌的效果不佳。为此，Yang 课题组又开发出一系列聚碳酸酯季铵盐的无规共聚物。与嵌段共聚物相比，该无规共聚物不仅可以形成胶束结构，同时其无规的化学结构，导致胶束的壳层包含更多的疏水单元，更加有利于对细胞壁和细胞膜的破坏。实验结果也证实了该聚合物胶束不仅对革兰氏阳性的金黄色葡萄球菌有良好的抑菌效果，同时也对革兰氏阴性的大肠杆菌和绿脓杆菌具有很好的生长抑制能力[114]。最近，蔡杰课题组利用 KOH/尿素水溶液在温和条件下直接制备出两亲性季铵化 β-甲壳素衍生物，该甲壳素衍生物同样能在水中自组装形成胶束，在保持优良生物相容性的同时，局部正电荷的提高也增加了其抗菌活性。与文献中已报道的其他抗菌材料相比，季铵化 β-甲壳素有着优异的广谱抗菌性，其抗菌活性与肽多糖相当，并

且具有良好的细胞相容性和血液相容性。动物试验中，季铵化 β-甲壳素衍生物在
非感染伤口及细菌感染伤口治愈过程中有明显促愈合作用[115]。

参 考 文 献

[1]　Kakkar A，Traverso G，Farokhzad O C，et al. Evolution of macromolecular complexity in drug delivery systems. Nat Rev Chem，2017，1（8）：216-222.

[2]　Hubbell J A，Langer R. Translating materials design to the clinic. Nat Mater，2013，12（11）：963-966.

[3]　Curry F R E. Drug delivery：Redefining tumour vascular barriers. Nat Nanotechnol，2016，11（6）：494-496.

[4]　Zheng C X，Yu Z，Liu Y. Recent advances in self-assembled nano-therapeutics. Chinese J Polym Sci，2018，36（3）：322-346.

[5]　Elsabahy M，Heo G S，Lim S M，et al. Polymeric nanostructures for imaging and therapy. Chem Rev，2015，115（19）：10967-11011.

[6]　Cheng C J，Tietjen G T，Saucier-Sawyer J K，et al. A holistic approach to targeting disease with polymeric nanoparticles. Nat Rev Drug Discov，2015，14（4）：239-247.

[7]　Zelikin A N，Ehrhardt C，Healy A M. Materials and methods for delivery of biological drugs. Nat Chem，2016，8（11）：997-1007.

[8]　Mitragotri S，Burke P A，Langer R. Overcoming the challenges in administering biopharmaceuticals：Formulation and delivery strategies. Nat Rev Drug Discov，2014，13（9）：655-672.

[9]　Kamaly N，Yameen B，Wu J，et al. Degradable controlled-release polymers and polymeric nanoparticles：Mechanisms of controlling drug release. Chem Rev，2016，116（4）：2602-2663.

[10]　高长有，马列. 医用高分子材料. 北京：化学工业出版社，2006.

[11]　Ginjupalli K，Shavi G V，Averineni R K，et al. Poly（α-hydroxy acid）based polymers：A review on material and degradation aspects. Polym Degrad Stabil，2017，144：520.

[12]　Nair L S，Laurencin C T. Biodegradable polymers as biomaterials. Prog Polym Sci，2007，32（8）：762-798.

[13]　Middleton J C，Tipton A J. Synthetic biodegradable polymers as orthopedic devices. Biomaterials，2000，21（23）：2335-2346.

[14]　Ulery B D，Nair L S，Laurencin C T. Biomedical applications of biodegradable polymers. J Polym Sci Pol Phys，2011，49（12）：832-964.

[15]　Sheikh Z，Najeeb S，Khurshid Z，et al. Biodegradable materials for bone repair and tissue engineering applications. Materials（Basel），2015，8（9）：5744-5794.

[16]　Leenslag J W，Penning E E，Bos R R M，et al. Resorbable materials of poly（L-lactide）：Ⅵ—Plates and screws for internal fracture fixation. Biomaterials，1987，8（1）：70-73.

[17]　Guo B L，Ma P X. Synthetic biodegradable functional polymers for tissue engineering：A brief review. Sci China Chem，2014，57（4）：490-500.

[18]　Wang Y，Tashiro Y，Sonomoto K. Fermentative production of lactic acid from renewable materials：Recent achievements，prospects，and limits. J Biosci Bioeng，2015，119（1）：10-18.

[19]　Mir M，Ahmed N，Rehman A. Recent applications of PLGA based nanostructures in drug delivery. Colloids Surf B Biointerfaces，2017，159：217-231.

[20]　Martins C，Sousa F，Araújo F. Functionalizing PLGA and PLGA derivatives for drug delivery and tissue regeneration applications. Adv Healthc Mater，2018，7（1）：1701035.

[21] Grossen P，Witzigmann D，Sieber S. PEG-PCL-based nanomedicines：A biodegradable drug delivery system and its application. J Control Release，2017，260：46-60.

[22] 胡健，何金林，张明祖，等. 聚磷酸酯的合成及在生物医用材料中的应用. 高分子通报，2015，10：51-65.

[23] Bauer K N，Tee H T，Velencoso M M. Main-chain poly(phosphoester)s: History，syntheses，degradation，bio- and flame-retardant applications. Prog Polym Sci，2017，73：61-122.

[24] Steinbach T，Wurm F R. Poly(phosphoester)s: A new platform for degradable polymers. Angew Chem Int Ed Engl，2015，54（21）：6098-6108.

[25] Wang J，Mao H Q，Leong K W. A novel biodegradable gene carrier based on polyphosphoester. J Am Chem Soc，2001，123（38）：9480-9481.

[26] Huang S W，Zhuo R X. Recent advances in polyphosphoester and polyphosphoramidate-based biomaterials. J Cell Biochem，1994，56（2）：192-195.

[27] Pretula J，Penczek S. Poly(ethylene glycol)ionomers with phosphate diester linkages. Makromo Chem，Rapid Commun，1988，9（11）：731-737.

[28] Pretula J，Kaluzynski K，Szymanski R，et al. Preparation of poly(alkylene H-phosphonate)s and their derivatives by polycondensation of diphenyl H-phosphonate with diols and subsequent transformations. Macromolecules，1997，30（26）：8172-8176.

[29] Bogomilova A，Höhn M，Günther M，et al. A polyphosphoester conjugate of melphalan as antitumoral agent. Eur J Pharm Sci，2013，50（3-4）：410-419.

[30] Nishikubo T，Kameyama A，Minegishi S. Novel syntheses of poly(phosphonate)s and poly(phosphate)s by addition reactions of bisepoxides with phosphonic dichlorides and dichlorophosphates. Macromolecules，1995，28（14）：4810-4814.

[31] Penczek S，Kaluzynski K，Pretula J. Addition of H_3PO_4 to diglycidyl ethers of bisphenol A：Kinetics and product structure. J Appl Polym Sci，2007，105（1）：246-254.

[32] Wang Y C，Shen S Y，Wu Q P，et al. Block copolymerization of ε-caprolactone and 2-methoxyethyl ethylene phosphate initiated by aluminum isopropoxide: Synthesis，characterization，and kinetics. Macromolecules，2006，39（26）：8992-8998.

[33] Iwasaki Y，Yamaguchi E. Synthesis of well-defined thermoresponsive polyphosphoester macroinitiators using organocatalysts. Macromolecules，2010，43（6）：2664-2666.

[34] Clément B，Grignard B，Koole L，et al. Metal-free strategies for the synthesis of functional and well-defined polyphosphoesters. Macromolecules，2012，45（11）：4476-4486.

[35] Wen J，Zhuo R X. Enzyme-catalyzed ring-opening polymerization of ethylene isopropyl phosphate. Macromol Rapid Comm，1998，19（12）：641-642.

[36] 王庆蓉，王华芬，冯俊. 生物可降解脂肪族聚碳酸酯功能化研究进展. 高分子材料科学与工程，2015，31（2）：185-190.

[37] Feng J，Zhuo R X，Zhang X Z. Construction of functional aliphatic polycarbonates for biomedical applications. Prog Poly Sci，2012，37（2）：211-236.

[38] Hou Q P，Grijpma D W，Feijen J. Creep-resistant elastomeric networks prepared by photocrosslinking fumaric acid monoethyl ester-functionalized poly(trimethylene carbonate) oligomers. Acta Biomater，2009，5（5）：1543-1551.

[39] Dai Y，Zhang X J. Recent development of functional aliphatic polycarbonates for the construction of amphiphilic polymers. Polym Chem，2017，8（48）：7429-7437.

[40] Dai Y，Zhang X J，Xia F. Click chemistry in functional aliphatic polycarbonates. Macromol Rapid Comm，2017，

38（19）：1700357.

[41] Zhang X J，Zhong Z L，Zhuo R X. Preparation of azido polycarbonates and their functionalization via click chemistry. Macromolecules，2011，44（7）：1755-1759.

[42] Lu C H，Shi Q，Chen X S，et al. Sugars-grafted aliphatic biodegradable poly(L-lactide-co-carbonate)s by click reaction and their specific interaction with lectin molecules. J Polym Sci Pol Chem，2007，45（15）：3204-3217.

[43] Shi M，Ho K，Keating A，et al. Doxorubicin-conjugated immuno-nanoparticles for intracellular anticancer drug delivery. Adv Funct Mater，2009，19（11）：1689-1696.

[44] 袁劲松，吕华. 刺激响应聚多肽的研究进展. 高分子通报，2015，9：210-216.

[45] 陈荆晓，王慧媛，许小丁，等. 用于基因和药物传递的多肽及聚多肽材料. 高分子学报，2011，8：799-811.

[46] Song Z Y，Han Z Y，Lv S X，et al. Synthetic polypeptides：From polymer design to supramolecular assembly and biomedical application.Chem Soc Rev，2017，46（21）：6570-6599.

[47] Deming T J. Facile synthesis of block copolypeptides of defined architecture. Nature，1997，390（6658）：386-389.

[48] Deming T J. Synthesis of side-chain modified polypeptides. Chem Rev，2016，116（3）：786-808.

[49] Quadir M A，Morton S，Deng Z J，et al. PEG-polypeptide block copolymers as pH-responsive endosome-solubilizing drug nanocarriers. Mol Pharm，2014，11（7）：2420-2430.

[50] Fonseca S B，Pereira M P，Kelley S O. Recent advances in the use of cell-penetrating peptides for medical and biological applications. Adv Drug Deliv Rev，2009，61（11）：953-964.

[51] Gabrielson N P，Lu H，Yin L，et al. Reactive and bioactive cationic α-helical polypeptide template for nonviral gene delivery. Angew Chem Int Ed Engl，2012，51（5）：1143-7114.

[52] Pan G F，Jin X，Mou Q B，et al. Recent progress on DNA block copolymer. Chinese Chem Lett，2017，28（9）：1822-1840.

[53] You M X，Peng L，Shao N，et al. DNA "nano-claw"：Logic-based autonomous cancer targeting and therapy. J Am Chem Soc，2014，136（4）：1256-1259.

[54] Hunter A C，Moghimi S M. Smart polymers in drug delivery：A biological perspective. Polym Chem，2017，8（1）：41-51.

[55] 顾宁. 抗肿瘤靶向纳米药物的创制与临床转化. 药学进展，2017，41（11）：801-803.

[56] El-Say K M，El-Sawy H S. Polymeric nanoparticles：Promising platform for drug delivery. Int J Pharm，2017，528（1-2）：675-691.

[57] Daglar B，Ozgur E，Corman M E. Polymeric nanocarriers for expected nanomedicine：Current challenges and future prospects. RSC Adv，2014，4（89）：48639-48659.

[58] 黎燕，黄卫，黄平，等. 抗肿瘤药物输送系统. 化学进展，2014，26（8）：1395.

[59] 任天斌，侠文娟，吴畏，等. 刺激响应型聚合物前药. 化学进展，2013，25（5）：775-784.

[60] Wei M L，Gao Y F，Li X，et al. Stimuli-responsive polymers and their applications. Polym Chem，2017，8：127.

[61] Cheetham A G，Chakroun R W，Ma W，et al. Self-assembling prodrugs. Chem Soc Rev，2017，46（21）：6638-6663.

[62] Riber C F，Smith A A A，Zelikin A N. Self-immolative linkers literally bridge disulfide chemistry and the realm of thiol-free drugs. Adv Healthc Mater，2015，4（12）：1887-1890.

[63] Duan X P，Xiao J S，Yin Q，et al. Smart pH-sensitive and temporal-controlled polymeric micelles for effective combination therapy of doxorubicin and disulfiram. ACS Nano，2013，7（7）：5858-5869.

[64] Kakizawa Y，Harada A，Kataoka K. Environment-sensitive stabilization of core-shell structured polyion complex micelle by reversible cross-linking of the core through disulfide bond. J Am Chem Soc，1999，121（48）：11247-11248.

[65] Yi X Q, Zhao D, Zhang Q, et al. A co-delivery system based on a reduction sensitive polymeric prodrug capable of loading hydrophilic and hydrophobic drugs for combination chemotherapy. Polym Chem, 2016, 7 (38): 5966-5977.

[66] Kopecek J. Controlled biodegradability of polymers: a key to drug delivery systems. Biomaterials, 1984, 5 (1): 19-25.

[67] Yang Y, Pan D, Luo K, et al. Biodegradable and amphiphilic block copolymer-doxorubicin conjugate as polymeric nanoscale drug delivery vehicle for breast cancer therapy. Biomaterials, 2013, 34 (33): 8430-8443.

[68] Johnson J A, Lu Y Y, Burts A O, et al. Drug-loaded, bivalent-bottle-brush polymers by graft-through ROMP. Macromolecules, 2010, 43 (24): 10326-10335.

[69] Zhang Y, Ren T, Gou J, et al. Strategies for improving the payload of small molecular drugs in polymeric micelles. J Control Release, 2017, 261: 352-366.

[70] Varela-Moreira A, Shi Y, Fens M H A M, et al. Clinical application of polymeric micelles for the treatment of cancer. Mater Chem Front, 2017, 1: 1485.

[71] Mohan A, Nair S V, Lakshmanan V K. Polymeric nanomicelles for cancer theragnostics. Int J Polym Mater, 2018, 67 (2): 119-130.

[72] Deshmukh A S, Chauhan P N, Noolvi M N, et al. Polymeric micelles: Basic research to clinical practice. Int J Pharm, 2017, 532 (1): 249-268.

[73] Lv S, Song W, Tang Z, et al. Charge-conversional PEG-polypeptide polyionic complex nanoparticles from simple blending of a pair of oppositely charged block copolymers as an intelligent vehicle for efficient antitumor drug delivery. Mol Pharm, 2014, 11 (5): 1562-1574.

[74] Eckman A M, Tsakalozou E, Kang N Y, et al. Drug release patterns and cytotoxicity of PEG-poly(aspartate) block copolymer micelles in cancer cells. Pharm Res, 2012, 29 (7): 1755-1767.

[75] Hu J, Miura S, Na K, et al. pH-responsive and charge shielded cationic micelle of poly(L-histidine)-block-short branched PEI for acidic cancer treatment. J Control Release, 2013, 172 (1): 69-76.

[76] Nishiyama N, Okazaki S, Cabral H, et al. Novel cisplatin-incorporated polymeric micelles caneradicate solid tumors in mice. Cancer Res, 2003, 63 (24): 8977-8983.

[77] Yang L, Wu X, Liu F, et al. Novel biodegradable polylactide/poly(ethylene glycol)micelles prepared by direct dissolution method for controlled delivery of anticancer drugs. Pharm Res, 2009, 26 (10): 2332-2342.

[78] 刘晓霞, 江明. 高分子囊泡和空心球的制备和几个研究亮点. 高分子学报, 2001, 9: 1007-1019.

[79] 邓超, 孟凤华, 程茹, 等. 生物还原敏感可降解聚合物纳米载体的构建与应用. 高分子通报, 2015, 10: 42-50.

[80] 韩媛媛, 姜伟. 聚合物囊泡及其形成机制. 科学通报, 2012, 57 (13): 1081-1091.

[81] Zhu Y, Yang B, Chen S, et al. Polymer vesicles: Mechanism, preparation, application, and responsive behavior. Prog Polym Sci, 2017, 64: 1-22.

[82] Sun H L, Meng F H, Cheng R, et al. Reduction and pH dual-bioresponsive crosslinked polymersomes for efficient intracellular delivery of proteins and potent induction of cancer cell apoptosis. Acta Biomater, 2014, 10 (5): 2159-2168.

[83] Cheng R, Meng F H, Ma S B, et al. Reduction and temperature dual-responsive crosslinked polymersomes for targeted intracellular protein delivery. J Mater Chem, 2011, 21 (47): 19013-19020.

[84] Wang X R, Liu G H, Hu J M, et al. Concurrent block copolymer polymersome stabilization and bilayer permeabilization by stimuli-regulated "traceless" crosslinking. Angew Chem Int Ed Engl, 2014, 53 (12): 3138-3142.

[85] Li Y M, Liu G H, Wang X R, et al. Enzyme-responsive polymeric vesicles for bacterial strain-selective delivery of

antimicrobial agents. Angew Chem Int Ed Engl, 2016, 55 (5): 1760-1764.

[86] 李霏霏, 张娜. 纳米凝胶载体系统的研究进展. 中国药学杂志, 2016, 51 (3): 177-182.

[87] 廖美红, 石锐, 张立群. 天然多糖类纳米凝胶药物载体的研究进展. 高分子通报, 2016, 12: 1-9.

[88] Neamtu I, Rusu A G, Diaconu A. Basic concepts and recent advances in nanogels as carriers for medical applications. Drug Deliv, 2017, 24 (1): 539-557.

[89] Zhang L, Cao Z, Li Y, et al. Softer zwitterionic nanogels for longer circulation and lower splenic accumulation. ACS Nano, 2012, 6 (8): 6681-6686.

[90] Merino S, Martín C, Kostarelos K, et al. Nanocomposite hydrogels: 3D polymer-nanoparticle synergies for on-demand drug delivery. ACS Nano, 2015, 9 (5): 4686-4697.

[91] Li D D, Nostrum C F, Mastrobattista E, et al. Nanogels for intracellular delivery of biotherapeutics. J Control Release, 2017, 259: 16-28.

[92] Khaled S Z, Cevenini A, Yazdi I K, et al. One-pot synthesis of pH responsive hybrid nanogel particles for the intracellular delivery of small interfering RNA. Biomaterials, 2016, 87: 57-68.

[93] Hassan S, Prakash G, Ozturk A B, et al. Evolution and clinical translation of drug delivery nanomaterials. Nano Today, 2017, 15: 91-106.

[94] Shao S, Zhou Q, Si J, et al. A non-cytotoxic dendrimer with innate and potent anticancer and anti-metastatic activities. Nat Biomed Eng, 2017, 1 (9): 745-757.

[95] Nicolas J, Mura S, Brambilla D, et al. Design, functionalization strategies and biomedical applications of targeted biodegradable/biocompatible polymer-based nanocarriers for drug delivery. Chem Soc Rev, 2013, 42 (3): 1147-1235.

[96] Tyrrell Z L, Shen Y, Radosz M. Fabrication of micellar nanoparticles for drug delivery through the self-assembly of block copolymers. Prog Polym Sci, 2010, 35 (9): 1128-1143.

[97] Yokoyama M, Opanasopit P, Okano T, et al. Polymer design and incorporation methods for polymeric micelle carrier system containing water-insoluble anti-cancer agent camptothecin. J Drug Target, 2004, 12 (6): 373-384.

[98] Yuan Z F, Que Z Y, Cheng S X, et al. pH-triggered blooming of 'nano-flowers' for tumor intracellular drug delivery. Chem Commun (Camb), 2012, 48 (65): 8129-8131.

[99] 罗凤琴, 陈博, 李草, 等. 用于癌症治疗的电荷翻转型纳米药物载体的研究进展. 胶体与聚合物, 2017, 35 (4): 43-47.

[100] Du J Z, Sun T M, Sing W J, et al. A tumor- acidityactivated charge-conversional nanogel as an intelligent vehicle for promoted tumoral-cell uptake and drug delivery. Angew Chem Int Ed Engl, 2010, 49 (21): 3621-3626.

[101] Li Z Y, Liu Y, Hu J J, et al. Stepwise-acid-active multifunctional mesoporous silica nanoparticles for tumor-specific nucleus-targeted drug delivery. ACS Appl Mater Interfaces, 2014, 6 (16): 14568-14575.

[102] Luo G F, Chen W H, Liu Y, et al. Charge-reversal plug gate nanovalves on peptide functionalized mesoporous silica nanoparticles for targeted drug delivery. J Mater Chem B, 2013, 1 (41): 5723-5732.

[103] 张宇琪, 俞计成, 沈群东, 等. 随葡萄糖响应的合成类闭路胰岛素递释系统. 化学进展, 2015, 27 (1): 11-26.

[104] Guo Q, Wu Z, Zhang X, et al. Phenylboronate-diol crosslinked glycopolymeric nanocarriers for insulin delivery at physiological pH. Soft Matter, 2014, 10 (6): 911-920.

[105] Zhao L, Xiao C, Ding J, et al. Facile one-pot synthesis of glucose-sensitive nanogel via thiol-ene click chemistry for self-regulated drug delivery. Acta Biomater, 2013, 9 (5): 6535-6543.

[106] Anand R, Gill K D, Mahdi A A. Therapeutics of Alzheimer's disease: Past, present and future. Neuropharmacology, 2014, 76: 27-50.

[107] Huang F, Wang J Z, Qu A T, et al. Maintenance of amyloid beta peptide homeostasis by artificial chaperones based on mixed-shell polymeric micelles. Angew Chem Int Edit, 2014, 53 (34): 8985-8990.

[108] Qu A T, Huang F, Li A, et al. The synergistic effect between KLVFF and self-assembly chaperones on both disaggregation of beta-amyloid fibrils and reducing consequent toxicity. Chem Commun (Camb), 2017, 53 (7): 1289-1292.

[109] Zhang L, Pornpattananangkul D, Hu C M J, et al. Development of nanoparticles for antimicrobial drug delivery. Curr Med Chem, 2010, 17 (6): 585-594.

[110] Malik D J, Sokolov I J, Vinner G K, et al. Formulation, stabilisation and encapsulation of bacteriophage for phage therapy. Adv Colloid Interface Sci, 2017, 249: 100-133.

[111] Lam S J, Wong E H H, Boyer C, et al. Antimicrobial polymeric nanoparticles. Prog Polym Sci, 2018, 76: 40.

[112] 李亚民, 刘世勇. 酶触发聚合物囊泡-核交联胶束转变用于响应性抗菌剂释放. 高分子学报, 2017, 7: 1078-1090.

[113] Nederberg F, Zhang Y, Tan J P, et al. Biodegradable nanostructures with selective lysis of microbial membranes. Nat Chem, 2011, 3 (5): 409-414.

[114] Park N H, Voo Z X, Yang Y Y, et al. Convergent approach to boronic acid functionalized polycarbonates: Accessing new dynamic material platforms. ACS Macro Letters, 2017, 6 (3): 252-256.

[115] Xu H, Fang Z H, Tian W Q, et al. Green fabrication of amphiphilic quaternized beta-chitin derivatives with excellent biocompatibility and antibacterial activities for wound healing. Adv Mater, 2018, 30 (29): 1801100.

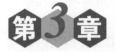

第3章

>>

基于脂质材料的药物递送系统

近年来，不同种类和功能的纳米载体在医学和药学领域中的研究和应用日益受到广泛关注，特别是作为药物载体的多功能纳米粒子的研究和开发呈爆发式增长。纳米载药系统主要由合成的、天然的或生物类的材料制备而成，包括纳米乳、树枝状聚合物、纳米金、脂质体、药物-载体缀合物、抗体-药物复合物和磁性纳米粒子等，这些载体所用的材料主要包括合成的有机聚合物、金属离子、无机聚合物、油和脂质等。然而，纳米载体能否在临床上取得成功，主要依赖于载体系统的载药效率、靶向效率、药物释放能力、载体本身毒性等。脂质类纳米载体因其生物亲和性高、可降解，且在生物体内毒性小，具有一定的组织靶向性，便于表面修饰等优点已成为药物递送系统研究的重点和热点。

脂质类纳米粒子，特别是以脂质体为代表的脂质载药系统已经成为治疗癌症等疾病的新剂型。20世纪50年代，Bangham发现在玻璃表面涂覆干脂膜经过简单水合作用，能够产生球形囊泡，这一发现翻开了脂质体和脂质纳米粒子研究的新篇章，同时发现脂质体组成成分生物相容性好、可降解，可将其作为药物输送载体。此外，构成脂质体的磷脂具有两亲性，因此脂质纳米载药系统既可以包载疏水性药物，也可包载亲水性药物。脂质体和脂质载体已经成为目前具有良好生物相容性和生物可降解性的优良药物输送载体。水溶性药物可以被包裹在脂质体的内核水相中，脂溶性药物则包含在磷脂双分子层中。自从20世纪60年代发现以来，脂质体技术已经从用于细胞膜研究迅速发展成为一种多功能的药物载体。脂质体可以通过被动和主动靶向来改善化疗药物的特异性和功效，同时减少其毒副作用。目前，多种脂质体包载的抗癌药物已被批准用于临床，而更多的制剂正处在不同的研发阶段或临床试验阶段。而且，不同类型的刺激响应性脂质体和多功能智能脂质体等的发展，也显示了脂质体作为有效的抗癌剂递送系统的潜力。随着脂质体设计的进步，已经出现了下一代基于脂质的纳米粒子，包括脂质胶束、固态脂质纳米粒子、纳米脂质载体和脂质-聚合物杂化纳米粒子等。

与普通制剂相比，脂质纳米载药系统具有明显的优势：①改善药物的药代动力学和药效学特征；②控制药物释放速率和维持足够高的血药浓度；③增加药物对肿瘤细胞的特异性摄取；④增强药物的内化和细胞内输送；⑤降低药物的毒性。

脂质纳米载药系统因其肿瘤靶向性在肿瘤诊疗中的应用已成为研究的热点。纳米粒子能够通过实体瘤的高通透性和滞留（enhanced permeability and retention，EPR）效应被动靶向于肿瘤，延长纳米粒子的循环时间、改变纳米载药系统的表面特性，可以使纳米粒子更多地蓄积在肿瘤部位。脂质纳米粒子具有良好的生物相容性，同时可以在磷脂表面修饰 PEG 层，减少网状内皮系统（RES）对纳米粒子的摄取，延长纳米粒子的循环时间，从而更多地被动靶向至肿瘤部位；适当地增加中性脂质，减小纳米粒子的表面电位值，也可以减少巨噬细胞的清除，增加药物在肿瘤部位蓄积。此外，磷脂表面可以修饰单抗、寡核苷酸适配子、转铁蛋白、多肽等特异性靶向基团，赋予其主动靶向功能，提高纳米载药系统在肿瘤中的分布。影响脂质纳米粒子特性的因素主要包括纳米粒子的形貌、粒径、粒径分布、表面电荷、相变温度、血浆蛋白与纳米粒子的相互作用等。

形貌：纳米粒子的形貌呈圆球形、立方体形、蠕虫形、圆盘形、不规则的类血小板形等多种形貌，对于脂质纳米粒子来说，因为磷脂表面的电荷极性和溶剂之间的相互作用，脂质纳米药物递送系统通常呈圆球形。形状对纳米粒子的细胞摄取和血液循环时间均有影响。不同形状的纳米粒子具有不同的流体力学特征，与球形纳米粒相比，不规则形状的纳米粒比如纳米棒、纳米盘等，具有更长的循环时间。

粒径：粒径是影响脂质纳米药物递送系统生物分布和消除速率的最重要参数之一。不同粒径的纳米药物递送系统具有不同的组织分布。纳米药物递送系统在经静脉注射后，不经肺毛细血管床过滤，粒径低于 5.5nm 的纳米粒子可以经肾脏和尿液迅速排出，粒径大于 200nm 的纳米粒子则更倾向于在肝、脾内蓄积。研究显示，较小粒径的纳米粒子通常不易蓄积在骨髓部位，粒径 150～250nm 的纳米粒子则更容易被骨髓细胞摄取，但是在骨髓部位蓄积的纳米粒子量极少，仅占总量的 0.05%～1%，肝脏为 60%～90%，脾为 2%～20%。了解纳米粒子积聚的主要部位以及血管、组织等的孔径，有助于在设计和构建纳米粒子时选择适宜的粒径。

表面电荷：表面电荷直接影响脂质纳米药物递送系统的稳定性和组织分布。当纳米粒子的表面电荷接近中性时，胶体体系通常是不稳定的，容易发生团聚。一般情况下，可以通过增加胶体系统内纳米粒子的净表面电荷来增加粒子之间的胶体间排斥力，减少纳米粒子之间的相互作用，防止胶体凝聚。除了影响胶体体系的稳定性之外，表面电荷还影响纳米粒子与其环境之间的相互作用，最终影响体内纳米粒子在生物体内的分布。由于基于脂质的纳米粒子经静脉给药进入血液循环系统后，血管的内表面以及内皮细胞的表面含有许多带负电的成分，可能增加细胞对纳米粒子的摄取，影响纳米粒子在生物体内的分布。

相变温度：不同的脂质具有不同的相变温度。在相变温度以下，脂质通常结构排列有序，呈固体凝胶相；在相变温度以上，脂质处于液晶相。磷脂的相变温度最终决定脂质体的流动性。通过使用不同相变温度的磷脂，可以改变脂质体磷脂双分子层的流动性，从而控制药物的特异性释放。当存在高相变温度脂质（通常相变温度高于37℃）时，在生理温度下，磷脂双分子层通常比较稳定，药物难以泄漏。而当存在低相变温度脂质（通常相变温度低于37℃）时，由于脂质体磷脂双分子层流动性增加，脂质体磷脂层变得更加不稳定，包封的亲水性药物很容易从脂质体内部泄漏到外部，造成制剂的不稳定，但是疏水性药物仍然可以保留在磷脂膜中。此外，与高相变温度脂质制备的脂质体相比，低相变温度脂质制备的脂质体更容易与巨噬细胞发生相互作用，增加巨噬细胞的吞噬和摄取，进而降低药物的药效。

3.2　脂质体

脂质体（liposome）是由磷脂等类脂质分子分散在水相中所形成的双分子层囊泡（图3.1），磷脂层厚度为5～7nm，直径一般在25～500nm。1965年，英国Bangham发现，当磷脂分散在水中时，能够形成多层的"洋葱"结构的封闭囊泡；1968年，Gerald Weissmann提出脂质体的概念，并将其定位为一层或者多层磷脂组成的微小囊泡；1971年，Gregoriadis等首次制备了淀粉葡萄糖苷酶和^{131}I-白蛋白脂质体。

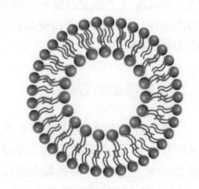

图3.1　单室脂质体磷脂双分子层结构

3.2.1　脂质体材料

磷脂（phospholipid）是生物膜的主要成分，对细胞膜的膜结构和生理学功能有着重要影响，并参与生物信号的传导，是维持生命活动的基础物质。

磷脂为两亲性分子，一端为亲水的磷酸基团，另一端为疏水的长链脂肪烃链。磷脂根据其特异性构成骨架，可以分为甘油磷脂（phosphoglycerides）和鞘磷脂（sphingomyelin，SM）两类。甘油磷脂以甘油为基本骨架，鞘磷脂以鞘氨醇为基本骨架。根据其来源，磷脂可分为天然磷脂和合成磷脂两类。根据磷脂所带的电荷，磷脂可分为中性磷脂、负电荷磷脂和正电荷磷脂。

中性磷脂（neutral phospholipid）：中性磷脂具有价格低、电荷中性、化学惰性的特点，广泛应用于磷脂类载药系统的研究中。常见的中性磷脂包括磷脂酰胆碱（phosphatidyl choline，PC），天然的磷脂酰胆碱有蛋黄卵磷脂和大豆卵磷脂，合成的磷脂酰胆碱有二棕榈酰磷脂酰胆碱（dipalmitoyl phosphatidyl choline，DPPC）、二肉豆蔻酰磷脂酰胆碱（dimyristoyl phosphatidyl choline，DMPC）和二硬脂酰磷脂酰胆碱（distearoyl phosphatidylcholine，DSPC）等。

负电荷磷脂（negatively charged phospholipid）：又称酸性磷脂，常见的负电荷磷脂有磷脂酸（phosphatidic acid，PA）、磷脂酰丝氨酸（phosphatidyl serine，PS）、磷脂酰甘油（phosphatidyl glycerol，PG）、磷脂酰肌醇（phosphatidyl inositol，PI）、双十六烷基磷（dicetyl phosphate，DCP）等。

正电荷磷脂（positively charged phospholipid）：常用的正电荷磷脂为合成磷脂，主要包括硬脂酰胺、油酰基脂肪胺衍生物、胆固醇衍生物等。

胆固醇：生物膜的重要组成成分之一，属于两亲性的中性脂质。胆固醇本身不能形成脂质双分子层，胆固醇能够渗入磷脂膜层，具有调节磷脂膜流动性的功能。当温度低于相变温度时，胆固醇能够减少磷脂分子的有序排列，增加磷脂膜的流动性；当温度高于相变温度时，胆固醇可以增加磷脂分子的有序排列，减少磷脂膜的流动性。

3.2.2 脂质体的分类

根据脂质体的磷脂双分子层数，可以分为单室脂质体和多室脂质体。含有单层磷脂双分子层的磷脂囊泡称为单室脂质体，含有多层磷脂层的脂质囊泡称为多室脂质体。单室脂质体根据粒径的大小又可分为小单室脂质体（small unilamellar vesicles，SUVs，粒径一般小于100nm）、大单室脂质体和多室脂质体（large unilamellar vesicles，LUVs，粒径一般大于100nm），多室脂质体（multilamellar vesicles，MLVs）的粒径较大，一般在1～5μm。

根据脂质体所带电荷，可以分为中性脂质体、负电荷脂质体和正电荷脂质体。根据脂质体的功能，可以分为普通脂质体、长循环脂质体以及功能性脂质体。普通脂质体是指由一般性磷脂制得的脂质体。长循环脂质体（long-circulating liposome），是指修饰神经节苷脂GM1（ganglioside GM1）或聚乙二醇（polyethylene glycol，PEG）

衍生物的脂质体。神经节苷脂 GM1 能够增强磷脂膜的稳定性，降低血浆成分引起的脂质体溶解和药物泄漏，减少单核巨噬细胞对脂质体的摄取，延长脂质体的循环时间；聚乙二醇能增强脂质体的亲水性，减少调理素与磷脂膜的相互作用，减少单核巨噬细胞对脂质体的摄取，从而延长脂质体的循环时间；刺激响应性脂质体是根据制备目的赋予脂质体特殊的功能，主要包括热敏脂质体、超声敏感脂质体、磁敏脂质体等。

3.2.3　脂质体的制备方法

脂质体的常用制备方法有薄膜分散法、注入法、逆向蒸发法、冷冻干燥法、超声波分散法以及主动载药法等。

1. 薄膜分散法

将脂溶性药物和磷脂、胆固醇等脂质材料溶解于有机溶剂中，将溶液在减压条件下旋转蒸发除去有机溶剂，使药物和脂质在玻璃器壁形成均匀的薄膜层，再加入缓冲液振荡。或者将脂质材料溶解于有机溶剂，减压旋转蒸发形成均匀的薄膜后，加入含有水溶性药物的缓冲液进行振摇，即可制备得到脂质体溶液。该方法可用于脂溶性药物和水溶性药物脂质体的制备，但脂溶性药物包封率较高，水溶性药物包封率较低。

2. 注入法

将脂溶性药物和磷脂、胆固醇等脂质材料溶解于乙醇等有机溶剂中，将溶液缓慢滴加入高速搅拌的水相溶液中，通过减压蒸发、加热、透析等方法除去有机溶剂，即得脂质体。将制得的脂质体溶液通过高压均质机均质，可得到粒度分布均一的单室脂质体。该方法形成的脂质体的粒度和粒度分布影响因素较多，通常与磷脂浓度、磷脂组成成分、搅拌速度、均质压力和次数等有关。

3. 逆向蒸发法

1978 年，Szoka 和 Papahadjopoulos 首次采用逆向蒸发法制备得到含有大的水相内核和高包封率的脂质体。该方法是将磷脂等成膜材料加入氯仿、乙醚等有机溶剂使其溶解，加入含药物的水溶液，进行超声，形成稳定的 W/O（油包水）型乳剂，在减压条件下除去有机溶剂，经过振荡形成脂质体，再通过凝胶色谱法或超速离心法除去未包入的药物，得到脂质体溶液。该方法制得的脂质体为大单室脂质体，载药量高，适合包载水溶性药物和抗生素、胰岛素、核酸、球蛋白等生物大分子物质。

4. 冷冻干燥法

在无菌条件下，将脂类和脂溶性药物等分散在缓冲液中，加入冷冻保护剂如海藻糖、甘露醇等，冷冻干燥。用水溶液或者缓冲液溶解冻干的粉末，再用微孔滤膜过滤，得到脂质体。冷冻保护剂的加入可以降低冻干磷脂酰胺键之间的范德瓦尔斯力，从而阻止脂质体再水化的团聚。荷负电的脂质体在水化过程中，可以阻止脂质体发生团聚。该方法适用于热敏性药物的制备，可用于工业化生产。

5. 超声波分散法

将磷脂、胆固醇等脂质材料溶解于有机溶剂中，将该磷脂有机溶液加入含水溶性药物的缓冲液中，通过减压蒸发、加热、透析等方法除去有机溶剂，使溶液经超声处理，然后通过凝胶色谱法或超速离心法分离得到脂质体悬液。该方法制备工艺简单，主要用于制备单室脂质体。

6. 主动载药法

弱酸、弱碱药物在一定 pH 条件下能够以分子形式跨越磷脂双分子层，而其离子形式却不能跨越磷脂双分子层。通过内外水相 pH 之间的差异将药物包载入脂质体内部，并再次形成离子型药物，使药物无法自由通过磷脂双分子层，达到将药物包封于脂质体内部的目的。常用的主动载药法包括 pH 梯度法、硫酸铵梯度法、醋酸钙梯度法等。其中 pH 梯度法、硫酸铵梯度法适用于包载弱碱性药物，醋酸钙梯度法适用于包载弱酸性药物。通常情况下，采用主动载药法所制备的脂质体具有较高的包封率。

（1）pH 梯度法：pH 梯度法是通过调节脂质体内外水相的 pH，使外水相和内水相形成一定的 pH 梯度，脂质体外水相中的药物由于 pH 差异自发向脂质体内部聚集。根据 Henderson-Hasselbalch 理论，每个 pH 梯度的变化，离子型与分子型药物质量浓度相差 10 倍，因此弱酸或弱碱性药物顺着 pH 梯度，跨越磷脂双层膜进入内水相。pH 梯度法载药最常用的酸性缓冲液是柠檬酸盐溶液，也有用乳酸缓冲液的，外水相 pH 一般用碱性溶液如 NaOH 溶液、NaH_2PO_4 溶液等调节。影响 pH 梯度法载药包封率的主要因素有 pH 梯度差、缓冲液的缓冲能力、孵育温度和时间以及药物/磷脂比等，对上述因素进行合理筛选，可确保载药脂质体有较高的包封率。

（2）硫酸铵梯度法：硫酸铵梯度法类似于 pH 梯度法，不同之处在于这种方法是通过形成一定的硫酸铵梯度，内水相中氨分子扩散到外部，间接形成 pH 梯度，从而促进药物进入脂质体内水相。制备过程中先将硫酸铵包于脂质体内水相，然后通过透析或超滤等方法将外水相中硫酸铵除去，形成硫酸铵梯度。由于氨分子对双层膜的渗透系数大于硫酸铵，大量氨分子透过双层膜进入外水相，内水相呈酸性，产生 pH 梯度。另外，SO_4^{2-} 与药物形成的硫酸盐很难透过脂质双层膜，所以药物包封率较高。影响硫酸铵梯度法药物包封率的主要因素有硫酸铵浓度、孵育温度和时间及药物/磷脂比等。一般认为，脂质体内水相中硫酸铵浓度越大，药物越容易进入脂质体，包封率越高，但硫酸铵浓度过高又容易引起脂质体发生聚集。孵育温度的选择需根据实验结果进行筛选，一般认为，孵育温度大于所用脂质相变温度时，脂质双层膜通透性增加，有利于药物进入内水相，但通透性的增加也会造成梯度差的破坏。与 pH 梯度法相比，硫酸铵梯度法的优势在于制备过程中无需加入缓冲液，也无需加入 pH 调节剂，所以更利于脂质体稳定。使用相同的脂质及处方，分别采用 pH 梯度法和硫酸铵梯度法制备阿霉素脂质体，硫酸铵梯度法所得脂质体稳定性更高，而 pH 梯度法所制脂质体在储存期间药物更容易发生泄漏。

（3）醋酸钙梯度法：与硫酸铵梯度法类似，先采用薄膜分散法制备含有醋酸钙的空白脂质体，通过透析或超滤方法除去外水相中的醋酸钙。由于脂质体内、外水相醋酸钙浓度差异，醋酸钙通过跨膜作用，使醋酸钙从脂质体内部转运至外部，从而使大量质子从内水相转运到外水相，在脂质体膜内外形成 pH 梯度。醋酸钙梯度法适合包载弱酸性药物，弱酸性药物能与脂质体内部的钙离子结合生成溶解度较小的钙盐，难以通过磷脂双分子层，有利于提高药物的包封率，减少药物泄漏。

7. 动态高压微射流技术

利用高压气体或液压泵产生高压，将物料运送至振荡反应器中，高速流体通过微孔道时，被剪切分散成多股高速流体，并进一步在撞击腔内发生高速撞击，高速的动能转化为高达 $100 \sim 300$MPa 的压力，同时振荡芯片在高速撞击过程中产生高频超声波，从而使得物料发生强烈剪切粉碎、高速撞击、气蚀振荡和膨化等作用，实现物料的细化、乳化均质和改性等。因此，动态高压微射流技术被广泛应用于大批量脂质体生产中。

将脂溶液导入中央通道，水相导入侧通道，通过调节水相和有机相的流速从而达到控制脂质体粒径、包封率等的目的（图 3.2）。通过调节水相和有机相流速比、微孔道尺寸，或有机相中磷脂浓度，可获得不同粒径和包封率的脂质体。实验室或临床上，该法可实现快速、大规模制备脂质体样品的目的。Zou 等采用薄膜分散法联合动态高压微射流法制备了包载茶多酚的脂质体。将磷脂 90G、胆固醇、吐温-80 和茶多酚按 $8 : 1.2 : 2 : 1$ 比例溶解于乙醇溶液中，采用薄膜分散法制得茶多酚脂质体粗品，再使此粗品经动态高压微射流处理，制得的茶多酚脂质体粒径为 66.8nm，包封率为 78.5%[1]。Hong 等采用动态高压微射流法制备了二棕桐酰磷脂酰胆碱、胆固醇和双十六烷基磷酸的热敏性脂质体，并通过改变微射流的压力和循环次数控制脂质体粒径在150～300nm[2]。采用动态高压微射流技术制备脂质体具有以下特点：①避免使用有机溶剂；②控制动态高压微射流设备的压力和循环次数可控制脂质体粒径到30nm以下；③提高药物包封率。

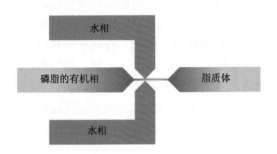

水相

磷脂的有机相　脂质体

水相

图3.2　采用动态高压微射流技术制备脂质体的示意图

8. 超临界反相蒸发法

将磷脂、胆固醇和药物加入乙醇溶液中溶解，超声处理使其分散混合均匀，将该混合溶液加入事先通入二氧化碳的反应釜内，并将反应釜内升压至二氧化碳为超临界态，反应物孵化30min后，缓慢释放反应釜内压力，即可得到脂质体溶液。超临界二氧化碳可作为抗溶剂，使有机溶剂中的磷脂沉淀，继续加入水相，即得脂质体溶液。采用超临界反相蒸发法制备的脂质体，与传统方法制备的脂质体相比，可以避免使用大量有机试剂，通过调整体系压力和温度来改变反应体系的密度，方便调节脂质体制备条件。采用该方法制备的脂质体具有高的包封率，脂质体的稳定性提高。

3.2.4　脂质体的质量评价

脂质体的粒径大小、粒度分布、包封率和稳定性，是影响脂质体体内分布和代谢的重要因素，评价脂质体主要包括以下项目。

制剂性状：脂质体是混悬剂，形态观察应无沉淀、分散均匀、流动性好，可见为半透明状，可观察到明显乳光现象。

形态、粒径及分布：在扫描电镜或透射电镜下观察，脂质体的形态呈分散均一的圆形或椭圆形的多层封闭囊状或圆球状磷脂层。其形态、粒径大小和粒度分布可以采用扫描电镜、激光散射法或激光粒度测定法等测定。脂质体的粒径影响因素较多，制备过程中所用的磷脂类型、纯度、缓冲液离子强度、pH、温度和制备工艺等均能影响脂质体的形态和粒径分布。

　　包封率和载药量：包封率（encapsulation efficiency，EE）是指包入脂质体内的药物量占投入总药量的质量百分比；载药量（drug loading capacity，DLC）是指脂质体内药物质量占脂质体总质量的百分比。包封率和载药量是脂质体质量评价的重要指标，测定包封率和载药量时，需要通过一定的方法将脂质体和游离药物分离，分别测定游离药物和脂质体中药物总含量，并计算脂质体的包封率和载药量。脂质体和游离药物的分离方法主要有凝胶色谱法、超速离心法、透析法、超滤法等。

　　渗漏率：脂质体不稳定主要表现为包载药物的渗漏和脂质体的聚集。渗漏率表示脂质体在储存期间的包封率变化，因此可以采用测定脂质体包封率，来反映脂质体的渗漏率，评价其稳定性。药物的渗漏导致药物的泄漏，不仅可能增大药物对正常组织的毒性，还能够改变药物的代谢动力学行为，直接导致脂质体药效的降低。脂质体的渗漏率是评价脂质体稳定性的重要指标。在磷脂膜中添加一定量的胆固醇，可以降低磷脂双分子层的流动性，减少药物的渗漏。

　　化学稳定性：脂质体一般由磷脂、胆固醇和包封药物组成，天然磷脂一般含有大量的不饱和脂肪酸链，化学性质不稳定，在储存过程中容易被氧化和水解，产生过氧化物、溶血磷脂和丙二醛等。磷脂的氧化变性导致脂质体膜不稳定，降低磷脂双分子层的流动性，导致磷脂膜负电性增加，膜变脆，包封药物泄漏，脂质体聚集产生沉淀，并生成有毒降解产物。化学稳定性与脂质体的处方、制备方法、储存条件（如 pH、温度、氧气和光照等）等影响因素有关。通常采用测定氧化指数、过氧化物以及薄层层析法测定降解产物，评价脂质体膜的稳定性。

　　药物体内分布的测定：以小鼠为受试对象，将脂质体静脉注射后，在不同时间取血，测定血药浓度，并取各脏器组织，将组织匀浆后，以同剂量药物作对照，测定药物在各组织的滞留量，评价脂质体在动物体内的分布。

3.2.5　脂质体作为药物载体的特点

1. 靶向性

　　脂质体的靶向分为被动靶向和主动靶向。

　　（1）被动靶向：脂质体进入体内后，迅速被网状内皮系统吞噬，减少了血液循环时间。通过神经节苷脂（GM1）或聚乙二醇修饰的长循环脂质体，可以减少肝或脾的巨噬细胞的清除，延长脂质体在体内的血液循环时间。与普通脂质体相比，长循环脂质体更易从血液循环到达肿瘤组织，提高肿瘤局部组织的药物浓度，从而提高治疗作用；对于类风湿关节炎患者，脂质体可以增加类风湿关节炎炎症组织的药物渗透和保留。

（2）主动靶向：在脂质体表面修饰靶向基团，可以使脂质体特异地靶向病变组织，提高药物疗效，降低药物的毒性。常用的修饰靶向基团包括转铁蛋白、叶酸、单抗、细胞穿膜肽、多肽、寡核苷酸适配子等。

2. 改变药物动力学

部分药物在体内代谢速度较快，作用时间短，严重制约了药物在临床上的应用，将药物制备成含神经节苷脂 GM1 或聚乙二醇衍生物的长循环脂质体，可以延长药物在血液和组织中的滞留时间，提高药物疗效。

3. 亲和性与组织相容性

脂质体具有类似生物膜结构，与正常细胞和组织的细胞膜结构类似，因此具有良好的生物亲和性和组织相容性。脂质体主要成分为磷脂和胆固醇，作为药物载体，具有极高的生物相容性和可降解性，进入体内后可以降解或代谢成无毒成分，并通过循环系统清除。

4. 降低药物毒性

药物被脂质体包封后，主要在肝脏、脾等巨噬细胞丰富的器官蓄积，在心脏、肾等中的蓄积量明显降低，因此具有明显心脏、肾脏等毒性的药物制备成脂质体后，能够显著减轻药物对心脏、肾的毒性作用。

5. 提高药物稳定性

不稳定的药物被脂质体包载后，药物被磷脂双分子层保护，避免直接暴露在体内，减少了药物的降解，有利于提高药物稳定性和药效。

3.2.6 脂质体的应用

1. 脂质体作为药物输送载体

利用药物不同的亲水或亲脂特性，可以通过被动载药或者主动载药的方法，将药物包载入脂质体的磷脂双分子层或内水相。根据药物的特性，药物可以包载在脂质体的不同部位。水溶性药物包覆于脂质体的内水相，脂溶性药物则分散于脂质体的磷脂双分子层内。通过调节磷脂类型和比例，或者对脂质体表面进行功能化修饰，可以方便地改变脂质体的载药量和功能，满足多种载药需求。脂质体作为药物载体有以下优势：增加疏水性药物的溶解性；增加药物在体内的稳定性；延长药物的半衰期；减少正常组织对药物的摄取，减少药物的毒副作用；通过对脂质体进行功能化修饰，增加脂质体的靶向性，达到特异性定点释放药物以及增加细胞对药物的吞噬量的目的。

脂质体可用于静脉注射，肌内和皮下注射，眼部、肺部、鼻腔、黏膜等给药途径。1988 年，益康唑脂质体凝胶由瑞士 Gilag 公司研制；1990 年，注射用两性霉素 B 脂质体在欧洲上市。目前已有注射用两性霉素 B 脂质体、注射用紫杉醇脂质体、柔红霉素脂质体、阿糖胞苷脂质体、硫酸长春新碱脂质体等制剂上市，并有多种脂质体进入临床研究。

2. 脂质体作为医学诊断载体

脂质体由于其良好的载药能力和高的可修饰性，成为临床上诊断分子探针的优秀输送载体。通常情况下，脂质体可通过以下三种方式载药：①将分子探针荷载于脂质体的水相或者有机相中。②通过静电吸附原理将分子探针吸附在脂质体表面。③将分子探针共价连接于脂质体上。利用脂质体本身被动靶向的性质或者功能化脂质体主动靶向的特性，可以将分子探针高效地特异性传递到肝、肾、脾、心血管、淋巴结、肿瘤以及炎症部位，发挥医学成像诊断功能。Liu 等使用白介素 13（IL-13）修饰的脂质体载磁共振造影剂 Gd-DTPA，制备得到 IL-13-Liposome-Gd-DTPA。脂质体表面连接的 IL-13 可与脑胶质瘤过表达的 IL-13 受体 α2 相结合，使脂质体通过血脑屏障聚集于脑胶质瘤部位，增加了磁共振信号，可以实现脑胶质瘤的早期诊断[3]。Yuan 等基于近红外染料 IR780 合成的分子探针 PEG-IR780-C$_{13}$ 具有类似 DSPE-PEG 结构（DSPE 指二硬脂酰基磷脂酰乙醇胺），并制备成双分子层囊泡结构，在近红外激光的刺激下产生高热，释放内部包载的 DOX，实现了协同诊断、治疗的目的[4]。Feng 等通过自组装方法用磷脂连接的顺铂前药、市售脂质和近红外染料 DiR 制得的 DiR-Pt(Ⅳ)-脂质体，具有近红外荧光和光声双模成像功能。DiR-Pt(Ⅳ)-脂质体具有优异的肿瘤归巢能力、高效的光热效应，结合包载的顺铂前药，实现了联合光热、化学疗法和诊断一体化的多功能载药[5]。

3. 脂质体作为生物大分子载体

蛋白质/多肽类药物因其特有的治疗效果，药理学活性高，副作用相对较小，受到越来越多的关注，但是由于蛋白质/多肽的稳定性差，口服后容易在体内酶解，生物半衰期短，并且可能具有一定的免疫原性，严重制约了蛋白质/多肽类药物在临床上的应用。脂质体作为蛋白质/多肽类药物载体，可以保护蛋白质/多肽的空间结构和生物活性，可阻止被包埋蛋白质/多肽类药物与外部环境组分的反应，避免热、光、酶等对蛋白质/多肽类药物的影响，提高药物的稳定性，延长血浆半衰期，达到缓释的效果。

脂质体可以高效地将多肽药物包载入其内核水相中，包载能力的高低取决于多肽分子与磷脂分子间的离子作用、疏水作用、脂质成分和磷脂双分子层流动性、表面活性剂和聚合物间的相互作用。目前，输送蛋白质/多肽类药物的磷脂主要有 DPPC、DSPC、硬脂酰亚胺、二磷酸二辛酯或与胆固醇混合的脂类。目前，已有多种蛋白质/多肽类药物（胰岛素、鲑鱼降钙素、白蛋白、球蛋白、亮丙瑞林等）成功包载入脂质体中，其中美国 Diasome 制药公司开发的口服胰岛素脂质体 HDV-1 进入临床 II 期。

脂质体膜的流动性是影响多肽从脂质体中释放的重要因素，磷脂膜的流动性取决于所用磷脂的相变温度。通常情况下，使用长链疏水性磷脂和添加适量的胆固醇能够增加脂质体的刚性，从而达到稳定脂质体和调节药物释放的要求。使用特殊的磷脂，如二醚或四醚类结构的磷脂，在极端 pH 条件下仍能保持脂质体结构的稳定性，防止胆汁盐和脂肪酶的降解；使用含聚氧乙烯烷基醚结构的磷脂，能够显著减缓胰岛素的释放。脂质体的稳定性和多肽的释放还取决于多肽与生物材料和结构的相互作用。在表面修饰硫化物的壳聚糖脂质小体，在人工胃液中 5h 胰岛素的释放量为 12%，表明脂质体在胃肠道环境中能够保护胰岛素不受破坏。

4. 脂质体作为疫苗载体

1974 年，Gregoriadis 和 Allison 首次报道了脂质体可以辅助抗原引起机体免疫反应，从此脂质体或脂质体类药物载体作为疫苗载体引起人们广泛的重视。脂质体具有天然靶向特性，可将抗原靶向输送至网状内皮系统，被抗原提呈细胞摄取。脂质体所具备的磷脂双分子层对包裹的抗原有缓释作用，从而减少抗原的剂量及接种次数，同时具有抗原提呈作用，脂质体内高浓度抗原可独立激活某些 T 细胞。目前，上市的脂质体疫苗有流感疫苗 Inflexal V 与甲肝疫苗 Epaxal，并有多种脂质体疫苗进入临床试验。

脂质体易于修饰，通过控制磷脂的种类、电荷、粒径、粒径分布、包载不同的抗原和佐剂，可以获得不同功能的脂质体疫苗。水溶性抗原，如蛋白质、多肽、核酸等，包载在脂质体的内水相；亲脂性成分，如脂肽、亲脂性抗原、佐剂、连结分子等，可以插入脂质体的磷脂双分子层内，或者通过物理吸附和化学连接手段连接到脂质体表面。开发包含不同类型抗原和免疫佐剂的脂质体疫苗，可以实现个性化治疗的应用。

作为疫苗载体，脂质体的设计应确保机体能够产生适宜的免疫反应，脂质体的物理化学性质，如粒径、电位、磷脂层的性质、脂质层的流动性等都可能影响疫苗的稳定性和免疫效率[6, 7]。脂质体还可以设计成为特异性靶向某些免疫细胞来达到定向免疫的功能。目前，脂质体疫苗的研究主要集中在病毒、细菌、真菌、寄生虫感染和肿瘤免疫等方面[7]。阳离子脂质体由于与免疫细胞表面负电荷的高亲和性成为研究最多的脂质体。为开发安全有效的脂质体疫苗，主要应遵循以下原则：疫苗的设计应依据脂质体的功能设计；疫苗注射后，应考虑脂质体与细胞之间相互作用的特征；脂质体疫苗应用时，应考虑相关细胞受体和细胞通路在其中发挥的作用[8]。

（1）电荷：脂质体表面的电荷是脂质体疫苗设计和开发中应当考虑的重要因素之一。表面电荷直接影响脂质体对抗原的包载能力，大部分抗原为阴离子型抗原，采用阳离子脂质体可以方便、高效地将抗原吸附到脂质体的表面。同时，脂质体电荷的改变，不仅能够影响脂质体的细胞膜亲和性、流动性、稳定性，还可以显著影响免疫反应。有研究表明，使用中性脂质 DSPC 代替脂质体中的阳离子磷脂二甲基双十八烷基铵（DDA），脂质体对重组肺结核抗原 H56 的结合能力从 84% 下降到 15%，严重制约了脂质体包载抗原的能力[9]。阳离子脂质体还可以促进免疫反应的发生，Joseph 等以流感疫苗为模型疫苗，通过阳离子脂质神经酰胺尿酰精胺（CCS）、中性磷脂和阴离子磷脂，包载 HN 流感抗原制备不同电荷的脂质体疫苗，经鼻腔给药后，中性或阴离子型脂质体疫苗并未引起相关免疫反应，阳离子脂质体疫苗可以引发相关免疫反应[9]。

阳离子脂质体还可以黏附到细胞膜表面，延长抗原在黏膜层细胞表面的作用时间，增加细胞对抗原的摄取，易于引起强烈的免疫反应。一般认为，与中性脂质体或负电荷脂质体相比，带正电的阳离子脂质体更容易在黏膜部位滞留和产生免疫反应，能够有效向黏膜细胞和抗原提呈细胞递送抗原。而阴离子脂质体则能够影响肺部巨噬细胞的免疫抑制，引起更强的体液免疫。

（2）粒径：粒径对脂质体疫苗具有非常重要的影响，能够引起免疫细胞产生不同的免疫应答。有研究表明，粒径大于 $2\mu m$ 的肺结核抗原囊泡能够减少淋巴细胞的增殖和 IL-10 的分泌，而小粒径囊泡（约 500nm）则促进了相关细胞因子 IL-1β 和 IFN-γ 的分泌[10]。Brewer 等研究了大粒径（>225nm）和小粒径（<155nm）脂质体对免疫的影响，研究表明，大粒径脂质体促进细胞因子 IL-12 的生成，而小粒径脂质体则没有促进其生成。动物试验证明，大粒径脂质体通过增加 IgG2a 和 IFN-γ 水平，引起 TH1 免疫应答，小粒径脂质体通过增加 IL-5 和 IgG1 水平，引起 TH2 免疫应答[11]。

脂质体疫苗在储存期粒径的变化直接影响疫苗的有效性，因此必须考察在储存时间内脂质体疫苗粒径的稳定性。采用相关的制剂学手段，如喷雾干燥、冷冻干燥、PEG 化修饰的脂质体疫苗，能够增加脂质体的稳定性，维持稳定的粒径和形貌。

（3）磷脂类型：磷脂的类型不仅影响脂质体的稳定性，还可能影响脂质体的免疫反应。当使用高相变温度的磷脂 DSPC 时，能够保护抗原不被降解；使用二棕榈酰磷脂酰丝氨酸（DPPS）制备的脂质体可以引起强烈的 IgA 反应；叶酸修饰的阳离子脂质体促进树突状细胞的成熟，同时上调细胞因子 CD40、CD86 和 MHC-2 的表达，能够进一步促进 T 细胞和抗体的反应[12]。

（4）细胞靶向修饰：早期疫苗的开发主要集中在减毒或者灭活病原体来实现免疫功能，不能达到精准免疫的功能。新型的疫苗研究则集中在亚单位疫苗的开发。脂质体可以通过修饰不同的靶向基团，靶向至特定的细胞亚群起到增强细胞免疫的效果。神经节苷脂 GM1 结合分子霍乱毒素 B（CTB）能够增强脂质体的免疫原性，单磷酰脂质 A 修饰的脂质体，通过结合 TLR4 受体，刺激非特异性免疫的发生[13]。甘露糖或 CD40 修饰的脂质体，能够更好地靶向到树突状细胞，进而促进免疫反应的发生[14]。

5. 免疫脂质体

免疫脂质体（immunoliposome，IL）是指使用单抗或其 Fab 片段修饰的脂质体，通过连接的抗体或抗体片段特异地识别肿瘤细胞表面抗原，通过抗原抗体相互作用介导的胞吞作用或与细胞质膜融合的方式进入细胞内，从而达到药物特异性富集在靶器官和靶细胞，降低药物在正常组织中毒副作用的目的。免疫脂质体的发展已经历三代：第一代免疫脂质体是将靶向单克隆抗体直接与普通脂质体连接，该免疫脂质体易被网状内皮系统识别和清除，血浆半衰期短；第二代免疫脂质体采用 PEG 对脂质体进行修饰，延长其血浆半衰期，但是 PEG 的长链能够屏蔽抗体靶向作用，降低抗体与抗原的结合能力；第三代免疫脂质体将抗体连接在 PEG 或其衍生物的末端，在不屏蔽抗体靶向功能的基础上，延长脂质体的循环时间，同时发挥抗体的靶向作用和 PEG 的长循环功能（图 3.3）。目前，免疫脂质体已可以在药品生产质量管理规范（GMP）条件下进行大规模生产[15]，并有抗表皮生长因子修饰的阿霉素脂质体、转铁蛋白抗体片段修饰的载有 DNA 质粒的脂质体等多个免疫脂质体进入临床研究。

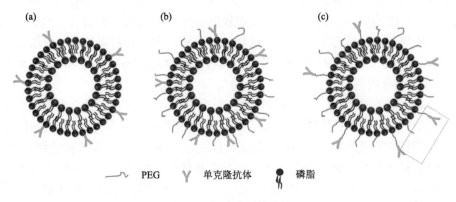

（a）第一代免疫脂质体结构；（b）第二代免疫脂质体结构；（c）第三代免疫脂质体结构

—— PEG　　Y 单克隆抗体　　● 磷脂

图 3.3　免疫脂质体结构

6. 刺激响应性脂质体

脂质体作为药物输送载体在降低药物清除速率、增加药物稳定性方面具有天然的优势，开发能够在特定时间、特定部位实现响应性释放药物的脂质体成为研究的热点。刺激响应性脂质体的开发能够实现提高药物输送效率、增加药物疗效，解决肿瘤细胞药物耐药性的问题。目前，基于热、超声、磁等信号刺激响应性释药的热敏脂质体、超声敏感脂质体和磁敏脂质体受到广泛关注。

（1）热敏脂质体：热敏脂质体的概念由 Yatvin 于 1978 年提出，热敏脂质体在生理温度下理化性质稳定，在高的温度下不稳定，引起药物释放。热敏脂质体的构建是基于磷脂稳定机制和热熔温度的关系。光敏剂在近红外激光照射下，能够产生温和的热疗效应，因此，光敏剂可控制热敏脂质体对药物的温度响应性释放。Zhou 等构建了一种程序化的刺激响应性脂质体，克服肿瘤相关生理屏障，增强三阴性乳腺癌的疗效。该脂质体是包含可降解的 PEG 层、光敏剂脱镁叶绿酸盐 a(PPa) 和热敏磷脂（DPPC 和 DSPC）的多功能脂质体（图 3.4）。构建的多功能脂质体的磷脂双分子层包载亲脂性的鲸蜡基奥沙利铂前药，内核包载亲水性药物阿霉素。脂质体到达肿瘤部位后，在肿瘤部位高表达的 MMP-2 酶的作用下，脂质体外层的 PEG 被降解，增强肿瘤的深部穿透能力，增加肿瘤细胞对脂质体的摄取。在近红外激光照射下，光敏剂 PPa 产热引起热敏脂质体快速释放药物，与单药治疗相比，其抗肿瘤效果良好[16]。

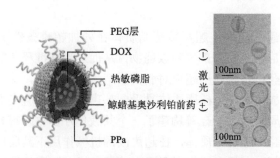

图 3.4　热敏脂质体示意图及冷冻电镜照片

将阿霉素（DOX）包载于含有近红外染料 IR825 的热敏脂质体中进行光热/化疗联合癌症治疗。研究表明，脂质纳米结构可提高非水溶性 IR825 的有效光热治疗的生物利用度，同时递送抗癌药物 DOX 以实现光热消融和化学疗法的联合协同治疗，改善了整体癌细胞杀伤效率[17]。

（2）磁敏脂质体：磁敏脂质体是将超顺磁性与脂质体联用，使脂质体具有磁性靶向的功能，并且在磁场作用下控制药物释放，减少对其他健康组织的毒性。Marie 等将聚乙二醇修饰罗丹明标记的磷脂囊泡包载超顺磁性磁赤铁矿纳米晶构建的磁敏脂质体，为脑部恶性肿瘤的选择性磁性靶向和通过血管内给药的磁共振成像（MRI）提供了一个有效的工具（图 3.5）。通过 MRI 显示，在 U87 胶质母细胞瘤裸鼠模型中，该磁敏脂质体（MFLs）经静脉注射 4h 后，磁性纳米粒子即可进入 U87 肿瘤部位，在 24h 内 MRI 监测中发现，脂质体可有效滞留在脑胶质瘤部位。通过共聚焦荧光显微镜的组织学分析显示 MFLs 在恶性组织中的积累明显提高，根据 EPR 效应，磁场信号主要分布在肿瘤部位，而在其他大脑区域中分布极低。这种可通过 MRI 精确追踪的选择性靶向脂质体有望用于脑胶质瘤的治疗[18]。

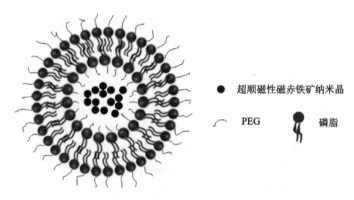

　　● 超顺磁性磁赤铁矿纳米晶

　　⌇ PEG　　　磷脂

图 3.5　包载超顺磁性磁赤铁矿纳米晶的磁敏脂质体

　　（3）超声敏感脂质体：超声敏感脂质体在外加超声条件下，超声波穿透组织，使脂质体响应性地在靶部位释放药物，从而达到精准释药的治疗目的。超声敏感脂质体的释药机制是利用超声对脂质膜产生机械效应，改变磷脂的通透性，从而控制药物释放。超声敏感脂质体易受到超声强度、细胞类型等因素的影响，存在一定的应用局限性。Spera 等构建了一个共载化疗药物阿霉素与磁共振造影剂钆特醇的低强度超声敏感脂质体，在超声波的机械作用下其脂质通透性改变，释放化疗药与造影剂，在超声波作用下造影效果良好，抑瘤效果显著增强[19]。

3.3　纳米脂质载体

　　纳米脂质载体（nanostructured lipid carriers，NLC）是 20 世纪 90 年代出现的新型脂质载药系统。它是以具有高熔点的天然或合成固态脂质和液态脂质为骨架材料所制成的具有纳米尺度的载药系统。纳米脂质载体具有良好的生物相容性和生物可降解性。固态脂质纳米粒子（SLN）是天然、半合成或合成脂质，包括甘油三酯、脂肪酸、蜡、磷脂和类固醇等。此外，还加入乳化剂层，使其在水中分散时具有足够的稳定性。纳米脂质载体具有其固有的特性：①保护药物不受降解；②控制药物释放；③生物相容性良好；④适合大规模生产。目前，已有 TrabiOral™、Rifamsolin™、Ocusolin™、Vansolin™、Zysolin™等正在进行临床前研究。

3.3.1　常用脂质材料

纳米脂质载体通常包含固态脂质、液态脂质和乳化剂。

固态脂质：常用的固态脂质包括脂肪酸类、类脂类、类固醇类和蜡质类。其中，脂肪酸类有硬脂酸、癸酸、棕榈酸、二十二碳烷酸等；类脂类范围较广，主要有单硬脂酸甘油酯、三肉豆蔻酸甘油酯、三月桂酸甘油酯、三硬脂酸甘油酯、三棕榈酸甘油酯、聚乙二醇 400 单硬脂酸酯等；类固醇类主要有胆固醇；蜡质类有鲸蜡醇十六酸酯、鲸蜡醇棕榈酸酯等。

液态脂质：常用的液态脂质主要有辛酸/癸酸甘油三酯、月桂酸己酯、棕榈酸异丙酯、2-辛基月桂醇、维生素 E、油酸、亚油酸、液状石蜡、各种天然植物油（如玉米油、大豆油、橄榄油、葵花籽油、花生油等）。

乳化剂包括非离子表面活性剂类（有卖泽类、泊洛沙姆系列、苄泽类等）、磷脂类（有卵磷脂、豆磷脂等）、聚山梨醇酯系列、胆酸盐类（有胆酸钠、牛磺胆酸钠、去氧牛磺胆酸钠等）等。

3.3.2　纳米脂质载体的制备方法

纳米脂质载体的常用制备方法有高压乳匀法、微乳法、微乳-超声分散法、薄膜-超声分散法、乳化蒸发-低温固化法和溶剂扩散法等。

1. 高压乳匀法

高压乳匀法是制备纳米脂质载体最常用的方法，分为热乳匀和冷乳匀。将表面活性剂溶解于水相中，脂质和药物混合、熔融，将熔融的药脂溶液加入水相中，使用 100～2000Pa 的高压使混合液通过狭缝，在减压膨胀和混合液高速冲击碰撞的双重作用下，在极短的距离内迅速加速到超过 1000km/h 的速率，形成极高的剪切力，将混合液滴剪切到纳米粒径范围内。该方法制备工艺成熟，可以用于大规模工业化生产。Hua 等将等量的单硬脂酸甘油酯和蓖麻油在 75℃得到混合脂质溶液，将十一烷酸睾酮溶于此脂质溶液，再将脂质溶液分散于含 2%吐温-80 的水相中,并控制体系温度为 75℃,12000 r/min 高速搅拌 30 s 得到初乳,在 300～600bar[①]条件下,通过高压乳匀机乳匀 3 个循环,冷却至室温,使脂质重结晶,即得十一烷酸睾酮纳米脂质载体[20]。

2. 微乳法

将脂质载体在 65～70℃加热熔化,再加入乳化剂、辅助乳化剂、药物和水,经搅拌或高速剪切制备成澄清透明、热力学稳定的 O/W 型微乳,再将制得的微乳加入预冷的冷水中,即可形成纳米脂质分散体系。应用该方法制备纳米脂质载体,加入的微乳与冷水的温差是影响纳米脂质载体粒径的重要因素,温差大,脂质粒子快速结晶,在一定程度上可以防止粒子聚集,有助于形成小粒径的纳米脂质载体。脂质粒子的固化过程中稀释比较大,一般为 1:25～1:50,导致纳米脂质载体的药物含量较低,在制备过程中乳化剂和辅助乳化剂的用量较大,制约了该方法的应用。

3. 微乳-超声分散法

微波-超声分散法是在微乳法的基础上发展的制备方法。将药物、固态脂质和液态脂质一起加热熔融作为油相,将乳化剂和辅助乳化剂等水溶性材料分散在水相中,将油相与水相混合,制成初乳,将初乳分散在冷水中,再使用超声仪超声分散,经低温固化得到纳米脂质载体混悬液。Montoto 等以卡马西平为模型药物,肉豆蔻酸肉豆蔻醇酯、十六醇酯蜡、辛酸/癸酸甘油三酯为混合脂质,聚氧乙烯氢化蓖麻油 P188 为表面活性剂,采用微乳-超声分散法制备纳米脂质载体。将药物和脂质在 70℃条件熔融,加入水相中,再经超声制得 O/W 型微乳。将微乳冷却到室温即得纳米脂质载体分散液[21]。

4. 薄膜-超声分散法

将脂质载体材料和脂溶性药物溶于有机溶剂中,将脂质溶液在减压条件下旋转蒸发除去有机溶剂,使药物和脂质形成均匀的薄膜层,再加入含有乳化剂的水溶液振荡混合,用超声仪进行超声分散,即得到纳米脂质载体。该法操作简便、应用广泛,多种药物和脂质均可采用该方法制备纳米脂质载体,其缺点是纳米载体的分散性差,超声时易受到污染。

5. 乳化蒸发-低温固化法

用与水不相溶的有机溶剂将脂溶性药物、固态脂质和液态脂质充分混匀形成

---

① bar 为非法定单位,1bar=100kPa。

有机相，加入含有乳化剂的水相中，将其乳化后除去有机溶剂，保持恒温搅拌，含药脂质即可固化形成纳米脂质载体。

6. 溶剂扩散法

在高温条件下用有机溶剂溶解药物、固态脂质和液态脂质，在搅拌条件下将该药物/脂质溶液加入含有乳化剂的水溶液中，然后将该溶液冷却到室温，即可得到纳米脂质载体。通过调节溶液 pH，可以改变纳米脂质载体表面电位，从而将脂质纳米粒子从该混合体系中分离出来。Jawahar 等将奥兰扎平、大豆卵磷脂、十八烷胺、三棕榈酸甘油酯和蓖麻油溶解在体积比为 1：1 的乙醇/丙酮混合溶剂中，将有机相加热到 60～70℃，3000 r/min 搅拌下加入含泊洛沙姆 F-68 的水相中得到初乳，将初乳冻干后即得纳米脂质载体冻干粉，采用该方法制得的纳米脂质载体粒径为 158.5 nm，分散指数为 0.115[22]。

3.3.3　纳米脂质载体的质量评价

纳米脂质载体质量标准与脂质体类似，包括制剂性状、形态、粒径及分布、Zeta 电位、储存稳定性、包封率和载药量、结晶度以及结构特征等。

制剂性状：半透明状混悬液，可观察到明显乳光现象。

粒径及分布：纳米脂质载体应符合纳米尺度，可以采用扫描电镜、激光散射法或激光粒度测定法等测定脂质载体的粒径及分布。

Zeta 电位：Zeta 电位是标准分散体系稳定性的重要指标，适宜的电位是保持分散体系稳定性的重要因素。

储存稳定性：使用适合的脂质表面活性剂、添加抗氧剂、保持低的储存温度、充氮气和保持高的载药量都可以提高载药系统的稳定性。

包封率和载药量：包封率和载药量是脂质载体质量评价的重要指标，纳米脂质载体具有更高的载药能力，储存过程中可减少药物的泄漏。测定包封率和载药量时，需要通过一定的方法将脂质载体和游离药物分离，分别测定游离药物和脂质载体中药物总含量，并计算其包封率和载药量。脂质载体和游离药物的分离方法主要有凝胶色谱法、超速离心法、透析法和超滤法等。

结晶度：结晶度的增加，能够导致脂质载体微粒表面电荷增加，从而促进微粒的聚集。DSC（差示扫描量热法）测定结晶度和熔点/凝固点随温度的变化，用以反映脂质状态和药物存在形式，反映药物的多晶性。

结构特征：根据制备方法和脂质混合物成分的不同可形成 3 种不同的结构特征：缺陷型、无定形态、液态脂质/固态脂质/水复合态。纳米脂质载体在储存过程中脂质容易形成完美结晶，造成药物泄漏，因此在储存过程中应注意考察纳米脂质载体的结构特征。

3.3.4　纳米脂质载体的特点

纳米脂质载体因其特殊的脂质成分和制备工艺，作为药物输送载体具有独特的优势：①纳米脂质载体粒径一般在 80～200nm，在肿瘤治疗中可通过 EPR 效应被动蓄积到肿瘤部位。同时，该粒径的纳米粒子可以避免被网状内皮系统摄取，避免被肝脏和脾过滤和截留。②具有药物缓释作用，释放时间可长达数周。③可被配体及抗体修饰，从而增加载体的组织靶向性。④载药范围广泛，可包载疏水性药物和亲水性药物。⑤可通过调节固态脂质与液态脂质的比例来控制药物的释放速率。⑥生物相容性高，对机体毒性小。⑦制备工艺简单，不使用有机溶剂。⑧理化性质稳定，不易聚集，药物稳定，不容易泄漏。

3.3.5　纳米脂质载体的应用

1. 疏水性药物载体

纳米脂质载体的研究主要集中在疏水性药物的递送，多肽和蛋白质药物的输送也有部分研究。纳米脂质载体通常作为静脉注射给药，一般都具有被动靶向的作用，通过对脂质载体进行表面修饰可使其具有长循环和主动靶向的功能，因此纳米脂质载体通常作为抗肿瘤药物的载体。纳米粒子的靶向和药物缓释特征延长了药物在肿瘤部位的滞留时间，能够有效抑制肿瘤的生长。由于肿瘤细胞有较强的吞噬能力，肿瘤组织血管的 EPR 效应较高，静脉注射途径给予的纳米粒子可以实现抗肿瘤药物的有效输送，从而达到靶向治疗的效果，同时降低给药剂量，避免全身毒副反应。除此以外，纳米脂质载体还可应用于局部给药，现在研究较多的是使用其作为局部经皮给药系统。由于脂质纳米载药系统的载药量较高，对于那些药效较弱的药物可以通过提高载药量以达到局部治疗的目的，或者通过制备高浓度脂质使其各方面性质适合于局部用药，另外还可以通过将其分散于一些水凝胶体系中来作为药物载体以达到控制释放的目的。Feng 等将靶向基团环（半胱氨酸-精氨酸-甘氨酸-天冬氨酸-赖氨酸-甘氨酸-脯氨酸-天冬氨酸-半胱氨酸）（iRGD）修饰的磷脂 DSPE-PEG-iRGD 和 DSPE-PEG 与十六烷基-奥沙利铂-三亚甲基胺前药（HOT）、酸敏感磷脂酰丝氨酸和光敏剂 Ce6 衍生物（AC）自组装形成的纳米脂质载体，通过化疗联合光动力疗法的新策略用于三阴性乳腺癌的治疗

（图 3.6）。iRGD 的靶向功能使纳米粒子有效蓄积在原位肿瘤和转移部位，显示出良好的肿瘤治疗效果[23]。

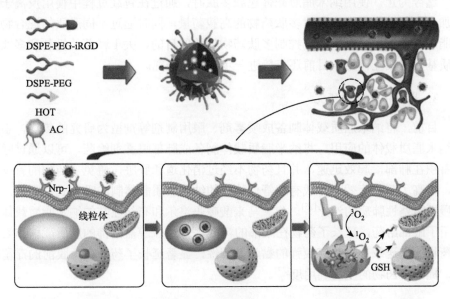

DSPE-PEG-iRGD

DSPE-PEG

HOT

AC

Nrp-1

线粒体

³O₂

¹O₂

GSH

图 3.6　核壳结构的磷脂-聚合物纳米脂质靶向三阴性乳腺癌的治疗历程

Nrp-1：神经纤毛蛋白-1；GSH：谷胱甘肽

2. 蛋白质/多肽类药物载体

使用纳米脂质载体包载蛋白质/多肽类药物，在制备时应控制温度，避免高温破坏蛋白质/多肽类药物。W/O/W 复乳和疏水离子对（hydrophobic ion pairing，HIP）技术是制备纳米脂质载体大量包载多肽和蛋白质的常用技术，应用此方法，已有多种多肽药物被成功包载。多肽药物的包载效率取决于多肽药物的脂溶性和制备方法。

纳米脂质载体释放多肽药物的能力主要受制备载体所用脂质成分的影响。以溶菌酶为模型蛋白，研究了脂质中不同甘油链对蛋白质释放的影响。结果表明，脂肪酶降解纳米脂质载体中的甘油三酯是引起药物释放的主要原因。以甘油二酯为脂质骨架的纳米脂质载体，多肽的释放机制包括脂质酶的降解和多肽的扩散。而在甘油单酯的纳米脂质载体中，多肽通过脂质结构中形成的通道发生扩散，从而实现蛋白质药物的释放。通过研究多肽在不同脂质载体中的释放速率发现，多肽的释放速率为甘油单酯＞甘油二酯＞甘油三酯，可以通过调节不同类型和比例的脂质来达到控制释药的目的。此外，表面活性剂、液晶组分、甘油单硬脂酸酯（GMO）和水凝胶的合用都可以显著影响蛋白质药物的释放。Almeida 等使用泊洛沙姆 F-127 修饰的脂质载体包载布洛芬，通过调节泊洛沙姆 F-127 的用量来控制布洛芬的释放[24]。

迄今为止，使用纳米脂质载体包载多肽时，通过在包载过程中使用反离子来增加多肽的疏水性，实现对多肽药物的高载药量，同时通过不同脂质的混合物调节脂质基质的空隙，来达到控制多肽药物释放的目的，关于释药的机制和多肽与脂质基质的相互作用，目前还有待进一步的深入研究。

3. 其他相关剂型研究

目前，将纳米脂质载体制备成喷雾剂、眼用制剂等剂型为研究的热点，丰富了纳米脂质载体的应用。将纳米脂质载体制备成肺部喷雾剂给药，可以通过呼吸道蓄积在肺部，起效迅速，并且药物不经过消化道和肝脏，避免了药物的首过效应，提高了药物疗效。将载有瑞舒伐他汀的纳米脂质载体制成吸入式喷雾剂，用于慢性阻塞性肺病的治疗[25]。包载马来酸噻吗洛尔和布林佐胺的纳米脂质载体还可用于眼部给药，延长了药物在眼部的释放[26]；经硫醇盐修饰的脂质载体作为眼部药物的递送载体，具有较强的黏膜黏着性，显著延长了药物在角膜前的滞留时间，提高了药物的生物利用度[27]。

3.4 乳剂

乳剂是一种液体（即分散相）以小液滴的形式完全分散于互不相溶的另一种液体（分散介质）中形成的分散体系。纳米乳的乳滴多为球形，分布均匀，外观呈透明或半透明状，为热力学稳定体系。根据制得的乳剂的粒径大小可以分为纳米乳（nanoemulsion，10~100nm）、亚微乳（submicron emulsion 或 submicroemulsion，100~1000nm）和普通乳（1~100μm）。亚微乳外观不透明，呈浑浊状或乳状，稳定性介于纳米乳与普通乳之间。根据乳剂所带电荷的不同，分为阴离子型和阳离子型；按结构分为油包水型、水包油型，内相为油、外相为水的乳剂被称为水包油型乳剂，通常表示为 O/W 型乳剂；与之相反，内相为水、外相为油的乳剂被称为油包水型乳剂，表示为 W/O 型乳剂。

3.4.1 常用乳剂材料

乳剂包含水相、油相和乳化剂，目前常用于制备注射用乳剂的油类有：①注射级植物油（大豆油、花生油、棉籽油、蓖麻油及芝麻油等）；②肉豆蔻酸异丙酯（IPM）；③中链甘油三酯（Captex 355 和 Miglyol 812）；④油酸乙酯（Peceol®）；

⑤油酸；⑥亚油酸；⑦亚油酸乙酯；⑧维生素 E；⑨中链单/双甘油酯[Capmul®MCM（椰子油 C_8/C_{10} 甘油单酯或双酯）和 Myvacet®（纯化乙酰化单甘油酯）]。

亲水亲油平衡值（hydrophilic-lipophilc balance，HLB）是指表面活性剂分子中亲水和亲油基团对油或水的综合亲和力。规定亲油性强的石蜡的 HLB 值为 0，亲水性强的聚乙二醇的 HLB 值为 20，以此标准制定出其他表面活性剂的 HLB 值。HLB 值越小，亲油性越强，反之，亲水性越强。

表面活性剂种类的选择应根据乳剂类型而定，通常低 HLB（4～7）的表面活性剂（如司盘、磷脂类表面活性剂）适用于 W/O 型乳剂；高 HLB（8～18）的表面活性剂（如吐温-80 等）适用于 O/W 型乳剂。目前，常用的表面活性剂包括以下几类。①吐温类：吐温-20（HLB 16.7）、吐温-40（HLB 15.6）、吐温-60（HLB 14.9）和吐温 80（HLB 15.0）；②司盘类：司盘-20（HLB 8.6）、司盘-80（HLB 4.3）；③苄泽类：苄泽-35（HLB 16.9）、苄泽-96（HLB 12.4）；④卖泽类：卖泽-52（HLB 16.9）；⑤聚氧乙烯蓖麻油：Cremophor EL（HLB 13.5）、Cremophor RH 40（HLB 14～16）、Cremophor RH 60（HLB 15～17）；⑥磷脂及其衍生物：氢化大豆磷脂酰胆碱（HSPC）、1, 2-二硬脂酰磷脂酰甘油（DSPG）、二肉豆蔻酰磷脂酰胆碱（DMPC）、二肉豆蔻酰磷脂酰甘油（DMPG），HLB 在 3～8；⑦其他：泊洛沙姆 188（HLB 16.0）、Labrasol（HLB 14.0）、Slutol HS15（HLB 14～16）等。

3.4.2　乳剂的制备

1. 两步乳化法

将药物、乳化剂等脂溶性成分分散在油相，水溶性成分则溶于水相，在 70～80℃温度下将油相和水相充分混合后，用高速乳化器分散得到初乳。待初乳冷却后，再将初乳经高压均质机或微射流机分散得到纳米乳，最后调节所得乳剂的 pH，经过滤、高压灭菌，即得乳剂成品。均质工艺是制得高质量乳剂的关键步骤，乳剂粒度的大小随均质压力和均质次数的增加而减小，但均质压力和均质次数达到一定程度时，粒度大小及分布无明显变化。

2. 干乳法

干乳法是指在制得的初乳中加入保护剂，调节 pH 后高压均质，再经干燥后得到干乳剂。常用的保护剂有海藻糖、葡萄糖、乳糖、氨基酸、麦芽糖、聚乙烯基吡咯烷酮等。目前使用的干乳剂制备方法主要有喷雾干燥法、减压蒸馏法、冷冻干燥法、吸干法等，其中冷冻干燥法因其在较低温度下冻干，保护了乳剂的稳定性，因此应用最为广泛，常用于静脉注射乳剂的制备。

3. 自乳化乳剂

自乳化药物递送系统（self-emulsifying drug delivery system，SEDDS）是包含油相、表面活性剂、辅助表面活性剂的新型剂型，在胃肠道或环境温度下，当此体系与水相混合后可发生自乳化，形成分散良好的 O/W 型乳剂。自乳化技术可以提高难溶性药物的口服生物利用度，促进药物的吸收，该方法适合口服乳剂的开发。

4. SolEmul 技术

部分药物在水溶液或油溶液中的溶解度均很低，严重制约了药物的成药性，为解决此类药物成药难的问题，Akkar 等开发出一种借助高压均质用来增溶药物的技术，称为 solubilisation by emulsification，简称 SolEmul 技术。该技术是先将药物经流能磨微粉化处理，或者将药物粉末与表面活性剂溶液经高压均质得到纳米晶体，微粉化或者纳米化的药物加入预先制备的空白乳剂中，通过多次高压均质作用，使药物从外水相进入磷脂层中，制得含药乳剂。

水不溶性药物的油水分配系数较低，药物进入磷脂层的速率慢，SolEmul 技术通过对水不溶性药物进行微粉化和纳米化，增加药物晶体的表面积，结合高速剪切、机械搅拌等物理方法，提高水相的流动速率，提高水不溶性药物进入磷脂的速率，从而增加乳剂的载药量。SolEmul 技术对不溶于水相和油相的药物均具有较好的包封率，解决了药物难以制成制剂的问题，同时，该技术在制备过程中减少了表面活性剂的使用，不使用有机溶剂，减少了有机溶剂残留问题，适合药物的工业化生产。

3.4.3 乳剂的质量评价

1. 黏度

黏度影响乳剂的稳定性和安全性。乳剂稳定性与界面黏度负相关，黏度反映乳剂出现凝聚的趋势，乳剂黏度增加，说明乳剂的稳定性降低。乳剂的黏度因其给药途径而异，采用旋转式黏度计，依《中国药典》附录黏度测定法第二法测定。

2. 折射率

纳米乳的折射率一般使用阿贝折射仪测定，依《中国药典》附录折射率测定法恒温 20℃测定。

3. 电导率

电导率是鉴定纳米乳结构类型的重要方法。当纳米乳为 W/O 型时，内相为水相，外相为油相，电导率值低，相当于或大于油相的电导率；增加水到一定比例时，电导率急剧上升，由 W/O 型转变为油水两相均呈双连续相的双连续型；当水继续增加至一定比例时，电导率到达峰值后下降，转变为 O/W 型纳米乳。

4. 粒径及分布

乳剂的粒径是评价纳米乳和亚微乳的重要指标。可以采用光感应法（粒径分布光度测定仪）、激光散射法、激光粒度测定法和电镜法等测定乳剂载体的粒径及分布。

5. 离心稳定性实验

离心稳定性实验可初步评价加速稳定性。将制得的乳剂离心（12000r/min）10～20min 后观察，如透明不分层则说明稳定。

6. 药物含量

乳剂中药物含量一般采用溶剂提取方法测定。一般选择药物溶解度大而对其他载体材料溶解度小的有机溶剂提取，且溶剂本身不干扰含量的测定。

7. 稳定性

纳米乳在储存过程中存在乳滴增大的趋势，亚微乳属于热力学不稳定体系，在制备和储存过程中有增大、分层的倾向。

8. 配伍实验及稀释后的特性

对于在临床应用前需要用水相稀释后再应用的乳剂，应着重研究乳剂稀释后的溶液配伍稳定性和生物安全性。乳剂经稀释后，乳剂浓度和表面活性剂浓度发生改变，可能会引起乳剂表面张力的变化，从而影响乳剂的稳定性，导致乳剂析出、絮凝等发生，因此乳剂的配伍实验和稀释后稳定性是乳剂，尤其是静脉注射用乳剂必须考察的影响因素，需选择合适的稀释剂。

9. 溶血性实验

在研究乳剂体内药动学和药效学之前，应先进行体外溶血实验，确保乳剂无血细胞毒性或毒性在合理范围之内。

3.4.4　乳剂的应用

乳剂具有与脂质体相似的细胞膜相容性，以及无毒、制备方法简易、药物载药量高且可通过使用添加剂使其表面携带阳离子以增加细胞的转染率等特点，所以一般作为营养剂和脂溶性药物、基因药物和中药制剂的输送载体。2002 年，FDA 批准含 0.05%环孢菌素 A 的阴离子脂肪乳剂 Restasis™ 上市，2004 年 Bivas Benita 等利用带正电阳离子乳剂包裹基因给药。目前已有多种营养乳剂和载药乳剂上市。

1. 营养剂

脂肪乳是临床上常见的肠外营养液，与葡萄糖共同提供肠外营养液中的非蛋白质能源，能补充人体所需的能量和必需脂肪酸。肾损害患者因其肾功能不全，无法从蛋白质类食物中获取高能量和氨基酸，部分患者由于某种原因不能经胃肠道摄取充足食物，需要补充人体所需的能量和氨基酸。脂肪乳与人体的乳糜微粒相似，具有能量密度大、溶液等渗性、无利尿作用和代谢率不下降等优点。目前，临床上应用的脂肪乳按其所含脂质不同分为长链脂肪乳（LCT）、中长链脂肪乳（MCT/LCT）、结构型脂肪乳（STG）、鱼油脂肪乳和橄榄油脂肪乳等。临床上在应用脂肪乳时，应根据患者自身情况，选择适宜类型的脂肪乳，在供应充足人体必需脂肪酸的基础上，调整长链脂肪乳和中链脂肪乳的比例，从而减少脂肪乳中不饱和脂肪酸的应用，减少不饱和脂肪酸发生氧化的概率；适量添加鱼油、橄榄油等优质脂肪酸，增加能量和脂肪酸供应；严格遵守临床应用中静脉注射的注意事项，从而使脂肪乳的功能最大限度发挥，改善患者机体营养状况，促进疾病康复。

2. 药物载体

乳剂作为药物输送载体，具有可以提高难溶性药物的溶解度、保护药物不被降解、靶向输送药物和降低药物不良反应等优势。因其载体结构特点，油溶性药物和油水均不溶性药物可以制备成乳剂载药系统。通常情况下，药物可采用两步乳化法制备载药乳剂，对于稳定性差的药物，或乳剂在储存期间容易发生聚集、絮凝等情况，适于制备成冻干乳剂。对在油水两相中溶解性都很弱的药物则可利用 SolEmul 技术，提高乳剂的载药量，达到稳定载药的目的，或将药物经磷脂复合处理制成磷脂复合物，溶于良溶剂中，高压均质制备载药乳剂，能够提高药物的稳定性。水溶性差且口服吸收差的药物，可考虑制备成自乳化药物递送剂，能在一定程度上提高药物的口服生物利用度。

3. 基因载体

阳离子型 O/W 型乳剂因其表面有较强的正电荷，可以作为基因类药物的载体。2004 年，Bivas Benita 等成功地利用带正电阳离子乳剂包裹基因给药。制备带正电的乳剂时常用的乳化剂有（2,3-二油酰基-丙基)-三甲胺（DOTAP）、吐温-80、二油酰磷脂酰乙醇胺（DOPE）、DC-胆固醇（DC-Chol）和聚乙烯亚胺（PEI）等，常用的油相为亚麻籽油、大豆油、角鲨烯（squalene）、碘化油和蓖麻油等。

其中，亚麻籽油、大豆油和角鲨烯是传统乳剂制备中常用的材料。阳离子乳剂作为基因载体具有以下优势：乳剂的主要成分为两亲性脂质和油类，毒性低，具有良好的组织相容性；保护目的基因不被降解；乳剂表面没有可被血清蛋白和免疫细胞识别的基团，能够在血液中保持较高的稳定性；具有较高的基因转染效率。

4. 中药乳剂

新技术、新剂型的发展促进了中药产业的研究，目前，中药乳剂在注射给药、经皮给药、口服给药等方面有了长足的发展，已研制出诸多疗效显著的中药静脉注射乳剂。中药乳剂具有使用方便、稳定性好、生物利用度高等特点。上市的康莱特、鸦胆子乳和莪术油等中药脂肪乳注射剂在国内临床实践中已应用 10 年以上，治疗效果良好。

经皮给药的中药乳剂、注射用中药乳剂和自微乳中药乳剂等的研究是当前中药乳剂研究的热点，中药乳剂主要研究集中在抗肿瘤及心血管疾病方向。乳剂属于热力学不稳定体系，在制备和储存过程中容易出现分层、转相、絮凝、酸败和破乳等不稳定现象。与化学药物相比，中药成分十分复杂，一些具有特殊性质的中药，如矿物药、含鞣质多的中药制成乳剂后会对其稳定性产生影响，制剂的稳定性是研究过程中亟须解决的问题。

3.5　核壳结构的磷脂-聚合物杂化纳米粒

核壳结构的磷脂-聚合物杂化纳米粒（core-shell-type lipid-polymer hybrid nanoparticles，CSLPHNs）是由脂质囊泡和纳米粒分散在水溶液中自组装形成的具有脂质外壳和纳米粒内核的新型载药系统，通常由两部分组成，包括可降解的聚合物内核和外层磷脂的壳结构，因此其具有聚合物纳米粒和磷脂的双重作用，具体结构见图 3.7。基于核壳结构的概念，磷脂微粒或磷脂-聚合物微粒集合体首先被合成用于各种生物技术和生物医学应用，如用于扩增生物分子识别的免疫学试剂盒和生物传感器。

基于 CSLPHNs 的概念，20 世纪 90 年代初由 Biovector Therapeutics 提出了一种称为"超分子生物载体"（SMBV）的新型纳米颗粒药物递送系统。SMBV 是一种病毒的非人工类似物，由磷脂作为壳覆盖的改性多糖水凝胶核心组成。SMBV 大小约为 60nm，并且具有类似病毒的双层结构，因此应用于抗肿瘤药物、疫苗和反义核苷酸的递送。目前，根据 SMBV 进一步发展的 CSLPHNs 在药物、基因、蛋白质和疫苗递送方面不断获得进展。

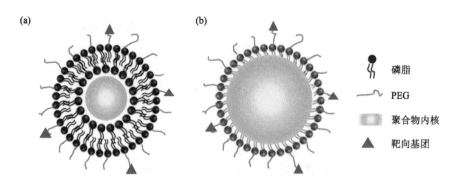

(a)　　　　　　　　　(b)

磷脂

PEG

聚合物内核

靶向基团

图 3.7　核壳结构的磷脂-聚合物杂化纳米粒结构

（a）双层磷脂膜修饰的 CSLPHNs；（b）单层磷脂膜修饰的 CSLPHNs

由于制备方法的特殊性及多种脂质和聚合物材料的应用，磷脂-聚合物载药系统具有独特的核壳结构，因此在药物输送方面具有独特的优势。在制备 CSLPHNs 时，通常使用阳离子或两性离子磷脂形成磷脂外壳，通过静电吸附作用，脂质以单层或多层磷脂形式包覆于聚合物内核，形成脂质-聚合物复合物。因此，基于脂质的核壳聚合物载体具有脂质体和聚合物胶束双重载药特性，对多种药物的输送具有先天优势。Zhang 等设计了一个由三个结构单元组成的新型 CSLPHNs 系统，每个结构具有不同的性质和功能，从而影响 CSLPHNs 的功能和释药行为。聚合物内核是由可生物降解的疏水性聚合物材料（如 PLGA）组成，该聚合物内核作为疏水性药物的载体并控制药物的释放；外壳通常是聚乙二醇修饰的脂质形成的亲水基质成分，可以使 CSLPHNs 逃避内皮网状系统的识别和摄取，获得长循环功能，还可以通过表面修饰靶头获得靶向功能；在核壳之间的脂质单层能够有效减少药物从聚合物内核的泄漏，从而增加药物的包封率，提高载药量，并控制药物释放速率[28]。

3.5.1　常用的核壳结构的磷脂-聚合物杂化纳米粒的材料

磷脂-聚合物的内核可为无机材料和有机材料，常用的无机材料包括硅、磁性氧化铁等，有机材料则多为多糖、聚苯乙烯、聚合物微凝胶等。其中聚（丙交酯-共-乙交酯）（PLGA）、聚己内酯（PCL）、葡聚糖、白蛋白等由于良好的生物相容性、生物可降解特性和无毒副作用的优点，也常作为内核材料。常用的脂质外壳则包括两亲性磷脂、阳离子磷脂、阴离子磷脂和中性磷脂，主要为卵磷脂、二棕榈酰磷脂酰胆碱（DPPC）、2-二油酰基羟丙基-3-N, N, N-三甲铵氯（DPTAP）、（2, 3-二油酰基-丙基）-三甲胺（DOTAP）和二油酰磷脂酰乙醇胺（DOPE）等。

3.5.2　磷脂-聚合物杂化纳米粒的优势

采用磷脂-聚合物制备的核壳结构的纳米粒，具有聚合物胶束和脂质体双重优势。①聚合物内核作为其支撑骨架，可以控制纳米粒形貌，稳定纳米粒的形态，并控制纳米粒具有良好的粒径分布。纳米粒内核一般为生物可降解聚合物，具有优秀的组织相容性和生物安全性。②脂质外壳包覆内核纳米粒，使纳米粒具有类似细胞膜的功能和行为，具有更好的生物相容性。脂质外壳通过膜内部和膜表面，可以与不同类型分子作用和修饰。③更优秀的载药特性和更高的载药量：与单纯的脂质体或纳米粒相比，磷脂-聚合物杂化纳米粒提高了疏水性药物的包封率和载药量。同时脂质具有两亲性，方便亲水性分子吸附到磷脂表面或疏水性分子插入磷脂分子中间，实现同时包载亲水和疏水性药物的功能。④通过调节核壳结构的脂质和聚合物，赋予纳米粒 pH 敏感、酶敏感等特性，进而实现药物的可控释放。⑤理化性质稳定，储存时间长，血浆稳定性提高，保持药物不提前泄漏。⑥肿瘤的 EPR 效应具有一定的被动靶向性，同时可在磷脂表面修饰配体、叶酸、转铁蛋白等靶向基团，赋予磷脂复合物主动靶向特性。⑦粒径一般小于 100nm，具有更好的细胞靶向性，可实现药物和疫苗佐剂的细胞内靶向输送。

3.5.3　磷脂-聚合物杂化纳米粒的制备方法

磷脂-聚合物杂化纳米粒的制备一般分为两步法和一步法（图 3.8）。

1. 两步法

聚合物的内核和磷脂膜分别制备，然后将两部分混合，通过水合作用、超声或挤出的方法获得 CSLPHNs。有几种方法可以实现内核和脂质囊泡的融合。脂质薄膜可以加入内核的水溶液水化形成，或者预先形成脂质囊泡，再加入内核形成 CSLPHNs。通常在复合的过程中，外加涡旋或加热的作用，使温度高于磷脂的相变温度，以促进磷脂包覆在纳米粒表面。未包载的脂质、胶束等，通过离心去除。

2. 一步法

通常两步法所需步骤和时间较长，将两步法中的两步结合在一步中完成，开发了相对简单的一步法。一步法，即为两步法中纳米内核的形成和脂质的自组装过程在一步中完成。影响一步法制备 CSLPHNs 的关键因素是包覆在纳米粒表面所需磷脂的量。一步法主要为改进的溶剂萃取蒸发法和纳米沉淀法。

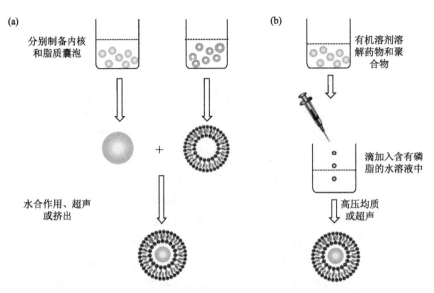

图 3.8 核壳结构的磷脂-聚合物杂化纳米粒制备方法示意图

(a) 两步法制备 CSLPHNs; (b) 一步法制备 CSLPHNs

（1）溶剂萃取蒸发法：将聚合物和药物溶解在与水不互溶的有机溶剂（二氯甲烷、氯仿、乙酸乙酯等）中，通过水浴超声和机械搅拌的方法将磷脂分散在水中，有机相加入水中，在冰浴条件下使用探头超声将有机相分散。超声后有机相被分散成微小的纳米液滴，再固化成磷脂包载的纳米粒，有机溶剂通常在旋转蒸发器中减压蒸发除去。

（2）纳米沉淀法：聚合物和疏水性药物溶解于与水互溶的有机溶剂（乙醇、乙腈）中，将有机相逐滴加入含有磷脂的水溶液中，将溶液涡旋混匀，再经过高压均质或超声将粒径减小到合适的粒径。制备 CSLPHNs 应全面考虑材料的相关性质，包括脂质的类型、脂质-聚合物比例、有机相与水相的体积比以及聚合物的黏度，这影响到制备的 CSLPHNs 的粒径、多分散性和表面电荷等理化性质。

（3）超声法：通过使用水浴超声处理 5min，制备的 CSLPHNs 粒径均匀，尺寸可控（约 65nm），具有低多分散指数（约 0.08）。与其他方法相比，制备时间大大缩短。通过优化脂质-PEG/聚合物和脂质/脂质-PEG/聚合物的比例，可以有效地控制纳米粒的尺寸和多分散性。

3.5.4 磷脂-聚合物杂化纳米粒的质量评价

1. 结构

CSLPHNs 的形貌、流动性、磷脂外壳的渗透性和磷脂在纳米粒中的分布等，一般采用共聚焦激光扫描显微镜和冷冻透射电子显微镜观察，或者使用乙酸铀、四氧化锇或磷钨酸负染，使用透射电子显微镜可以观察纳米粒的核壳结构。纳米粒的结构通常采用荧光显微镜和共聚焦激光扫描显微镜确定。脂质组成及其浓度在形成各种纳米结构中起着重要的作用。因此，在制备过程中过量的脂质可能形成多层脂质层或可以形成游离的脂质体囊泡。Bershteyn 等分别采用二油酰磷脂胆碱（DOPC）和二油酰磷脂胆碱-聚乙二醇共聚物（DOPC-PEG），制备两种不同结构的 CSLPHNs，并采用冷冻透射电子显微镜观测其结构。当使用过量 DOPC 时，PLGA 内核由多层磷脂包被，呈"洋葱"状结构；当向其中添加 10%（摩尔分数）的 DOPC-PEG 时，脂质层呈"花瓣"形状包载在聚合物内核表面[29]。

2. 物理稳定性

构成 CSLPHNs 外壳的磷脂可以作为表面活性剂来稳定混合纳米粒，但是单纯的磷脂不足以稳定纳米粒。影响溶液稳定性的主要因素有 5 个：溶液 pH、溶液离子强度、温度、粒子半径曲率和磷脂-聚合物比例。乳酸为内核和 DPPC/DPTAP 为外壳的脂类混合物，在 10mmol/L 盐溶液中，颗粒之间的静电斥力不能保证纳米粒的稳定性，容易造成 CSLPHNs 的聚集。提高 CSLPHNs 物理稳定性有两种方法：一种是在制备时使用 PEG 修饰的磷脂作为脂质外壳，通过 PEG 的作用增加纳米粒之间的空间排斥力[30]。PEG 对稳定纳米粒主要受两方面影响：一是 PEG 的聚合度；二是加入 PEG-磷脂的量。PEG 的聚合度越高，PEG 链越长，在极性盐溶液中稳定性越高。PEG 的聚合度增加时，纳米粒表面吸附的磷脂的量会减少。另一种提高 CSLPHNs 物理稳定性的方法是在磷脂中加入适量的表面活性剂。如在磷脂酰胆碱（phosphatidylcholine，PC）中添加 10% 的 D-α-生育酚聚乙二醇 1000 琥珀酸酯（D-α-tocopherol polyethylene glycol 1000 succinate，TPGS），能增加 CSLPHNs 在磷酸盐缓冲液中的稳定性。与磷脂酰胆碱相比，TPGS 中长的 PEG 链提高了 CSLPHNs 稳定性[30]。此外，冻干可以用来进一步增强 CSLPHNs 在储存中的稳定性。

3. 化学稳定性

CSLPHNs 的化学稳定性与药物自身的性质相关，例如，含有酯键和酰胺键的药物分子容易水解降解。对于水溶性差的药物，CSLPHNs 的包载对药物起到良好的保护作用，药物降解程度不高，但是制备 CSLPHNs 的非活性成分，如磷脂等，可能在储存期间通过水解和氧化反应发生降解，引起纳米粒的崩解，导致药物泄漏。为减少 CSLPHNs 在储存期间的化学降解，通常加入冻干保护剂制备成冻干产品。

4. 免疫相容性

CSLPHNs 作为药物输送系统应具有良好生物相容性、血液相容性和免疫相容性，避免与免疫系统发生相互作用而引起不良反应。纳米载药系统作为外来体，可能引起多级免疫应答的发生，包括细胞因子的释放、干扰素反应和淋巴细胞激活，甚至导致严重的细胞毒性，引起临床治疗的失败。研究发现，已经上市的紫杉醇或多西他赛脂质体，虽然由存在人体内的天然磷脂制备而成，但是仍然可以激活补体系统，造成不良的免疫反应现象。补体的激活受脂质体的理化性质（粒径、电荷、聚乙二醇浓度、聚集度、聚氨基浓度、内毒素污染等）和药物（阿霉素等）影响。脂质体由于与一些致病微生物、纳米细菌和病毒的大小和形状相类似，容易受到免疫识别。此外，在磷脂双分子层上缺乏自我区分分子（如 C 反应蛋白）使得它们易受免疫攻击[31]。CSLPHNs 是由聚合物内核和脂质壳组成的核壳结构，在临床应用时应考察各组分的免疫相容性。评价 CSLPHNs 免疫相容性主要包括补体激活测定、血小板计数和功能测试、凝固和蛋白质结合研究[32]。一般情况下，可根据所用的聚合物内核和脂质外壳推测 CSLPHNs 可能具有的免疫原性，但是根据所用材料的物理化学性质，制备的过程中往往使用不同的脂质和聚合物，不同的 CSLPHNs 可能具有不同的免疫相容性，因此复合药物递送系统的免疫相容性往往难以预测。另外，免疫学反应不仅受生物材料的影响，还受宿主先天免疫反应性的制约，造成 CSLPHNs 免疫的多样性和复杂性。目前，关于CSLPHNs 免疫相容性仍待进一步的研究。

3.5.5 磷脂-聚合物杂化纳米粒的应用

1. 磷脂-聚合物输送疫苗佐剂

纳米制剂因可控制释放免疫佐剂和共输送免疫调节因子的优势常作为免疫佐剂的输送载体，然而，聚合物载体对抗原的包封率较低，并且在制备过程中抗原容易发生变性导致失活，这些缺点制约了纳米载药系统在抗原输送方面的研究。使用 CSLPHNs 作为输送载体，抗原可以通过吸附或者化学连接的方式集中在 CSLPHNs 表面，增加包载抗原量，提高抗原的输送效率，同时聚合物内核纳米粒可以激活抗原提呈细胞并增强先天/获得性免疫应答。通过在基于磷脂的载体表面展示抗原模拟微生物病原体的结构和表面化学来产生强烈的抗体反应，该方法可以在温和条件下进行偶联反应，从而避免了在制备过程中破坏抗原结构和功能。此外，磷脂-聚合物表面不同官能团也可以影响免疫应答，PLGA-卵磷脂表面修饰 DSPE-PEG 制备的 CSLPHNs，表面存在氨基，能够诱导补体激活效应，作为疫苗佐剂引起免疫反应。Asthana 等开发了包载两性霉素 B 靶向巨噬细胞的核壳型结构阳离子脂质-聚合物杂化纳米粒（LPNPs）用于抗利什曼虫的治疗。LPNPs 介导的 Th-1 型偏倚免疫提高了巨噬细胞杀伤微生物的功能，提高了抗利什曼虫的疗效[33]。

2. 磷脂-聚合物靶向肿瘤

随着纳米技术的不断发展，不同尺寸、形状、理化性质和表面修饰的 CSLPHNs 可以选择性递送化疗药物至肿瘤部位，提高药物对肿瘤细胞的杀伤作用，同时可以避免健康组织的暴露，减少化疗药物的系统毒性。在常规化学药物疗法中，化疗药物通常具有较大的毒副作用，如 FOLFIRINOX 方案是三种化疗药物 5-氟尿嘧啶、伊立替康、奥沙利铂和叶酸协同作用的治疗方案，临床研究发现，该方案具有较高的全身毒性，严重制约了该疗法在胰腺癌的临床应用。Li 等经过两步制备 W/O 型复乳，将 5-氟尿嘧啶包载在内水相，伊立替康包载在 PLA-PEG 内部；再将奥沙利铂溶解在水中，进一步制备成 W/O/W 型乳剂；把卵磷脂、DSPE-PEG$_{2000}$、DSPE-PEG$_{3400}$-Mal 和胆固醇（质量比 60∶10∶2∶15）混合形成磷脂薄膜，在超声条件下形成磷脂纳米复合物；通过 DSPE-PEG$_{3400}$-Mal 磷脂游离的马来酰亚胺和巯基反应，连接靶向多肽 RGD（精氨酸-甘氨酸-天冬氨酸），实现纳米粒对肿瘤部位的靶向输送（图 3.9）。动物试验表明，该复合纳米粒具有良好的生物相容性，在体内具有较长的半衰期和较高的血浆稳定性，肿瘤细胞摄取后，能够实现药物快速释放，与 FOLFIRINOX 方案相比，其抗肿瘤疗效显著，毒副作用较小[34]。

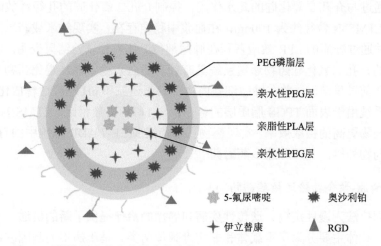

图 3.9　磷脂-聚合物杂化纳米粒改善 FOLFIRINOX 方案的胰腺癌疗效

Bivash Mandal 等在负电荷杂化固态脂质纳米粒子表面逐步沉积壳聚糖和透

明质酸，制备了新型多层纳米脂质结构用于递送小分子抗癌药物阿霉素/葡聚糖硫酸盐复合物。该球形纳米粒直径为 265nm，其 Zeta 电位约为–12mV，并表现了良好的溶液稳定性。药代动力学显示，与游离阿霉素相比，修饰后的纳米粒显著延长了血浆半衰期，降低了药物的清除率，表明这种具有 pH 响应性外壳和分子靶向实体瘤功能的新型核壳结构纳米载药系统具有将药物递送至靶向肿瘤区域的作用[35]。Wu 等将化疗药物阿霉素包载在 PLGA 内核，mPEG$_{2000}$-S-S-C16、叶酸修饰的 DSPE-PEG$_{2000}$、磁共振造影剂 Gd-DTPA-BC16 和卵磷脂的混合磷脂作为脂质外壳，构建了 Gd-FLPNPs，实现了磁共振和化疗相结合的肿瘤诊疗策略[36]。

3. 磷脂-聚合物克服肿瘤多药耐药

在临床上采用化疗方法治疗肿瘤的过程中，肿瘤极易产生多药耐药现象，癌症患者死于不同程度的肿瘤多药耐药。肿瘤多药耐药是指肿瘤细胞对结构和作用靶点完全不同的化疗药物同时产生耐受的现象，它使药物从靶细胞中被外排出去或阻断发挥药效的途径。肿瘤多药耐药的发生发展是一个复杂的生理病理过程，其机制包括：药物流入减少，药物外排增加，DNA 修复被激活，代谢调节和解毒系统活性增强，药物靶点突变，以及与细胞凋亡相关的信号通路改变导致细胞凋亡途径失活等。Han 等构建脂质包覆的介孔二氧化硅纳米粒子（LTMSNs）旨在实现刺激响应性药物释放克服肿瘤的多药耐药。选择阿霉素（DOX）作为模型药物，在介孔二氧化硅表面修饰二硫化物，添加摩尔比为 5∶1 的聚合物 D-α-生育酚聚乙二醇 1000 琥珀酸酯（TPGS）的脂质分子自组装为包载阿霉素的 LTMSNs。TPGS 通过与介孔二氧化硅的疏水作用，控制介孔二氧化硅的孔径释放阿霉素。获得的 LTMSNs 粒径约为 190nm，在血浆中稳定存在，实现纳米载药系统长循环功能，并通过肿瘤的 EPR 效应蓄积在肿瘤部位。体内外试验结果表明，混合型脂质包覆的介孔二氧化硅药物递送系统具有较高的血浆稳定性，避免药物在到达特定位点之前过早泄漏，并在肿瘤细胞内实现氧化还原和 pH 响应性释放化疗药物。该纳米系统由于表面 TPGS 脂质层的存在，与 DOX 溶液相比，LTMSNs-DOX 表现出对药物更高的摄取效率，实现药物在耐药性 MCF-7/ADR 细胞中的有效蓄积，并抑制药物外排，克服肿瘤多药耐药[37]。

4. 磷脂-聚合物输送核酸药物

基因疗法为慢性疾病、遗传性疾病和癌症的治疗提供了新的机遇。目前，基因的递送载体主要分为病毒载体和非病毒载体两类。基于病毒的基因载体递送效率高，但是生物安全性较低，容易引起患者死亡，因此基于非病毒的聚合物基因载体成为研究热点，其中阳离子脂质体和可生物降解的纳米载药系统成为研究的重点。基于聚合物和脂质的非病毒载体具有以下优点：免疫原性低、毒性低、不存在病毒重组风险、生产成本低和载体易得可重复使用。但是，在单一的脂质和聚合物基因载体中，仍存在细胞毒性、血清稳定性和基因表达效率的问题，严重制约了基因在遗传性疾病和肿瘤治疗中的应用。生物可降解、稳定和长循环功能的 CSLPHNs 纳米载体递送系统可以实现对质粒 DNA、siRNA 等的有效输送。CSLPHNs 可将核酸药物吸附在表面或包载至聚合物内核（图 3.10），其质子海绵效应使内涵体膜不稳定，促进核酸药物释放，同时，PEG 层能够保护质粒 DNA 在进入溶酶体后不被溶酶体酶降解，从而增加转染效率。Zhong 等以荧光素酶的质粒为模型基因，使用阳离子脂质 DOTAP/DC-胆固醇包载内核为 PLGA 的 CSLPHNs 作为输送载体，在人前列腺癌细胞 293 中，48h 内细胞的荧光素酶表达提高了 500～600 倍[38]。Li 等以三油酸甘油酯、聚乙烯亚胺（PEI）、蛋黄卵磷脂和 PEG-DSPE 作为脂质外壳，采用乳化蒸发法制备的 CSLPHNs，将绿色荧光蛋白质粒 DNA 吸附其表面，制得的 DNA 输送系统平均粒径 128nm，在 HEK293 和 MDA-MB-231 细胞中，转染效率分别提高了 37% 和 34%，并且与商业化阳离子基因转染载体 Lipofectamine 2000 相比，CSLPHNs 作为非病毒基因载体具有更高的基因转染效率和更低的细胞毒性[39]。阳离子脂质载体和阳离子聚合物载体已经实现了对 siRNA 的有效递送，但是这些递送系统同样存在细胞毒性高、容易引起炎症反应和血浆中不稳定的缺陷。规律间隔性成簇短回文重复序列 CRISPR/Cas9 技术由于其操作简便、功能强大和转染效率高的优点，已成为治疗多种遗传性疾病的方法之一。然而，安全有效、高度特异性递送 Cas9 和单一指导 RNA 至肿瘤部位是 CRISPR/Cas9 技术用于癌症基因治疗的关键。Chen 等设计了一种基于新型核壳纳米结构的脂质体模板水凝胶纳米粒子（LHNPs），用于 Cas9 蛋白和核酸向肿瘤部位的高效传递。体外细胞试验证明，LHNPs 在细胞水平上 CRISPR/Cas9 基因输送效率高于商业试剂 Lipofectamine 2000，因此该系统可被广泛设计和用于特异

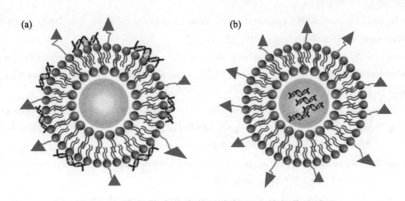

图 3.10 磷脂-聚合物杂化纳米粒用于基因药物输送

（a）基因药物吸附在阳离子磷脂-聚合物杂化纳米粒表面； （b）基因药物包载在磷脂-聚合物杂化纳米粒内部

性输送基因和抑制肿瘤（包括脑肿瘤）中的基因表达。在动物试验中显示，当CRISPR/Cas9 靶向模型治疗基因极样激酶 1（PLK1）时，LHNPs 有效地抑制肿瘤生长并延长荷瘤小鼠的生存期[40]。

Shi 等采用双乳剂-溶剂蒸发法和自组装技术制备新型 CSLPHNs 作为 siRNA 的输送系统，该 CSLPHNs 是将阳离子脂质制备成带正电的中空内核，表面包裹疏水性的 PLGA 层，再采用含 PEG 链的中性磷脂层包载内核。该纳米载药系统的粒径大小约为225nm，纳米粒表面呈电中性，避免了阳离子聚合物易被清除的缺点。该体系能够保护 siRNA 和脂质层避免受到生理环境的降解，持续释放 siRNA，增强体内基因沉默效果，在鼠异种移植肿瘤模型中抑制荧光素酶基因的表达[41]。

参 考 文 献

[1] Zou L Q, Liu W, Liu W L, et al. Characterization and bioavailability of tea polyphenol nanoliposome prepared by combining an ethanol injection method with dynamic high-pressure microfluidization. J Agric Food Chem, 2014, 62（4）: 934-941.

[2] Hong J S, Stavis S M, Depaoli Lacerda S H, et al. Microfluidic directed self-assembly of liposome-hydrogel hybrid nanoparticles. Langmuir, 2010, 26（13）: 11581-11588.

[3] Liu X, Madhankumar A B, Miller P A, et al. MRI contrast agent for targeting glioma: Interleukin-13 labeled liposome encapsulating gadolinium-DTPA. Neuro Oncol, 2016, 18（5）: 691-699.

[4] Yuan A, Huan W, Liu X, et al. NIR light-activated drug release for synergetic chemo-photothermal therapy. Mol Pharmaceut, 2017, 14（1）: 242-251.

[5] Feng L, Gao M, Tao D, et al. Cisplatin-prodrug-constructed liposomes as a versatile theranostic nanoplatform for bimodal imaging guided combination cancer therapy. Adv Funct Mater, 2016, 26（13）: 2207-2217.

[6] Schwendener R A. Liposomes as vaccine delivery systems: A review of the recent advances. Ther Adv Vaccines, 2014, 2（6）: 159-182.

[7] Bernasconi V, Norling K, Bally M, et al. Mucosal vaccine development based on liposome technology. J Immunol Res, 2016, (5480): 1-16.

[8] De Serrano L O, Burkhart D J. Liposomal vaccine formulations as prophylactic agents: Design considerations for modern vaccines. J Nanobiotechnol, 2017, 15（1）: 83.

[9] Even-Or O, Joseph A, Itskovitz-Cooper N, et al. A new intranasal influenza vaccine based on a novel polycationic lipid-ceramide carbamoyl-spermine（CCS）. I. Studies in mice and ferrets and mechanism of adjuvanticity. Vaccine, 2006, 24（13）: 3990-4006.

[10] Henriksen-Lacey M, Devitt A, Perrie Y. The vesicle size of DDA: TDB liposomal adjuvants plays a role in the cell-mediated immune response but has no significant effect on antibody production. J Control Release, 2011, 154（2）: 131-137.

[11] Brewer J M, Richmond J, Liew F Y, et al. Lipid vesicle size determines the Th1 or Th2 response to entrapped antigen. J Immunol, 1998, 161（8）: 4000-4007.

[12] Fan Y, Sahdev P, Ochyl L J, et al. Cationic liposome-hyaluronic acid hybrid nanoparticles for intranasal vaccination with subunit antigens. J Control Release, 2015, 208: 121-129.

[13] Pihlgren M, Silva A B, Madani R, et al. TLR4- and TRIF-dependent stimulation of B lymphocytes by peptide

liposomes enables T cell-independent isotype switch in mice. Blood, 2013, 121 (1): 85-94.

[14] Heurtault B, Gentine P, Thomann J S, et al. Design of a liposomal candidate vaccine against *Pseudomonas aeruginosa* and its evaluation in triggering systemic and lung mucosal immunity. Pharm Res, 2009, 26 (2): 276-285.

[15] Wicki A, Ritschard R, Loesch U, et al. Large-scale manufacturing of GMP-compliant anti-EGFR targeted nanocarriers: Production of doxorubicin-loaded anti-EGFR-immunoliposomes for a first-in-man clinical trial. Int J Pharm, 2015, 484 (1-2): 8-15.

[16] Zhou F, Feng B, Wang T, et al. Programmed multiresponsive vesicles for enhanced tumor penetration and combination therapy of triple-negative breast cancer. Adv Funct Mater, 2017, 27 (20): 1606530.

[17] Li M, The C, Ang C Y, et al. Near-infrared light-absorptive stealth liposomes for localized photothermal ablation of tumors combined with chemotherapy. Adv Funct Mater, 2015, 25 (35): 5602-5610.

[18] Marie H, Lemaire L, Franconi F, et al. Superparamagnetic liposomes for MRI monitoring and external magnetic field-induced selective targeting of malignant brain tumors. Adv Funct Mater, 2015, 25 (8): 1258-1269.

[19] Rizzitelli S, Giustetto P, Cutrin J C, et al. Sonosensitive theranostic liposomes for preclinical *in vivo* MRI-guided visualization of doxorubicin release stimulated by pulsed low intensity non-focused ultrasound. J Control Release, 2015, 202: 21-30.

[20] Hua Y, Li W, Cheng Z, et al. Solidification of nanostructured lipid carriers loaded testosterone undecanoate: *In vivo* and *in vitro* study. Drug Res (Stuttg), 2018, 68 (8): 457-464.

[21] Lin X, Li X, Zheng L, et al. Carbamazepine-loaded solid lipid nanoparticles and nanostructured lipid carriers: Physicochemical characterization and *in vitro/in vivo* evaluation. Colloids Surf B Biointerfaces, 2018, 167: 73-81.

[22] Hu F Q, Jiang S P, Du Y Z, et al. Enhanced oral bioavailability of an antipsychotic drug through nanostructured lipid carriers. Int J Biol Macromol, 2018, 110: 269-275.

[23] Feng B, Zhou F, Xu Z, et al. Versatile prodrug nanoparticles for acid-triggered precise imaging and organelle-specific combination cancer therapy. Adv Funct Mater, 2016, 26: 7431-7442.

[24] Almeida H, Lobao P, Frigerio C, et al. Preparation, characterization and biocompatibility studies of thermoresponsive eyedrops based on the combination of nanostructured lipid carriers (NLC) and the polymer Pluronic F-127 for controlled delivery of ibuprofen. Pharm Dev Technol, 2017, 22 (3): 336-349.

[25] Patil-Gadhe A, Pokharkar V. Pulmonary targeting potential of rosuvastatin loaded nanostructured lipid carrier: Optimization by factorial design. Int J Pharm, 2016, 501 (1-2): 199-210.

[26] Shrivastava N, Khan S, Baboota S, et al. Fabrication and characterization of timolol maleate and brinzolamide loaded nanostructured lipid carrier system for ocular drug delivery. Curr Drug Deliv, 2018, 15 (6): 829-839.

[27] Shen J, Wang Y, Ping Q, et al. Mucoadhesive effect of thiolated PEG stearate and its modified NLC for ocular drug delivery. J Control Release, 2009, 137 (3): 217-223.

[28] Zhang L, Gu F X, Rhee J W, et al. Self-assembled lipid-polymer hybrid nanoparticles: A robust drug delivery platform. ACS Nano, 2008, 2 (8): 1696-1702.

[29] Bershteyn A, Chaparro J, Yau R, et al. Polymer-supported lipid shells, onions, and flowers. Soft Matter, 2008, 4 (9): 1787-1791.

[30] Cheow W S, Hadinoto K. Factors affecting drug encapsulation and stability of lipid-polymer hybrid nanoparticles. Colloids Surf B Biointerfaces, 2011, 85 (2): 214-220.

[31] Rihova B, Kovar M. Immunogenicity and immunomodulatory properties of HPMA-based polymers. Adv Drug Deliv Rev, 2010, 62 (2): 184-191.

[32] Dobrovolskaia M A，Weaver J L. Evaluation of nanoparticle immunotoxicity. Vaccine，2009，4：411-414.

[33] Asthana S，Jaiswal A K，Gupta P K，et al. Th-1 biased immunomodulation and synergistic antileishmanial activity of stable cationic lipid-polymer hybrid nanoparticle：Biodistribution and toxicity assessment of encapsulated amphotericin B. Eur J Pharm Biopharm，2015，89：62-73.

[34] Li F，Zhao X，Wang H，et al. Multiple layer-by-layer lipid-polymer hybrid nanoparticles for improved FOLFIRINOX chemotherapy in pancreatic tumor models. Adv Funct Mater，2015，25：788-798.

[35] Ramasamy T，Tran T H，Choi J Y，et al. Layer-by-layer coated lipid-polymer hybrid nanoparticles designed for use in anticancer drug delivery. Carbohydr Polym，2014，102：653-661.

[36] Wu B，Lu S T，Deng K，et al. MRI-guided targeting delivery of doxorubicin with reduction-responsive lipid-polymer hybrid nanoparticles. Int J Nanomed，2017，12：6871-6882.

[37] Han N，Zhao Q，Wan L，et al. Hybrid lipid-capped mesoporous silica for stimuli-responsive drug release and overcoming multidrug resistance. ACS Appl Mater Interfaces，2015，7（5）：3342-3351.

[38] Zhong Q，Pamujula S，Wang H，et al. Optimization of DNA delivery by three classes of hybrid nanoparticle/DNA complexes. J Nanobiotechnol，2010，8（1）：6.

[39] Li J，He Y Z，Li W，et al. A novel polymer-lipid hybrid nanoparticle for efficient nonviral gene delivery. Acta Pharmacol Sin，2010，31（4）：509-514.

[40] Chen Z，Liu F，Chen Y，et al. Targeted delivery of CRISPR/Cas9-mediated cancer gene therapy via liposome-templated hydrogel nanoparticles. Adv Funct Mater，2017，27（46）：1703036.

[41] Shi J，Xiao Z，Votruba A R，et al. Differentially charged hollow core/shell lipid-polymer-lipid hybrid nanoparticles for small interfering RNA delivery. Angew Chem Int Ed，2011，50（31）：7027-7031.

第4章

基于生物大分子的药物递送系统

在药物化学的治疗中，特别是针对癌症的化疗，往往药物的利用度不高，而且具有很高的毒副作用。为了解决这一问题，越来越多的研究人员把目光投向研究和开发药物递送系统。药物递送系统指的是输送活性药物到病灶部位并使药物可控释放，以在人体或者动物体达到治疗效果所采用的一种给药过程或方式。药物递送系统本身并没有药效，但是可以提高所输送药物的疗效和安全性。药物递送系统所要达到的目的包括：使药物靶向病灶部位、避免药物在输送过程被破坏和降解、精确控制药物释放、减少给药次数、降低药物副作用和延长药物疗效等[1-3]。

综合来说，理想的药物递送系统应满足如下要求：

（1）可实现对药物的控制释放，将血药浓度维持在有效范围内。

（2）可将药物输送到病灶部位，实现靶向释放，减少药物副作用。

（3）在达到有效治疗的前提下，尽量减少药物的用量。

（4）给药方式方便，易于被患者接受。

（5）在通常的生理环境下具有一定的物理化学稳定性。

成功的药物递送系统设计的关键在于，深入了解给药部位和装载药物的分子受体间的屏障。根据母体药物的化学性质，必须借助递送系统穿过部分或全部屏障。考虑到靶组织或靶细胞的特殊性质同样重要，这样可以设计出能在靶点选择性蓄积的递送系统。最后比较重要的一点，如果递送系统掩盖了药物的活性，则必须能在靶点暴露出活性药物。静脉注射给药是靶向药物递送最常用的给药途径，经此途径，药物迅速分布于血管系统。如果需将药物传递至靶细胞，许多药物通过与靶细胞内的受体相互作用而起效，而细胞通过多种生物膜高度隔室化，因此药物分子必须穿过位于给药部位（静脉注射时的血液循环）和细胞内各受体之间的多层细胞膜[4, 5]。

生物大分子由于其良好的生物相容性和生物可降解性在药物传输领域有广阔的应用前景，备受研究者的关注。在本书第2章介绍了合成高分子材料在药物控释方面的进展，本章内容将着重对基于生物大分子的药物递送系统的类型及制备方法进行介绍，同时结合科研进展中的具体事例讨论其相关应用。

4.1 生物大分子简介

生物大分子一般是指自然界生物体内存在的高分子有机化合物。生物大分子及其衍生物是一类重要的生命物质，协助生命体实现着许多重要的生理功能。生物大分子种类繁多、性能优异，为人类的生活、生产的各个方面提供保障。按照生物大分子的结构，可将其分为核酸，如核糖核酸（RNA）和脱氧核糖核酸（DNA）；聚酰胺，如蛋白质和聚氨基酸；多糖，如淀粉、纤维素、甲壳素、透明质酸和海藻酸钠等。生物大分子具有许多优异的特性，如来源广泛，可再生，种类多样，环境友好，性能优异，具有生物活性，易于改性等。

4.1.1 核酸

自从 1953 年发现 DNA 双螺旋结构后，许多研究人员一直对其抱有浓厚的兴趣。作为生物大分子的重要组成部分和遗传信息携带者的 DNA 是由核苷酸以磷酸二酯键连接而成的高分子化合物。与其他高分子相比，DNA 有很多特殊性质，包括单双链截然不同的力学性质、多样的二级结构、序列的可编程性质、特异的序列识别与结合性质及天然的负电荷性质和亲水性质。由于 DNA 具有高度特异性的互补配对能力，DNA 还被作为结构分子来构建各种精确可控的纳米结构。近年来，各种 DNA 纳米结构已被越来越广泛地应用于生物物理、药物载运、疾病诊断和治疗等领域。RNA 是存在于生物细胞以及部分病毒、类病毒中的遗传信息载体。RNA 是由核糖核苷酸经磷酸二酯键缩合而成的长链状分子。一个核糖核苷酸分子由磷酸、核糖和碱基构成。RNA 的碱基主要有 4 种，即腺嘌呤（A）、鸟嘌呤（G）、胞嘧啶（C）、尿嘧啶（U）。

DNA 作为一种天然的生物大分子材料有其独特的优点：①Watson-Crick 碱基配对所提供的分子识别能力使得 DNA 杂化具有高度的可编程性，因此可根据需要合理设计 DNA 材料；②DNA 分子具有物理化学稳定性好、无毒、生物相容性好等特点，适合于体内外应用；③可以通过调节 DNA 中碱基对的数量而改变 DNA 链的刚性和柔韧性；④DNA 双螺旋结构本身是一种纳米结构体；⑤分子生物学为 DNA 纳米结构的合成、控制和修饰提供了丰富的工具。DNA 生物材料是一种多功能的、具有高度可操作性的可用于构建纳米尺度药物递送系统的新型材料。DNA 材料作为药物递送系统具有以下优势：①DNA 纳米载体在细胞内外有足够长的稳定时间，能保证其实现药物载体的功能；②无毒副作用；③哺乳动物的免疫系统能耐受（指持续使用药物后，对其剂量反应下降）DNA 纳米载体。

4.1.2　多糖及其衍生物

多糖（polysaccharide）是由糖苷键结合的糖链，至少由超过 10 个单糖组成的聚合糖高分子碳水化合物。由相同的单糖组成的多糖称为同多糖，如淀粉、纤维素和糖原；以不同的单糖组成的多糖称为杂多糖，如阿拉伯胶是由戊糖和半乳糖等组成的。多糖类一般不溶于水，无甜味，不能形成结晶，无还原性和变旋现象。多糖也是糖苷，所以可以水解，在水解过程中，往往产生一系列的中间产物，最终完全水解得到单糖。常见的多糖包括淀粉、纤维素、壳聚糖、透明质酸、海藻酸盐等。

1. 淀粉类多糖

淀粉是以二氧化碳和水为原料，以太阳光为能源，在植物组织中由合成的 α-D 葡萄糖以脱水缩合的方式形成的高分子化合物。这一性质决定了它与石油原料的本质区别，即可再生、可持续发展特性。1903 年，法国 Maquene 和 Roux 首次发现淀粉是由直链淀粉和支链淀粉组成的，其中直链淀粉可以溶解在水中，而不溶解的部分就是支链淀粉。淀粉是由许多葡萄糖分子脱水聚合而成的一种高分子碳水化合物，分子式可写为 $(C_6H_{10}O_5)_n$。在淀粉的分子链中，末端葡萄糖单元的 C1 原子上含有游离的 α-羟基，具有还原性，称为还原性末端。不含游离 α-羟基的 C1 原子不具有还原性，称为非还原性末端。直链淀粉分子上一端为还原性端基而另一端为非还原性端基。直链淀粉的平均分子量为 $3.2 \times 10^4 \sim 3.6 \times 10^6$，平均聚合度（DP）为 700～5000。淀粉具有良好的生物可降解性、生物相容性、无毒、无免疫原性且储存稳定、价格低廉、与药物之间不存在特异性相互作用，符合给药系统的要求。在药物制剂方面，淀粉已经被成功用作固定口服剂型的黏合剂和稀释剂。近年来，随着纳米技术的发展，基于淀粉纳米药物传输载体的研究受到了极大的关注。基于淀粉的药物载体材料主要包括片剂、胶束、囊泡或脂质体、微球或纳米球、凝胶等。

淀粉在酸作用下加热逐步水解生成糊精、麦芽糖或异麦芽糖。糊精（dextrin）是淀粉的不完全水解产物，分子式与淀粉相同，都是 $(C_6H_{10}O_5)_n$，但聚合度介于可溶性淀粉和麦芽糖之间，遇碘呈红色。环糊精（cyclodextrin，CD）是糊精的一种，是直链淀粉在由芽孢杆菌产生的环糊精葡萄糖基转移酶作用下，生成的一系列环状低聚物的总称，通常含有 6～12 个 D-吡喃葡萄糖单元。其中研究得较多并且具有重要实际意义的是含有 6、7、8 个葡萄糖单元的分子，分别为 α-环糊精、β-环糊精和 γ-环糊精。

作为经典的超分子主体单元，环糊精因其具有较低的毒性以及良好的生物相容性，且能够识别多种探针分子、体内活性小分子、底物等，在生物医药领域有着广泛的应用。位于外侧的羟基构成环糊精亲水的外壁，而位于环糊精内腔糖苷键上的氧原子以及与 C3、C5 相连的氢原子则构成环糊精的疏水空腔（结构如图 4.1 所示）。这一独特的结构导致了环糊精能够包结络合众多疏水性的客体小分子以及聚合物，α-环糊精能够与含单个苯环的化合物或者偶氮苯类的化合物形成稳定的包结络合物；β-环糊精的空腔适合包结络合萘环，同时它还能与一些立体的球形或筒状分子相结合，如金刚烷、二茂铁等；γ-环糊精最适合与蒽、芘、菲等三环芳烃结合。由于环糊精与许多客体分子之间的主客体作用为刺激响应型的，因此可通过改变 pH、光照、温度等来控制主客体作用力的大小，从而实现分子开关的打开或关闭。

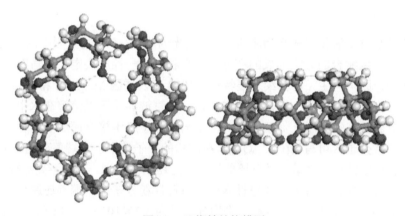

图 4.1　环糊精结构模型

2. 纤维素

纤维素是地球上存在量最大的一类有机资源，从其来源可分为植物纤维素、海藻纤维素和细菌纤维素，纤维素还可由化学方法人工合成。纤维素分为两种构象，即 C1 和 C2 位的羟基分别处于吡喃葡萄糖环的同侧和异侧，其分子组成为$(C_6H_{10}O_5)_n$。纤维素是由纤维二糖（cellobiose）重复单元通过 D-糖苷键连接而成的线型高分子，每个脱水葡萄糖单元上的羟基位于 C2、C3 和 C6 位置。含 1500～5000 个葡萄糖单元或更多，分子量为 25000～1000000 或更高。利用纤维素分子中含有大量羟基的特点，采取与淀粉改性类似的物理、化学方法，对纤维素分子进行结构修饰，得到的一系列酯化和醚化等改性纤维素高分子材料，称为纤维素衍生物。这些纤维素衍生物已被广泛应用于制药领域，成为重要的药辅材料。

3. 壳聚糖

尽管甲壳素与纤维素有类似的多糖结构，但它属于氨基多糖，结构上的差别在于甲壳素 C2 上为乙酰基，而纤维素 C2 上为羟基。壳聚糖（chitosan）是一种阳离子多糖，广泛存在于节足动物类的翅膀和外壳及真菌和藻类的细胞壁中，它是由天然的甲壳素通过碱脱乙酰化作用得到的衍生物，具有无毒、生物相容性好、可生物降解等良好的生物性能。壳聚糖分子中的氨基和乙酰氨基序列是影响壳聚糖物理性质的重要参数，壳聚糖氨基使其电荷状态极易受到体系 pH 的影响。在 pH 较低时，氨基质子化而带正电，使得壳聚糖转变成水溶性的阳离子多糖；当 pH 大于 6 时，氨基去质子化，使壳聚糖大分子失去电荷而不溶于水。壳聚糖是一种聚电解质，在酸性溶液中，其主链上的氨基结合质子，壳聚糖分子链在溶液中以聚电解质的形式存在，与带负电的阴离子和聚阴离子发生相互作用形成复合物。相互作用包括静电作用、偶极相互作用、氢键和疏水作用。壳聚糖分子中有—OH、—NH—，从构象上看，它们都是平伏键，在一定 pH 条件下，这种特殊结构使它们对一定离子半径的金属离子具有螯合作用。壳聚糖对动物具有良好的适应性，对生物体无刺激性，炎症反应小。在日本、意大利和芬兰等国，壳聚糖被批准用于食品中，FDA 也批准壳聚糖用于伤口敷料。

4. 透明质酸

透明质酸（hyaluronan，HA），又称玻璃酸或玻尿酸，是黏多糖中最具代表性的一种。1934 年，美国哥伦比亚大学眼科教授 Karl Meyer 和 John Palmer 从牛眼玻璃体中分离出一种未知的化学物质，其结构含有两种糖单元，其中一种是糖醛酸（uronic acid），为方便起见，取名 hyaluronic acid。透明质酸是大多数结缔组织细胞外基质的主要部分，广泛存在于动物的各种组织细胞间质中，如皮肤、关节滑液、软骨、眼玻璃体等。透明质酸是润滑关节、减缓关节炎疼痛的良药。透明质酸能够调节水、蛋白质和电解质的运转，以及血管壁的通透性，具有促进创伤愈合的功能。透明质酸具有特殊的保水作用，是目前发现的自然界中保湿性最好的物质。透明质酸是一种线型阴离子聚合物，透明质酸分子的每个二糖单位均由一分子葡萄糖醛酸和一分子 N-乙酰葡糖胺构成，二糖单位间则由糖苷键相连接，形成链状分子结构，分子量基本在 $1 \times 10^5 \sim 5 \times 10^6 Da$。透明质酸的 pK_a 值为 2.9 ± 0.1。目前，商品化的透明质酸产品一般为透明质酸的钠盐，即透明质酸钠。透明质酸钠为白色膏粉状物质，能缓慢而完全地溶解于水，形成无色透明的高黏度溶液，其 pH 略大于 7。透明质酸不具有抗原性，无过敏性，不致炎，不发生免疫反应，并且能被生物体内的透明质酸酶降解。透明质酸的这种酶降解和代谢过程是生物体中天然存在的，因此不会产生任何有害的代谢产物。

　　透明质酸具有多种重要的生理功能和物化性质，其本身在医药、食品、化妆品等诸多领域有着广泛的应用。透明质酸分子本身作为细胞外基质的主要构成部分，其特有的生物相容性以及多重的生理功能使其在生物医药领域有广泛应用。在这些应用中，一部分侧重于将透明质酸作为主体材料，利用其优异的性能，构筑成凝胶、薄膜等材料用于组织修复、关节润滑、术后处理等。透明质酸在人体内存在多种特异性受体，如 CD44、RHAMM、HARE、LYYE-1 等，而 CD44、RHAMM 在多种肿瘤（如上皮、卵巢、直肠、胃癌肿瘤）中都会过量表达。因此透明质酸及其衍生物已被用作类固醇类药物、多肽和蛋白质药物及各种抗癌药物的运送载体，在鼻腔、肠胃外和淋巴系统等用于药物的递送，以实现对病患处的靶向给药治疗。

5. 海藻酸盐

　　海藻酸盐（alginate）是从天然褐藻中提取出的一种天然多糖，为直链型（1-4）键合的 β-D-苷露糖醛酸（M）和 α-L-古洛糖醛酸（G）的无规嵌段共聚物。从不同来源、不同组织提取的海藻酸盐含有 L-古洛糖醛酸的比例不同。海藻酸盐具有优异的生物相容性、低毒性和相对低廉的价格。海藻酸盐的水溶液在遇到钙、铜、锌等二价金属阳离子（镁离子除外）时，能够在温和的条件下迅速形成凝胶。由于此方法无需添加有毒溶剂，也无有害物质放出，被广泛应用于药物载体、组织工程支架、细胞微囊化免疫隔离技术等领域。将海藻酸盐的羟基进行醚化，可改变海藻酸盐的水溶性，提高其化学稳定性。海藻酸盐的亲水性很强，对疏水性药物装载量不高且容易发生突释，对海藻酸盐进行疏水改性可有效地解决此问题。海藻酸盐水凝胶被广泛用于传统小分子药物和组织再生高分子的持续和局部递送。海藻酸盐凝胶包覆的小分子药物，其释放动力学能通过药物与海藻酸盐的内部相互作用进行调节。当药物与高分子间无相互作用时，其释放很大程度上取决于分子电荷的极化，即亲水的分子沿着凝胶孔道快速扩散，而疏水的药物扩散缓慢。

4.1.3　多肽

　　多肽类是关系到生物体内一系列细胞功能的生物活性物质，是介于氨基酸和蛋白质之间的一种化合物，是多个氨基酸片段按照一定的肽键排列顺序组合而成的。多肽具有特殊的生理活性功能，它能够在细胞水平上调控人体的多种生理功能，具有传统生物医用载体所不具备的一些优点，如肿瘤细胞靶向功能、促凋亡功能等。更值得关注的是，多肽在某些情况下具有能够与蛋白质相媲美的生物活性，很多多肽序列是一些蛋白水解酶的特异性作用底物，而一些蛋白水解酶的表达水平又和肿瘤的相关进程有重要关系。得益于现代分子生物学的迅猛发展，多肽在肿瘤的早期诊断和靶向治疗上展现出巨大的应用潜力。另外，多肽可以利用标准固相合成技术（SPPS）合成，操作简单，易于提纯。利用不同侧基保护的多肽，可以进一步在固相或液相中进行化学修饰。利用多肽自身的结构属性或进一步的化学修饰，可以构建一系列刺激响应型多肽，这类多肽在肿瘤的诊疗方面表现出巨大的潜力[6, 7]。在常见的二十种自然氨基酸中，学者们得到了很多种结构特异、功能各异的多肽，经过合理的分子设计和不同的多肽合成方法，有利于优化多肽自组装的条件。除此之外，多肽作为一种生物活性物质还会影响生物体内各种细胞的功能，其良好的生物相容性和可控的降解性能，与其他物质自组装体系相比，多肽的自组装性能有着更加广阔的应用前景，特别是在细胞组织工程、癌症治疗等生物医学领域。

下面将重点介绍几种重要的功能多肽。

1. DNA 结合肽（DNA-binding peptides）

核酸药物在全身用药后，几分钟内就会被核酸酶迅速降解，大多数聚合物载体通过形成纳米级的复合物来为 DNA 提供保护。一些多肽已被证明能够结合并压缩 DNA，包括富含正电荷的多聚赖氨酸，如根据组蛋白特定功能域设计的酪氨酸-赖氨酸-丙氨酸-(赖氨酸)$_8$-色氨酸-赖氨酸。近年来进展较快的肽/核酸（peptide/nucleic acids，PNA）在本质上也是一种 DNA 结合肽，多肽序列可以特异性地靶向结合于 DNA 的大沟槽，不会引起质粒超螺旋构象的改变和目的基因的表达。

2. 细胞穿膜肽（cell-penetrating peptides，CPP）

细胞穿膜肽（简称穿膜肽）是近年来发现的一些具有高效细胞膜穿透能力的多肽。穿膜肽可有效携带外源物质，在不损伤细胞膜的情况下快速穿过细胞膜进入胞质，还可以穿越缺乏内吞囊泡的血脑屏障细胞膜，在基因治疗和神经退行性疾病治疗上有巨大的应用潜力。常见的穿膜肽如表 4-1 所示。最早被发现也是研究最多的穿膜肽分子来源于人免疫缺陷病毒的转录活化因子，即 HIV-TAT。Tasciotti 等证明 TAT 中的 11 个氨基酸（47～57 位，YGRKKRRQRRR）残基也具有蛋白质转导功能[8]。在果蝇触角足蛋白同源异型结构域（ANTP）中第三个α螺旋的 43～58 位氨基酸残基与单纯疱疹病毒 1 型（HSV-1）蛋白 VP22 的 267～300 位氨基酸残基中同样发现了这种转导作用[9]。尽管普遍认为阳离子多肽与细胞膜磷脂层的相互作用导致穿膜肽能够插入细胞膜中，但是对于这些穿膜肽如何在中性 pH 条件下跨越细胞膜仍不是很清楚。尽管如此，有关穿膜肽介导材料的细胞内吞方面的例子，仍旧层出不穷。张先正教授课题组报道了一种基于多肽的前体药物，该前体药物含有穿膜肽和阿霉素，并以疏水烷基链作为连接。该前体药物能够被细胞内吞，极大地提高了阿霉素的生物利用率[10]。

表 4.1　常见的穿膜肽序列

肽类	序列
HIV-1 TAT（48～60）	GRKKRRQRRRPPQ
HIV-1 TAT（47～57）	YGRKKRRQRRR
寡聚精氨酸	RRRRRRRR（R_n，n=5～11）
黑腹果蝇触足肽（43～58）	RQIKIWFQNRRMKWKK
pVEC	LLIILRRRIRKQAHAHSK
MAP	KLALKAKLAKLAALKLA
KALA	WEAKLAKALAKALAKH--LAKALAKALKACEA

3. 靶向肽（targeting peptides）

理想的基因载体还应具备靶向性，能够将基因有选择性地输送至病变器官或细胞内。研究表明，把不同的配体如表皮生长因子、转铁蛋白、叶酸、甘露糖以及单抗等引入非病毒基因载体，可以显著提高其靶向性。但一般配体分子的分子量较大，结构复杂。RGD 肽是一类含有精氨酸-甘氨酸-天冬氨酸的短肽，它作为整合素和配体相互作用的识别位点，介导细胞与细胞外基质（ECM）的黏附作用，可靶向 $α_vβ_3$ 整合素大量表达的肿瘤血管内皮细胞，还可以抑制肿瘤转移和启动细胞凋亡。与 RGD 类似的是 Laminin B1 链的有效部分 YIGSR。恶性肿瘤细胞表面 Laminin 受体的超量表达使得该多肽具有肿瘤细胞靶向性，通过竞争结合肿瘤细胞的整合素，抑制肿瘤的转移。

4. 内涵体溶解肽（endosomolytic peptides）

穿膜肽介导的穿膜效率很高，但被运送的物质在胞内的生物学效应却不高，因为复合物进入细胞后首先形成内涵体，随着时间的推移内涵体与溶酶体融合，复合物将被溶酶体中的酶降解。因此，促进载体从内涵体中释放可以提高基因载体的生物学效应。内涵体溶解肽具有破坏内涵体膜结构，促进活性物质进入到细胞质中的功能。

5. 核定位信号（nuclear localization signal，NLS）肽

有效的 DNA 核定位是基因传递的最终目的，但是一些原代细胞或低分裂、不分裂细胞的转染效率是很低的，因为大多数基因载体主要依赖细胞有丝分裂期

间的核膜破裂而将 DNA 定位在核内。在非分裂期，大于 25nm 的物质需要能被胞浆转运受体识别的转运分子的协助才能完成入核，这种转运分子被命名为核定位信号分子。

4.1.4　蛋白质

蛋白质是由 α-氨基酸按一定顺序结合形成一条多肽链，再由一条或一条以上的多肽链按照其特定方式结合而成的高分子化合物，氨基酸是蛋白质的基本组成单位。蛋白质是构成人体组织器官的支架和主要物质，在人体生命活动中起着重要作用。蛋白质也是人类日常生活的能量来源，提供生存和生长所必需的氨基酸；部分蛋白质还可以作为结构材料使用。蛋白质也是组成人体细胞、组织的重要成分，机体所有重要的组成部分都需要蛋白质的参与。蛋白质是生命的物质基础，是构成细胞的基本有机物，是生命活动的主要承担者。没有蛋白质就没有生命，它是与生命及各种形式的生命活动紧密联系在一起的物质。机体中的每一个细胞和所有重要组成部分都有蛋白质参与。蛋白质占人体重量的 16%~20%，即一个 60kg 重的成年人，体内有蛋白质 9.6~12kg。人体内蛋白质的种类很多，性质、功能各异，但都是由二十多种氨基酸按不同比例组合而成的，并在体内不断进行代谢与更新。目前用于药物载体的蛋白质主要有白蛋白和明胶蛋白，最近一些植物蛋白也开始受到关注。

4.2　生物大分子递药系统的分类

4.2.1　基于核酸的药物载体

自 Seeman 教授首次阐明 DNA 可以用来构建纳米结构以来，DNA 纳米技术引起了研究者们广泛的关注，并获得了长足的发展[11, 12]。以 DNA 为基础的纳米结构在溶液中依靠碱基配对原则可以高效、精确地完成自组装，而纳米级的尺寸能够有效提高 DNA 纳米结构的药物利用率。DNA 纳米结构作为药物载体在药物传输中具有非常独特的性能：能够同时承载多种药物分子，尤其像抗原、小干扰核糖核酸（siRNA）和适配体等都无需化学修饰；对于形状、尺寸可以实现纳米尺度的控制可以用于特定的药物传输；具有生物相容性好、免疫原性低、毒性小等特点[13, 14]。

在早期的 DNA 纳米载体研究中，Tan 等[15]以 DNA 的 G 四链体作为载体，在体外试验取得不错的效果。但是 G 四链体所能承载的药物有限，通常都是那些由于药物本身的化学性质使得它们不经修饰就能插入 G 四链体中。但药物分子不易在人体癌细胞中释放，这限制了 G 四链体作为药物载体的进一步应用。人们利用互补 DNA 链中相邻碱基对之间的凹槽来储存药物，单纯的互补 DNA 链的合成成本较低，而且这种载体体系设计很简单。一维结构的 DNA 纳米管由于对生物膜具有更好的透过性而被作为载体。2008 年 Mao 等[16]曾研究过由单一序列 DNA 形成的卷曲状纳米管，易被细胞摄入且没有表现出细胞毒性，但其结构和尺寸无法精确控制。Sleiman 等[17]用三棱 DNA 纳米管组成大小交替的胶囊结构，当加入特定 DNA 链时，发生链置换打开特定位置处的胶囊而释放药物，这一结构有望用于基因响应的给药体系。

2006 年，Rothemund[18]设计的 DNA 折纸开辟了 DNA 纳米技术的新纪元。DNA 折纸以一条长 DNA 骨架单链为基础，在数百条订书钉链的帮助下折叠成所需结构。典型的 DNA 折纸有二维平面折纸、三维曲率折纸和不对称折纸。由于多条订书钉链与骨架链相互作用，不需要严格控制化学计量比，从而大大提高了组装效率，同时这种方法可以构建具备分子尺度可寻址性的复杂纳米物体。DNA 折纸具有高度空间可寻址性和较高产率，为构建精确可调控的纳米结构提供了良好的平台。Andersen 等用 DNA 折纸设计了可开闭的 DNA 纳米盒子，利用外源 DNA 作为打开盖子的"钥匙"[19]。在此基础上，Douglas 等[20, 21]设计了 DNA 六边形桶状结构，利用位于结构一端的两个适配体触发开关可将桶状结构打开，暴露内部位点。他们将抗体以较高的效率组装在结构内，当桶状结构打开后，抗体可与细胞表面结合，进而抑制癌细胞增长。Ding 等[22]用 DNA 折纸直接作为 DOX 载体，该载药纳米结构在乳腺癌细胞中表现良好，特别是对多耐药性（MDR）的癌细胞有较好效果。在 DNA 折纸结构的帮助下，DOX 在细胞中内化作用增强，从而提高了多耐药性癌细胞中的药物积累。DOX 通过嵌入 DNA 双链，干扰大分子生物合成，从而抑制癌细胞生长。使用 DNA 纳米结构装载 DOX，对提高 DOX 药效，降低副作用，并克服细胞抗药性方面具有重要意义[23]。

功能核酸包括核酸适配体（aptamer）、反义寡核苷酸、siRNA、microRNA 等具有特殊功能的核苷酸序列。当利用 DNA 作为载体转运，由于载体与药物均为核酸，可以便捷地通过核酸杂交或嵌入的方式实现对药物分子的装载。由于较高的组装成功率和产率，Bourquin 等[24]用 DNA 折纸构筑的纳米管表面装载 CpG 序列后，能被细胞摄取并产生免疫响应。Bermudez 课题组在系统研究 DNA 四面体作为载体在体内耐酶解、装载 RNA、pH 响应解构等性能的基础上[25]，在 DNA 四面体上连接适配体 AS1411 提供靶向性[26]，在不需要注射试剂的帮助下增强对靶向细胞的摄入能力，同时有效抑制四面体结构降解。Lee 等[27]用 DNA 四面体制得了 siRNA 的体内给药系统，解决了 siRNA 穿膜能力差、无靶向功能、在生理环境中不稳定等 siRNA 药物开发中的关键问题。

　　DNA 纳米结构作为药物转运载体可以实现药物的靶向转运和可控释放，并具有极好的生物稳定性和相容性。然而，目前的进展基本局限于实验室基础研究，在临床应用方面进展缓慢。进一步提升 DNA 纳米结构的产率、探索 DNA 纳米结构的摄取机制，是目前存在的主要挑战性问题。DNA 纳米结构不仅可以单独用作药物的载体，还可以修饰到其他载体上，通过刺激响应控制药物释放。DNA 本身构象的多态性、良好的生物相容性以及稳定的物化特性，使其在刺激响应控制释放体系中成为很有吸引力的材料。

4.2.2　基于多糖及其衍生物的药物载体

1. 基于多糖的微球/纳米粒子药物递送系统

　　载药微球对包裹在微球中的药物具有缓释和控释的特点，载药微球的制备已成为目前的研究热点。微球/纳米粒子药物递送系统有如下优点：比表面积大，载药量高；与黏液亲和性高，可增加药物吸收和靶向性黏膜如鼻腔、眼睛、泌尿系统和胃肠消化系统等部位的给药；可以通过控制微球尺寸实现靶向输送[28, 29]。杜予民教授等通过羧甲基壳聚糖同钙离子之间的离子交联作用，制备了一系列纳米羧甲基壳聚糖，考察了羧甲基壳聚糖的分子量及取代度对纳米粒子形成的影响，所得纳米粒子粒径为 200～300nm，并且粒径分布均匀。研究表明，当壳聚糖的分子量从 4.5×10^3 增加到 3.89×10^4 时，所载药物阿霉素（DOX）的包封率从 10% 增加到 40%，并且高取代度能够在一定程度上增加药物包封率。DOX 释放研究结果表明，高分子量及高取代度的羧甲基壳聚糖能够延缓 DOX 的释放[30, 31]。

　　壳聚糖作为一种具有广泛应用前景的新型药物载体，除了具有亲水性能，可以延长药物微球在体内的循环时间和减少巨噬细胞捕获，从而提高药物生物利用度以外，它还可以提高药物的包封率和载药量。根据壳聚糖微球应用目的的不同，可以将壳聚糖制成不同大小的微球。现在利用壳聚糖制备化疗药物、消炎药、胰岛素及抗生素等药物的缓释制剂已取得了良好的效果，并已用于临床。通常壳聚糖基递送系统在口服药物的递送过程中易在胃部酸性环境中溶解，导致药物暴释，这在一定程度上限制了壳聚糖在口服药物递送系统中的应用。将壳聚糖包裹于其他酸性不溶的高分子中形成微球，如 Eudragit LS-100、Eudragit S-100 以及纤维素衍生物等，这种微球在胃肠环境中是比较稳定的。也可以在壳聚糖微球外修饰 pH 敏感性高分子，实现药物的定点输送。

2. 基于多糖的凝胶控释药物递送系统

　　凝胶又称冻胶，是溶液中的胶体粒子或高分子在一定条件下相互连接形成的网状结构，其空隙中充满作为分散介质的液体（干凝胶中可以是气体，故也称为气凝胶）。水凝胶是一类含有亲水基团和交联结构的大分子组成的材料，大分子网络能吸收大量水并保持一定形状。通常高分子水凝胶的吸水量可以是自身质量的几十倍到几千倍，水凝胶的水分子与网络结构中的亲水基团通过化学键结合在一起，即使受到挤压也不易失水，有很强的保水能力。天然多糖类纳米凝胶作为一种良好的生物可降解纳米凝胶，来源广泛，价格低廉，而且具有良好的生物相容性，被广泛用于小分子、蛋白质及基因药物的载体。天然多糖类纳米凝胶作为药物载体与传统的药物载体相比有着显著的优势：①比表面积较大，有利于与靶向位点接触，同时提高载药量；②其表面含有大量的羟基（—OH）、氨基（—NH$_2$）等活性官能团，可接枝靶向配体，用于靶向识别；③内部交联网络结构，相比于聚合物胶束、聚合物囊泡等传统纳米药物载体具有较高的稳定性，其内部还可装载生物活性成分（如一些对环境敏感的基团）来实现药物可控释放[32, 33]。

Zheng 等[34]制备了一种粒径在 120nm 左右的球状硫醇化的羧甲基壳聚糖纳米凝胶（LAC-CMC）颗粒作为药物载体。研究发现甘草酸药物分子装载在交联后的 LAC-CMC 上后，随着体系中的谷胱甘肽浓度升高，甘草酸的释放量随之升高。这是因为当体系中存在较多谷胱甘肽时，二硫键断裂，从而使 LAC-CMC 解聚，释放药物。纳米凝胶和其他物质复合不仅能够增强其对多重刺激的响应能力，而且还能克服单一刺激响应存在的缺点，如对刺激反应慢、响应滞后等[35]。Wu 等[36]制备了不同壳聚糖含量的壳聚糖-聚甲基丙烯酸-硒化镉量子点复合纳米凝胶（chitosan-PMAA-CdSe），纳米凝胶粒径从 84.6nm 至 174.5nm 不等，通过共价键交联使壳聚糖链半互穿到交联的聚甲基丙烯酸网络中，使其形成稳定的胶状结构。结果表明，当 pH 在生理范围内改变时，其结构能发生可逆变化，进而实现药物可控释放。

利用二价阳离子交联海藻酸钠的羧基，可以形成凝胶微球。在海藻酸钠水溶液中加入 Ca^{2+}、Ba^{2+}等离子后，海藻酸钠 G 单元上的 Na$^+$与二价离子发生交换反应，G 基团堆积而成交联网状结构，从而转变成水凝胶。海藻酸钠凝胶具有 pH 敏感性、粒径适宜、可防止突释、口服无毒等特点。海藻酸钠与其他高分子材料进行共混，其共混材料也可作为药物的载体材料。如在海藻酸钠中添加壳聚糖，海藻酸钠和壳聚糖之间发生静电相互作用，形成聚电解质复合物。这类聚电解质复合物作为释放载体，可以提高稳定性和载药量，又可以调节药物释放速率，同时可以加强海藻酸钠的 pH 依赖性[37, 38]。

4.2.3　基于多肽的药物载体

在作为药物载体方面，与金纳米粒子、碳基纳米粒子、聚合物材料相比，基于多肽的纳米粒子展现出很大的优势。主要体现在多肽良好的生物相容性、生物可降解性以及设计上的灵活性。现代分子生物学技术的发展为具有特殊生理活性与功能的多肽的发现和应用提供了良好的机遇。基于多肽的纳米粒子可以比较容易地将活性物质运输到肿瘤组织。下面主要以酶响应型和 pH 响应型为例介绍多肽药物载体的应用。

1. 酶响应型

酶是一种具有高度选择性的生物催化剂，它在细胞通路和多种疾病进程中起重要作用。由于酶的表达水平通常和相关病变有紧密的联系，酶响应型诊疗体系备受研究者们的关注。多肽是生物体内和各种细胞通路有关的生物活性物质，特定的多肽序列可以被特异性的水解蛋白酶水解，为构建酶响应型多肽载体提供了可能性[6]。

基质金属蛋白酶家族（MMPs）是一类依赖锌金属离子，并以细胞外基质成分为水解底物的蛋白水解酶。一般认为肿瘤细胞或其周围基质中 MMPs 特异性高表达是肿瘤形成的一个重要原因。另外，MMPs 在肿瘤进展的多个阶段，包括生长、血管生成、入侵和转移中起到重要作用。基于此，如果将这种肿瘤微环境高表达 MMPs 的特性和一些对 MMPs 特异性响应的多肽序列结合起来，可构建 MMPs 响应型的多肽诊疗体系。应用比较广泛的 MMPs 酶多肽底物序列有 PLGVR、PLGIAGQ 和 PLGLA 等。Tsien 课题组[39]利用多肽设计并测试了一种选择性地将分子递送到肿瘤细胞的新策略。他们将负电的聚多肽和细胞穿膜肽（CPP）利用响应性可断裂键融合在一起，从而屏蔽掉 CPP 的穿膜活性。一旦刺激响应机制启动，负电的聚多肽会脱落，CPP 恢复活性，CPP 载着其附着的分子能更高效地被细胞摄取。他们称其为可激活的细胞穿膜肽（ACPP）。Tsien 等[40]还构建了 MMPs 响应的 ACPP，利用 CPP 端键合荧光基团示踪。他们发现，构建的 MMPs 敏感 ACPP 运载的分子被肿瘤细胞摄取的量为正常组织的 2～3 倍；与不可激活的多肽相比，肿瘤细胞摄取量高达其 3.1 倍。此外，MMPs 响应型多肽还和光敏剂结合在一起用于构建可激活的光动力学诊疗体系。Choi 等[41]将光敏剂通过 CGGPLGVRG 多肽序列接到金纳米棒（GNRs）表面，通过 GNRs 猝灭了光敏剂的光活性，提出了可激活的光动力学概念。张先正教授课题组[42]将光敏剂原卟啉键合到 MMPs 响应的 ACPP 的穿膜肽端，在 GNRs 表面键接一定量的聚乙二醇作为体系稳定基团，然后利用金硫键将 ACPP 修饰到 GNRs 的表面。在正常的生理环境中，该纳米系统装载的光敏剂的光毒性和荧光性能都被猝灭，处于非激活状态。一旦到达肿瘤组织被 MMPs 激活，原卟啉可以恢复其荧光和光毒性。通过恢复荧光的指示，可以更加精准地获得光动力学治疗的最佳时间。此外，他们还将 MMPs 响应和其他刺激如谷胱甘肽（GSH）和活性氧（ROS）响应性联用，构建了更加智能的连锁药物控释的诊疗体系[43, 44]。

碱性磷酸酶（ALP）是一种重要的、普遍存在的酶。ALP 的功能是切断其基质分子中的磷酸基团，这是 DNA 和蛋白质构建中的一个重要模块。这个过程对细胞内信号传导、蛋白质活性调节等过程至关重要。ALP 水平的异常变化常常与骨病、糖尿病以及肿瘤的发生有密切关系[45, 46]。鉴于此，研究人员构建了一系列的体系来检测细胞水平的 ALP，同时设计了一系列基于 ALP 刺激响应的药物载体。结合一些功能肽构建的体系因其生物安全性高，受到广泛的关注。Liang 等[47-51]构建了一系列基于 ALP 响应的多肽凝胶，在生物诊疗方面有较好的应用前景。他们构建的 ALP 刺激响应型凝胶是基于多肽序列 XFFY(p)，其中 X 代表萘环或者 9-芴甲氧羰基（FMOC）等带有芳香结构的疏水基团，p 代表酪氨酸酚羟基被修饰上了磷酸基团。在没有 ALP 存在的条件下，该分子不具有组装驱动力，当 ALP 把磷酸基团水解后，分子失去亲水基团，分子的亲疏水性发生巨大变化，为了使分子重新达到相对稳态，分子间发生组装行为。2016 年，他们在 ALP 响应的基础上通过键连半胱氨酸引入还原响应特性[52]，研究了不同刺激顺序引发的分子组装行为。结果表明同一种分子在细胞内外经历不同的刺激类型，发生的组装行为也不同。2017 年，他们在分子中引入可以 MRI-T2 成像的钆离子，通过 ALP 响应组装后，形成的多肽凝胶增强了钆的 T2 成像，提高了肿瘤的诊断精度[53]。

凋亡酶（caspases）是一类细胞内表达的半胱氨酸蛋白酶，它是细胞程序性死亡（凋亡）的关键。众所周知，放疗、光动力学治疗及化疗药物都能通过诱导细胞凋亡的方式抑制肿瘤细胞的增殖和肿瘤的生长，为利用凋亡酶来评价肿瘤治疗效果提供了思路。另外，凋亡酶能特异性地切断一些多肽序列，且不同的凋亡酶成员特异性识别的多肽序列有些许不同，这为构建刺激响应性的诊疗体系提供了可能。而其中 caspase-3 与 DEVD 多肽序列在肿瘤诊疗中的应用最为广泛[54-58]。Tang 等[59]报道了一种基于聚集发光成像的小分子靶向诊疗前药。首先通过 c(RGDfK)实现肿瘤细胞的靶向，然后利用顺铂前药诱导肿瘤细胞凋亡。细胞凋亡过程中产生的 caspase-3 切断探针中的 DEVD 序列，诱导聚集发光从而实现肿瘤诊疗的应用。他们还报道了一种基于双重聚集发光策略的诊疗体系。利用不同的荧光信号，首先是氧化还原响应的红色荧光指导光动力学治疗，然后是绿色荧光反馈对光动力学治疗效果的评价。张先正课题组[60]在同一个多肽骨架上引入 2 个 FRET 对，荧光猝灭剂 Dabcyl 同时可以猝灭药物分子阿霉素和荧光分子荧光素的荧光。当小分子通过 RGD 靶向进入癌细胞内，在溶酶体中分子中的腙键断裂，阿霉素释放伴随着红色荧光恢复。当阿霉素引发细胞凋亡，DEVD 序列被特异性切断，荧光素的绿色荧光恢复，实现了对药物治疗效果的实时反馈。这种集肿瘤靶向治疗和凋亡成像为一体的诊疗药物载体，将极大地促进个性化治疗的发展。

2. pH 响应型

由于高的糖酵解速率及二氧化碳浓度，相较于正常的身体组织和血液（pH～7.4），肿瘤组织呈现出偏酸性微环境（pH=6.0～7.0）。在细胞内涵体（pH～5.5）、溶酶体（pH<5.5）等细胞器中则呈现更强的酸性环境。基于此，基于 pH 响应的药物递送系统被大量报道，其中功能化和修饰多肽被广泛用于 pH 响应型载体的设计。

考虑到肿瘤组织周围所特有的微环境，在肿瘤组织中的 pH 可以达到 6.75，而正常组织的生理 pH 约为 7.23。人们利用肿瘤组织的微酸性环境设计了一系列的环境响应性材料来实现肿瘤组织的靶向性药物、蛋白质以及基因的运载。如 Kataoka 课题组[61]通过在阳离子聚多肽的侧基上修饰酸响应性的小分子，实现了基因载体在生理条件下带负电荷，避免被正常细胞内吞。到达肿瘤区域后酸响应分子离去，阳离子的聚多肽材料暴露出来促进其在肿瘤细胞的内吞。Mo 等[62]设计了两性离子的寡肽脂质体，在生理 pH 下氨基酸的羧基去质子化使纳米粒子显负电性。肿瘤微酸性环境下羧基与氨基的质子化使纳米粒子带正电，从而实现了纳米粒子在肿瘤环境下的电荷转变，进一步实现了材料选择性地被肿瘤细胞内吞。但需要指出的是，这种酸响应性的策略有待提高的地方：例如这些酸敏感键在生理 pH 下也会有一定程度的断裂，通过质子化与去质子化实现的酸响应性有时不够灵敏。张先正课题组[63]通过在阳离子聚多肽（细胞核靶向肽，NLS）的侧基上修饰酸响应的小分子 2, 3-二甲基丁二烯酸酐（DMA），实现了载体在正常生理条件下带负电荷，避免被正常细胞内吞。到达肿瘤区域后，酸响应性分子 DMA 离去。阳离子的核靶向多肽暴露出来，促进载体被肿瘤细胞内吞以及对细胞核的靶向能力，进一步提高了光动力学治疗的效率。另外，他们还利用多肽易于修饰的优势，将酸响应的腙键引入多肽骨架中实现酸响应药物的控释[64]。

作为具有良好生物活性的物质，多肽本身或通过化学修饰，能够实现载体在体内的长循环、智能可控释放及靶向传递等多重功能。但在实际应用中，由于生物体内部环境复杂，要实现药物的精准递送和精确诊疗，需要进一步深入研究各种载体刺激响应的特异性和它们在生物体内的实际代谢情况，这对我们构建载体的精确性和全面性提出了更高的要求。可以通过设计多重刺激响应载体或引入不同的诊断模式来弥补单一刺激响应的不足，进一步提高载体灵敏性和智能性，实现更为精准的诊断与治疗。

4.2.4　基于蛋白质的药物载体

1. 白蛋白纳米载药体系

白蛋白一般指血清白蛋白或血浆白蛋白，通常指一种或一组蛋白质。白蛋白在物理化学和免疫化学等方面有很大的应用价值。由于白蛋白在血液中普遍存在，易纯化，是科学家研究的首批蛋白质之一。在临床上，它常被作为容积扩容剂用于治疗血容量过低、烫伤和某些水肿情况，以及作为心肺手术的附属物。白蛋白纳米粒子大多由人血清白蛋白或牛血清白蛋白组成，也可以卵清白蛋白为原料。白蛋白纳米粒子由于具有可生物降解、无毒、无抗原性、患者耐受及生物利用度高等特点受到了生物医药领域研究工作者的重视。在药物递送方面，在过去的 40 多年里，牛血清白蛋白和人血清白蛋白已广泛用于微球和纳米粒子的制备。多种不同的药物和诊断分子包载到白蛋白中用于不同的给药途径，包括静脉、肌肉、眼和鼻腔等给药途径。白蛋白纳米粒子在药物载体领域的研究报道始于 1973 年，至今每年仍然有大量的研究报道，其中载紫杉醇白蛋白纳米粒子已经被临床应用。

紫杉醇（Taxol®）广泛用于乳腺癌的治疗[65]，但由于它的水溶性较差，通过加入乙醇和非离子表面活性剂聚氧乙烯蓖麻油（Cremophor EL）提高药物的传递[66]。但是，这些辅药会增加紫杉醇的副作用，最终影响患者的健康。为了避免以上缺点，研究人员将紫杉醇与白蛋白纳米粒子共价连接以提高紫杉醇的抗癌效率。在转移型乳腺癌的研究中，在先导的随机控制三期临床试验中，比较紫杉醇-白蛋白纳米粒子（260mg/m²）和紫杉醇（175mg/m²）的安全性和有效性。尽管装载了超过 50% 的化疗剂量，并持续 30min 以上，而且没有对超敏反应预先用药，患者对紫杉醇-白蛋白纳米粒子具有较好的耐受性，且比常规制剂具有更好的疗效。2005 年，FDA 已经批准这种新型白蛋白纳米粒子制剂（Abraxane™）上市用于乳腺癌的治疗[67]。

反义寡核苷酸可以作为潜能药物治疗和肿瘤基因相关的癌症及病毒感染等疾病。尽管反义寡核苷酸治疗在一定水平上提供了传统药物所不具备的选择性，它们的治疗潜能却受制于自身较差的生物稳定性、有限的细胞吸收以及在细胞质中不能顺利地到达互补位点等缺点。一些研究组报道了与其他聚合物载体相比，白蛋白纳米粒子更有优势成为寡聚核苷酸的载体。白蛋白纳米粒子能保护修饰的寡核苷酸不被降解，提高细胞吸收率。在不加额外阳离子组分的情况下包载适量的寡核苷酸。白蛋白纳米粒子不仅可以提高寡核苷酸的细胞摄取量，而且可以在没有内涵体因子的情况下，使寡核苷酸显著聚集在胞质溶胶细胞间隔中。白蛋白纳米粒子作为寡核苷酸在细胞质中的运输载体有合理性，因为两者可以发生自发反应，而且白蛋白在低 pH 下具有融合活性。Srinivasan 等和 Arnedo 等测定了白蛋白和寡聚核苷酸之间的结合常数，进一步证明了它们具有较高的亲和力[68, 69]。

眼部给药涉及一个关键问题：由于泪管引流和眼泪稀释的影响，角膜前区域的药物会很快消除。这就导致能穿过角膜并达到眼睛内部组织的药物不及给药量的 5%[67]。研究人员已证明白蛋白纳米粒子能有效地向眼睛内部递送匹鲁卡品和皮质醇。在发炎的结膜处，白蛋白纳米粒子包载的皮质醇可以提高药物的生物利用度，而参照溶液很快被催泪作用消除。另外，与正常结膜组织相比，白蛋白纳米粒子在有炎症的区域能更有效地滞留。因此，在炎症眼部，白蛋白纳米粒子包载的皮质醇可以靶向到离内部较远的角膜前区域。与皮质醇相似，白蛋白纳米粒子包载的匹鲁卡品可明显增加药物的眼部生物利用度。现已证明，将白蛋白纳米粒子与生物黏性复合物结合可以有效延长纳米粒子和眼部接触的时间，从而增加药物的生物利用度。

2. 丝素蛋白载药体系

丝素蛋白（fibroin protein）是一种源于蚕丝的天然高分子蛋白质，其含量占蚕丝的 70%～80%，含有 18 种氨基酸，其中 11 种为人体必需氨基酸。丝素蛋白的多肽链在稀水溶液中呈无规则线团，溶液变浓时构象为α螺旋结构，当吐丝时变成不溶于水的 β 片状构象折叠。丝素蛋白具有特殊的多孔性网状膜结构，使其具有优良的吸附及缓释功能。丝素蛋白作为天然生物高分子材料具有良好的生物相容性和生物可降解性，以及不易引起机体免疫反应的特点，早已被用作药物缓释载体材料。早在 20 世纪 70～80 年代，人们就发现丝素蛋白能够对酶和抗体/抗原等生物活性物质进行有效固定。丝素蛋白对生物活性物质的固定方式大致可以分为两种：一种是利用丝素蛋白分子侧链上丰富的反应性官能团，通过化学键合实现；另一种是物理包埋法对于丝素蛋白膜，往往采用这一种，即将丝素蛋白水溶液与酶等活性物质共同成膜。利用蚕丝蛋白可以稳定药物或疫苗活性的特征，将麻疹、腮腺炎和风疹联合疫苗固定在再生丝素蛋白膜，就能够防止疫苗的活性在运输过程中衰减，并且在存储过程中既不需要低温，也没有严格的时间限制，大大降低了物流成本[70, 71]。

4.3　生物大分子递药系统的制备及特点

在本书第 2 章，已经详细论述了大分子键合药、胶束、囊泡、纳米凝胶及胶体粒子的制备，其中大部分方法对于生物大分子体系同样适用。针对当今生物医用高分子粒子的制备方法，张良方教授课题组做了归纳性总结[72]。文章中将生物医用高分子粒子具体分为三大类，分别是高分子纳米粒子、高分子微米粒子以及高分子胶状凝胶，并对于每一种粒子体系的制备方法进行了详尽的介绍。尤其对于生物医用高分子纳米材料，文章指出可以通过表面修饰的方法进一步扩展其可应用性及生物相容性。这些表面修饰的方法包括但不限于脂质体表面组装、高分子交联、生物细胞膜包覆等。文章同时也指出，在生物医用高分子粒子的制备过程中，还有一些问题亟待解决，如如何规避在制备过程中可能出现的污染问题以及安全隐患，如何实现高分子粒子的产业化大规模生产，如何提高生物活性分子在高分子粒子中的装载量等。在本章我们将重点介绍微球/纳米粒子的制备方法。

4.3.1　乳化法

乳化法是制备高分子纳米粒子的一个常规方法，同样也可用于天然高分子纳米粒子的制备[73]。例如，Gallo 等[74]研究了人血清白蛋白乳化过程中浓度、乳化时间、搅拌速度及温度对所形成纳米粒子的影响。结果发现在一定范围内改变其中一个条件对纳米粒子的尺寸影响不大，制备得到的纳米粒子尺寸一般都在500nm 左右。而 Muller 等[75]通过综合考察乳化交联过程中的各种因素，成功获得了粒径 200nm 左右的人血清白蛋白纳米粒子。此外，Jameela 等[76]报道了采用乳化交联的方法制备壳聚糖纳米粒子。这些体系都不尽完善，因此一直继续尝试改进制备方法来获得更好的纳米粒子。例如，交联剂戊二醛对人体有一定毒性，改用新的交联剂甘油醛等，结果发现同样能达到交联效果且没有毒副作用。Ethirajan 等[77]采用反向细乳液的方法来制备明胶纳米粒子，他们首先分别制备包含明胶和戊二醛的两种反向细乳液，然后在一定温度下进行混合，通过两种乳液的融合得到尺寸均一的交联明胶纳米粒子。总体而言，由于乳化法中涉及油相和表面活性剂残留的问题，破坏了天然生物大分子的生物相容性，使其在临床应用受到一定限制[73]。

4.3.2　沉淀法

生物大分子在溶液中很多都是以离子形式存在的聚电解质。例如壳聚糖，其分子链上的氨基在稀酸中能够质子化而使壳聚糖溶解，也是自然界中唯一存在的阳离子型聚电解质。海藻酸钠则是一种阴离子型的聚电解质，由甘糖醛酸和古罗糖醛酸残基组成，残基上羧酸的电离使其带有负电荷。葡聚糖硫酸盐是一种支化的聚葡萄糖酐，每个葡萄糖的残基上带有 2~3 个硫酸基团。蛋白质也是一种弱聚电解质，它的表面电荷会随着环境 pH 的变化而变化，当 pH 小于其等电点时带正电，大于其等电点时带负电。由于这些聚电解质可以通过与相反电荷物质之间的静电作用而发生凝聚，从而获得纳米结构的聚集体。其制备过程简单、温和且不需要引入其他的有机溶剂，因此通过离子凝聚（ionic gelation）方法得到的纳米颗粒也是较为理想的药物缓释载体。

反离子可以诱导聚电解质的凝聚，通过多条分子链与反离子之间静电作用就可以形成交联的纳米颗粒。对于带正电荷的壳聚糖来说，带负电荷的三聚磷酸是常见的离子交联剂, 1997 年 Calvo 等[78]首次报道了用三聚磷酸交联的壳聚糖纳米颗粒。随后, 壳聚糖-三聚磷酸纳米颗粒开始被广泛研究。带相反电荷的生物大分子可以通过静电作用直接形成聚电解质复合物, 壳聚糖作为唯一的一种阳离子型多糖, 可以与其他阴离子型的天然大分子混合得到复合凝聚纳米颗粒。通过控制混合的配比、分子量以及溶液的 pH 等, 可以调节纳米颗粒的尺寸和表面性能。

4.3.3　静电喷雾法

近年来, 高压电场下喷雾技术的进步使得纳米制剂处方成为可能。在一个简单的静电喷雾例子中, 具有导电性的液体缓慢地注入具有数千伏电势差的毛细管中。液体在毛细管尖端 "泰勒圆锥" 外变成带电的小液滴。经过适当的处理后, 小液滴可形成稳定的药物纳米粒。当使用同轴毛细管时, 可得到核壳型纳米粒。近年来, 具有复杂内部结构的纳米粒已有报道。常规的喷雾技术与电场结合使用时, 在制剂学应用中显示出其独特的优势。首先, 相对单分散的药物纳米粒变得容易制备。这是因为小液滴的尺寸是由表面电荷决定的, 利用这一技术, 单分散很容易得以实现, 粒子尺度的控制也变得相对容易。其次, 这一技术还有一个重要好处, 即有机溶剂并非必需。与其他制备方法相比, 静电喷雾可用于各种物理性质不同的药物材料, 因为这种方法并不显著依赖于溶剂和药物材料的亲水性。尽管蛋白质表面具有亲水性, 但也可以用这一技术加工。此外, 蛋白质在高压电场中被认为是稳定的。其他方法使用有机溶剂或机械能, 经常使蛋白质的活性遭到破坏, 而静电喷雾不会带来这些问题。因此, 包括蛋白质在内的许多不同种类药物的纳米粒, 均可利用静电喷雾技术得以实现[67]。

4.3.4　自组装法

两亲性生物大分子的自组装主要指蛋白质和多糖衍生物的自组装。蛋白质分子是由不同种氨基酸通过肽键构成的生物大分子, 由于氨基酸残基结构和官能团的差别, 它们具有不同的亲疏水性和极性。蛋白质可以通过分子间和分子内氢键、疏水相互作用以及范德瓦尔斯力等来组装成不同的高级结构。对于多糖类生物大分子来说, 由于其分子链上具有大量可反应的官能团, 因此用不同的亲疏水链段对其进行接枝改性也可以得到具有两亲性的衍生物。在水溶液环境中, 这种两亲性多糖衍生物在疏水相互作用下能够自组装形成以疏水性链段为内核、亲水性链段为外壳的球体, 从而用于疏水药物的包覆。

近年来多肽自组装日益成为国际上的研究热点。Stupp 课题组[79]提出一个两亲性多肽模型：该多肽模型含有一个亲水性的多肽链段和一个疏水性的烷基链。在自组装过程中，这一类多肽能够形成纤维状、球状、盘状以及管状等纳米结构。这些纳米结构具有严格的疏水性内核（由疏水性的烷基链组成）和亲水性外壳（由亲水性的多肽链组成），具有良好的生物相容性。

逐层自组装技术指带相反电荷的聚电解质在液固界面通过静电吸附，逐层沉积形成多层膜的技术。这种技术只需要将离子化的基片交替浸入带有相反电荷的聚电解质溶液中，静置一段时间后取出冲洗干净，重复以上过程就可以得到多层膜体系。通过改变聚合物的浓度、离子强度，可以在纳米尺度微调膜厚。Zhang 等利用层层自组装技术制备了一种尺寸在 20μm 左右的空心胶囊。由于胶囊的尺寸较大，在正常体内循环时很难被正常细胞吞噬。但到达肿瘤组织时，较低的 pH 环境可以导致胶囊自身结构中席夫碱的破坏，使得其内部装载的抗肿瘤药物阿霉素能够快速喷射出来，起到"主动防御"肿瘤的作用。在正常生理 pH 下，装载的阿霉素很难被释放出来并被 HeLa 细胞吞噬。但在偏酸性环境下，席夫碱结构的破坏导致阿霉素快速释放并被细胞吞噬[80]。

4.4 生物大分子递药系统的应用

《美国药典》2004 年版（USP27/NF22）仅收录了三种具有控释膜功能的包衣材料，即乙基纤维素、醋酸纤维素和甲基丙烯酸纤维素共聚物。这三种包衣材料最经受得住时间和气候规律变化的考验，几十年来一直受到普遍关注和应用。羟丙基甲基纤维素（HPMC）是一种国内外广泛使用的非离子型纤维素醚类辅料，是目前国内外用量最大的药用辅料之一，作为药用辅料已有30多年的历史。HPMC 是纤维素分子同羟丙基和甲氧基醚化的产物，其分子的置换基团是醚类。HPMC 无臭、无味、无毒，在冷水中溶解，在热水中凝胶化。低黏度级别的 HPMC 可用作黏合剂、增稠剂和助悬剂，高黏度级别的 HPMC 可用于制备混合材料骨架缓释片、缓释胶囊、亲水凝胶骨架缓释片的阻滞剂。HPMC 可溶于胃肠液中，具有可压性好、流动性好、载药能力强以及释放特性不受 pH 影响等优点。HPMC 是缓释制剂系统中极为重要的亲水载体材料，常用作缓释制剂的亲水凝胶骨架、包衣材料。用作亲水性缓释药物载体时，HPMC 聚合物链在水或生理环境伸展，给药系统的体积膨胀，从而引起药物释放。非甾体消炎镇痛药双氯芬酸钾半衰期短，一天需服用 3～4 次，且对胃肠道刺激性较强，可引起胃出血和胃溃疡。而一种双氯芬酸钾水凝胶骨架缓释片以羟丙基甲基纤维素 K4M 为主要骨架材料，并辅以其他阻滞剂调节释药速率，还可以加入亲水性的材料作为填充剂或制孔剂，如乳糖、微晶纤维素、聚乙烯吡咯烷酮等。将这些辅料和药物混合后，采用粉末直接压片工艺压制成片[81]。人体生物等效性试验表明，该制剂经口服后，半小时可达到有效治疗浓度。在 12h 内缓慢释药，有效药物浓度可维持较长时间，1 天仅需服用 1～2 次。

淀粉具有良好的生物可降解性、生物相容性，无毒、无免疫原性，且存储稳定、价格低廉、与药物之间不存在特异性相互作用，符合给药系统的要求。在药物制剂方面，淀粉已经被成功用于固定口服剂型的黏合剂、稀释剂和崩解剂。以不同直链淀粉含量的玉米淀粉为原料，并对其进行羟丙基改性，所得改性淀粉可以作为盐酸普萘洛尔的赋形剂[28]。在模拟胃肠环境中，片剂的药物释放行为受到直链淀粉含量影响。样品的制备过程如下：首先将蜡质玉米淀粉、普通玉米淀粉和高直链淀粉溶于水中，在碱性条件下用环氧丙烷对其进行羟丙基改性；然后将改性淀粉与药物在混合器中搅拌均匀，加入适量的硬脂酸镁均匀混合后将混合物在一定压力下制成药品。

天然高分子用于药物递送系统的研究，取得了丰硕的成果，但是目前仍然存在诸多问题，如药物包封率及载药量低，制备过程中残留溶剂有毒性和如何提高药物的稳定性，实现和更有效地使药物释放发生在最合适的时间内，增强药物靶向性，减少有毒药物对正常细胞的伤害和提高药物的治疗效果。总之，这些问题也是其他药物缓释载体材料在应用和推广时所必须解决的。随着医学、生物学，特别是材料科学的发展，相信在不远的将来，天然高分子药物载体材料的研究和应用将出现革命性的变化。

参 考 文 献

[1] Kakkar A，Traverso G，Farokhzad O C，et al. Evolution of macromolecular complexity in drug delivery systems. Nat Rev Chem，2017，1（8）：0063.

[2] Sun Q，Zhou Z，Qiu N，et al. Rational design of cancer nanomedicine：Nanoproperty integration and synchronization. Adv Mater，2017，29（14）：1606628.

[3] Hubbell J A，Langer R. Translating materials design to the clinic. Nat Mater，2013，12（11）：963-966.

[4] 李霄凌，贾斯蒂 B R. 控释药物传递系统的设计. 徐辉，等译. 北京：化学工业出版社，2008.

[5] 王炳和，萨哈恩 T，索特洛 R A. 药物传递——原理与应用. 金义光，杜丽娜，译. 北京：化学工业出版社，2008.

[6] 邱文秀，程翰，张先正，等. 刺激响应型多肽的研究及其在肿瘤诊疗中的应用. 高分子学报，2018，1：32-44.

[7] 陈荆晓，王慧媛，许小丁，等. 用于基因和药物传递的多肽及聚多肽材料. 高分子学报，2011，8：799-811.

[8] Tasciotti E，Zoppè M，Giacca M. Transcellular transfer of active HSV-1 thymidine kinase mediated by an 11-amino-acid peptide from HIV-1 Tat. Cancer Gene Ther，2003，10（1）：64-74.

[9] Rajendran L，Knölker H J，Simons K. Subcellular targeting strategies for drug design and delivery. Nat Rev Drug Discov，2010，9（1）：29-42.

[10] Chen J X，Xu X D，Chen W H，et al. Multi-functional envelope-type nanoparticles assembled from amphiphilic peptidic prodrug with improved anti-tumor activity. ACS Appl Mater Interfaces，2014，6（1）：593-598.

[11] Kallenbach N R, Ma R I, Seeman N C. An immobile nucleic-acid junction constructed from oligonucleotides. Nature, 1983, 305 (5937): 829-831.

[12] Seeman N C, Sleiman H F. DNA nanotechnology. Nat Rev Mater, 2018, 3 (1): 17068.

[13] 张家笑, 寇波, 怀旭, 等. DNA 纳米结构在药物载体与控制释放中的应用. 材料科学与工程学报, 2017, 35 (1): 166-172.

[14] 赵彦, 郭琳洁, 代江兵, 等. DNA 纳米结构在药物转运载体和智能载药中的应用进展. 分析化学, 2017, 45 (7): 1077-1078.

[15] Wang K L, You M X, Chen Y, et al. Self-assembly of a functional DNA carrier for drug delivery. Angew Chem Int Edit, 2011, 50 (27): 6098-6101.

[16] Ko S H, Liu H P, Chen Y, et al. DNA nanotubes as combinatiorial vehicles for cellular delivery. Biomacromolecules, 2008, 9 (11): 3039-3043.

[17] Lo P K, Karam P, Aldaye F A, et al. Loading and selective reliease of cargo in DNA nanotubes with longitudinal variation. Nat Chem, 2010, 2 (4): 319-328.

[18] Rothemund P W K. Folding DNA to create nanoscale shapes and patterns. Nature, 2006, 440 (7082): 297-302.

[19] Andersen E S, Dong M, Nielsen M M, et al. Self-assembly of a nanoscale DNA box with a controllable lid. Nature, 2009, 459 (7243): 73-76.

[20] Shawn M, Douglas S M, Dietz, H, et al. Self-assembly of DNA into nanoscale three-dimensional shapes. Nature, 2009, 459 (7245): 414-418.

[21] Douglas S M, Bachelet I, Church G M, et al. A logic-gated nanorobot for targeted transport of molecular payloads. Science, 2012, 335 (6070): 831-834.

[22] Jiang Q, Song C, Nangreave J, et al. DNA origami as a carrier for circumvention of drug resistance. J Am Chem Soc, 2012, 134 (32): 13396-13403.

[23] Xiao Z, Ji C, Shi J, et al. DNA self-assembly of targeted near-infrared-responsive gold nanoparticles for cancer thermos-chemotherapy. Angew Chem Int Ed Engl, 2012, 51 (47): 11853-11857.

[24] Schüller V J, Heidegger S, Sandholzer N, et al. Cellular immunostimulation by CpG-sequence-coated DNA origami structures. ACS Nano, 2011, 5 (12): 9696-9702.

[25] Keum J, Bermudez H. DNA-based delivery vehicles: pH controlled disassembly and cargo release. Chem Commun (Camb), 2012, 48 (99): 12118-12120.

[26] Charoenphol P, Bermudez H. Aptamer-targeted DNA nanostructures for therapeutic delivery. Mol Pharm, 2014, 11 (5): 1721-1725.

[27] Lee H, Lytton-Jean A K R, Chen Y. Molecularly self-assemblyed nucleic acid nanoparticles for targeted *in vivo* siRNA delivery. Nat Nanotechnol, 2012, 7 (6): 389-393.

[28] 王玉忠, 汪秀丽, 宋飞. 淀粉基新材料. 北京: 化学工业出版社, 2015.

[29] 张洪斌. 多糖及其改性材料. 北京: 化学工业出版社, 2014.

[30] Shi X W, Du Y M, Yang J H, et al. Effect of degree of substitution and molecular weight of carboxymethyl chitosan nanoparticles on doxorubicin delivery. J Appl Poly Sci, 2006, 100 (6): 4689-4696.

[31] 施晓文, 邓红兵, 杜予民. 甲壳素/壳聚糖材料及其应用. 北京: 化学工业出版社, 2015.

[32] 廖美红, 石锐, 张立群. 天然多糖类纳米凝胶药物载体的研究进展. 高分子通报, 2016, 12: 1-9.

[33] Neamtu I, Rusu A G, Diaconu A. Basic concepts and recent advances in nanogels as carriers for medical applications. Drug Deliv, 2017, 24 (1): 539-557.

[34] Zheng H, Zhang X, Yin Y, et al. *In vitro* characterization, and *in vivo* studies of cross-linked lactosaminated

carboxymethyl chitosan nanoparticles. Carbohyd Polym，2011，84（3）：1048-1053.

[35] Molina M，Asadian-Birjand M，Balach J，et al. Stimuli-responsive nanogel composites and their application in nanomedicine. Chem Soc Rev，2015，44（17）：6161-6186.

[36] Wu W，Shen J，Banerjee P. Chitosan-based responsive hybrid nanogels for integration of optical pH-sensing，tumor cell imaging and controlled drug delivery. Biomaterials，2010，31（32）：8371-8381.

[37] Cohen S，Lobel E，Trevgoda A. A novel *in situ*-froming ophthalmic drug delivery system from alginates undergoing gelation in the dyes. J Control Release，1997，44（2-3）：201.

[38] 鲁路，刘新星，童真. 海藻酸盐凝胶化及其在软骨组织工程和药物控释领域的应用. 高分子学报，2010，12：1351-1358.

[39] Aguilera T A，Olson E S，Timmers M M，et al. Systemic *in vivo* distribution of activatable cell penetrating peptides is superior to that of cell penetrating peptides. Integr Biol（Camb），2009，1（5-6）：371-381.

[40] Jiang T，Olson E S，Nguyen Q T，et al. Tumor imaging by means of proteolytic activation of cell-penetrating peptides. Proc Natl Acad Sci USA，2004，101（51）：17867-17872.

[41] Jang B，Choi Y. Photosensitizer-conjugated gold nanorods for enzyme-activatable fluorescence imaging and photodynamic therapy. Theranostics，2012，2（2）：190-197.

[42] Qiu W X，Liu L H，Li S Y，et al. ACPI conjugated gold nanorods as nanoplatform for dual image guided activatable photodynamic and photothermal combined therapy *in vivo*. Small，2017，13（18）：1603956.

[43] Chen W H，Xu X D，Jia H Z，et al. Therapeutic nanomedicine based on dual-intelligent functionalized gold nanoparticles for cancer imaging and therapy *in vivo*. Biomaterials，2013，34（34）：8798-8807.

[44] Han K，Zhu J，Wang S B，et al. Tumor targeted gold nanoparticles for FRET-based tumor imaging and light responsive on-demand drug release. J Mater Chem B，2015，3（41）：8065-8069.

[45] Das I，Krzyzosiak A，Schneider K，et al. Preventing proteostasis diseases by selective inhibition of a phosphatase regulatory subunit. Science，2015，348（6231）：239-242.

[46] Hopkins B D，Fine B，Steinbach N，et al. A secreted PTEN phosphatase that enters cells to alter signaling and survival. Science，2013，341（6144）：399-402.

[47] Zheng Z，Sun H，Hu C，et al. Using "on/off" ^{19}F NMR/magnetic resonance imaging signals to sense tyrosine kinase/phosphatase activity *in vitro* and in cell lysates. Anal Chem，2016，88（6）：3363-3368.

[48] Yuan Y，Wang L，Du W，et al. Intracellular self-assembly of taxol nanoparticles for overcoming multi-drug resistance. Angew Chem Int Ed Engl，2015，54（33）：9700-9704.

[49] Zheng Z，Tang A，Guan Y，et al. Nanocomputed tomography imaging of bacterial alkaline phosphatase activity with an iodinated hydrogelator. Anal Chem，2016，88（24）：11982-11985.

[50] Zheng Z，Wang J，Chen P，et al. Using L-STM to directly visualize enzymatic self-assembly/disassembly of nanofibers. Nanoscale，2016，8（33）：15142-15146.

[51] Hai Z，Li J，Wu J，et al. Alkaline phosphatase-triggered simultaneous hydrogelation and chemiluminescence. J Am Chem Soc，2017，139（3）：1041-1044.

[52] Zheng Z，Chen P，Xie M，et al. Cell environment-differentiated self-assembly of nanofibers. J Am Chem Soc，2016，138（35）：11128-11131.

[53] Dong L，Qian J，Hai Z，et al. Alkaline phosphatase-instructed self-assembly of gadolinium nanofibers for enhanced T2-weighted magnetic resonance imaging of tumor. Anal Chem，2017，89（13）：6922-6925.

[54] Han K，Liu Y，Yin W N，et al. A FRET-based dual-targeting theranostic chimeric peptide for tumor therapy and real-time apoptosis imaging. Adv Healthc Mater，2014，3（11）：1765-1768.

[55] Zhang L，Lei J，Liu J，et al. In situ activation and monitoring of the evolution of the intracellular caspase family. Chem Sci，2015，6（6）：3365-3372.

[56] Han A，Wang H，Kwok R T，et al. Peptide-induced AIEgen self-assembly：A new strategy to realize highly sensitive fluorescent light-up probes. Anal Chem，2016，88（7）：3872-3878.

[57] Yuan Y，Ding Z，Qian J，et al. Casp3/7-instructed intracellular aggregation of Fe_3O_4 nanoparticles enhances T2 MR imaging of tumor apoptosis. Nano Lett，2016，16（4）：2686-2691.

[58] Yuan Y，Zhang C J，Kwok R T K，et al. Light-up probe based on AIEgens：Dual signal turn-on for caspase cascade activation monitoring. Chem Sci，2017，8（4）：2723-2728.

[59] Yuan Y，Kwok R T，Tang B Z，et al. Targeted theranostic platinum（IV） prodrug with a built-in aggregation-induced emission light-up apoptosis sensor for noninvasive early evaluation of its therapeutic responses in situ. J Am Chem Soc，2014，136（6）：2546-2554.

[60] Li S Y，Liu L H，Rong L，et al. A dual-FRET-based versatile prodrug for real-time drug release monitoring and in situ therapeutic efficacy evaluation. Adv Funct Mater，2015，25（47）：7317-7326.

[61] Lee Y，Miyata K，Oba M，et al. Charge-conversion ternary polyplex with endosome disruption moiety：A technique for efficient and safe gene delivery. Angew Chem Int Ed Engl，2008，47（28）：5163-5166.

[62] Mo R，Sun Q，Xue J W，et al. Multistage pH-responsive liposomes for mitochondrial-targeted anticancer drug delivery. Adv Mater，2012，24（27）：365936-365965.

[63] Han K，Zhang W Y，Zhang J，et al. Acidity-triggered tumor-targeted chimeric peptide for enhanced intra-nuclear photodynamic therapy. Adv Funct Mater，2016，26（24）：4351-4361.

[64] Li S Y，Liu L H，Jia H Z，et al. A pH-responsive prodrug for real-time drug release monitoring and targeted cancer therapy. Chem Commun（Camb），2014，50（80）：11852-11855.

[65] Ibrahim，N K，Desai N，Legha S，et al. Phase I and pharmacokinetic study of ABI-007，a cremophor-free，protein-stabilized，nanoparticles formulation of paclitaxel. Clin Cancer Res，2002，8（5）：1038-1044.

[66] Dorr R. Pharmacology and toxicology of cermophor EL diluent. Ann Pharmacother，1994，28（5 Suppl）：S11-14.

[67] 库马尔. 药用生物纳米材料. 梁伟，等译. 北京：科学出版社，2009.

[68] Srinivasan S K，Tewary H K，Iversen P L. Characterization of binding sites，extent of binding，and drug interactions of oligonucleotides with albumin. Antisense Res Dev，1995，5（2）：131-139.

[69] Arnedo A，Irache J M，Merodio M，et al. Bovine serum albumin modified the intracellular distribution and improved the antiviral activity of an oligonucleotide. J Drug Target，2003，11（4）：197-204.

[70] Zhang J，Pritchard E，Hu X，et al. Stabilization of vaccines and antibiotics in silk and eliminating the cold chain. Proc Natl Acad Sci USA，2012，109（30）：11981-11986.

[71] 邵正中. 蚕丝、蜘蛛丝及其丝蛋白. 北京：化学工业出版社，2015.

[72] Zhuang J，Fang R H，Zhang L. Preparation of particulate oplymeric therapeutics for medical applications. Small Methods，2017，1（9）：1700147.

[73] 陈孟婕，姚晋荣，邵正中，等. 基于生物大分子的纳米药物载体. 化学进展，2011，23（1）：202-212.

[74] Gallo J M，Hung C T，Perrier D G. Analysis of albumin microsphere preparation. Int J Pharm，1984，22（1）：63-74.

[75] Muller B G，Leuenberger H，Kissel T. Albumin nanospheres as carriers for passive drug targeting：An optimized manufacturing technique. Pharm Res，1996，13（1）：32-37.

[76] Jameela S R，Jayakrishnan A. Glutaraldehyde cross-linked chitosan microspheres as a long acting biodegradable drug delivery vehicle：Studies on the in vitro release of mitoxantrone and in vivo degradation of microspheres in rat

muscle. Biomaterials，1995，16（10）：769-775.

[77]　Ethirajan A，Schoeller K，Musyanovych A，et al. Synthesis and optimization of gelatin nanoparticles using the miniemulsion process. Biomacromolecules，2008，9（9）：2383-2389.

[78]　Calvo P，Remunan Lopez C，Vila Jato J L，et al. Novel hydrophilic chitosan-polyethylene oxide nanoparticles as protein carriers. J Appl Polym Sci，1997，63（1）：125-132.

[79]　Hartgerink J D，Beniash E，Stupp S I. Peptide-amphiphile nanofibers：A versatile scaffold for the preparation of self-assembling materials. Proc Natl Acad Sci USA，2002，99（8）：5133.

[80]　Zhang J，Xu X D，Liu Y，et al. Design of an "active defense" system as drug carriers for cancer therapy. Adv Funct Mater，2012，22（8）：1704-1710.

[81]　霍书浩，庞可，郑学晶. 生物高分子材料及其应用. 北京：化学工业出版社，2011.

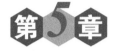

第5章

基于仿生材料和仿生结构的药物递送系统

传统药物递送系统能提高药物的溶解度和生物利用度，但无法将药物靶向递送至靶点部位从而发挥治疗效果。现代药物递送系统可选择性地将药物递送至病灶部位而发挥疗效。然而，目前的药物递送系统大多采用合成载体，不具备人体内源性物质的复杂性，有时会被机体视为外源性毒物，进而排出体外而无法发挥作用。近年来，仿生药物递送系统的出现则能有效地避免这些问题。仿生药物递送系统通过仿生体内物质或病原体的形态、化学组成或直接采用体内物质或脱毒病原体作为药物递送系统，发挥其在体内的长效循环和靶向，将药物准确递送至药物作用靶点部位，从而产生最小不良反应，获得最佳治疗效果。随着研究的不断深入，仿生药物递送系统将以其良好的靶向性和较低的免疫原性等优势成为理想的候选药物递送系统，也将为现代药物递送系统的研究设计提供新方法与新思路[1]。

5.1 仿生材料和仿生结构简介

仿生材料和仿生结构就是以自然界中生物体的良好性能或者结构为基础，从生物功能的角度来设计和制备出来的人工材料和结构。仿生材料更多地涉及高分子材料化学中功能高分子的研究领域。功能高分子材料需充分运用高分子学科的知识，融合生物学、物理学等学科知识，来进行高分子链的结构设计、合成以及材料加工成型等研究。仿生结构则是以生物体结构为基础，模仿生物体结构制备出来的新型材料。目前仿生结构已经向微/纳方向发展，并已发展为仿生学前沿研究的一个重要分支[2]。

5.2 仿生材料和仿生结构分类

仿生材料根据其生物质来源，大致可分为蛋白质和肽类、核酸类、细胞或细胞膜类（包括细胞外囊泡、外泌体、血小板和红细胞等）等；而仿生结构目前常见的有：仿病毒结构、仿细菌结构（如球状、丝线状和短棒状等），以及其他几何形态结构。蛋白质、肽类和核酸类在第 4 章已有介绍，在此不再阐述。

5.3　仿生材料和仿生结构递药系统的特点

5.3.1　仿生材料递药系统的特点

1. 细胞或细胞膜类仿生递药系统

随着生物学和医学的发展，将细胞或细胞衍生物作为药物递送系统受到越来越多的关注[3]。因为传统的有机或无机合成材料或多或少都具有一定的免疫原性或毒性，而细胞和细胞外囊泡则是内源性的，通常被认为具有更好的相容性和安全性。此外，根据它们的主体细胞的属性，这些基于细胞或细胞膜的衍生载体可以实现不同的生物学效应或靶向特异性，可作为下一代药物递送系统，满足个性化医学的需要。最近的研究集中考察了将全细胞、细胞外囊泡和细胞膜包被颗粒等作为药物载体的可能性[4-8]。这些基于自体细胞的载体具有与体细胞相似的膜结构，可以简单的方式产生最小的膜蛋白损失，可被识别为"自己人"，从而表现出更好的生物相容性和更低的毒性。因此，这些保留下来的膜结构赋予了载体各种生物功能或靶向特异性，而无需进一步修饰。例如，载体红细胞（red blood cells，RBCs）被广泛用于封装或结合小分子药物、核酸、蛋白质和纳米颗粒来治疗系统性疾病，因为它们的血液循环时间长、生物相容性高[9-11]。干细胞（stem cells，SCs）可通过其固有的肿瘤趋向性将治疗性药物递送至肿瘤微环境[12]。来自凋亡肿瘤细胞和间充质干细胞的细胞膜衍生的微粒（ membrane-derived microparticles，MPs）也可以将治疗剂有效封装并递送至肿瘤部位，具有增强稳定性和提高抗肿瘤效率的作用[13, 14]。最近，更多新型细胞膜包被的颗粒被开发出来，这类载体将天然细胞和合成聚合物的优点相结合，实现了在药物递送、毒素吸收和癌症疫苗等方面的各种应用探索[15-19]。

2. 外泌体递药系统

外泌体（exosome）是胞内体逆出芽形成多囊泡胞内体，多囊泡胞内体与细胞膜融合，向细胞外释放形成。几乎所有的细胞都可以分泌外泌体（直径 50～150nm），并存在于大多数种类的细胞和多种体液中，同时也存在于大多数种类细胞的培养液中。外泌体中包含多种成分，如蛋白质、脂质、RNA，其中最丰富的蛋白质是黏附分子，属于四跨膜蛋白超家族和整合素家族。而外泌体中的 RNA

种类也较多，有 mRNA、miRNA 及其他非编码 RNA。图 5.1 展示了外泌体的结构与组成[18]。

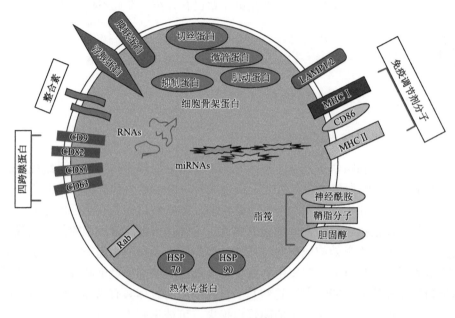

图 5.1　外泌体的结构与组成[18]

CD（cluster of differentiation）：分化簇；LAMP：溶酶体相关膜蛋白；MHC（major histocompatibility complex）：
主要组织相容性复合体；Rab 指 Rab 蛋白；HSP（heat shock proteins）：热休克蛋白

　　一般是从细胞培养基和体液中分离外泌体，包括试剂盒提取法、超速离心法[19]、密度梯度离心法[20]、超滤离心法[21]、PEG-base 沉淀法[22]、磁珠免疫法[23]、交流电动（alternating current electrokinetic，ACE）微阵列芯片分离技术[24]、基于新型声波流体技术（acoustofluidic technology）开发的声波筛选装置[25]等。外泌体作为药物递送系统的优势在于：外泌体的结构和组成与细胞膜相似，且具有良好的生物相容性、低免疫原性、长期的血液循环能力，并能通过信号转导和膜融合与细胞沟通。此外，外泌体也能穿过血脑屏障，穿透致密的结构组织，靶向能力强。

　　外泌体可以包裹各种物质（如蛋白质、RNA、药物），并且可通过基因编辑其膜蛋白，使其靶向癌细胞给药，因而外泌体也成为活体诊断和治疗的新热点。但由于外泌体产量极低，操作烦琐，也给研究人员带来了极大的挑战。

5.3.2　仿生结构递药系统的特点

　　近年来，越来越多的研究发现颗粒形状对颗粒与细胞的相互作用和颗粒在体内的分布有很大的影响，因此受到了广泛重视[26, 27]。在自然界中，具有各种不对称几何形状的病毒[28]和细菌病原体[29]都具有感染特定细胞类型的巨大能力。因此近年来，仿病毒、细菌或其他几何形状的递药系统成为研究热点，期望以此来增强药物靶向及治疗效果。

1. 仿病毒类递药系统

病毒作为结构简单的一类非细胞型微生物，主要由核酸分子和蛋白质衣壳组成。不同病毒的衣壳具有不同的形状与尺寸，其整体结构都是由重复的多肽基元组装而成的多面几何体。病毒衣壳能屏蔽环境中生物、化学、物理等潜在破坏因素，如核酸酶、酸碱度等，具有保护遗传物质的功能，同时直接参与病毒的感染过程，实现对宿主细胞表面的特异性吸附[30]。病毒由于其衣壳的屏蔽作用，以及能将自身遗传物质导入宿主细胞的自然特性常用于制备病毒载药系统。许多病毒，包括逆转录病毒、腺病毒、单纯性疱疹病毒、腺病毒群等都已经通过减少毒性同时保持其高效转染能力的修饰方法进入临床试验。然而，病毒载体面临着严峻的安全性问题，如病毒能引起人体强烈的免疫反应。

由于病毒载药体系的安全性问题，近年来主要针对病毒的结构特点开发出新型仿生病毒衣壳的药物递送系统。病毒衣壳的主要组成成分就是蛋白质，研究者通过模拟病毒衣壳的结构特点，设计合成了具有类似结构单元的仿生病毒衣壳组装体并用于药物递送。仿病毒衣壳组装体主要在于仿造病毒衣壳的组装方式和方法，通过人工设计与整合不同自组装基元之间的弱相互作用，实现在纳米尺度上有序结构自组装体的构建，并赋予自组装体特定的敏感响应性、靶向性等多种功能以利于更好的药物递送[30]。

2. 仿细菌类及其他几何形状递药系统

一方面，从细菌病原体形状角度来看，如革兰氏阴性菌沙门氏菌和革兰氏阳性菌李斯特菌，多为杆状，可促进其进入非吞噬性哺乳动物细胞[29, 31]；另一方面，从细胞的角度来看，外来的颗粒进入细胞是很复杂的过程[32]，发生在细胞膜上的囊泡过程代表了这些系统摄取的主要途径。目前已发现有许多内吞途径，且一些途径需要通过细胞表面相互作用来激活受体介导的内在化。但是，大胞饮作用（macropinocytosis）和吞噬作用（phagocytosis）等机制是利用膜皱缩来吞噬纳米颗粒的非特异性内化模式。研究表明[32]：形状可以调节吞噬能力，其中颗粒和细胞膜的柔韧性和曲率决定了内化的能力。一般来说，受限于表征技术和纳米颗粒结构的多样性，大多数纳米颗粒究竟靠什么内吞机制进入细胞，文献中几乎没有共识。纳米材料的特性如曲率半径、表面官能化、尺寸、几何形状和电荷的改变均可以显著影响纳米颗粒的内吞机制和细胞内命运[33, 34]。

5.4 仿生材料和仿生结构递药系统的应用

5.4.1 基于细胞膜的仿生递药系统

1. 基于免疫细胞膜的仿生递药系统

1）巨噬细胞

巨噬细胞是一种免疫细胞，能够发现并吞噬细胞碎片，以及肿瘤细胞和表面上没有健康人体细胞特异性生物标志物的外来物质。同时，巨噬细胞也是肿瘤微环境中最丰富的细胞之一，与肿瘤发展和转移直接相关。纳米颗粒可以使用巨噬细胞膜包覆对其进行伪装，制备成仿生巨噬细胞的纳米颗粒并利用这种细胞间黏附作用来靶向肿瘤。

例如，在乳腺癌肺转移期间，巨噬细胞可以通过巨噬细胞的 α4 整联蛋白与肿瘤细胞的血管细胞黏附分子-1（VCAM-1）之间的相互作用与转移性肿瘤细胞结合，从而启动转移细胞的存活并促进其生长以形成转移性病变。利用此特性，Cao 等[35]从具有高表达 α4 和 β1 整联蛋白的 RAW264.7 细胞的鼠巨噬细胞系中分离得到巨噬细胞膜。他们首先将抗癌药物曲妥珠单抗封装到 pH 敏感的脂质体中，然后用分离的巨噬细胞膜包裹曲妥珠单抗脂质体形成巨噬细胞膜包被的曲妥珠单抗脂质体（MEL），用于靶向乳腺癌的肺部转移灶。在肺转移性乳腺癌模型中评估了 MEL 的特异性转移靶向能力和抗转移活性，结果显示该仿生纳米颗粒能有效地特异性靶向至肺部转移灶，MEL 治疗可以对乳腺癌的肺转移产生 87.1%的抑制率，比曲妥珠单抗脂质体高 1.88 倍（$p < 0.01$）。然而，在阻断 MEL 后，肺转移结节的平均数为 11 ± 2，抑制率为 62.5%，这比 MEL 组的效率低（$p < 0.05$），MEL 能显著抑制乳腺癌的肺转移。Xuan 等[36]采用巨噬细胞膜包裹介孔二氧化硅形成无机纳米颗粒的仿生药物递送系统，大大提高了药物的装载量，还起到了免疫佐剂、肿瘤辅助靶向的作用。

虽然巨噬细胞膜能有效地隐形各种纳米载体并实现对肿瘤组织的靶向，但药物从纳米颗粒中的释放依然是比较大的问题。为了更好地解决仿生巨噬细胞膜纳米递药系统的释药问题，Zhang 等[37]利用分离得到的巨噬细胞膜包被智能多级酸响应载药纳米颗粒，获得能智能响应性释药的仿生巨噬细胞膜纳米递药系统。在循环过程中，外层囊泡膜作为"隐形斗篷"减少网状内皮系统的清除以及作为靶向肿瘤的"导航器"增强肿瘤积聚。在第一次释放阶段，一旦"斗篷"的肿瘤靶向任务完成，肿瘤组织微酸 pH 将导致膜发生膨胀后破裂以去除"斗篷"。暴露出的纳米颗粒可以被肿瘤细胞进一步吸收。在第二次释放阶段，封装的紫杉醇

（PTX）将响应肿瘤细胞内 pH 最终从纳米颗粒释放。与对照组相比，仿生载药纳米颗粒在小鼠乳腺癌模型上表现出更强的治疗效果。

除了能延长纳米颗粒的血液循环时间，并赋予其靶向性外，Dou 等[38]还认为巨噬细胞膜能有效地穿透血脑屏障（BBB），为治疗脑部疾病提供了可能。另外，巨噬细胞作为前哨免疫细胞，能有效地识别内毒素[也称脂多糖（LPS）]。而受巨噬细胞及其模式识别受体在内毒素信号转导中发挥的关键作用的启发，Thamphiwatana 等[39]用源自巨噬细胞（J774）的细胞膜和聚合物（PLGA）制备了仿生巨噬细胞的新型纳米颗粒（MΦ-NPs）。MΦ-NPs 具有与源细胞相同的抗原性外表，因此具备结合内毒素的能力。此外，这些巨噬细胞样纳米颗粒还可以隔离促炎细胞因子并抑制其增强败血症级联的能力。在小鼠大肠杆菌败血症模型中，MΦ-NPs 的使用可以减少促炎细胞因子水平，抑制细菌传播并最终显著改善感染小鼠的生存情况。采用 MΦ-NPs 作为仿生解毒策略具有改善患者预后的潜力，可以改变脓毒症目前的治疗方式。

2）中性粒细胞

中性粒细胞（neutrophil，NE）是白细胞的一种，人体中中性粒细胞占血液白细胞总数的 60%～70%，也是最早被招募到感染部位的细胞。有证据表明由于中性粒细胞上的细胞黏附分子，炎性中性粒细胞可以特异性靶向循环肿瘤细胞（circulating tumor cell，CTC，它的传播、播种和定殖是肿瘤发生远处转移的根源）。因此，仿生中性粒细胞的纳米递送系统，可以有效地靶向肿瘤细胞，特别是循环肿瘤细胞。Kang 等[40]通过在聚乳酸-羟基乙酸共聚物纳米颗粒表面包覆嗜中性粒细胞膜制备了一种具有纳米尺寸的中性粒细胞膜仿生药物递送系统 NM-NP。中性粒细胞膜上的膜相关蛋白混合物通过非破坏性途径转移至 NM-NP 的表面，并且高度保留了中性粒细胞的生物结合活性。与未包被的纳米颗粒相比，NM-NP 在小鼠乳腺癌细胞（4T1）模型中表现出增强的细胞结合能力，体内 CTC 捕获效率更高，并且提高了对转移前的靶向能力。

中性粒细胞除了靶向肿瘤细胞外，作为免疫细胞，也能有效地识别和清除体内的内毒素。因此，仿生中性粒细胞的纳米递送系统也可以有效清除体内内毒素，从而有效治疗脓毒症。Gao 等[41]利用氮空化技术，破坏人中性粒细胞 HL-60 膜形成纳米囊泡，载入白皮杉醇后，还在小鼠上建立的脓毒症模型中考察了其在治疗炎性疾病中的治疗，结果显示显著减轻了急性肺部炎症/损伤和内毒素（LPS）诱导的败血症的炎症反应，从而减轻了急性肺损伤并将小鼠脓毒症的存活率提高了 80%。

中性粒细胞作为一类免疫细胞，也能穿透发炎的脑肿瘤。对脑部肿瘤进行手术治疗时，为了避免损伤大脑的正常区域，不能完全切除脑胶质瘤，而残留的肿瘤细胞会受到血脑屏障或血脑肿瘤屏障的保护，这大大地阻碍了化疗药物的输送，并且会导致肿瘤复发。Xue 等[42]从小鼠骨髓中分离出成熟的中性粒细胞并制备了一种中性粒细胞膜包裹的载 PTX 的脂质体（PTX-CL/NES）。该载体可以穿过血脑屏障并抑制术后胶质瘤的复发。

3）单核细胞

单核细胞是血液中最大的血细胞，也是体积最大的白细胞，是机体防御系统的一个重要组成部分。在乳腺癌肺转移过程中，单核细胞优先聚集到转移灶，然后分化为成熟巨噬细胞以促进转移性肿瘤的形成。同时单核细胞属于吞噬细胞，并且可以摄取各种各样的纳米颗粒。这些独特的能力使单核细胞成为具有主动靶向肿瘤转移病灶能力的"药物递送载体"。He 等[43]制备了炎症单核细胞装载天冬酰胺内肽酶激活的纳米颗粒，可以主动靶向肺转移并达到抗转移治疗的目的。将美登素与具有天冬酰胺内肽酶敏感性肽的聚（苯乙烯-马来酸酐共聚物）相连接并自组装成纳米颗粒（SMNs），然后装载到炎性单核细胞中以制备装载 SMNs 的单核细胞递送系统（M-SMNs）。M-SMNs 在循环过程中将处于活性状态以确保它们能够主动靶向肺转移，在单核细胞分化成巨噬细胞时在转移灶发生响应使 M-SMNs 解体，抗癌药物作为游离药物分子从 M-SMNs 中释放，对转移性 4T1 细胞的增殖、迁移和侵袭活性产生抑制作用。此外，M-SMNs 可以显著改善向肺转移的递送并抑制转移性肿瘤，对 4T1 的肺转移抑制率高达 77.8%。Krishnamurthy 等[44]设计了一种单核细胞（U937）细胞膜包被的聚乳酸-羟基乙酸共聚物纳米颗粒，用于肿瘤靶向药物递送。单核细胞包载的药物递送系统除了能靶向肿瘤细胞外，也能靶向内皮细胞，用于治疗心血管疾病和动脉粥样硬化症。在动脉粥样硬化中，损伤的内皮细胞会产生更多的活性氧（reactive oxygen species，ROS）和炎性介质，这使得单核细胞向内皮细胞聚集。

4）淋巴细胞

淋巴细胞（lymphocyte）是白细胞的一种，是体积最小的白细胞，由淋巴器官产生，是机体免疫应答功能的重要细胞成分。其中，自然杀伤细胞（NK）是大颗粒淋巴细胞，属于先天性免疫系统，其主要功能是通过细胞表面的免疫监视来提供宿主防御微生物感染，以及监视瘤细胞的异常表达，组织相容性复合物 I 类分子和细胞应激标记。与 T 细胞和 B 细胞不同，NK 细胞具有通过其细胞表面上的抑制性和激活性受体直接靶向癌细胞的能力，并且还可以杀死癌细胞而无需事先致敏。其细胞毒性机制涉及膜破裂蛋白（穿孔素）和蛋白水解酶（粒酶）的释放，导致靶细胞的裂解。NK 细胞主要存在于肝脏、胎盘、腹腔等组织中，它能有针对性地处理异常的肿瘤细胞、病毒感染的细胞和具有应激标记的同种异体细胞。因此，NK 细胞膜包被的药物递送系统也能用于肿瘤细胞的靶向治疗。Pitchaimani 等[45]设计了由脂质体与 NK 细胞膜相融合的 NKsome，用于将药物靶向递送至肿瘤的仿生纳米结构（图 5.2）。他们从 NK-92 细胞中分离出具有受体蛋白的活化 NK 细胞膜，并与脂质体一起挤出形成 NKsome 并载入阿霉素（DOX）。DOX@NKsome 对人乳腺癌细胞（MCF-7）有良好的体外肿瘤靶向能力，针对 MCF-7 实体瘤模型有着理想的肿瘤靶向能力和抗肿瘤能力（NKsome、游离 DOX 和 DOX@NKsome 处理组的肿瘤抑制率分别为 24.29%、63.69%和 78.5%）。

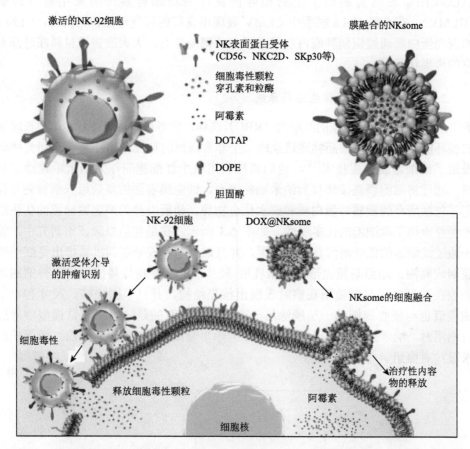

图 5.2　用于靶向肿瘤治疗的激活的 **NK-92** 细胞及其膜融合的脂质体 **NKsome** 的示意图[45]

DOTAP 指 DOTAP 阳离子磷脂；DOPE：二油酰磷脂酰乙醇胺

　　T 淋巴细胞简称 T 细胞，是来源于骨髓的淋巴干细胞。人类细胞毒性 T 淋巴细胞（human cytotoxic T-lymphocytes，hCTLs）的血液循环时间较长并且能够有效地靶向聚集在肿瘤部位。和其他免疫细胞一样，利用 T 细胞膜制备的仿生药物递送系统也被用于肿瘤的治疗[46]。Jurkat 细胞是永生化人类 T 淋巴细胞系，具有产生白细胞介素 2 的能力。Parodi 等[47]成功地将 Jurkat 细胞膜作为白细胞样载体（LLV）整合到纳米多孔硅（NPS）平台上，载体表面上包含诸多生物标志物（CD45

和 CD3z）和抗原（LFA-1 或 CD11a），因此呈现出特定白细胞性质，可以用于进一步的癌症治疗。Gao 等[48]还采用 Parodi 等使用的方法对白细胞膜进行分离。他们以直径为 2.5μm 的 SiO_2 颗粒为模板在其表面上逐层组装聚电解质层来制备良好分散的(海藻酸钠/壳聚糖)8(ALG/CHI)8]胶囊，将重建的生物活性白细胞膜转化到(ALG/CHI)8 表面后制得了生物相容性良好的白细胞膜伪装聚电解质胶囊（CLMV）。在小鼠 HeLa 模型中 CLMV 表现出良好的可变形性和靶向性，CLMV 的表面蛋白质通过识别肿瘤内皮增强了主动靶向能力，大大改善了材料在肿瘤部位的聚集状况。

2. 基于红细胞膜的仿生递药系统

人体内负责氧气输送的红细胞（RBC）在体内的寿命长达 4 个月。这种长时间的循环能力是纳米颗粒药物递送系统一个非常理想的特性。2011 年，有研究团队报道了红细胞膜涂层技术[16]，他们直接利用整个红细胞膜作为纳米颗粒涂层材料，通过将细胞膜直接转移到纳米颗粒表面，细胞膜表面的复杂组成都被完全保留，包括所有的脂质、蛋白质和碳水化合物等，使所得到的细胞膜涂覆的仿生纳米颗粒承担了源细胞的许多属性。如图 5.3 所示，在最初的概念证明研究中，首先通过红细胞的低渗溶解获得细胞膜，并且通过超声波处理和机械挤出将红细胞膜制成囊泡。随后与预先形成的聚乳酸-羟基乙酸共聚物核共挤出，所得的纳米颗粒在透射电子显微镜下观察时表现出核壳结构，并且膜围绕核。尺寸和电位测量值也与核心周围的一层膜涂层一致。值得注意的是，当在小鼠模型中静脉内施用时，纳米颗粒能够长时间循环，消除半衰期约 40h，优于聚乙二醇保护纳米颗粒对照组。

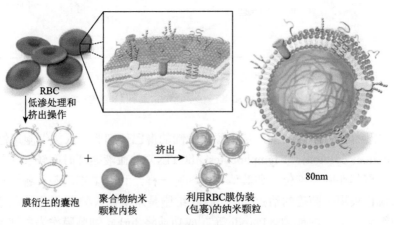

图 5.3 首次报道的仿生红细胞膜的药物递送系统[16]

　　由于正常成熟的红细胞没有细胞核，也没有高尔基体和线粒体等细胞器，这些性质使得红细胞膜的提取变得非常方便。在 Rao 等[49]的实验中发现，包覆红细胞膜的纳米颗粒可以减少网状内皮系统的吞噬，没有明显的体内毒性，即使反复给药也不会引发免疫反应。此外，红细胞膜还被用来修饰各种功能纳米颗粒用于延长血液循环时间，增强疗效，如修饰黑色素纳米颗粒(光热治疗)[50]、氧化铁纳米颗粒(磁共振成像和光热治疗)[51]、上转换纳米颗粒(肿瘤成像)[52]、重元素纳米颗粒(X 射线放射治疗)[53]等。

　　另外，由于其固有的生物相容性和较大的内部空腔可用来加载各种类型的功能分子，红细胞本身也已被探索作为天然药物递送系统。Gao 等[54]设计了一种基于红细胞的光响应药物递送系统，他们在细胞膜上装饰 Ce6 并在细胞内装载DOX。通过光触发的细胞膜分解来引起 DOX 的即时释放。

　　3. 基于肿瘤细胞膜的仿生递药系统

　　基于肿瘤细胞膜的仿生递药系统的最终目标是实现对癌细胞高度特异性靶向和治疗，利用在肿瘤细胞中经常观察到的固有同型结合现象，将膜功能化可以用于药物递送应用中的癌症靶向策略。Fang 等[14]制备了一种癌细胞膜包被的聚合物纳米颗粒，该纳米颗粒携带全系列的癌细胞膜抗原，适用于多种抗癌治疗（图 5.4）。研究者为了量化摄取的差异，进行了流式细胞分析，结果表明与红细胞膜包被的纳米颗粒（RBCNP）和无膜包被的裸 PLGA 核相比，肿瘤细胞膜包被的纳米颗粒（MDA-MB-435CCNP）使摄取分别增加约 40 倍和 20 倍；而将异型人类包皮成纤维细胞系用作阴性对照，观察到与裸 PLGA 核相比，MDA-MB-435CCNP 几乎没有

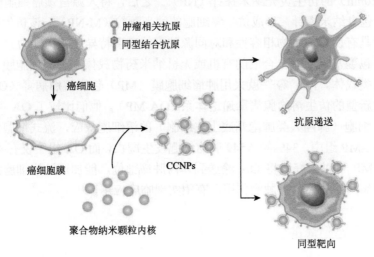

图 5.4　癌细胞膜包裹的纳米颗粒（CCNP）的制备示意图以及其潜在的两种应用[14]

增加细胞摄取，表明用癌细胞膜包裹纳米颗粒可以增加纳米颗粒对源癌细胞的亲和力。同时，研究者将颗粒与免疫佐剂偶联，用所得制剂刺激树突状细胞，使其表现出与淋巴细胞明显更强的相互作用，产生了更多的 IFN-γ，这标志着抗原特异性免疫反应的发生。这些结果表明这种肿瘤细胞膜包被的纳米颗粒可用于促进肿瘤特异性免疫应答。

Chen 等[55]采用癌细胞膜制备了一种新型的仿生纳米颗粒（ICNP）。该仿生纳米颗粒以癌细胞膜为外壳，以装载酞菁绿（ICG）的聚乳酸-羟基乙酸纳米球作内核。该仿生纳米颗粒具有与癌细胞同源的结合黏附分子，能显著地促进肿瘤的靶向内吞作用。结果表明，该仿生癌细胞膜包被纳米颗粒在近红外激光照射下能显示出高效的光热疗法。Rao 等[56]使用肿瘤细胞膜包裹上转换纳米颗粒，利用癌细胞表面膜蛋白的免疫逃逸和同源结合能力很好地克服免疫清除和体内的非特异性结合，实现同源靶向癌细胞。同时，由于上转换纳米颗粒能很好地将近红外光转换为可见光，故该仿生纳米颗粒可用于体内肿瘤成像以及进一步的肿瘤治疗。Li 等[57]也利用肿瘤细胞膜包裹载有葡萄糖氧化酶和过氧化氢酶的卟啉金属有机框架纳米核，形成新型仿生肿瘤细胞的纳米颗粒，可用于协同肿瘤细胞靶向的饥饿和光动力治疗。Sun 等[58]采用 4T1 细胞膜包裹装载 DOX 的金纳米笼，形成光热和化疗联合应用的新型仿生癌细胞纳米递送系统，可实现同型肿瘤细胞的选择性靶向、近红外激光照射下热疗引发药物释放和化学/光热疗法的结合。

除乳腺癌细胞外，其他癌细胞膜也被利用来开发同源靶向的仿生纳米递送系统。Lv 等[59]开发了一种能够在 800nm 光激发时发射近红外（NIR）荧光（$\lambda_{max} \approx 720nm$）的仿生荧光纳米探针（NP）。之后，将人源宫颈癌细胞膜（HeLa细胞膜）包裹纳米探针，形成仿生癌细胞的纳米颗粒（M-NP）。该仿生癌细胞的纳米探针具有良好的生物相容性和对同源肿瘤的高度特异性靶向能力。

除了包裹常见的人工合成的有机或无机纳米药物载体，肿瘤细胞膜也被用于包裹病毒类载体。Ran 等[60]就采用肿瘤细胞膜（MP）包裹溶瘤病毒（OA），制备了一种新型的仿生溶瘤腺病毒递送体系（OA-MP）。他们比较了 OA 和 OA-MP对 A549 细胞（肺癌人类肺泡基底上皮细胞）的溶细胞效应，流式细胞仪分析显示，在 OA-MP 组中，34%的 A549 肿瘤细胞发生凋亡，而 OA 组中仅有 4.6%的细胞凋亡。MP 可以更好地将 OA 输送到体内肿瘤部位，能加速肿瘤细胞溶解，进而提高溶瘤病毒的体内抗肿瘤作用，有望实现临床应用。

5.4.2 基于外泌体的仿生递药系统

目前，基于外泌体的药物递送载体已经成为治疗一系列病症（包括癌症、心肌梗死和炎性疾病）的重要无细胞治疗策略。外泌体可以通过化学或生物学方法进行修饰以提高其治疗效果。目前改性外泌体主要有两种策略(图 5.5)[61]，一是通过遗传或代谢工程或引入外源性材料来操纵其亲本细胞来改性外泌体；二是用疏水插入、共价表面化学和膜通透等方法直接功能化外泌体。

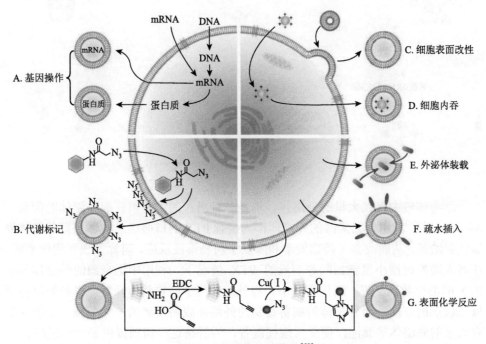

图 5.5　外泌体改性策略[61]

　　针对外泌体的临床应用受到生产规模低的限制，目前主要是利用连续机械挤出法大规模制备外泌体。Wan 等[62]利用脂质化配体接枝改性树突状细胞，然后将约 10^7 个细胞通过机械挤出法产生癌细胞靶向细胞外纳米囊泡（ENVs），该过程可在约 1h 内完成。首先用 AS1411 适配体共轭聚乙二醇化胆固醇均匀标记细胞，然后通过两个孔径为 10μm 和 5μm 的过滤器反复过滤以产生细胞外纳米囊泡，加载 PTX 后，将肿瘤靶向 ENVs 静脉注射用于体内肿瘤治疗。这个快速、经济的方法可能为未来的临床转化铺平道路。Yang 等[63]通过制备外泌体模拟物（exosome-mimics，EMs）来提高外泌体载体的产量。如图 5.6 所示，通过不同孔径的过滤器连续挤出非致瘤性上皮 MCF-10A 细胞，以高效生成大小可控的EMs。然后通过电穿孔将 siRNA 包囊到 EMs 中。通过这种策略，可以产生大量的纳米级 EMs 用于在体外和体内癌症中的基因递送。

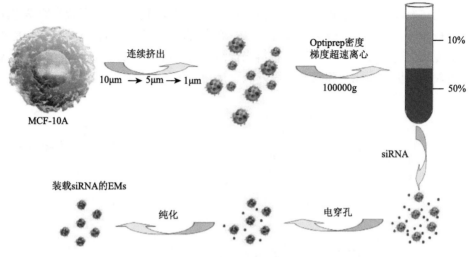

图 5.6   电穿孔法制备装载 siRNA 的外泌体模拟物的示意图[63]

　　动物体液中存在大量的外泌体，也是一种潜在的大规模获取外泌体的源泉。Agrawal 等[64]利用牛奶来源的外泌体作为装载 PTX 的口服递送载体来替代常规静脉注射给药，从而改善了药物效率和降低了药物毒性反应。研究发现利用该系统，在对人肺癌荷瘤小鼠施加同等剂量的 PTX 情况下，利用牛奶来源的外泌体装载 PTX 的治疗效果更好，副作用更小。将外泌体用于药物载体开发一直是外泌体领域比较热的方向，而外泌体的制备是制约外泌体载药发展的一大瓶颈。牛奶中具有大量的外泌体等囊泡，便于大规模制备，为解决这一问题提供了一个思路。

　　在给药方式上，外泌体或者细胞外囊泡（extracellular vesicles，EVs）在药物递送系统应用中还受脱靶活性和由于全身性给药可能带来的"稀释作用"的限制。为了充分发挥细胞外囊泡的治疗潜力，Fuhrmann 等[65]将细胞外囊泡嵌入可植入式生物材料中，旨在利用酶前体药物疗法（EPT）实现局部药物递送。该方法中，细胞外囊泡作为智能载体被用于稳定水凝胶中的酶（β-葡糖苷酸酶），并控制良性前体药物（姜黄素葡萄糖醛酸）在病灶局部转化成活性抗炎化合物（姜黄素）。实验结果表明天然的细胞外囊泡的抗炎潜力与人工合成载体相当或更好。

　　在外泌体改性上，由于外泌体作为靶向药物递送载体对大分子量核酸包封效率低，Lin 等[66]通过简单的孵育开发了一种外泌体-脂质体杂化纳米颗粒。与初始的外泌体不同，所得到的杂化纳米颗粒与脂质体类似，能有效地包封大质粒，包括 CRISPR/Cas9 表达载体。此外，所得到的杂化纳米颗粒能被间充质干细胞（MSC）内吞并表达被封装的基因（这些基因不能被脂质体单独转染）。这种载体可用于实现借助 CRISPR/Cas9 对体内基因操控。针对基于外泌体的药物递送难以实现可控释放，Wang 等[67]利用化学编辑供体细胞膜的方法实现了将外泌体与纳米材料（金纳米棒）结合，首次制备出具有红外光响应功能的外泌体。该外泌体结合了合成材料和天然纳米颗粒的优点，不仅保留了天然外泌体固有的功能，而且还像合成纳米载体一样，具有多种效果，如肿瘤靶向性、热疗和药物控释能力。通过双配体介导的内吞作用，能够有效地实现在靶肿瘤部位积累，结合金纳米棒在近红外照射下产生的局部热疗，会影响外泌体膜的通透性，促进外泌体的药物释放，进而抑制肿瘤的复发。

　　另外，外泌体可以通过化学方法修饰来提高其分离和治疗效果。通过共价表面化学方式将各种功能的纳米颗粒修饰在外泌体中可赋予外泌体多种功能。如Wang 等[68]利用化学编辑的方法改造外泌体，并利用微流控芯片快速高效分离外泌体。首先，利用 DSPE-PEG 链将生物素镶嵌在供体细胞的磷脂膜上，再通过生物素与亲和素的特异性相互作用将亲和素修饰在细胞膜上，药物是与供体细胞共孵育包封在细胞质中的。这种改造后的供体细胞分泌的外泌体融合了双配体与药物，用具有特定识别分子（CD63）和独特形貌纳米材料基底的微流控芯片可实现其高效分离。而分离出的功能化的外泌体递送系统显示出对肿瘤细胞强的靶向能力，且靶向肿瘤细胞后能在受体介导下被高效地摄取。因此，利用这种功能化的外泌体递送化疗药物，可使药物的抗癌效果得到显著提高。此外，Qi 等[69]开发了一种双功能的基于外泌体的超顺磁性纳米粒子簇作为靶向药物递送载体用于癌症的治疗。他们利用鼠肝癌细胞 H22 构建了皮下肿瘤模型，其体内研究显示，在外加磁场作用下，这种具有磁响应性的载药外泌体基载体递送系统增强了药物对癌细胞的靶向性（增强 2.12 倍），并能有效抑制肿瘤生长（抑制效果是裸药的 2.9 倍）。这种药物递送系统克服了外泌体应用于癌症的靶向能力不足的障碍。

　　除了采用化学方法改性外泌体，还可通过生物学方法修饰外泌体以提高其治疗效果。目前，主要是通过遗传或代谢工程操纵其亲本细胞使外泌体过表达具有特定（靶向）功能的分子。Jin 等[70]探索了生物工程细胞外膜纳米囊泡作为 siRNA 的有效载体用于干细胞工程和体内递送系统的潜在价值。他们先将外泌体工程化，从而过表达与细胞黏附肽（RGD）或细胞穿膜肽（CPP）融合的外泌体蛋白，增强外泌体在细胞内基因转移能力，然后通过模拟外泌体胞外出芽的过程，人工诱导质膜衍生纳米囊泡，并对其进行工程化修饰，开发了一种新的 siRNA 递送系统，该制备方法能大规模生产纳米囊泡。工程化改造后的纳米囊泡可过表达钙黏蛋白（E-cadherin），促进 siRNA 递送至具有抗细胞内基因转移的人类干细胞，并且具有微弱的细胞毒性。Morishita 等[71]用编码融合蛋白的特殊质粒载体工程化的亲体细胞株制备了一种有效的基于外泌体的肿瘤抗原-佐剂共递送系统。该系统使用基因工程肿瘤细胞衍生的外泌体，其中包含内源性肿瘤抗原和免疫刺激性 CpG DNA。首先用编码融合链霉亲和素-乳黏素蛋白（streptavidin-lactadherin，SAV-LA）的质粒载体转染小鼠黑色素瘤细胞（B16BL6 细胞），产生基因工程改造的表达

SAV-LA 的外泌体（SAV-exo）。将 SAV-exo 与生物素化的 CpG DNA 组合以制备 CpG DNA 修饰的外泌体（CpG-SAV-exo）。利用 CpG-SAV-exo 实现的免疫治疗表现出更强的体内抗肿瘤作用。因此，基因工程化的 CpG-SAV-exo 是一种有效的基于外泌体的肿瘤抗原-佐剂共递送系统，可用于癌症免疫治疗。Yim 等[72]开发了一种胞内递送靶蛋白的新工具，即通过光学可逆的蛋白质间相互作用装载蛋白质的外泌体（exosomes for protein loading via optically reversible protein-protein interactions，EXPLORs）。在体外和体内试验中，经过载有蛋白质的 EXPLORs 处理后，细胞内相应蛋白质的水平和功能显著增加。Alvarez-Erviti 等[73]开发了一种基于外泌体的高效的组织特异性和非免疫原性 RNA 递送技术，能实现向小鼠大脑传递 siRNA。

受天然外泌体分泌过程和递送功能的启发，Zhang 等[74]仿生合成了生物功能化脂质体样纳米囊泡（biofunctionalized liposome-like nanovesicles，BLNs），该囊泡可以展示多种靶向蛋白/肽配体并直接包封药剂促进药物递送。同样受到大多数有包膜病毒劫持宿主细胞膜后通过细胞膜断裂的萌芽过程释放遗传物质这一方式的启发，他们[75]还通过基因工程将病毒抗原带到细胞膜中，借助表面活性剂形成均匀的仿球状病毒纳米囊泡（virus-mimetic nanovesicles，VMVs），该 VMVs 具有类似于天然病毒的大小、形状和特定的免疫原性（图 5.7）。另外，多种多样的抗原表位和病毒包膜糖蛋白可通过功能化锚定到 VMVs 表面，表明 VMVs 可用作直接、稳健和可调控的纳米生物技术平台用于制备针对各种有包膜病毒的抗原递送系统。

肿瘤细胞分泌的外泌体具有同源靶向性，利用其作为药物载体可提高药物的疗效。Kim 等[76]利用癌症来源的外泌体作为天然的载体，利用电转或质粒转染方式载药，同时装载有靶向聚腺苷二磷酸核糖聚合酶-1[poly(ADP-ribose) polymerase-1，PARP-1]的 CRISPR/Cas9 和顺铂药物协同抑制癌细胞增殖。Saari 等[77]研究了来源于肿瘤细胞的两种不同的细胞外囊泡（微泡和外泌体）作为 PTX 的载体对自体前列腺癌细胞的药物递送的区别。该研究表明肿瘤细胞衍生的细胞外囊泡可以作为 PTX 的有效载体同源靶向其亲代细胞，通过内吞途径将药物带入细胞并增加其细胞毒性。另外，因 MSC 可以归巢至肿瘤微环境中，故也可用于递送抗癌药物。利用这一特点，Pascucci 等[78]以小鼠骨髓基质干细胞（SR4987）作为 MSC 模型细胞进行体外试验，首次证明了 MSC 在通过 PTX 启动后以膜囊泡的形式包装和递送药物，从而获得强的抗肿瘤活性。

外泌体药物递送载体除了能靶向治疗癌症外，还应用于其他疾病的治疗。单核细胞和巨噬细胞分泌的外泌体可以避免单核吞噬细胞包覆，并且同时增强所载的药物向靶细胞的递送，最终增加药物治疗功效。鉴于此，Haney 等[79]开发了一种新的基于巨噬细胞来源的外泌体的递送系统，实现了强效抗氧化剂（过氧化氢酶）的有效递送并用于治疗帕金森病(Parkinson's disease，PD)。Zhuang 等[80]利用包载抗炎

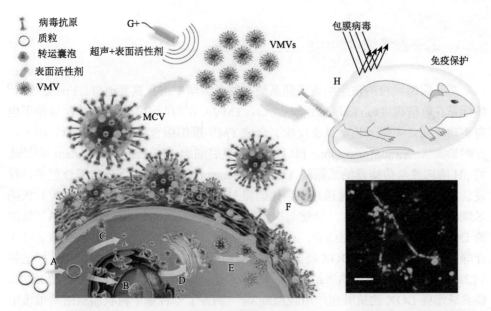

图 5.7　将抗肿瘤表位或包膜病毒糖蛋白锚定到 VMVs 表面形成仿病毒纳米囊泡的过程示意图[75]

A. 将病毒抗原基因亚克隆到慢病毒载体中，然后转染到真核细胞中以表达病毒抗原；B. 在嘌呤霉素选择后获得在细胞膜上稳定表达病毒抗原的 HEK 293T 细胞；C. 通过识别信号肽，抗原蛋白位于内质网中；D. 在运输囊泡的帮助下，分选信号肽将抗原蛋白引导至质膜或高尔基体复合体；E. 携带有抗原蛋白的运输囊泡与细胞质膜融合，将病毒抗原锚定到细胞表面；F. 将表达病毒抗原的 HEK293T 细胞与脱氧胆酸钠一起孵育以产生巨细胞膜囊泡（MCV，500～2500nm）；G. 通过超声波处理纯化 MCV，然后与 0.045%脱氧胆酸钠和 0.05%曲拉通 Triton-X100 混合以产生均匀的 VMVs（50～150nm）；H. 向接种疫苗后的小鼠鼻内注射50 倍致死剂量的小鼠适应性流感病毒，以验证 VMV-HA 的体内免疫保护

药物的外泌体递送系统治疗脑炎症。在该研究中，外泌体被用于包封姜黄素（Exo-cur）或信号转导和转录激活因子 3（Stat3）抑制剂，即 Exo-JSI124，并通过鼻内途径无创地递送至小胶质细胞。三种炎症介导的疾病模型（脂多糖诱导的脑炎症模型、实验性自身免疫性脑炎和 GL26 脑肿瘤模型）得到的结果表明实施 Exo-cur或 Exo-JSI124 鼻内治疗的小鼠免受脂多糖诱导的大脑炎症影响，避免髓鞘少突胶质细胞糖蛋白（MOG）肽诱导实验性自身免疫性脑脊髓炎（EAE）的扩散，并且抑制了 GL26 脑肿瘤生长。Exo-cur 或 Exo-JSI124 的鼻内给药可使外泌体包封的药物快速递送至脑，从而被小胶质细胞选择性吸收，随后诱导小胶质细胞的凋亡。Tian等[81]建立了短暂的大脑中动脉闭塞（MCAO）小鼠模型，并将工程化的 c(RGDyK)肽修饰的外泌体（cRGD-Exo）经静脉注射后，成功靶向缺血性脑损伤区域。此外，注射载有姜黄素的 cRGD-Exo 后，对小鼠脑缺血后的炎症反应和细胞凋亡具有显著的抑制作用。该研究表明外泌体作为靶向缺血性脑损伤的递送载体具有良好的可行性，并提供了一种快速、大规模生产功能化外泌体的策略。

5.4.3 基于病毒结构的仿生递药系统

基于病毒颗粒的仿生纳米递药系统在纳米医学中占有重要地位。Franke 等[82]将烟草花叶病毒（tobacco mosaic virus，TMV）作为顺铂的纳米载体，即使用电荷驱动反应（类似于化学点击反应）合成 TMV-顺铂缀合物（TMV-cisPt）用于治疗耐铂类（platinum-resistant，PR）药物卵巢癌细胞。Biabanikhankahdani 等[83]还将 pH 响应性与仿病毒纳米颗粒（virus-like nanoparticles，VLNPs）结合起来，开发新型的癌症治疗药物递送系统。他们将 His 标记的乙型肝炎病毒（HBV）状纳米颗粒（VLNPs）通过非共价键与次氮基三乙酸（nitrilotriacetic acid，NTA）修饰的 DOX（NTA-DOX）相结合，并与叶酸（FA）共价接枝。通过叶酸受体（FR）介导的内吞作用，可将 DOX 特异性地靶向和递送到卵巢癌细胞。其中 His 标记的 VLNPs 作为 pH 敏感的纳米结合剂，能够在低 pH 条件下控制 VLNPs 释放 DOX，能显著增强 DOX 的抗肿瘤作用。Zhang 等[84]制备了一种基于树状脂肽的病毒模拟体，用于模拟高效的肿瘤特异性感染并实现全身药物递送。这些病毒模拟体在肿瘤特异性的全身性药物递送方面具有以下显著特征：①"隐身表面"抵抗蛋白质相互作用并延长血液中的循环时间；②仿病毒纳米结构可通过被动靶向至实体肿瘤部位；③针对肿瘤细胞外 pH 靶向可充电屏蔽；④受体介导的靶向以增强肿瘤特异性摄取；⑤富含赖氨酸的超分子结构模拟病毒亚细胞靶向，可实现有效的内涵体逃逸和核递送。这种生物启发式设计的载药病毒模拟体对荷有 4T1 肿瘤的 BALB/c 小鼠体内肿瘤的抑制大大超过阳性对照组（三倍以上）。更重要的是，该病毒模拟体在全身给药后具有减少副作用和降低肿瘤转移的巨大潜力。

5.4.4 基于丝状结构的仿生递药系统

研究者还针对丝状结构仿生递药系统进行了一系列的研究。这里主要介绍利用两亲性材料自组装出丝状结构的胶束类仿生递药系统。在利用两亲性分子自组装成仿生丝状胶束研究方面，其实早在 1996 年，Zhang 等[85]就发现，微摩尔（$CaCl_2$ 或 HCl）或毫摩尔（NaCl）浓度离子的加入可以改变稀释溶液中两亲性嵌段共聚物聚苯乙烯-b-聚（丙烯酸）（PS-b-PAA）的"水切割"聚集体的形态。通过调节形成胶束溶液中离子的浓度，可以很好地控制形成仿生丝状胶束，这为制备仿生丝状胶束用于新型纳米药物递送系统提供了很好的理论基础。Oltra 等[86]则受到丝状病毒以及血流中分解成较小的管状血小板的启发，设计了由可降解两亲性嵌段共聚物（聚环氧乙烷-b-聚己内酯，PEO-b-PCL）制成的柔性和可断裂丝状胶束，即 Filomicelles。随着时间的延长，Filomicelles 会缩短，最终成为球形胶束。此外，Chen 等[87]还利用可生物降解的聚（醚-酸酐）三元共聚物制备出丝状、棒状和球状胶束，并通过实验证明了仿生丝状胶束作为药物递送系统能更有效地用于肿瘤治疗。仿生丝状胶束可以开发成高潜力的药物递送系统用于癌症治疗。他们还通过控制 PEG 链长、亲水-疏水链段比例、聚合物浓度和环境温度实现了对胶束形态转变的控制[88]。

5.4.5　基于棒状结构的仿生递药系统

在结构仿生中，关于棒状结构仿生的报道也不少，且多为利用两亲性嵌段共聚物自组装形成的棒状胶束类仿生递药系统。例如，Zhou 等[89]在增加 NaCl 浓度的条件下将 mPEG-PCL 嵌段共聚物自组装成不同形状的胶束[图 5.8（a）～（d）]，小鼠体内药代动力学研究表明，与携带有阿霉素球体胶束[$t_{1/2\beta}$=（8.39±0.53）h]相比，直径约为 40nm、长度为 600nm 的棒状胶束[$t_{1/2\beta}$=（24.23±2.87）h]可以更好地避开网状内皮系统（RES）的清除并延长胶束在体内的半衰期，研究表明，生物启发式纳米载体作为一种新兴的药物递送系统对提高抗癌药物的递送效率具有相当大的帮助，可能在未来的临床应用中增强癌症治疗效果。Zhou 等[90]还将磁性纳米颗粒引入棒状胶束中，开发出一种具有磁性引导和主动靶向能力的杆菌状聚合物胶束[图 5.8（e）]。该胶束由苯基硼酸（PBA）修饰的聚乙二醇-聚己内酯共聚物（PBA-PEG-PCL）在氯化钠水溶液中自组装形成，并将抗癌药物阿霉素和磁性纳米颗粒 Fe_3O_4 载入其中。这类直径约 20nm、长约 600nm 的棒状胶束具有超过 24h 的血液循环半衰期并能增强细胞对其的内化。胶束中的磁性纳米颗粒不仅能够在外加磁场条件下精确地将胶束引导至肿瘤位点并增强其在肿瘤部位的积聚，还可以提高聚合物胶束和亚细胞结构之间的对比度以便表征纳米载体在细胞的分布。另外，PBA 靶向配体赋予纳米载体主动靶向能力，选择性识别过表达唾液酸的肿瘤细胞，增强细胞的内吞作用。体内抗肿瘤试验表明，该纳米载体对肿瘤生长具有优异的抑制效力，在 H22 肝癌细胞肿瘤模型中表现出 83%的肿瘤抑制率。

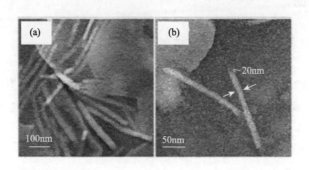

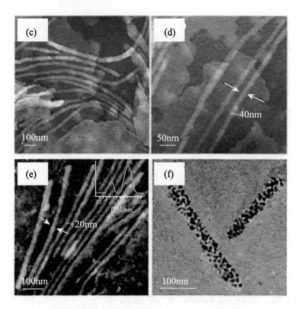

图 5.8　不同棒状胶束形貌图

（a）、（b）短棒状 mPEG-PCL 胶束透射电镜图像；（c）、（d）长棒状 mPEG-PCL 胶束透射电镜图像[89]；（e）苯基硼酸修饰的棒状 PBA-PEG-PCL 空白胶束（R₂）；（f）内部载有 Fe₃O₄ 的棒状 PBA-PEG-PCL 胶束（R₂@Fe₃O₄）。（e）中插图是胶束粒径分布图[90]

除胶束外，也有少数研究者通过后处理交联的聚合物纳米颗粒得到短棒状载体结构。例如，Banerjee 等[91]就使用碳二酰亚胺交联剂将聚苯乙烯（PS）与 EZ-link® 胺-PEG2-生物素结合制备成具有游离羧基末端的 200nm 大小的荧光球，并将荧光球悬浮于含有 2% 甘油作为增塑剂的 10% 聚乙烯醇（PVA）溶液中。将该悬浮液倾倒在 19cm×27cm 的平台上干燥成膜。然后通过使用定制的拉伸装置在 120℃油浴中将薄膜在一个或两个方向上进行拉伸。基于预定的纵横比，通过施加在薄膜上的拉伸量来控制颗粒尺寸。制备球形、棒状和盘状纳米颗粒，并将它们与靶向配体结合，研究颗粒尺寸、形状和表面化学对它们在肠细胞上摄取和转运的影响。结果表明，采用非球形纳米颗粒，可能对改进纳米颗粒介导的口服药物递送有帮助。

5.4.6　基于其他仿生结构的递药系统

除上述几种仿生结构递药系统外，其他形状结构的仿生递药系统也有报道。如 Silvia 等[92]制备了聚苯乙烯球状载体和圆盘状载体，并研究了这些载体与内皮细胞的相互作用情况，发现靶向 ICAM-1（细胞间黏附分子-1）的模型聚合物载体的内皮靶向和细胞内分布可以通过载体几何形貌，特别是大小和形状来调控。而在小鼠中测试这些载体的血液循环和内皮靶向情况，发现具有微米尺寸且载有抗 ICAM 抗体的椭圆盘状载体在血液循环中具有更长的半衰期和特异性内皮靶向。

　　另外，非浸润性模板中的颗粒复制（particle replication in nonwetting templates，PRINT）是一种通用的"自顶向下"制备颗粒的方法，它能实现对颗粒大小、形状和组成的完全控制。利用这种方法可以制备出具有多种化学结构的颗粒，且能与复杂的生物制剂相容。Perry 等[27]系统总结并阐述了利用 PRINT 方法制备出特定形状和尺寸的微米/纳米颗粒作为药物递送系统的潜力。PRINT 方法主要包括：送料板浇注（delivery sheet casting）、颗粒制造（particle fabrication）和颗粒收集（particle harvesting）三个过程。图 5.9 是利用 PRINT 方法制备的部分颗粒形状。通过这种方法，他们制备了由 PLA、PEG 水凝胶或蛋白质组成的粒径范围 80nm～20μm 的多种颗粒，而且还证明了可以用二硫键或甲硅烷基醚交联来制备具有刺激响应性的颗粒。通过将药物装入颗粒基质中，PRINT 颗粒可以携带各种各样的

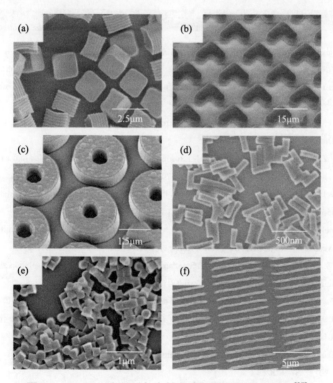

图 5.9　PRINT 法所制备出的各类颗粒的扫描电镜图[27]

（a）可降解的 2μm 立方颗粒；（b）10μm 磁性水凝胶回旋镖状颗粒；（c）3μm 水凝胶环状物；（d）100nm×300nm
水凝胶棒；（e）200nm 圆柱形水凝胶颗粒；（f）80nm×2000nm 丝状水凝胶颗粒

药物分子，如化疗药物、磁共振造影剂和荧光探针等[93-97]。颗粒表面性质可以通过基质组成或官能团化后处理来改变，因此可以通过颗粒表面功能化而使其具有利于靶向给药的靶向基团、利于延长血液循环时间的 PEG 链，以及用于核成像的放射性标记。

5.5 结束语

仿自然界生物的物理结构形态或者化学组成，研究者已研发出多种载体材料。这些载体材料在药物递送方面也取得了不错的研究进展。然而，药物递送系统仍然面临诸多问题，如药物递送效率低、载体对病灶部位的靶向低、药物长时间作用产生多药耐药性以及最终对恶性肿瘤的治疗效果不理想等。因此，将来的载体材料研究不仅要仿生自然界生物的物理形态和化学组成，更重要的是要与自然界生物一样具有生物活性。

参 考 文 献

[1] 王雅哲，周建平，丁杨，等. 仿生型药物递送系统研究进展. 中国药科大学学报，2014，45（3）：267-273.

[2] 刘克松，江雷. 仿生结构及其功能材料研究进展. 科学通报，2009，54（18）：2667-2681.

[3] Tan S，Wu T，Zhang D，et al. Cell or cell membrane-based drug delivery systems. Theranostics，2015，5（8）：863-881.

[4] Yoo J W，Irvine D J，Discher D E，et al. Bio-inspired，bioengineered and biomimetic drug delivery carriers. Nat Rev Drug Discov，2011，10（7）：521-535.

[5] Sun D M，Zhuang X Y，Zhang S Q，et al. Exosomes are endogenous nanoparticles that can deliver biological information between cells. Adv Drug Deliver Rev，2013，65（3）：342-347.

[6] Gao W W，Hu C M J，Fang R H，et al. Liposome-like nanostructures for drug delivery. J Mater Chem B，2013，1（48）：6569-6585.

[7] van Dommelen S M，Vader P，Lakhal S，et al. Microvesicles and exosomes：Opportunities for cell-derived membrane vesicles in drug delivery. J Control Release，2012，161（2）：635-644.

[8] Witwer K W，Buzas E I，Bemis L T，et al. Standardization of sample collection，isolation and analysis methods in extracellular vesicle research. J Extracell Vesicles，2013，2（1）：20360.

[9] Hu C M，Fang R H，Zhang L. Erythrocyte-inspired delivery systems. Adv Healthc Mater，2012，1（5）：537-547.

[10] Stuckey D W，Shah K. Stem cell-based therapies for cancer treatment：Separating hope from hype. Nat Rev Cancer，2014，14（10）：683-691.

[11] Tang K，Zhang Y，Zhang H，et al. Delivery of chemotherapeutic drugs in tumour cell-derived microparticles. Nat Commun，2012，3：1282.

[12] Toledano Furman N E，Lupu-Haber Y，Bronshtein T，et al. Reconstructed stem cell nanoghosts：A natural tumor targeting platform. Nano Lett，2013，13（7）：3248-3255.

[13] Hu C M，Fang R H，Copp J，et al. A biomimetic nanosponge that absorbs pore-forming toxins. Nat Nanotechnol，2013，8（5）：336-340.

[14] Fang R H, Hu C J, Luk B T, et al. Cancer cell membrane-coated nanoparticles for anticancer vaccination and drug delivery. Nano Lett, 2014, 14 (4): 2181-2188.

[15] Copp J A, Fang R H, Luk B T, et al. Clearance of pathological antibodies using biomimetic nanoparticles. Proc Natl Acad Sci USA, 2014, 111 (37): 13481-13486.

[16] Hu C M, Zhang L, Aryal S, et al. Erythrocyte membrane-camouflaged polymeric nanoparticles as a biomimetic delivery platform. Proc Natl Acad Sci USA, 2011, 108 (27): 10980-10985.

[17] Hu C M, Fang R H, Luk B T, et al. Nanoparticle-detained toxins for safe and effective vaccination. Nat Nanotechnol, 2013, 8 (12): 933-938.

[18] Farooqi A A, Desai N N, Qureshi M Z, et al. Exosome biogenesis, bioactivities and functions as new delivery systems of natural compounds. Biotechnol Adv, 2018, 36 (1): 328-334.

[19] Zhang Y, Kim M S, Jia B, et al. Hypothalamic stem cells control ageing speed partly through exosomal miRNAs. Nature, 2017, 548 (7665): 52-57.

[20] Zomer A, Maynard C, Verweij F J, et al. *In vivo* imaging reveals extracellular vesicle-mediated phenocopying of metastatic behavior. Cell, 2015, 161 (5): 1046-1057.

[21] Heinemann M L, Ilmer M, Silva L P, et al. Benchtop isolation and characterization of functional exosomes by sequential filtration. J Chromatogr A, 2014, 1371: 125-135.

[22] Batrakova E V, Kim M S. Using exosomes, naturally-equipped nanocarriers, for drug delivery. J Control Release, 2015, 219: 396-405.

[23] Zarovni N, Corrado A, Guazzi P, et al. Integrated isolation and quantitative analysis of exosome shuttled proteins and nucleic acids using immunocapture approaches. Methods, 2015, 87: 46-58.

[24] Ibsen S D, Wright J, Lewis J M, et al. Rapid isolation and detection of exosomes and associated biomarkers from plasma. ACS Nano, 2017, 11 (7): 6641-6651.

[25] Wu M X, Ouyang Y S, Wang Z Y, et al. Isolation of exosomes from whole blood by integrating acoustics and microfluidics. Proc Natl Acad Sci USA, 2017, 114 (40): 10584-10589.

[26] Barua S, Yoo J, Kolhar P, et al. Particle shape enhances specificity of antibody-displaying nanoparticles. Proc Natl Acad Sci USA, 2013, 110 (9): 3270-3275.

[27] Perry J L, Herlihy K P, Napier M E, et al. PRINT: A novel platform toward shape and size specific nanoparticle theranostics. Acc Chem Res, 2011, 44 (10): 990-998.

[28] Albanese A, Tang P S, Chan W C. The effect of nanoparticle size, shape, and surface chemistry on biological systems. Annu Rev Biomed Eng, 2012, 14: 1-16.

[29] Cossart P. Host/pathogen interactions. Subversion of the mammalian cell cytoskeleton by invasive bacteria. J Clin Invest, 1997, 99 (10): 2307-2311.

[30] 徐翔晖 李芸焜, 简也挺, 等. 仿病毒衣壳自组装体及其生物医学应用. 高分子学报, 2012, 10: 1128-1135.

[31] Gratton S E, Ropp P A, Pohlhaus P D, et al. The effect of particle design on cellular internalization pathways. Proc Natl Acad Sci USA, 2008, 105 (33): 11613-11618.

[32] Herd H, Daum N, Jones A T, et al. Nanoparticle geometry and surface orientation influence mode of cellular uptake. ACS Nano, 2013, 7 (3): 1961-1973.

[33] Meng H, Yang S, Li Z, et al. Aspect ratio determines the quantity of mesoporous silica nanoparticle uptake by a small GTPase-dependent macropinocytosis mechanism. ACS Nano, 2011, 5 (6): 4434-4447.

[34] Zhang S, Gao H, Bao G. Physical principles of nanoparticle cellular endocytosis. ACS Nano, 2015, 9 (9): 8655-8671.

[35] Cao H, Dan Z, He X, et al. Liposomes coated with isolated macrophage membrane can target lung metastasis of breast cancer. ACS Nano, 2016, 10 (8): 7738-7748.

[36] Xuan M, Shao J, Dai L, et al. Macrophage cell membrane camouflaged mesoporous silica nanocapsules for in vivo cancer therapy. Adv Healthc Mater, 2015, 4 (11): 1645-1652.

[37] Zhang Y, Cai K, Li C, et al. Macrophage-membrane-coated nanoparticles for tumor-targeted chemotherapy. Nano Lett, 2018, 18 (3): 1908-1915.

[38] Dou H, Grotepas C B, McMillan J M, et al. Macrophage delivery of nanoformulated antiretroviral drug to the brain in a murine model of neuroAIDS. J Immunol, 2009, 183 (1): 661-669.

[39] Thamphiwatana S, Angsantikul P, Escajadillo T, et al. Macrophage-like nanoparticles concurrently absorbing endotoxins and proinflammatory cytokines for sepsis management. Proc Natl Acad Sci USA, 2017, 114 (43): 11488-11493.

[40] Kang T, Zhu Q Q, Wei D, et al. Nanoparticles coated with neutrophil membranes can effectively treat cancer metastasis. ACS Nano, 2017, 11 (2): 1397-1411.

[41] Gao J, Wang S H, Wang Z J. High yield, scalable and remotely drug-loaded neutrophil-derived extracellular vesicles (EVs) for anti-inflammation therapy. Biomaterials, 2017, 135: 62-73.

[42] Xue J W, Zhao Z K, Zhang L, et al. Neutrophil-mediated anticancer drug delivery for suppression of postoperative malignant glioma recurrence. Nat Nanotechnol, 2017, 12 (7): 692-700.

[43] He X Y, Cao H Q, Wang H, et al. Inflammatory monocytes loading protease-sensitive nanoparticles enable lung metastasis targeting and intelligent drug release for anti-metastasis therapy. Nano Lett, 2017, 17 (9): 5546-5554.

[44] Krishnamurthy S, Gnanasammandhan M K, Xie C, et al. Monocyte cell membrane-derived nanoghosts for targeted cancer therapy. Nanoscale, 2016, 8 (13): 6981-6985.

[45] Pitchaimani A, Nguyen T D T, Aryal S. Natural killer cell membrane infused biomimetic liposomes for targeted tumor therapy. Biomaterials, 2018, 160: 124-137.

[46] Zhang L R, Li R, Chen H Q, et al. Human cytotoxic T-lymphocyte membrane-camouflaged nanoparticles combined with low-dose irradiation: A new approach to enhance drug targeting in gastric cancer. Int J Nanomed, 2017, 12: 2129-2142.

[47] Parodi A, Quattrocchi N, van de Ven A L, et al. Synthetic nanoparticles functionalized with biomimetic leukocyte membranes possess cell-like functions. Nat Nanotechnol, 2013, 8 (1): 61-68.

[48] Gao C Y, Wu Z G, Lin Z H, et al. Polymeric capsule-cushioned leukocyte cell membrane vesicles as a biomimetic delivery platform. Nanoscale, 2016, 8 (6): 3548-3554.

[49] Rao L, Bu L L, Xu J H, et al. Red blood cell membrane as a biomimetic nanocoating for prolonged circulation time and reduced accelerated blood clearance. Small, 2015, 11 (46): 6225-6236.

[50] Jiang Q, Luo Z, Men Y, et al. Red blood cell membrane-camouflaged melanin nanoparticles for enhanced photothermal therapy. Biomaterials, 2017, 143: 29-45.

[51] Ren X, Zheng R, Fang X, et al. Red blood cell membrane camouflaged magnetic nanoclusters for imaging-guided photothermal therapy. Biomaterials, 2016, 92: 13-24.

[52] Rao L, Meng Q F, Bu L L, et al. Erythrocyte membrane-coated upconversion nanoparticles with minimal protein adsorption for enhanced tumor imaging. ACS Appl Mater Interfaces, 2017, 9 (3): 2159-2168.

[53] Deng J, Xu S, Hu W, et al. Tumor targeted, stealthy and degradable bismuth nanoparticles for enhanced X-ray radiation therapy of breast cancer. Biomaterials, 2018, 154: 24-33.

[54] Gao M, Hu A, Sun X, et al. Photosensitizer decorated red blood cells as an ultrasensitive light-responsive drug

delivery system. ACS Appl Mater Interfaces, 2017, 9 (7): 5855-5863.

[55] Chen Z, Zhao P, Luo Z, et al. Cancer cell membrane-biomimetic nanoparticles for homologous-targeting dual-modal imaging and photothermal therapy. ACS Nano, 2016, 10 (11): 10049-10057.

[56] Rao L, Bu L L, Cai B, et al. Cancer cell membrane-coated upconversion nanoprobes for highly specific tumor imaging. Adv Mater, 2016, 28 (18): 3460-3466.

[57] Li S Y, Cheng H, Xie B R, et al. Cancer cell membrane camouflaged cascade bioreactor for cancer targeted starvation and photodynamic therapy. ACS Nano, 2017, 11 (7): 7006-7018.

[58] Sun H, Su J, Meng Q, et al. Cancer cell membrane-coated gold nanocages with hyperthermia-triggered drug release and homotypic target inhibit growth and metastasis of breast cancer. Adv Funct Mater, 2017, 27 (3): 1604300.

[59] Lv Y, Liu M, Zhang Y, et al. Cancer cell membrane-biomimetic nanoprobes with two-photon excitation and near-infrared emission for intravital tumor fluorescence imaging. ACS Nano, 2018, 12 (2): 1350-1358.

[60] Ran L, Tan X, Li Y, et al. Delivery of oncolytic adenovirus into the nucleus of tumorigenic cells by tumor microparticles for virotherapy. Biomaterials, 2016, 89: 56-66.

[61] Armstrong J P K, Holme M N, Stevens M M. Re-engineering extracellular vesicles as smart nanoscale therapeutics. ACS Nano, 2017, 11 (1): 69-83.

[62] Wan Y, Wang L, Zhu C, et al. Aptamer-conjugated extracellular nanovesicles for targeted drug delivery. Cancer Res, 2018, 78 (3): 798-808.

[63] Yang Z G, Xie J, Zhu J, et al. Functional exosome-mimic for delivery of siRNA to cancer: In vitro and in vivo evaluation. J Control Release, 2016, 243: 160-171.

[64] Agrawal A K, Aqil F, Jeyabalan J, et al. Milk-derived exosomes for oral delivery of paclitaxel. Nanomed: Nanotechnol Biol Med, 2017, 13 (5): 1627-1636.

[65] Fuhrmann G, Chandrawati R, Parmar P A, et al. Engineering extracellular vesicles with the tools of enzyme prodrug therapy. Adv Mater, 2018, 30 (15): e1706616.

[66] Lin Y, Wu J, Gu W, et al. Exosome-liposome hybrid nanoparticles deliver CRISPR/Cas9 system in MSCs. Adv Sci, 2018, 5 (4): 1700611.

[67] Wang J, Dong Y, Li Y, et al. Designer exosomes for active targeted chemo-photothermal synergistic tumor therapy. Adv Funct Mater, 2018, 28 (18): 1707360.

[68] Wang J, Li W, Zhang L, et al. Chemically edited exosomes with dual ligand purified by microfluidic device for active targeted drug delivery to tumor cells. ACS Appl Mater Interfaces, 2017, 9 (33): 27441-27452.

[69] Qi H, Liu C, Long L, et al. Blood exosomes endowed with magnetic and targeting properties for cancer therapy. ACS Nano, 2016, 10 (3): 3323-3333.

[70] Jin Y, Lee J S, Min S, et al. Bioengineered extracellular membranous nanovesicles for efficient small-interfering RNA delivery: Versatile platforms for stem cell engineering and in vivo delivery. Adv Funct Mater, 2016, 26 (32): 5804-5817.

[71] Morishita M, Takahashi Y, Matsumoto A, et al. Exosome-based tumor antigens-adjuvant co-delivery utilizing genetically engineered tumor cell-derived exosomes with immunostimulatory CpG DNA. Biomaterials, 2016, 111: 55-65.

[72] Yim N, Ryu S W, Choi K, et al. Exosome engineering for efficient intracellular delivery of soluble proteins using optically reversible protein-protein interaction module. Nat Commun, 2016, 7: 12277.

[73] Alvarez-Erviti L, Seow Y, Yin H, et al. Delivery of siRNA to the mouse brain by systemic injection of targeted

exosomes. Nat Biotechnol, 2011, 29 (4): 341-345.

[74] Zhang P F, Zhang L, Qin Z, et al. Genetically engineered liposome-like nanovesicles as active targeted transport platform. Adv Mater, 2018, 30 (7): 1705350.

[75] Zhang P F, Chen Y X, Zeng Y, et al. Virus-mimetic nanovesicles as a versatile antigen-delivery system. Proc Natl Acad Sci USA, 2015, 112 (45): E6129-E6138.

[76] Kim S M, Yang Y, Oh S J, et al. Cancer-derived exosomes as a delivery platform of CRISPR/Cas9 confer cancer cell tropism-dependent targeting. J Control Release, 2017, 266: 8-16.

[77] Saari H, Lázaro-Ibáñez E, Viitala T, et al. Microvesicle- and exosome-mediated drug delivery enhances the cytotoxicity of paclitaxel in autologous prostate cancer cells. J Control Release, 2015, 220 (Pt B): 727-737.

[78] Pascucci L, Coccè V, Bonomi A, et al. Paclitaxel is incorporated by mesenchymal stromal cells and released in exosomes that inhibit in vitro tumor growth: A new approach for drug delivery. J Control Release, 2014, 192: 262-270.

[79] Haney M J, Klyachko N L, Zhao Y L, et al. Exosomes as drug delivery vehicles for parkinson's disease therapy. J Control Release, 2015, 207: 18-30.

[80] Zhuang X, Xiang X, Grizzle W, et al. Treatment of brain inflammatory diseases by delivering exosome encapsulated anti-inflammatory drugs from the nasal region to the brain. Mol Ther, 2011, 19 (10): 1769-1779.

[81] Tian T, Zhang H X, He C P, et al. Surface functionalized exosomes as targeted drug delivery vehicles for cerebral ischemia therapy. Biomaterials, 2018, 150: 137-149.

[82] Franke C E, Czapar A E, Patel R B, et al. Tobacco mosaic virus-delivered cisplatin restores efficacy in platinum-resistant ovarian cancer cells. Mol Pharmaceut, 2018, 15 (8): 2922-2931.

[83] Biabanikhankahdani R, Bayat S, Ho K L, et al. A simple add-and-display method for immobilisation of cancer drug on his-tagged virus-like nanoparticles for controlled drug delivery. Sci Rep, 2017, 7 (1): 5303.

[84] Zhang Z, Zhang X, Xu X, et al. Virus-inspired mimics based on dendritic lipopeptides for efficient tumor-specific infection and systemic drug delivery. Adv Funct Mater, 2015, 25 (33): 5250-5260.

[85] Zhang L, Yu K, Eisenberg A. Ion-induced morphological changes in "crew-cut" aggregates of amphiphilic block copolymers. Science, 1996, 272 (5269): 1777-1779.

[86] Oltra N S, Swift J, Mahmud A, et al. Filomicelles in nanomedicine-from flexible, fragmentable, and ligand-targetable drug carrier designs to combination therapy for brain tumors. J Mater Chem B, 2013, 1 (39): 5177-5185.

[87] Chen T, Guo X, Liu X, et al. A strategy in the design of micellar shape for cancer therapy. Adv Health Mater, 2012, 1 (2): 214-224.

[88] Chen T, Guo X, Zhao A, et al. Morphological transition of self-assembled architectures from PEG-based ether-anhydride terpolymers. Soft Matter, 2013, 9 (11): 3021-3031.

[89] Li D, Tang Z, Gao Y, et al. A bio-inspired rod-shaped nanoplatform for strongly infecting tumor cells and enhancing the delivery efficiency of anticancer drugs. Adv Funct Mater, 2016, 26 (1): 66-79.

[90] Gao Y, Zhao J, Zhang X, et al. A rod bacterium-like magnetic polymer micelle for strongly enhancing selective accumulation and internalization of nanocarriers. J Mater Chem B, 2017, 5 (25): 4943-4954.

[91] Banerjee A, Qi J, Gogoi R, et al. Role of nanoparticle size, shape and surface chemistry in oral drug delivery. J Control Release, 2016, 238: 176-185.

[92] Silvia M, Carmen G, Julie A C, et al. Control of endothelial targeting and intracellular delivery of therapeutic enzymes by modulating the size and shape of ICAM-1-targeted carriers. Mol Ther, 2008, 16 (8): 1450-1458.

[93] Wang J，Tian S，Petros R A，et al. The complex role of multivalency in nanoparticles targeting the transferrin receptor for cancer therapies. J Am Chem Soc，2010，132（32）：11306-11313.

[94] Nunes J，Herlihy K P，Mair L，et al. Multifunctional shape and size specific magneto-polymer composite particles. Nano Lett，2010，10（4）：1113-1119.

[95] Gratton S E，Pohlhaus P D，Lee J，et al. Nanofabricated particles for engineered drug therapies：A preliminary biodistribution study of PRINT nanoparticles. J Control Release，2007，121（1-2）：10-18.

[96] Canelas D A，Herlihy K P，DeSimone J M. Top-down particle fabrication: Control of size and shape for diagnostic imaging and drug delivery. WIRES：Nanomed Nanobio，2009，1（4）：391-404.

[97] Parrott M C，Luft J C，Byrne J D. Tunable bifunctional silyl ether cross-linkers for the design of acid-sensitive biomaterials. J Am Chem Soc，2010，132（50）：17928-17932.

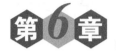

基于稀土纳米材料的药物递送系统

6.1 稀土纳米材料简介

稀土元素是指元素周期表中第六周期 15 个镧系元素和第ⅢB 族中原子序数 21 的钪（Sc）、39 的钇（Y）共 17 个金属元素的总称[1]。其中，依据国际纯粹与应用化学联合会（IUPAC）规定，原子序数 57～71 的 15 个元素：镧（La）、铈（Ce）、镨（Pr）、钕（Nd）、钷（Pm）、钐（Sm）、铕（Eu）、钆（Gd）、铽（Tb）、镝（Dy）、钬（Ho）、铒（Er）、铥（Tm）、镱（Yb）镥（Lu）又被称为镧系元素（图 6.1）。稀土元素有着"工业维生素"和"新材料之母"的美誉。据美国国防部公布的 35 种高技术元素中，除了具有放射性的 Pm 元素以外其他所有稀土元素全部入选，占比 45.7%。

稀土元素独特的电子结构和物理化学性质，为其广泛的实际应用提供了坚实的基础。对于纳米尺度的稀土材料而言，其性质和应用取决于它的 4f 电子数和高原子序数，不同的 4f 能级之间的跃迁引起了稀土材料的发光现象，按照光学机制可以分为上转换发光和斯托克斯（Stokes）位移发光。而且，稀土元素未成对的 4f 单电子也可以为稀土材料提供高磁矩组分，使稀土材料能够广泛地应用在临床磁共振成像上。除了 4f 单电子外，稀土元素的高原子序数也为稀土纳米材料提供了优异的 X 射线衰减性能，使其能够广泛地应用在电子计算机断层扫描（CT 成像）和放疗增敏等领域中。目前对稀土纳米材料的应用，不仅反映在照明、显示器、通信光学信号放大等方面，还体现在生物荧光免疫分析、细胞成像、磁共振成像、活体发光成像和药物递送等生物医学领域[2-6]。

6.1.1 稀土元素光学性质

稀土元素的发光主要源于其 4f 电子在不同能级之间的跃迁，这些位于内层的 4f 电子在不同能级之间的跃迁可以产生大量的吸收和荧光发射光谱信息。研究表

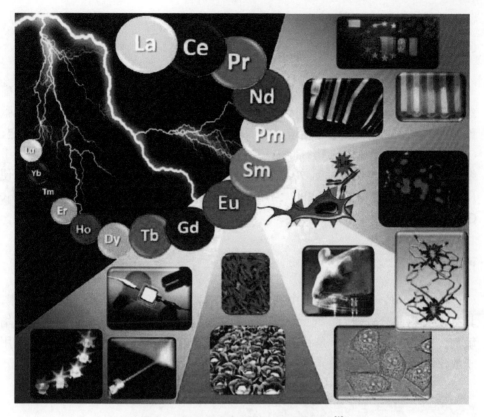

图 6.1　稀土纳米材料在生活中的应用[1]

明，稀土离子的 4f 电子组态中有 1639 个能级，相互之间跃迁数高达 199177 个，可观察到的谱线达 30000 条之多。因此，稀土离子可以发射从紫外光区（<400nm）、可见光区（400~760nm）到近红外光区（760~1700nm）的各种波长的光，形成多种多样的发光材料[7-9]。其中，Tb(Ⅲ)和 Eu(Ⅲ)分别表现出典型的可见光区发射光谱的绿光发射和红光发射，在照明、显示和细胞成像领域有广泛的应用[10-14]；同时，蓝光区的 Tm(Ⅲ)、黄光区的 Dy(Ⅲ)、橙光区的 Sm(Ⅲ)也表现出较好的可见光发射性质。除此之外，稀土离子 Pr(Ⅲ)、Nd(Ⅲ)、Ho(Ⅲ)、Er(Ⅲ)、Tm(Ⅲ)、Yb(Ⅲ)表现出近红外光发射的性质。例如，Yb(Ⅲ)有望应用于医学成像方面，这是因为近红外光能更有效地穿透人体组织并减少伤害；Er(Ⅲ)的近红外发光可以广泛应用于光学信号放大[15]；Nd(Ⅲ)可被应用于激光系统。总体来讲，三价稀土离子具有以下光学特征：线状的荧光光谱；丰富的能级，通过选择不同的稀土离子可以实现从紫外光区到近红外光区的大范围调节；大斯托克斯位移；长荧光寿命；按照电子跃迁过程可分为上转换发光[16-21]和斯托克斯位移发光[22-24]。

6.1.2 稀土元素磁学性质

稀土元素的磁性取决于它们不成对的 4f 电子，如 Gd^{3+} 和 Eu^{2+} 具有七个未配对电子，在磁场下拥有最高的磁矩。因此，它们可以减少配位水质子的纵向弛豫时间 T_1，导致组织信号强度增加从而导致 MRI 增亮[25]。由于其化学性质稳定，Gd^{3+} 被广泛地用于 MRI 造影剂中。另外，Dy^{3+} 和 Ho^{3+} 具有较大的磁矩，可用于缩短水质子的横向弛豫时间 T_2，导致 MRI 变暗[26]。目前，Gd-DTPA 是临床使用最广泛的 T1 型 MRI 造影剂。常用的 Gd 基纳米材料造影剂有 GdF_3、$GdPO_4$、Gd_2O_3、$NaGdF_4$ 等。

6.1.3 高原子序数

稀土元素位于元素周期表中第六周期和ⅢB族，它们大多是高原子序数元素，具有强 X 射线衰减能力。因此，它们可以广泛用作 CT 成像造影剂和放射治疗增敏剂。Yb^{3+}、Lu^{3+} 和 Gd^{3+} 是目前已经被用于构建 CT 造影剂的元素，而 Gd^{3+} 是用于放疗增敏最广泛的稀土元素。

6.2 稀土纳米材料合成方法及组成

6.2.1 稀土纳米材料的合成方法

稀土纳米材料作为载体应用于药物递送时必须满足如下要求：①合适的纳米尺寸和形貌；②对生物系统具有较低的毒副作用；③合适的表面性质来提高纳米材料的生物相容性和进一步链接生物分子的能力；④良好的光学和磁学性质。近年来，科研工作者发展了多种合成的方法，调节合成过程中的原料比、反应时间和温度、不同的表面性质使其满足各种药物递送时的不同要求。目前，使用油溶性的有机配体如油酸（oleic acid，OA）、油胺（oleylamine，OM）和十八烯（octadecene，ODE）作为表面配体，可以制备出各种形貌均匀的纳米球、纳米线、纳米棒、纳米片和不同粒径的油溶性纳米材料。其中溶剂热法和热分解法是两种比较常用的方法。

1. 水（溶剂）热法

通常将稀土离子（硝酸盐，氯化物或氧化物）和氟化物（HF, NH_4HF_2 或 NH_4F,

NaF 或 KF），置于高压反应釜中加热进行高温高压处理[27, 28]。例如，Li 等报道了利用液相、固相和水相（LSS）的界面作用制备上转换发光纳米粒子（upconversion nanoparticles，UCNPs）的方法[29-31]。通过 LSS 方法，可以制备出一系列不同晶相、基质、形貌和尺寸的上转换纳米材料，如 LaF_3、YF_3、CaF_2、GdF_3、$NaYF_4$、$NaLaF_4$、BaF_5 和 KY_3F_{10} 等都是通过环境友好的溶剂热法所制备的[32]。Zhang 等[33-36]报道了通过绿色的水热法合成六方相的上转换 $NaYF_4$: Yb, Er/Tm 纳米材料[图 6.2（a）～（c）]。水热法可以用于制备可控、单分散、粒径均一的纳米晶材料，结晶度高不需要后处理，已经成为合成稀土纳米材料的常用方法。

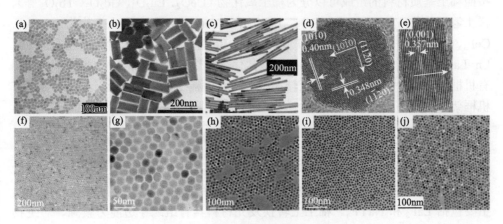

图 6.2　稀土纳米材料的电镜照片

（a～c）水热法合成不同形貌的 $NaYF_4$: Yb, Er/Tm 纳米材料电镜照片；（d～g）水热法合成的 LaF_3: Yb, Er/Tm 纳米材料的电镜照片；（h～j）溶剂热法合成 $NaYF_4$: Yb, Er/Tm 纳米材料的电镜照片

2. 热分解法

将稀土有机金属化合物（稀土三氟乙酸盐、稀土乙酰丙酮化合物等）作为反应前驱体，注入高沸点的有机溶剂中，在惰性气体的保护下将反应体系均匀升至 250～340℃，使稀土有机前驱体受热分解生长成稀土纳米材料。Yan 等通过在 OM/OA/ODE 的混合溶剂中高温热分解三氟乙酸盐制备稀土氟化物[37-41]。在高温热分解过程中，前驱体的比例、反应时间和温度等因素都会影响稀土纳米材料的尺寸大小、形貌、晶相和发光效率[42, 43]。Capobianco 等报道了高温热分解法制备单分散性的 $NaYF_4$: Yb, Er/Tm 纳米材料[44, 45]。Shan 等[46, 47]报道了可以使用三辛基膦化氢（trioctylphosphine，TOPO）、OA 和 ODE 作为溶剂来对纳米材料的形貌和大小进行调控。热分解法制备的稀土纳米材料具有形貌可控、粒径均一、结晶性好等优点，已经成为制备稀土纳米材料的常用方法之一。但是该方法反应条件要求苛刻，需要确保体系无水无氧、程序升至高温等，而且稀土有机物前驱体在高

温热分解过程中会产生具有毒副作用的产物。更重要的是，该方法中用到的有机溶剂使得合成的稀土纳米材料表面被疏水性的配体包覆，如 OA、OM、TOPO 等，使纳米材料难溶于水，限制了稀土纳米材料在检测、成像、载药等生物医学领域的应用。

6.2.2　稀土纳米材料的组成

为了获得性质优异的稀土纳米材料，稀土离子会被掺杂到无机基质材料中，按照稀土基质材料的组成可以分为稀土氧化物（CeO_2、Eu_2O_3、Gd_2O_3、Tb_2O_3 等）、稀土氢氧化物[$Y(OH)_3$、$Gd(OH)_3$、$La(OH)_3$、$Tb(OH)_3$ 等]、稀土氟化物（LaF_3、CeF_3、GdF_3、NdF_3、$NaYF_4$、$NaLuF_4$、$NaLaF_4$、$BaYF_5$ 等）、正磷酸盐化合物（$LnPO_4$，Ln=La、Y、Ce、Nd、Lu 等）、原钒酸盐化合物以及具有规则孔结构的稀土金属有机框架材料[48]。下面对作为上转换基质材料的稀土氟化物和新兴的稀土金属有机框架材料作简单介绍。

1. 稀土氟化物

稀土氟化物因其较低的声子能量（约 $300cm^{-1}$）和较高的化学稳定性，通常被用来作为上转换发光的基质材料。目前，常用的稀土上转换发光材料的基质主要包括 LaF_3 和 $NaYF_4$。稀土上转换发光材料具有组织穿透能力较强、对生物体损伤小和低背景荧光等特点被广泛地应用在生物监测、医学成像和药物递送等领域。

2. 稀土金属有机框架材料

稀土金属有机框架材料（lanthanide metal-organic frameworks，Ln-MOFs），是一种由金属离子或金属团簇作为中心节点，和有机桥连配体通过配位键组装连接而成的高度结晶化的网状配合物，也称金属配位聚合物。近年来，Ln-MOFs 不仅秉承着传统 MOFs 在传感、气体吸附和存储、催化等领域的优势，还被运用到生物成像和药物递送生物医学等领域[49, 50]。例如，Lin 等报道了一种以 Tb^{3+} 为金属中心，以抗癌药物顺铂为桥连配体的 Ln-MOFs 纳米粒子用于抗癌药物的释放[51]。Jia 等通过双光子 Ln-MOFs 孔道装载亚甲蓝实现了对癌细胞的光动力学治疗[52]。

6.3　稀土纳米材料递药系统的制备及特点

在稀土纳米材料递药系统中涉及纳米材料的表面修饰和功能化、纳米材料和药物分子的复合方式、纳米材料的靶向性以及纳米材料到达肿瘤部位的药物释放等多个方面。下面我们对这几个过程详细介绍。

6.3.1 稀土纳米材料的表面修饰和功能化

目前已经报道的粒径均一的稀土纳米材料表面通常为疏水性的有机配体（如油胺、油酸等），这些表面的有机长链不但使稀土纳米材料不能溶于水，而且缺少进一步偶联的官能团，如羧基、氨基、巯基等。因此，为了使稀土纳米材料能够更好地运用在生物体内就必须对其表面进行修饰和功能化。目前，已经报道的方法主要有（图 6.3）：配体交换法(ligand exchange)[53-60]、配体氧化法(ligand oxidation)[39, 61]、层层自组装法 (layer-by-layer)[37, 45]、硅包覆法(silanization)[62]等。

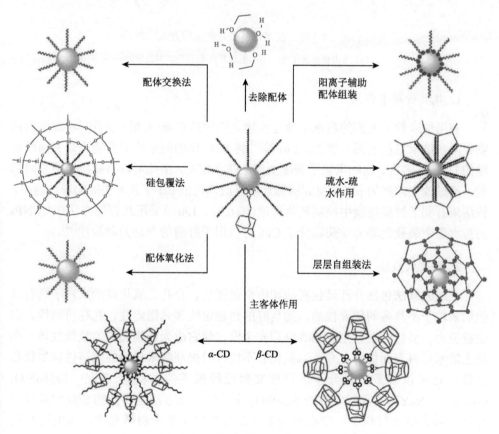

图 6.3 稀土纳米材料表面修饰和功能化的几种方法[11]

6.3.2　稀土纳米材料和药物分子的复合方式

稀土纳米材料和药物分子的复合方式可以依据药物分子和稀土纳米材料之间的相互作用力分为非共价疏水作用、孔道装载法、共价修饰，如图 6.4 所示。

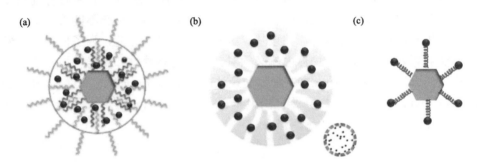

图 6.4　稀土纳米材料递送药物的方式[4]

（a）非共价疏水作用；（b）孔道装载法；（c）共价修饰

1. 非共价疏水作用

利用纳米粒子表面的疏水配体与药物之间的疏水-疏水相互作用，将疏水性药物吸附在纳米材料表面。例如，Liu 等[63]将 PEG 化的两亲性聚合物固定在油酸封端的 UCNPs 表面，在纳米粒子表面上产生疏水空间，由此可以装载抗癌药物阿霉素。通过改变溶液的 pH 来控制阿霉素的释放，在低 pH 下具有更高的释放速率，该结果有利于肿瘤细胞中控制药物释放（图 6.5）。Liu 等采用相似的方法在 UCNPs 的疏水层中装载光动力学药物分子 Ce6 可以用于肿瘤的光动力学治疗[64]。

2. 孔道装载法

孔道装载法包括介孔硅包覆法和中空包覆法。介孔二氧化硅纳米粒子具有其他纳米粒子不具备的优异性能，如良好的热稳定性和光稳定性、孔径可调性、高装载能力、易修饰性、生物相容性和安全性，使它成为药物递送的最佳载体。在稀土纳米材料表面修饰上介孔二氧化硅不仅可以提高纳米材料的水溶性和生物相容性，还可以装载药物分子。目前文献已经报道的材料有 Gd_2O_3: Er@nSiO$_2$@mSiO$_2$、NaYF$_4$: Yb/Er@nSiO$_2$@mSiO$_2$ 等[65, 66]。该方法是将药物装载到具有介孔空心稀土纳米材料中。空心结构能够在保持稀土纳米材料光学性质的同时提供足够的载药量。例如，Lin 等报道了在单分散核壳结构中上转换 Yb(OH)CO$_3$@YbPO$_4$: Er 空心球作为抗癌药物阿霉素的药物载体。研究发现，阿霉素通过核壳空心球载体穿梭于细胞内，经内吞后释放到细胞内，所载的阿霉素球表现出比游离阿霉素更大的细胞毒性。类似地，Y_2O_3: Yb/Er 空心纳米球已经被合成并且用于将阿霉素递送到 HeLa 细胞中，这使得能够进行高对比度的细胞和组织成像不受辐射损伤。目前文献已经报道用于递药的稀土中空介孔纳米材料有中空介孔氧化物 RE_2O_3: Yb/Er（RE=Y, Gd）、中空介孔氟化物 $NaREF_4$: Yb/Er（RE=Yb, Lu, Gd, Y）等[67, 68]。

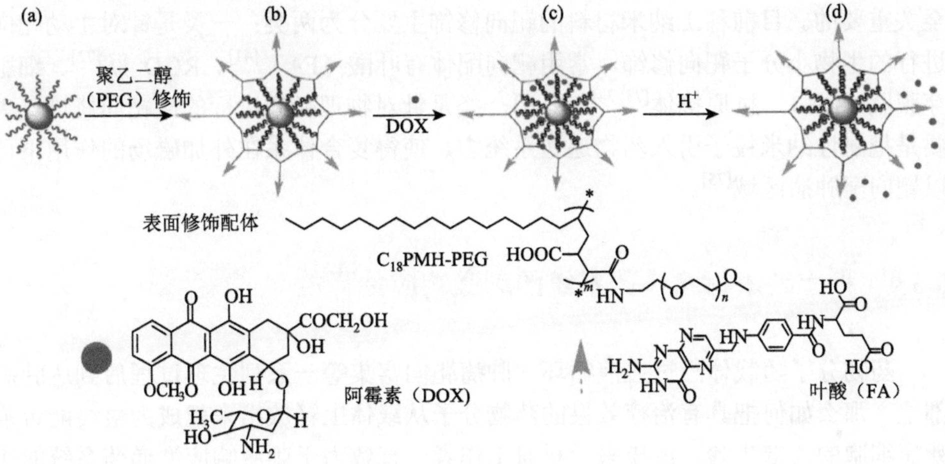

图 6.5　上转换递药系统示意图

（a）油酸包覆的 UCNPs；（b）C_{18}PMH-PEG-FA 功能化的 UCNPs；（c）DOX 装载的 UCNPs，DOX 分子通过
疏水-疏水相互作用物理吸附到纳米粒子表面的油酸层中；（d）调节 pH 控制 DOX 释放

3. 共价修饰

通过共价键的作用可以将药物分子化学修饰在纳米材料表面。Li 课题组在上转换纳米粒子表面通过氨基羧基的共价反应成功嫁接了神经毒素（neurotoxin，NTX），该材料能够很好地靶向到小鼠的皮下肿瘤[69]。但是，共价修饰的药物分子由于强化学键作用很难从纳米材料表面释放，因而该种载药方式在实际运用中较少。

6.3.3　稀土纳米材料的靶向修饰

为了克服药物分子对正常组织细胞的损伤，开发具有肿瘤靶向性的递药系统，将药物分子递送到肿瘤部位并特异性对癌细胞产生杀伤作用具有十分重要的研究价值。具有肿瘤靶向性的递药载体可以分为两类：被动靶向和主动靶向。

被动靶向的药物递送系统主要是利用肿瘤的 EPR 效应，使药物载体在肿瘤部位发生聚集[70]。Li 课题组将上转换纳米粒子 $NaLuF_4$: Yb, Tm@$NaGdF_4$ 通过尾静脉注射的方式打入小鼠体内，1h 后通过上转换材料的发光证明了纳米材料可以明显在肿瘤部位富集。

主动靶向是在药物载体表面连接可以选择性识别肿瘤细胞的靶向分子，将药物选择性地递送到肿瘤部位，并在癌细胞中释放出来[71]。为了让稀土纳米材料递药系统有效地输送到病灶部位，对稀土纳米材料表面进行特异性的靶向修饰也是至关重要的。目前稀土纳米材料的靶向修饰主要分为两类：一类是针对主动靶向进行的生物小分子靶向修饰，常用靶向配体有叶酸（FA）[41]、RGD 肽[72]、细胞穿膜肽 PEP-1、抗原抗体[73, 74]等；另一类是针对物理靶向进行的磁靶向修饰，主要是把磁性纳米粒子引入药物递送系统中，使得复合体系在外加磁场的作用下可以靶向至肿瘤区域[75]。

6.3.4　稀土纳米材料递药系统的刺激响应性释放

药物分子随载体经过血液循环、肿瘤靶向富集等一系列生理过程后到达肿瘤部位，那么如何把具有治疗效果的药物分子从载体上释放出来就成为最终能否杀死癌细胞的关键步骤。近年来，科研工作者一直致力于刺激响应型递药系统的研发，刺激响应型药物递送系统能够在特定的刺激条件下，在空间和时间上实现在肿瘤处释放装载的药物分子，具有药物利用率高、毒副作用低、选择性高等诸多优点，为肿瘤的精准治疗提供了新的思路[76]。根据刺激响应来源方式又可以将纳米材料递药系统分为内源性刺激响应和外源性刺激响应。内源性刺激响应是指利用癌细胞内部的微环境作为药物释放的刺激响应信号，如癌细胞内部特有的低 pH、氧化还原环境、酶等。外源性刺激响应是指通过外界物理方式刺激药物分子的释放，常见的方式有光、温度、磁场、超声等。施剑林课题组利用肿瘤内部过氧化氢过表达和低 pH 的特殊环境，在近红外光和 X 射线的共同作用下实现了氧气增敏的放射治疗[77]。

6.4　稀土纳米材料递药系统的应用

常见的肿瘤治疗方式包括手术切除、化学药物治疗（chemotherapy，简称化疗）、光热治疗（photothermal therapy，PTT）、光动力学治疗（photodynamic therapy，PDT）、放射治疗（radiotherapy，RT）以及基因治疗（gene therapy）等，以上的

治疗方法既能单独使用，也可以联合使用进行联合治疗，整合不同治疗方法的优势，降低用药剂量，增强对肿瘤的杀伤效果以达到最优的治疗效果[78]。稀土纳米材料因其独特的光学性质（半峰宽窄、荧光寿命长、荧光量子产率高、斯托克斯位移大）、较多的 4f 电子、较大的原子序数而被作为肿瘤药物的载体广泛应用在癌症治疗中。按照稀土纳米材料在递药系统中的作用可以分为单递化疗药系统、光控递药系统、放射治疗和联合治疗等。下面我们将对稀土纳米材料构建的不同递药系统分别进行介绍。

6.4.1　单递化疗药系统

单递化疗药系统是指稀土纳米材料只作为化疗药物的载体，或具备成像功能的单一递药系统。化疗是指利用化学药物达到治疗肿瘤的方法。化疗作为传统治疗癌症的手段，在癌症治疗中仍然发挥着不可替代的作用。癌细胞比正常细胞的生命活动更加活跃，化疗药物通过干扰癌细胞蛋白质合成、抑制癌细胞 DNA 复制等生命过程达到抑制癌细胞生长和杀死癌细胞的效果，常见的化疗药物包括紫杉醇、阿霉素、喜树碱、顺铂等。按照装载药物的方式可以分为 MOFs 递药系统、介孔二氧化硅孔道递药系统和疏水层递药系统。疏水层递药系统在 6.3.2 节中已经详细介绍，此处不再赘述。

1. MOFs 递药系统

金属有机框架材料（metal-organic frameworks，MOFs）因其具有丰富的孔道结构而具备较高的载药量，被广泛应用在单一递药系统中。MOFs 是一种新型的无机-有机杂化材料[79-81]。这种材料结构多样，可根据不同功能的需求对结构进行合理设计，可调的孔径和可功能化的孔壁使得空腔能够容纳各种客体分子。在单化疗药物递送中[82]，MOFs 对药物的包封一般有非共价包封和共价包封两种类型。非共价包封是指药物分子被物理包埋在 MOFs 孔道中；共价包封是指通过化学键将药物分子连接到有机配体或金属中心上。在作为药物递送载体方面，Ln-MOFs 与其他 MOFs 相比具有以下优势：①Ln-MOFs 具有规则有序的孔道结构、高比表面积、高配位数等优势，能够高效地装载药物分子；②Ln-MOFs 具有可设计性，能够根据不同的药物进行合理结构设计；③Ln-MOFs 表面易于修饰，可以通过后修饰法引入功能基团和靶向基团；④Ln-MOFs 具有优异的光学性能和高顺磁性，可实现光刺激响应和成像指导的药物递送和治疗。不同 Ln-MOFs 或复合材料的药物递送模型及医疗用途等见表 6.1。

表 6.1 Ln-MOFs 递药系统和作用机制

金属中心	化学式	药物	作用机制
Eu	THA-NMOF-76	亚甲蓝	靶向光动力学治疗[52]
Gd	Ru(bpy)$_3^{2+}$ @ Gd-MTX	甲氨蝶呤	通过抑制 DNA、RNA、胸苷酸和蛋白质的合成来治疗癌症[83]
Gd	Gd(1, 4-BDC)$_{1.5}$(H$_2$O)$_2$	甲氨蝶呤	
Tb	Tb$_2$(DSCP)$_3$(H$_2$O)$_{12}$	顺铂药物	通过干扰 DNA 复制来治疗各种类型的癌症[51]
Tb	[Tb$_{16}$(TATB)$_{16}$(DMA)$_{24}$]	细胞色素 c	限制 O^{2-}和 H$_2$O$_2$ 的产生[84]
Nd	[Nd$_2$(abtc)$_{1.5}$(H$_2$O)$_3$(DMA)]	5-氟尿嘧啶	抑制胸腺嘧啶合成酶，使癌细胞通过胸腺嘧啶饥饿而发生细胞死亡[85]

注：abtc 为 3, 3′, 5, 5′-偶氮苯四甲酸；THA 为 4, 4, 4-三氟-1-（9-己基咔唑-3-）-1, 3-丁二酮；NMOF-76 为 [Eu(BTC)(H$_2$O)·DMF]，H$_3$BTC = 1, 3, 5-苯三羧酸；bpy 为联吡啶二羧酸；1, 4-BDC 为 1, 4-对苯二甲酸；DSCP 为顺铂[c, c, t-二胺二氯二琥珀酸根合铂（Ⅳ）]；TATB 为三嗪-1, 3, 5-三苯甲酸；DMA 为 N, N-二甲基乙酰胺。

Lin 课题组[51]报道了一种以 Tb^{3+}为金属中心，以 DSCP 为桥连配体的 Ln-MOFs 纳米粒子 NCP-1，并通过控制表面二氧化硅涂层的厚度来调控药物的释放（图 6.6）。通过添加不良溶剂，从 Tb^{3+}和 DSCP 的水溶液中沉淀出 Tb$_2$(DSCP)$_3$(H$_2$O)$_{12}$，即 NCP-1，合成的 NCP-1 呈球形，水合粒径为（58.3±11.3）nm。该纳米粒子稳定性较差，在生理环境可快速释放顺铂性药物，通过在 NCP-1 纳米粒子表面包覆一层无定形二氧化硅壳层提高其稳定性以防止纳米药物在水中快速溶解，经过二氧化硅包覆的纳米药物的释药半衰期显著延长，未经二氧化硅包覆的 NCP-1 纳米粒子的释药半衰期约为 1h，包覆 7nm 厚度二氧化硅的 NCP-1′纳米药物的释药半衰期约延长至 9h，并且药物释放速率随着二氧化硅壳厚度的增加而降低，通过延

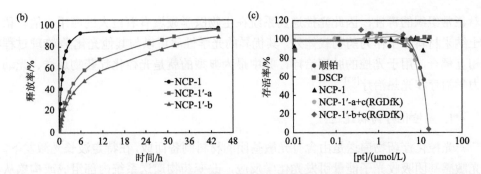

图 6.6　（a）顺铂 Ln-MOFs 组装示意图；（b）顺铂性药物的释放曲线，NCP-1′-a、NCP-1′-b 分别指 NCP-1 经过 TEOS 处理 2h 和 4h 后的产物（包覆了不同的氧化硅厚度）；（c）不同 Pt 浓度下 HT-29 细胞毒性曲线

长药物释放时间，提高载药体系在循环系统和肿瘤组织中循环和积累时间，达到更好的治疗效果。除了努力实现控制药物释放外，研究者在药物递送载体表面偶联癌细胞靶向性多肽 c(RGDfK) 来提高纳米药物传输的靶向性。实验结果表明，表面偶联 c(RGDfK) 的纳米药物的治疗效果获得大幅提高。

在此工作基础上，Lin 等采用相似的思路，报道了一种以 Gd^{3+} 为金属中心，以甲氨蝶呤（MTX，一种抗叶酸类抗肿瘤药）为桥连配体的 Gd-MOF 纳米粒子[83]。与现有载体的低载药量相比，Gd-MOF 可以达到 71.6% 的载药量。Gd-MOF 通过双层磷脂修饰增加其稳定性。同时，功能化的双层磷脂使 Ln-MOFs 纳米粒子可靶向到白血病癌细胞上过表达的 sigma 受体并控制药物的释放。Gd-MOF 中掺杂了 10%（摩尔分数）的羧基化 $Ru(bpy)_3^{2+}$ 衍生物用作光学成像剂，可通过光学成像来检测纳米粒子的摄入。

2. 介孔二氧化硅孔道递药系统

稀土纳米材料表面修饰上介孔二氧化硅是一种理想的复合载药系统，这种复合载药系统在多模态成像、靶向抗癌药物传递以及光动力学治疗上都具有潜在应用价值。例如，Shi 等合成了粒径均一的 $NaYF_4$: Yb/Tm/Gd@SiO_2 复合纳米粒子，成功实现同时诊断和治疗功能，并可应用于活体的磁共振和上转换发光双模式成像[86]。

6.4.2　光控递药系统

光是一种清洁无创有效的外界刺激信号，光控递药系统通过调节光的波长、强度以及照射的时间和位置，实现药物在肿瘤部位的高浓度光控释放，减少药物对正常组织的毒性，因此光控递药系统在生物医学领域有着巨大的应用价值。稀土纳米材料除了作为药物载体外，其优异的光学性质可以与其他光化学/物理过程相互耦合，用于光控的肿瘤治疗，其中最为典型的就是光控化疗药物递送、光动力学治疗和光热治疗[87]。

1. 光控化疗药物递送

光控化疗药物递送是由含有光敏基团的材料制备而成，在特定波长光激发下，光敏感基团吸收光子能量引发光化学反应，改变药物递送系统内部组成或构象从而达到控制化疗药物释放的目的。目前，通过稀土纳米材料光学性质诱导的光学过程主要有光致异构（photoisomerization）和光致断裂（photocleavage）。

光致异构型药物递送系统是一类含有光致异构化官能团的光响应药物递送系统。常见的光致异构分子有偶氮苯（Azo）和螺吡喃（SP）。偶氮苯分子是光致异构的典型代表，在紫外光的作用下，偶氮苯可由反式（*trans*）构象转变为顺式（*cis*）构象，而在可见光（>400nm）的作用下可实现逆向转变。利用这一原理，施剑林课题组报道了基于偶氮苯基团 Azo 功能化的介孔二氧化硅包覆的 $NaYF_4$: Yb/Tm@$NaYF_4$ 上转换纳米粒子在近红外光激发下发射的紫外光可以调控偶氮苯分子顺反异构转化，从而控制药物分子的释放[88]。

光致断裂型药物递送系统是指在紫外光或者近红外光照射下发生化学键断裂反应，引起药物递送系统结构改变而释放药物分子。常见的光致断裂基团有邻硝基苄基氧（*O*-nitrobenzyl，ONB）和香豆素基团（coumarin-based groups）等。Zhao 等设计合成了一种蛋黄-壳结构的近红外光调节药物释放上转换纳米粒子（YSUCNPs），其中具有核壳结构的上转换纳米粒子（$NaYF_4$: Yb/Tm@$NaLuF_4$）作为蛋黄部分，介孔二氧化硅作为壳装载 UCNPs 和前药分子[89]。上转换纳米粒子将 980nm 的光转换成 365nm 的紫外光触发前药分子中共价键断裂释放抗癌药物苯丁酸氮芥（ACCh），光照处理 15h 后药物释放量可达 68%，细胞毒性显示在光照条件下细胞存活率低于 50%，而对照组细胞存活率均大于 90%（图 6.7）。

2. 光动力学治疗

光动力学治疗是一种新型的肿瘤治疗方法，这种治疗手段的原理是利用光照射光敏剂分子（photosensitizer，PS），光敏剂分子受到光线照射后由基态 S_0 跃迁到第一激发单重态 S_1，然后经过系间窜越等非辐射跃迁过程弛豫到第一激发三重态 T_1，在此过程中，光敏剂分子将能量传递给环境中的三线态氧 $^3O_2$，后者吸收能量后并通过途径 II 转化为具有治疗功能的活性氧，包括单线态氧 $^1O_2$、O_2^-、氢氧自由基等，实现对肿瘤的治疗作用[图 6.8（a）]。光动力学治疗的主要机制有：破坏肿瘤组织内的血管，阻断对肿瘤部位的供血；直接杀死肿瘤细胞；免疫调节作用等。常见的光敏剂材料包括：①有机分子，包括花菁 540（merocyanine-540，MC540）、酞菁锌（phthalocyanine zinc，ZnPc）[90-93]、二氢卟吩 e6（Ce6）[94, 95]、竹红菌素 A（hypocrellin A，HA）[96]、四苯基卟啉（tetraphenylporphine，TPP）、四（4-羧基苯基）卟吩[tetra（4-carboxyphenyl）porphine，TCPP]、亚甲蓝（methylene blue，MB）[97]、玫瑰红（rose bengal，RB）[98]、焦脱镁叶绿酸 a[99]、聚丙烯酸[100]等；②金属半导体类，TiO_2、ZnO 等[101-105]；③碳纳米材料，C_3N_4、碳量子点、C_{60} 等[106-108]。

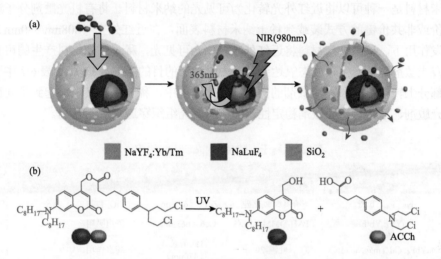

图 6.7　（a）YSUCNPs 在近红外光触发下药物释放机制示意图；（b）前药分子在紫外光下诱导断裂结构示意图

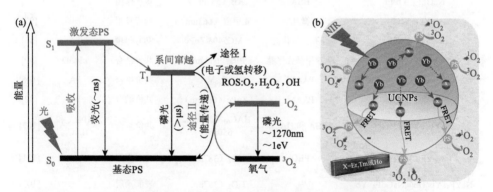

图 6.8　（a）光动力学治疗的原理图：PS 分子由基态吸收激发光跃迁到激发单重态 S_1，经过交叉弛豫到激发三重态 T_1，然后通过 I 型通路形成自由基，或者将能量传递给氧气分子产生单线态氧 $^1O_2$；（b）UCNPs 作为近红外光传感器敏化吸附的光敏剂产生单线态氧 $^1O_2$ 途径示意图

与传统的放疗、化疗以及手术切除等治疗方案相比，光动力学治疗具有治疗精准度高、毒副作用小、治疗成本低等独特的治疗优势，已被证明是早期癌症的

可行治疗方式和术后辅助治疗方案[107]。由于大多数光敏剂分子需要蓝紫光甚至是紫外光激发才能发生能级跃迁，而短波长的光线在组织中的穿透能力非常差并且容易受到严重的组织散射作用，很难达到深层组织，因此对深层肿瘤的治疗效果较差。有机光敏剂光稳定性非常差，经过长时间光线照射之后容易出现严重的光漂白和猝灭现象，不利于长时间的保存和治疗。近年来，随着对稀土上转换纳米材料研究的不断深入，通过稀土上转换纳米材料敏化有机光敏剂的报道日益增多，稀土上转换纳米材料是一种可以将近红外光转化为可见光的纳米材料。将有机光敏剂分子通过共价或非共价键的方式装载到稀土纳米材料表面，在近红外光（808nm/980nm）的激发作用下，稀土纳米材料将近红外光转化为可见光，稀土纳米材料产生的可见光激发光敏剂分子产生单线态氧达到光动力学治疗的目的[图 6.8（b）]。表 6.2 中列举了部分上转换材料激发光敏剂的例子。在此过程中，稀土上转换材料起到了间接激发光敏剂、增强有机光敏剂稳定性、增加激发光组织穿透深度的作用。

表 6.2 基于 UCNPs 的光动力学治疗材料

UCNPs	表面结构或配体	光敏剂（最大吸收波长）	作用方式	靶向剂	文献
NaYF$_4$: Yb/Er	介孔二氧化硅	ZnPc（672nm）	SiO$_2$ 包覆	—	[90]
NaYF$_4$: Yb/Er	PAH-DMMA-PEG	Ce6（663nm）	静电吸附	—	[94]
NaYbF$_4$: Gd/Tm@NaGdF$_4$	吐温-20	竹红菌素 A（470nm）	疏水作用	—	[96]
NaYF$_4$: Yb/Er	壳聚糖	ZnPc（672nm）	疏水作用	FA	[91]
NaGdF$_4$: Yb/Er	BSA	RB（550nm）	疏水作用	—	[98]
NaYF$_4$: Yb/Er	微孔	亚甲蓝（663nm）	物理吸附	—	[97]
NaYF$_4$: Yb/Er	介孔二氧化硅	MC540&ZnPc	SiO$_2$ 包覆	FA	[33]
NaYF$_4$: Yb/Er	O-羧甲基壳聚糖	PPa（668nm）	共价结合	cRGD	[99]
NaYF$_4$: Yb/Er@NaYF$_4$: Yb/Tm	PAAM	C$_{60}$MA	共价结合	FA	[106]
NaYF$_4$: Yb/Er	PAAM	ZnPc（660nm）	共价结合	FA	[92]
NaYF$_4$: Yb/Gd/Tm	APBA 和 HAC$_{60}$	HAC$_{60}$（475nm，650nm）	共价结合	APBA 和 HAC$_{60}$	[107]
NaYF$_4$: Yb/Tm	PEG	TiO$_2$（387nm）	疏水作用	马来酰亚胺	[101]
NaYF$_4$: Yb/Tm@NaGdF$_4$: Yb	—	TiO$_2$（387nm）	表面涂层	—	[102]
NaYF$_4$: Yb/Tm	柠檬酸	ZnO（360nm）	核壳结构	—	[103]
NaGdF$_4$: Yb/Tm@NaGdF$_4$: Yb@NaNdF$_4$: Yb	SiO$_2$-PEG	g-C$_3$N$_4$	介孔 SiO$_2$	—	[108]
NaGdF$_4$: Yb，Er@Yb@Nd@Yb	PAA	黑磷	共价结合	—	[100]

注：PAH-DMMA-PEG 为聚烯丙胺盐酸盐-聚马来酸-聚乙二醇；BSA 为牛血清蛋白；PAA 为聚烯丙酸；PPa 为焦脱镁叶绿酸 a；C$_{60}$MA 为单丙二酸富勒烯；PAAM 为聚烯丙基胺；APBA 为氨基苯酚硼酸 HAC$_{60}$ 为叶酸化的富勒烯。

3. 光热治疗

光热治疗是指利用具有光热效应的材料在激发光照射下产生热量，引起肿瘤部位局部温度升高，进而不可逆地杀死癌细胞达到治疗肿瘤的目的。在光热治疗过程中，有效地控制病变部位的温度以及接受适当的辐照时间，是确保治疗效果的关键。为使肿瘤部位产生足够的热量，治疗过程中可使用光吸收剂以增强热疗效果。由于稀土离子的消光系数非常低，光热效果不明显，难以直接应用在光热治疗领域。但如果将稀土纳米材料和具有强消光系数的材料复合，便能够实现成像介导的光热治疗。常见的可以用于光热转化的材料有贵金属纳米粒子（金纳米棒、金纳米笼、金纳米壳、金纳米星等）、金属硫族化合物（CuS、$Cu_{2-x}Se$、Bi_2Se_3 等）、碳材料（氧化石墨烯、碳纳米管、富勒烯等）、层状材料（MoS_2、WS_2 等）、聚合物材料（聚吡咯、聚多巴胺等）等[109]。本节仅就目前报道比较多的贵金属纳米粒子、金属硫族化合物与 UCNPs 复合材料体系以及 UCNPs 作为发光温度探针体系作简单介绍。

1）贵金属纳米粒子

金纳米粒子具有优异的光电性质、生物相容性、光热稳定性以及尺寸、形貌易于控制等优点，在光热治疗领域得到广泛关注。其中，金纳米材料因其独特可调的等离子吸收被广泛地应用到光热治疗、光动力学治疗、放疗、CT 成像和 PET 成像等生物医学领域[110]。最近，Cheng 等[111]设计合成了 NaYF$_4$: Yb/Er@Fe$_3$O$_4$@Au-PEG（MFNP-PEG）多功能复合纳米粒子用于上转换发光(UCL)/磁共振成像（MRI）双模态指导和磁靶向的光热治疗（图 6.9）。实验结果表明该复合纳米材料有较好的肿瘤治愈效果。在此工作基础上，在 NaYF$_4$: Yb/Er@Fe$_3$O$_4$@Au-PEG 纳米粒子表面修饰肿瘤靶向的叶酸分子后，可以进一步提高靶向效率，提供了更精准、更高效的治疗效果。Dong 等[112]合成了 NaYF$_4$: Yb/Er@Ag 纳米粒子，在近红外 980nm 激光照射下可以同时实现上转换荧光成像和光热治疗，当辐照时间从 8min 增加到 20min，孵育 NaYF$_4$: Yb/Er@Ag 纳米粒子的肝癌细胞存活率从 65.05%下降至 4.62%。

2）金属硫族化合物

与金纳米粒子可调的近红外吸收性质不同，CuS 纳米粒子在近红外区有强烈的吸收，机制是电子 d-d 能级之间的跃迁，CuS 纳米粒子的吸收峰位置不会随着粒子的形状和大小而改变。CuS 具有良好的光热性质，这也为它在肿瘤光热治疗中提供了应用的条件[113, 114]。Lin 课题组[115]报道了一种通过共沉淀法和水热法联合制备的中空核壳结构 Y$_2$O$_3$: Yb/Er@Cu$_x$S 多功能复合纳米粒子（图 6.10）。通过改变前驱体的初始 pH 可以有效地调控最终复合材料的尺寸和结构，表面修饰的叶酸能够使复合材料靶向到癌细胞而 CuS 使复合材料拥有良好的光热性质。在 980nm 激发下可以同时实现化疗药物释放和光热治疗，基于光热治疗和化疗的协同治疗效果优于单独的治疗方法。

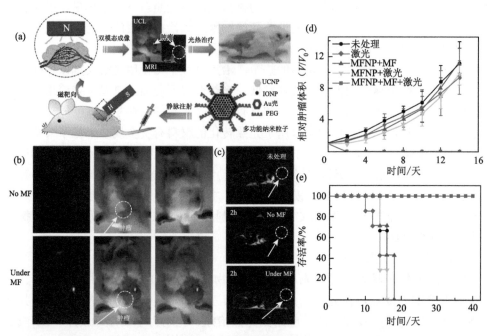

图 6.9 （a）MFNP-PEG 的组成和体内成像引导的磁性靶向光热治疗示意图；（b）在磁场（MF）下肿瘤的 UCL 成像示意图；（c）在磁场下磁共振成像示意图；（d）体内磁性靶向光热治疗：治疗后不同组小鼠 4T1 肿瘤的生长曲线；（e）各种治疗条件下小鼠的存活率

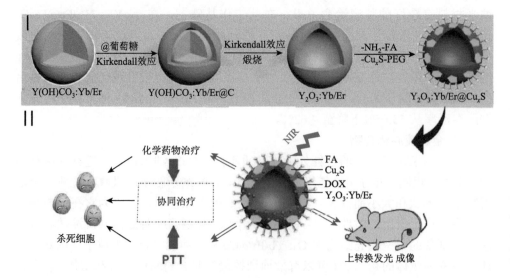

图 6.10 Y_2O_3: Yb/Er@Cu_xS 多功能复合纳米粒子合成和治疗示意图

3）上转换发光温度探针

除了与光热材料复合之外，稀土上转换发光纳米材料还可以作为温度探针实现对肿瘤微环境温度的测量并指导更高精度的光热治疗。稀土 Er^{3+} 的绿色上转换发射峰在光谱上可以很好地被区分，它们分别对应于 $^2H_{11/2}{\rightarrow}I_{15/2}$（525nm）和 $^2S_{3/2}{\rightarrow}^4I_{15/2}$ 跃迁。由于 $^2H_{11/2}$ 和 $^2S_{3/2}$ 能级的布居数比满足玻尔兹曼分布，所以两个能级对应的发射峰强度与温度之间存在明显的相关性，通过测量上转换发光光谱就可以计算出材料周围的环境温度。基于此原理，Capobianco 课题组利用 PEI 修饰的 $NaYF_4$: Yb, Er 纳米材料作为温度探针，以 Er^{3+} 的两个发射峰的强度比值作为信号，成功地在溶液中和细胞内实现了环境温度的检测[116]。

Li 课题组构建了一种碳包裹的上转换发光纳米复合材料 $NaLuF_4$: Yb, Er@$NaLuF_4$@C（csUCNP@C），最外层的碳材料可以吸收近红外光产生热能来实现光热治疗（图 6.11）。借助于 csUCNP@C 复合材料的上转换发光内核 $NaLuF_4$: Yb, Er 的温度检测功能，可以监测光热过程中纳米材料的本征温度，进一步可以根据本征温度监测结果指导实现更高精度的光热治疗[117]。

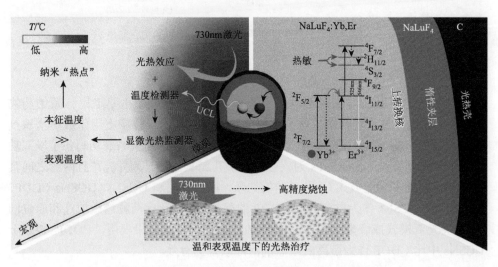

图 6.11　csUCNP@C 复合材料用于温和表观温度下的精准光热治疗示意图

6.4.3　放射治疗

放射治疗简称放疗，是指利用电离辐射杀伤癌细胞，从而达到抑制肿瘤生长和扩散的目的，也是当前治疗肿瘤的一种主要手段。稀土纳米材料可以作为放疗药物的载体和放疗增敏剂主要取决于稀土元素的高原子序数，因为高原子序数的纳米粒子对 X 射线具有较强的吸收能力，将其靶向到肿瘤部位并经过高能射线辐照，在纳米粒子吸收射线后发生多种作用如光电效应（photoelectric effect）、康普顿效应（Compton effect），释放出俄歇电子（Auger electron）、光电子（photoelectron）、康普顿电子（Compton electron）（图 6.12），这些电子可以与癌细胞内分子发生反应生成大量含自由基的物质，进而可以杀死癌细胞[118]。常见的与上转换联合使用的放疗增敏材料包括小分子药物和气体分子。

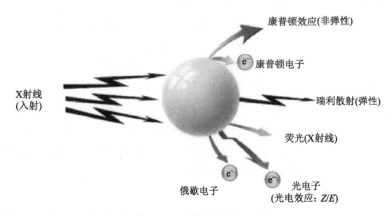

图 6.12　X 射线与含高原子序数元素纳米材料相互作用

1. 小分子药物

大多数乏氧肿瘤对辐射不敏感，这是肿瘤放疗发展的主要障碍。顺铂药物 CDDP（顺式二氯二氨合铂）作为抗癌药物被广泛使用，临床上用作放射增敏剂以增强放射治疗。施剑林课题组[119]通过"表面保护刻蚀"策略成功制备了以双功能上转换纳米颗粒 Gd-UCNPs 为核心，以多孔二氧化硅层为外壳，且两者之间具有可控内腔的多功能鼓式（rattle）结构纳米诊断治疗材料 UCSNs（UCSNs-CDDP）（图 6.13）。UCSNs 作为抗癌药物 CDDP 的载体，通过化疗药物增敏放疗和原位同步磁/荧光双模式成像来实现协同化疗/放疗。体外研究结果表明，CDDP 装载于 UCSNs 中比 CDDP 作为游离的增敏剂治疗效果更有效。

2. 气体分子

除了化疗药物，气体分子也可以作为联合放疗增敏剂。例如，施剑林课题组[120]通过用 PEG 和 NO 供体（S-亚硝基硫醇，SNO）修饰 UCNP@SiO₂，首次构建了 X 射线控制 NO 释放的上转换纳米治疗诊断体系（PEG-USMSs-SNO），该体系可同时进行 UCL 成像和乏氧肿瘤的无致敏放疗（图 6.14）。X 射线的照射引起 S—N 键断裂，从而释放 NO 分子，同时解决了内源性差异和穿透深度有限的问题。体内外试验结果表明，PEG-USMSs-SNO 不仅能在常氧/乏氧细胞中实现 X 射线剂量控制的 NO 释放，在活体斑马鱼中也能实现 NO 的可控释放。此外，NO 释放对杀死乏氧肿瘤细胞和抑制实体瘤生长具有明显的辐射增强作用。

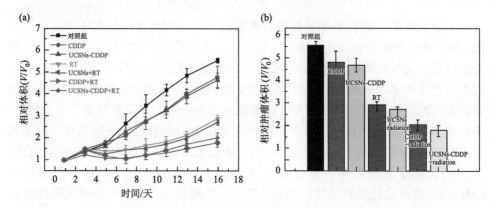

图 6.13 （a）HeLa 肿瘤小鼠在不同模式处理后的肿瘤生长曲线（对照组为 PBS（磷酸缓冲溶液）组）；（b）治疗后半个月不同治疗组小鼠的相对肿瘤体积

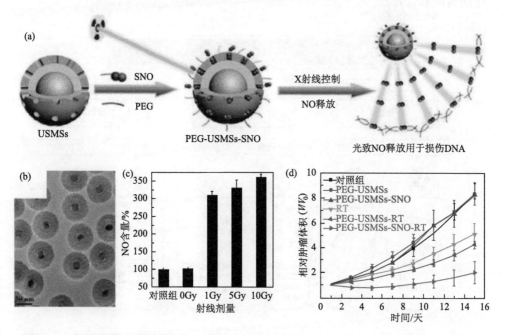

图 6.14 （a）制备 X 射线控制 NO 释放上转换纳米诊疗平台 PEG-USMSs-SNO 示意图；（b）PEG-USMSs-SNO 透射电镜图，标尺 50 nm；（c）流式细胞分析以确定在用不同剂量的 X 射线照射后用 PEG-USMSs- SNO 处理的 HeLa 细胞中 NO 含量；（d）不同材料处理后 4T1 荷瘤小鼠的相对肿瘤生长曲线

6.4.4 联合治疗

联合治疗的主要优势是通过结合不同的治疗方案在治疗过程中产生协同效应，联合治疗的总体抗癌功效优于单独治疗方式的抗癌功效的总和（图6.15）。联合治疗后协同效应的主要机制可以作用于相同或不同的信号传导途径，以获得更有利的治疗结果。在单一疗法中，由于药物靶向性不足难以在肿瘤部位积聚，通常需要高剂量的单独药物，这不可避免地对正常组织造成明显的副作用。然而，两种或多种药剂的组合使得每种药物的剂量减少，并且已经证明能够在肿瘤部位同时实现相同或更好的治疗效果，而且避免了对正常组织的高剂量诱导毒性。此外，长期反复使用单一疗法治疗癌症会使癌细胞产生明显的多药耐药性（MDR），这也是化学药物疗法的另一不足。P-糖蛋白（P-gp）介导的药物外排是最具特征的 MDR 机制之一。在这方面，用 P-gp 抑制药物和正常化疗药物治疗癌症是克服 MDR 的重要策略，因此基于 UCNPs 癌症治疗的研究已经从单一疗法转向联合疗法[92]。

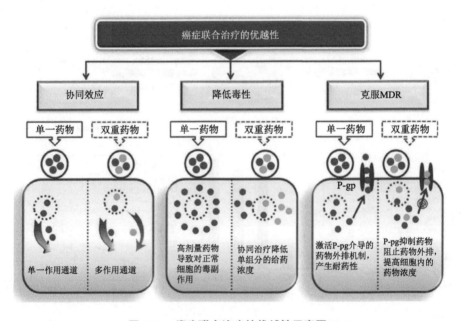

图 6.15　癌症联合治疗的优越性示意图

1. 化疗和光动力学治疗

化疗药物在杀伤癌细胞的同时也会损伤人体正常细胞，长期服用化疗药物会引起恶心、头晕、呕吐和脱发等不良反应，还会引起癌细胞的多药耐药性。为了解决化疗药物治疗方法中存在的上述缺点，研究人员开展了一系列基于上转换纳米材料的化疗和光动力学治疗相关的联合治疗体系。例如，Tian 等以稀土上转换材料为递药载体，通过非共价键疏水作用装载了在红光区有吸收的亚甲蓝、酞菁锌、二氢卟吩 e6 三种常用的光敏剂分子。在近红外光的照射下，稀土上转换纳米材料发射出红光，然后激发光敏剂分子产生单线态氧杀死癌细胞。并首次将光敏剂 Ce6 和化疗药物 DOX 共同装载在上转换纳米粒子表面用于癌症的联合治疗，如图 6.16 所示，联合治疗递药体系可以有效地杀伤癌细胞，为化疗和光动力学治疗的联合治疗提供了新思路[93]。

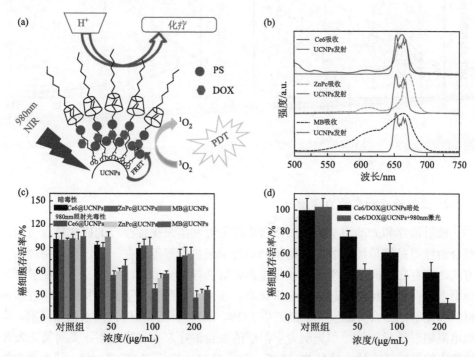

图 6.16　（a）基于 UCNPs 的化疗和光动力学治疗示意图；（b）供体上转换 NaYF₄: Yb/Er 红色发射光谱（红色实线）与每个受体的吸收光谱之间的光谱重叠；（c）不同条件下 A549 癌细胞体外存活率，激光条件：1W/cm²，5min；（d）联合治疗条件下癌细胞存活率

Zeng 等[104]合成了一种装载 DOX 的 NaYF₄: Yb/Tm-TiO₂ 无机光敏剂（FA-NPs-DOX）的双功能纳米探针，并应用于体内近红外光触发的光动力学治疗和强化化疗以克服乳腺癌的多药耐药性。NaYF₄: Yb/Tm 将近红外光转换成紫外光激发 TiO₂ 无机光敏剂产生活性氧（ROS），达到了深穿透度与低光损伤的目的。此外，纳米药物递送系统和叶酸靶向进一步促进了细胞对药物分子的摄取，并加速了药物敏

感的 MCF-7 细胞和耐药 MCF-7/ADR 细胞中 DOX 的释放。体外和体内毒性试验表明，所制备的 FA-NPs-DOX 纳米复合材料具有良好的生物相容性。通过强化化疗和近红外光触发的无机光动力学治疗相结合，MCF-7/ADR 细胞的存活率可降低53.5%，与游离 DOX 相比，MCF-7/ADR 肿瘤的抑制率可提高 90.33%（图 6.17）。因此，在 980nm 激光激发下，通过近红外光触发的 FA-NPs-DOX 纳米复合材料可以有效地克服乳腺癌的多药耐药性。

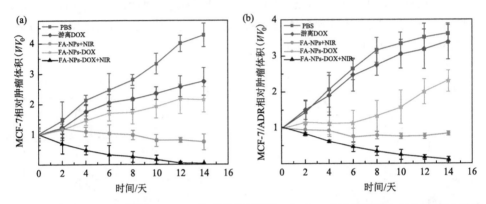

图 6.17　（a）15 天内不同组 MCF-7 肿瘤的体积变化；（b）15 天内不同组 MCF-7/ADR 肿瘤的体积变化

2. 放射治疗和光动力学治疗

放射治疗和光动力学治疗的联合治疗是近些年来癌症治疗的研究热点方向，联合治疗不是简单地将放疗药物和光动力学药物物理混合在一起，而是两种治疗方式之间存在协同的化学反应[121]。电离辐射诱导的光动力学疗法是一种能够有效地将上述两者有机结合起来的全新策略，在电离辐射作用下具有特定光学性质的材料和光敏剂结合并激发光敏剂产生 ROS，最终与电离辐射共同杀死癌细胞，实现电离辐射诱导的放疗和光动力学治疗的联合治疗。在电离辐射下具有特定发光的稀土纳米粒子有稀土卤化物（LaF_3: Ce^{3+}，LaF_3: Tb^{3+}，LuF_3: Ce^{3+}）、稀土掺杂材料（$LiYF_4$: Ce^{3+}，$SrAl_2O_4$: Eu^{2+}，CaF_2: Eu^{2+}）等[122, 123]。例如，Xie 等[105]发现闪烁体 $SrAl_2O_4$: Eu^{2+} 在 X 射线作用下可以发射特定波长，以激发光敏剂 MC540 产生 ROS，实现电离辐射诱导的放疗和光动力学治疗的联合治疗。

研究表明，有机光敏剂虽然具有放疗增敏效果，但是在电离辐射作用下会分解从而失去光动力学治疗的效果。为了解决这一缺陷，Zhang 等[122]利用具有电离激发发光性质的 $LiYF_4$: Ce^{3+}@SiO_2@ZnO-PEG（SZNP）通过能量转换过程激发半导体材料 ZnO 产生电子-空穴对，进而空穴与水反应产生自由基，实现了电离辐射诱导放疗和光动力学治疗的联合治疗（图 6.18）。

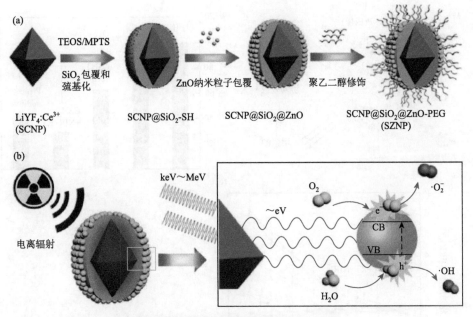

图 6.18　X 射线激发光动力学治疗示意图

3. 放射治疗和光热治疗

在化疗-PDT 联合疗法和放疗-PDT 联合疗法取得明显疗效的背景下，施剑林课题组将 UCNPs 的增强 RT 与 PTT 结合起来扩展了其研究领域，在这种联合治疗方案中需要考虑以下几个因素：①S 期癌细胞具有极高的放射抗性但对高温非常敏感[124]；②适当的高温可以增加瘤内血流量，改善肿瘤的氧合状态，从而显著提高癌细胞对 RT 的敏感性[120]。将超小型的 CuS 纳米粒子组装到二氧化硅包覆的 $NaYbF_4$: Er/Gd 纳米材料表面，构建了一种新型的核/卫星结构的纳米治疗体系 CSNT，整合 PTT 与 RT 构建了新型的联合治疗体系。如图 6.19 所示，CuS 纳米粒子具有优异光热转化性质，在 980nm 光线照射下，CSNT 产生明显热效应，可以有效地杀死癌细胞。同时，由于 UCNPs 中含有高原子序数元素（Yb、Gd 和 Er），CSNT 可以作为放射增敏剂来提高放疗效率。MTT（噻唑蓝比色法）结果显示，在 X 射线和 980nm 激光共同照射后，细胞存活率明显降低至 29.6%，远远低于单独 PTT 的 63% 和单独 RT 的 68.9%，该结果证实了体外的协同效应。如图 6.19（c）荷瘤小鼠肿瘤生长曲线所示，尽管单独的 PTT 或 RT 可以部分抑制肿瘤生长，但只在 CSNT+RT+NIR 处理组中观察到肿瘤彻底根除，其原因可能是 PTT 最初可以杀死一些浅表癌细胞以及抗放射性缺氧细胞和 S 期细胞，同时也有利于残留细胞的氧合，使它们相对放射敏感，然后容易被后续的 RT 杀死，实现协同的 PTT/RT 治疗效果。此外，在长达 120 天的长时间内没有观察到肿瘤复发的情况。

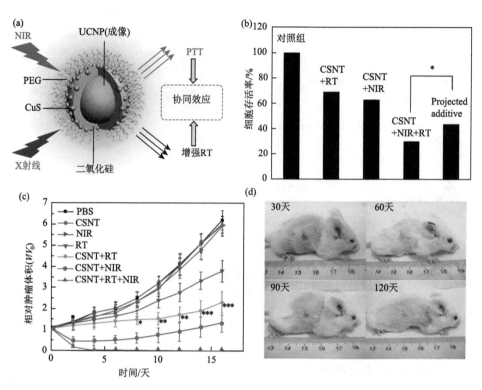

图 6.19 （a）CSNT 增强 RT/PTT 协同治疗示意图；（b）在 0.6mg/mL CSNT 共孵育下 HeLa 细胞的存活率（980nm NIR 照射：1.5W/cm^2，5min；X 射线辐射剂量：6Gy，5min）；（c）不同治疗条件下不同组小鼠的时间依赖性肿瘤生长曲线（在所有实验中，980nm 激光的功率密度和用于 RT 的 X 射线辐射剂量分别保持恒定在 5min 1.5W/cm^2 和 30min 6Gy；*$P<0.05$，**$P<0.01$ 和***$P<0.001$）；（d）CSNT+RT+NIR 组处理 30 天、60 天、90 天和 120 天的小鼠照片，显示肿瘤完全根除并且在至少 120 天内没有复发

4. 多模态联合治疗

目前，基于 UCNPs 的三模态治疗系统也被初步探索和报道。施剑林课题组[125] 采用鼓式结构的 NaYF$_4$: Yb/Er/Tm@NaGdF$_4$ UCNPs 核/介孔二氧化硅壳的纳米治疗诊断材料 UCMSNs 联合放射敏感光敏剂血卟啉（HP）和放射敏感化疗药物紫杉醇（Dtxl），在 980nm 光线和 X 射线共同照射作用下实现化疗/放疗/光动力学治疗三模态联合治疗（图 6.20）。三模态联合治疗系统的一大优势是在确保有效的抗癌效果前提下可以大幅度减少化疗药物的使用剂量[126]。如图 6.20（b）～（d）所示，当 HeLa 细胞与 5μg/mL UCMSNs-HP-Dtxl 在 X 射线和 980nm 光线的照射下，其细胞存活率低于该细胞与 100μg/mL UCMSNs-Dtxl 在 X 射线照射下孵育或与 150μg/mL UCMSNs-HP 在 X 射线和 980nm 激发光照射下孵育时的细胞存活率，表明化疗/放疗/光动力学治疗三模态联合疗法的超级协同作用。

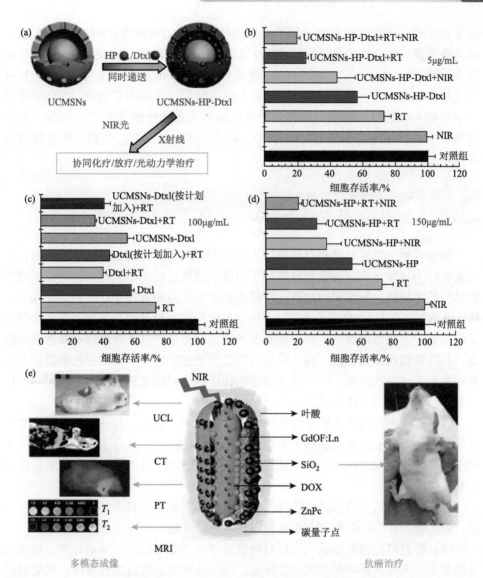

图 6.20 （a）用于协同化疗/放疗/光动学治疗三模态联合疗法的 UCMSNs-HP-Dtxl 的制备示意图；（b）体外评价协同化疗/放疗/光动学治疗三模态联合疗法在 5μg/mL UCMSNs-HP-Dtxl 共同孵育对 HeLa 细胞的影响；（c）在 100μg/mL UCMSNs-Dtxl 条件下协同化疗/放疗对 HeLa 细胞的影响；（d）150μg/mL UCMSNs-HP 条件下协同放疗/光动学治疗对 HeLa 细胞的影响；（e）GdOF: Ln@SiO$_2$-ZnPc-CDs-DOX 用于多模态成像和光动学治疗/光热治疗/化疗三模态联合疗法的示意图

近红外光不仅可以作为上转换材料的激发光源，还可以作为光热材料的激发光源，因此可以利用单一激发光源实现多模态光控治疗。最近，Lv 等[127]设计了以 ZnPc 光敏剂和光热碳量子点修饰的多功能 GdOF: Yb/Er/Mn@SiO$_2$ 蛋黄结构微胶囊，在腔体内部装载阿霉素，实现光动力学治疗/光热治疗/化疗三模态联合治疗[图 6-20（e）]。在 980nm 光线照射下，GdOF: Yb/Er/Mn 经上转换过程发射出红光，进一步激发 ZnPc 产生单线态氧实现光动力学治疗，壳外的碳量子点吸收入射的近红外光，产生光热效应达到光热治疗的目的[88]。同时，局部热效应明显促进阿霉素释放，从而大幅度提高化疗的疗效，达到三模态协同治疗作用。

6.5　总结与展望

随着对稀土纳米发光材料研究的不断深入，其合成与制备方法日趋成熟，对其发光行为与发光机制的研究也取得了明显的进展，稀土纳米材料作为纳米递药载体在药物装载、肿瘤靶向递药、多模态联合治疗方面取得了一定的工作基础。稀土元素以其独特的 4f 能级跃迁、未成对单电子和高原子序数等特点在药物递送系统中表现出明显的优势，为开发新型稀土递药系统提供了新思路和新方法。但是，与药物递送系统相比，稀土纳米材料递药系统仍然处在研究的初期阶段，仍有许多亟需解决的问题。结合前文综述的稀土纳米材料递药系统的发展现状，以下是该领域中值得关注的发展方向。

（1）进一步提高稀土纳米材料的荧光量子产率。目前，与传统的量子点和荧光染料相比，稀土纳米材料的荧光量子产率普遍较低，尤其是上转换材料的荧光量子产率一般在 0.005%～3%，还有很大的提升空间，这也是科研工作者所面临的重大挑战。

（2）开发更适合递药系统的稀土纳米材料。主要涉及稀土纳米材料的粒径调控、表面修饰、生物靶向性和生物相容性等科学问题。

（3）开发可控释药体系。通过对外部环境的刺激响应性，采用外部合理的信号刺激实现药物在肿瘤部位的可控释放，减少药物对正常组织的毒性，增强对肿瘤组织的杀伤效果。

（4）开发最优的联合治疗体系。为了解决单一治疗方式所需的高用药量和多药耐药性问题，开发联合治疗的载药体系，提高治疗效果依然是稀土递药系统构建的关键问题。

（5）稀土递药系统的安全性评估。稀土元素在人体内含量极低，而且稀土纳米材料的代谢比较困难，稀土药物进入体内的安全性是稀土药物能否进一步临床化的关键所在。

参 考 文 献

[1] 刘光华. 稀土材料学. 北京：化学工业出版社，2007.

[2] Gai S L，Li C X，Yang P P，et al. Recent progress in rare earth micro/nanocrystals：Soft chemical synthesis，luminescent properties，and biomedical applications. Chem Rev，2014，114（4）：2343-2389.

[3] Liu J N，Bu W B，Shi J L. Silica coated upconversion nanoparticles：A versatile platform for the development of efficient theranostics. Acc Chem Res，2015，48（7）：1797-1805.

[4] Chen G Y，Qiu H L，Prasad P N，et al. Upconversion nanoparticles：Design，nanochemistry，and applications in theranostics. Chem Rev，2014，114（10）：5161-5214.

[5] Zhou J，Liu Q，Feng W，et al. Upconversion luminescent materials：Advances and applications. Chem Rev，2015，115（1）：395-465.

[6] Li X M，Zhang F，Zhao D Y. Highly efficient lanthanide upconverting nanomaterials：Progresses and challenges. Nano Today，2013，8（6）：643-676.

[7] Dong H，Sun L D，Yan C H. Energy transfer in lanthanide upconversion studies for extended optical applications. Chem Soc Rev，2015，44（6）：1608-1634.

[8] Yang D M，Ma P A，Zhou Z Y，et al. Current advances in lanthanide ion（Ln^{3+}）-based upconversion nanomaterials for drug delivery. Chem Soc Rev，2015，44（6）：1416-1448.

[9] Bünzli J C G，Piguet C. Taking advantage of luminescent lanthanide ions. Chem Soc Rev，2005，34（12）：1048-1077.

[10] Moore E G，Xu J，Jocher C J，et al. "Cymothoe sangaris"：An extremely stable and highly luminescent 1，2-hydroxypyridinonate chelate of Eu(Ⅲ). J Am Chem Soc，2006，128（33）：10648-10649.

[11] Zhou J，Liu Z，Li F. Upconversion nanophosphors for small-animal imaging. Chem Soc Rev，2012，41（3）：1323-1349.

[12] Liu W，Jiao T，Li Y，et al. Lanthanide coordination polymers and their Ag^+-modulated fluorescence. J Am Chem Soc，2004，126（8）：2280-2281.

[13] de Bettencourt-Dias A，Viswanathan S. Nitro-functionalization and luminescence quantum yield of Eu(Ⅲ)and Tb(Ⅲ)benzoic acid complexes. Dalton Trans，2006，（34）：4093-4103.

[14] Sun L D，Dong H，Zhang P Z，et al. Upconversion of rare earth nanomaterials. Annu Rev Phys Chem，2015，66：619-642.

[15] Slooff L H，Polman A，Wolbers M P O，et al. Optical properties of erbium-doped organic polydentate cage complexes. J Appl Phys，1998，83（1）：497-503.

[16] Auzel F. Upconversion and anti-stokes processes with f and d ions in solids. Chem Rev，2004，104（1）：139-174.

[17] Dong H，Du S R，Zheng X Y，et al. Lanthanide nanoparticles：From design toward bioimaging and therapy. Chem Rev，2015，115（19）：10725-10815.

[18] Suyver J F，Aebischer A，Biner D，et al. Novel materials doped with trivalent lanthanides and transition metal ions showing near-infrared to visible photon upconversion. Opt Mater，2005，27（6）：1111-1130.

[19] Bloembergen N. Solid state infrared quantum counters. Phys Rev Lett，1959，2（3）：84-85.

[20] Wang F，Liu X. Recent advances in the chemistry of lanthanide-doped upconversion nanocrystals. Chem Soc Rev，2009，38（4）：976-989.

[21] Chivian J S，Case W E，Eden D D. The photon avalanche：A new phenomenon in Pr^{3+}-based infrared quantum

counters. Appl Phys Lett，1979，35（2）：124-125.

[22] Heffern M C，Matosziuk L M，Meade T J. Lanthanide probes for bioresponsive imaging. Chem Rev，2014，114（8）：4496-4539.

[23] Huignard A，Gacoin T，Boilot J P. Synthesis and luminescence properties of colloidal YVO$_4$：Eu phosphors. Chem Mater，2000，12（4）：1090-1094.

[24] Seed Ahmed H A A，Ntwaeaborwa O M，Kroon R E. The energy transfer mechanism in Ce，Tb co-doped LaF$_3$ nanoparticles. Curr Appl Phys，2013，13（7）：1264-1268.

[25] Zhang Y，Wei W，Das G K，et al. Engineering lanthanide-based materials for nanomedicine. J Photochem Photobiol C，2014，20：71-96.

[26] Bouzigues C，Gacoin T，Alexandrou A. Biological applications of rare-earth based nanoparticles. ACS Nano，2011，5（11）：8488-8505.

[27] Wang G，Peng Q，Li Y. Lanthanide-doped nanocrystals：Synthesis，optical-magnetic properties，and applications. Acc Chem Res，2011，44（5）：322-332.

[28] Kattel K，Park J Y，Xu W L，et al. A facilesynthesis，*in vitro* and *in vivo* MR studies of D-glucuronic acid-coated ultrasmall Ln$_2$O$_3$（Ln=Eu，Gd，Dy，Ho，and Er）nanoparticles as a new potential MRI contrast agent. ACS Appl Mater Interfaces，2011，3（9）：3325-3334.

[29] Wang X，Zhuang J，Peng Q，et al. A general strategy for nanocrystal synthesis. Nature，2005，437（7055）：121-124.

[30] Li S，Xie T，Peng Q，et al. Nucleation and growth of CeF$_3$ and NaCeF$_4$ nanocrystals. Chem Eur J，2009，15（11）：2512-2517.

[31] Li P，Peng Q，Li Y. Dual-mode luminescent colloidal spheres from monodisperse rare-earth fluoride nanocrystals. Adv Mater，2009，21（19）：1945-1948.

[32] Wang G，Peng Q，Li Y. Upconversion luminescence of monodisperse CaF$_2$：Yb^{3+}/Er^{3+}nanocrystals. J Am Chem Soc，2009，131（40）：14200-14201.

[33] Idris N M，Gnanasammandhan M K，Zhang J，et al. *In vivo* photodynamic therapy using upconversion nanoparticles as remote-controlled nanotransducers. Nat Med，2012，18（10）：1580-1585.

[34] Wang F，Banerjee D，Liu Y，et al. Upconversion nanoparticles in biological labeling，imaging，and therapy. Analyst，2010，135（8）：1839-1854.

[35] Idris N M，Li Z，Ye L，et al. Tracking transplanted cells in live animal using upconversion fluorescent nanoparticles. Biomaterials，2009，30（28）：5104-5113.

[36] Chatter D K，Rufaihah A J，Zhang Y. Upconversion fluorescence imaging of cells and small animals using lanthanide doped nanocrystals. Biomaterials，2008，29（7）：937-943.

[37] Mai H X，Zhang Y W，Si R，et al. High-quality sodium rare-earth fluoride nanocrystals：Controlled synthesis and optical properties. J Am Chem Soc，2006，128（19）：6426-6436.

[38] Shen J，Sun L D，Yan C H. Luminescent rare earth nanomaterials for bioprobe applications. Dalton Trans，2008，（42）：5687-5697.

[39] Zhou H P，Xu C H，Sun W. Clean and flexible modification strategy for carboxyl/aldehyde-functionalized upconversion nanoparticles and their optical applications. Adv Funct Mater，2009，19（24）：3892-3900.

[40] Chen G，Shen J，Ohulchanskyy T Y，et al.（α-NaYbF$_4$：Tm^{3+}）/CaF$_2$ core/shell nanoparticles with efficient near-infrared to near-infrared upconversion for high-contrast deep tissue bioimaging. ACS Nano，2012，6（9）：8280-8287.

[41] Xiong L Q, Chen Z G, Yu M X, et al. Synthesis, characterization, and *in vivo* targeted imaging of amine-functionalized rare-earth up-converting nanophosphors. Biomaterials, 2009, 30 (29): 5592-5600.

[42] Passuello T, Piccinelli F, Pedroni M, et al. White light upconversion of nanocrystalline Er/Tm/Yb doped tetragonal $Gd_4O_3F_6$. Opt Mater, 2011, 33 (4): 643-646.

[43] Vetrone F, Naccache R, Mahalingam V, et al. The active-core/active-shell approach: A strategy to enhance the upconversion luminescence in lanthanide-doped nanoparticles. Adv Funct Mater, 2009, 19 (18): 2924-2929.

[44] Vetrone F, Naccache R, Zamarron A, et al. Temperature sensing using fluorescent nanothermometers. ACS Nano, 2010, 4 (6): 3254-3258.

[45] Dong N N, Pedroni M, Piccinelli F, et al. NIR-to-NIR two-photon excited CaF_2: Tm^{3+}: Yb^{3+} nanoparticles: Multifunctional nanoprobes for highly penetrating fluorescence bio-imaging. ACS Nano, 2011, 5(11): 8665-8671.

[46] Shan J N, Kong W J, Wei R, et al. An investigation of the thermal sensitivity and stability of the β-$NaYF_4$: Yb, Er upconversion nanophosphors. J Appl Phys, 2010, 107 (5): 054901.

[47] Shan J N, Uddi M, Wei R, et al. The hidden effects of particle shape and criteria for evaluating the upconversion luminescence of the lanthanide doped nanophosphors. J Phys Chem C, 2010, 114 (6): 2452-2461.

[48] Feng W, Zhu X, Li F. Recent advances in the optimization and functionalization of upconversion nanomaterials for in vivo bioapplications. NPG Asia Mater, 2013, 5: 75.

[49] Yan B. Lanthanide-functionalized metal-organic framework hybrid systems to create multiple luminescent centers for chemical sensing. Acc Chem Res, 2017, 50 (11): 2789-2798.

[50] Cui Y, Yue Y, Qian G, et al. Luminescent functional metal-organic frameworks. Chem Rev, 2012, 112 (2): 1126-1162.

[51] Rieter W J, Pott K M, Taylor K M L, et al. Nanoscale coordination polymers for platinum-based anticancer drug delivery. J Am Chem Soc, 2008, 130 (35): 11584-11585.

[52] Jia J, Zhang Y, Zheng M, et al. Functionalized Eu(III)-based nanoscale metal-organic framework to achieve near-IR-triggered and-targeted two-photon absorption photodynamic therapy. Inorg Chem, 2017, 57(1): 300-310.

[53] Yi G S, Chow G M. Synthesis of hexagonal-phase $NaYF_4$: Yb, Er and $NaYF_4$: Yb, Tm nanocrystals with efficient up-conversion fluorescence. Adv Funct Mater, 2006, 16 (18): 2324-2329.

[54] Liu Q, Sun Y, Li C, et al. ^{18}F-labeled magnetic-upconversion nanophosphors via rare-earth cation-assisted ligand assembly. ACS Nano, 2011, 5 (4): 3146-3157.

[55] Zhang Q, Song K, Zhao J, et al. Hexanedioic acid mediated surface-ligand-exchange process for transferring $NaYF_4$: Yb/Er (or Yb/Tm) up-converting nanoparticles from hydrophobic to hydrophilic. J Colloid Interface Sci, 2009, 336 (1): 171-175.

[56] Cao T Y, Yang T S, Gao Y, et al. Water-soluble $NaYF_4$: Yb/Er upconversion nanophosphors: Synthesis, characteristics and application in bioimaging. Inorg Chem Commun, 2010, 13 (3): 392-394.

[57] Boyer J C, Manseau M P, Murray J I, et al. Surface modification of upconverting $NaYF_4$ nanoparticles with PEG-phosphate ligands for NIR (800 nm) biolabeling within the biological window. Langmuir, 2010, 26 (2): 1157-1164.

[58] Zhang Q, Qian J, Liang H, et al. Using 915 nm laser excited $Tm^{3+}/Er^{3+}/Ho^{3+}$-doped $NaYbF_4$ upconversion nanoparticles for *in vitro* and deeper *in vivo* bioimaging without overheating irradiation. ACS Nano, 2011, 5 (5): 3744-3757.

[59] Naccache R, Vetrone F, Mahalingam V, et al. Controlled synthesis and water dispersibility of hexagonal phase $NaGdF_4$: Ho^{3+}/Yb^{3+} nanoparticles. Chem Mater, 2009, 21 (4): 717-723.

[60] Liu C, Wang H, Li X, et al. Monodisperse, size-tunable and highly efficient β-NaYF₄: Yb, Er(Tm) up-conversion luminescent nanospheres: Controllable synthesis and their surface modifications. J Mater Chem, 2009, 19 (21): 3546-3553.

[61] Chen Z G, Chen H L, Hu H, et al. Versatile synthesis strategy for carboxylic acid-functionalized upconverting nanophosphors as biological labels. J Am Chem Soc, 2008, 130 (10): 3023-3029.

[62] Li Z Q, Zhang Y. Monodisperse silica-coated polyvinylpyrrolidone/NaYF₄ nanocrystals with multicolor upconversion fluorescence emission. Angew Chem Int Ed, 2006, 45 (46): 7732-7734.

[63] Wang C, Cheng L, Liu Z. Drug delivery with upconversion nanoparticles for multi-functional targeted cancer cell imaging and therapy. Biomaterials, 2011, 32 (4): 1110-1120.

[64] Wang C, Tao H Q, Cheng L, et al. Near-infrared light induced *in vivo* photodynamic therapy of cancer based on upconversion nanoparticles. Biomaterials, 2011, 32 (26): 6145-6154.

[65] Xu Z H, Li C X, Ma P A, et al. Facile synthesis of an up-conversion luminescent and mesoporous Gd₂O₃: Er³⁺@nSiO₂@mSiO₂ nanocomposite as a drug carrier. Nanoscale, 2011, 3 (2): 661-667.

[66] Kang X, Cheng Z, Li C, et al. Core-shell structured up-conversion luminescent and mesoporous NaYF₄: Yb³⁺/Er³⁺@nSiO₂@mSiO₂ nanospheres as carriers for drug delivery. J Phys Chem C, 2011, 115 (32): 15801-15811.

[67] Yang D M, Dai Y L, Ma P A, et al. One-step synthesis of small-sized and water-soluble NaREF₄ upconversion nanoparticles for in vitro cell imaging and drug delivery. Chem Eur J, 2013, 19 (8): 2685-2694.

[68] Xu Z H, Ma P A, Li C X, et al. Monodisperse core-shell structured up-conversion Yb(OH)CO₃@YbPO₄: Er³⁺ hollow spheres as drug carriers. Biomaterials, 2011, 32 (17): 4161-4173.

[69] Yu X F, Sun Z B, Li M, et al. Neurotoxin-conjugated upconversion nanoprobes for direct visualization of tumors under near-infrared irradiation. Biomaterials, 2010, 31 (33): 8724-8731.

[70] Sun T, Zhang S Y, Pang B, et al. Engineered nanoparticles for drug delivery in cancer therapy. Angew Chem Int Ed, 2014, 53: 12320-12364.

[71] Sun Y, Zhu X J, Peng J J, et al. Core-shell lanthanide upconversion nanophosphors as four-modal probes for tumor angiogenesis imaging. ACS Nano, 2013, 7 (12): 11290-11300.

[72] Xiong L Q, Chen Z G, Tian Q W, et al. High contrast upconversion luminescence targeted imaging in vivo using peptide-labeled nanophosphors. Anal Chem, 2009, 81 (21): 8687-8694.

[73] Jiang S, Zhang Y, Lim K M, et al. NIR-to-visible upconversion nanoparticles for fluorescent labeling and targeted delivery of siRNA. Nanotechnology, 2009, 20 (15): 155101-155109.

[74] Wang M, Mi C C, Wang W X, et al. Immunolabeling and NIR-excited fluorescent imaging of HeLa cells by using NaYF₄: Yb,Er upconversion nanoparticles. ACS Nano, 2009, 3 (6): 1580-1586.

[75] Zhang F, Braun G B, Pallaoro A, et al. Mesoporous multifunctional upconversion luminescent and magnetic "nanorattle" materials for targeted chemotherapy. Nano Lett, 2012, 12 (1): 61-67.

[76] Wang Y, Shim M S, Levinson N S, et al. Stimuli-responsive materials for controlled release of theranostic agents.Adv Funct Mater, 2014, 24: 4206-4220.

[77] Fan W, Bu W, Shen B, et al. Intelligent MnO₂ Nanosheets anchored with upconversion nanoprobes for concurrent pH-/H₂O₂-responsive UCL imaging and oxygen-elevated synergetic therapy. Adv Mater, 2015, 27 (28): 4155-4161.

[78] Huang H, Lovell J F. Advanced functional nanomaterials for theranostics. Adv Funct Mater, 2017, 27 (2): 1603524.

[79]　Yang Q, Liu D, Zhong C, et al. Development of computational methodologies for metal-organic frameworks and their application in gas separations. Chem Rev, 2013, 113（10）: 8261-8323.

[80]　Sumida K, Rogow D L, Mason J A, et al. Carbon dioxide capture in metal-organic frameworks. Chem Rev, 2011, 112（2）: 724-781.

[81]　Li J R, Sculley J, Zhou H C. Metal-organic frameworks for separations. Chem Rev, 2011, 112（2）: 869-932.

[82]　Wu M X, Yang Y W. Metal-organic framework（MOF）-based drug/cargo delivery and cancer therapy. Adv Mater, 2017, 29（23）: 1606134.

[83]　Huxford R C, Boyle W S, Liu D, et al. Lipid-coated nanoscale coordination polymers for targeted delivery of antifolates to cancer cells. Chem Sci, 2012, 3（1）: 198-204.

[84]　Chen Y, Lykourinou V, Vetromile C, et al. How can proteins enter the interior of a MOF? Investigation of cytochrome c translocation into a MOF consisting of mesoporous cages with microporous windows. J Am Chem Soc, 2012, 134（32）: 13188-13191.

[85]　Du P Y, Gu W, Liu X. A three-dimensional Nd(III)-based metal-organic framework as a smart drug carrier. New J Chem, 2016, 40（11）: 9017-9020.

[86]　Liu J N, Bu W B, Pan L M, et al. NIR-triggered anticancer drug delivery by upconverting nanoparticles with integrated azobenzene-modified mesoporous silica. Angew Chem Int Ed, 2013, 125（16）: 4471-4475.

[87]　Lucky S S, Soo K C, Zhang Y. Nanoparticles in photodynamic therapy. Chem Rev, 2015, 115（4）: 1990-2042.

[88]　Raaphorst G P, Azzam E I. Thermal radiosensitization in Chinese hamster(V79)and mouse C3H10T 1/2 cells. The thermotolerance effect. Br J Cancer, 1983, 48（1）: 45-54.

[89]　Zhao L, Peng J, Huang Q, et al. Near-infrared photoregulated drug release in living tumor tissue via yolk-shell upconversion nanocages. Adv Funct Mater, 2014, 24（3）: 363-371.

[90]　Qian H S, Guo H C, Ho P C, et al. Mesoporous-silica-coated up-conversion fluorescent nanoparticles for photodynamic therapy. Small, 2009, 5（20）: 2285-2290.

[91]　Cui S S, Yin D Y, Chen Y Q, et al. In vivo targeted deep-tissue photodynamic therapy based on near-infrared light triggered upconversion nanoconstruct. ACS Nano, 2013, 7（1）: 676-688.

[92]　Xia L, Kong X G, Liu X M, et al. An upconversion nanoparticle-zinc phthalocyanine based nanophotosensitizer for photodynamic therapy. Biomaterials, 2014, 35（13）: 4146-4156.

[93]　Tian G, Ren W L, Yan L, et al. Red-emitting upconverting nanoparticles for photodynamic therapy in cancer cells under near-infrared excitation. Small, 2013, 9（11）: 1929-1938.

[94]　Wang C, Cheng L, Liu Y M, et al. Imaging-guided pH-sensitive photodynamic therapy using charge reversible upconversion nanoparticles under near-infrared light. Adv Funct Mater, 2013, 23（24）: 3077-3086.

[95]　Xu S, Zhu X, Zhang C, et al. Oxygen and Pt(II) self-generating conjugate for synergistic photo-chemo therapy of hypoxic tumor. Nat Commun, 2018, 9（1）: 2053.

[96]　Jin S, Zhou L J, Gu Z J, et al. A new near infrared photosensitizing nanoplatform containing blue-emitting up-conversion nanoparticles and hypocrellin A for photodynamic therapy of cancer cells. Nanoscale, 2013, 5(23): 11910-11918.

[97]　Zhou L, Li Z H, Liu Z, et al. One-step nucleotide-programmed growth of porous upconversion nanoparticles: Application to cell labeling and drug delivery. Nanoscale, 2014, 6（3）: 1445-1452.

[98]　Chen Q, Wang C, Cheng L, et al. Protein modified upconversion nanoparticles for imaging-guided combined photothermal and photodynamic therapy. Biomaterials, 2014, 35（9）: 2915-2923.

[99]　Zhou A G, Wei Y C, Wu B Y, et al. Pyropheophorbide A and c(RGDyK)comodified chitosan-wrapped

upconversion nanoparticle for targeted near-infrared photodynamic therapy. Mol Pharmaceutics, 2012, 9 (6): 1580-1589.

[100] Lv R C, Yang D, Yang P P, et al. Integration of upconversion nanoparticles and ultrathin black phosphorus for efficient photodynamic theranostics under 808 nm near-infrared light irradiation. Chem Mater, 2016, 28 (13): 4724-4734.

[101] Lucky S S, Idris N M, Li Z Q, et al. Titania coated upconversion nanoparticles for near-infrared light triggered photodynamic therapy. ACS Nano, 2015, 9 (1): 191-205.

[102] Hou Z Y, Zhang Y X, Deng K R, et al. UV-emitting upconversion-based TiO$_2$ photosensitizing nanoplatform: Near-infrared light mediated *in vivo* photodynamic therapy via mitochondria-involved apoptosis pathway. ACS Nano, 2015, 9 (3): 2584-2599.

[103] Dou Q Q, Rengaramchandran A, Selvan S T, et al. Core-shell upconversion nanoparticle-semiconductor heterostructures for photodynamic therapy. Sci Rep, 2015, 5: 8252.

[104] Zeng L, Pan Y, Tian Y, et al. Doxorubicin-loaded NaYF$_4$: Yb/Tm-TiO$_2$ inorganic photosensitizers for NIR-triggered photodynamic therapy and enhanced chemotherapy in drug-resistant breast cancers. Biomaterials, 2015, 57: 93-106.

[105] Yang G, Yang D, Yang P, et al. A single 808 nm near-infrared light-mediated multiple imaging and photodynamic therapy based on titania coupled upconversion nanoparticles. Chem Mater, 2015, 27 (23): 7957-7968.

[106] Liu X M, Zheng M, Kong X G, et al. Separately doped upconversion-C$_{60}$ nanoplatform for NIR imaging-guided photodynamic therapy of cancer cells. Chem Commun, 2013, 49 (31): 3224-3226.

[107] Wang X, Yang C X, Chen J T, et al. A dual-targeting upconversion nanoplatform for two-color fluorescence imaging-guided photodynamic therapy. Anal Chem, 2014, 86 (7): 3263-3267.

[108] Feng L L, He F, Liu B, et al. g-C$_3$N$_4$ coated upconversion nanoparticles for 808 nm near-infrared light triggered phototherapy and multiple imaging. Chem Mater, 2016, 28 (21): 7935-7946.

[109] Cheng L, Wang C, Feng L Z, et al. Functional nanomaterials for phototherapies of cancer. Chem Rev, 2014, 114 (21): 10869-10939.

[110] Hwang S, Nam J, Jung S, et al. Gold nanoparticle-mediated photothermal therapy: Current status and future perspective. Nanomedicine, 2014, 9 (13): 2003-2022.

[111] Cheng L, Yang K, Li Y G, et al. Multifunctional nanoparticles for upconversion luminescence/MR multimodal imaging and magnetically targeted photothermal therapy. Biomaterials, 2012, 33 (7): 2215-2222.

[112] Dong B, Xu S, Sun J, et al. Multifunctional NaYF$_4$: Yb^{3+}, Er^{3+}@Ag core/shell nanocomposites: Integration of upconversion imaging and photothermal therapy. J Mater Chem, 2011, 21 (17): 6193-6200.

[113] Riedinger A, Avellini T, Curcio A, et al. Post-synthesis incorporation of ^{64}Cu in CuS nanocrystals to radiolabel photothermal probes: A feasible approach for clinics. J Am Chem Soc, 2015, 137 (48): 15145-15151.

[114] Lv R C, Yang P P, Hu B, et al. In situ growth strategy to integrate up-conversion nanoparticles with ultrasmall CuS for photothermal theranostics. ACS Nano, 2017, 11 (1): 1064-1072.

[115] Lv R C, Yang P P, He F, et al. Hollow structured Y$_2$O$_3$: Yb/Er-Cu$_x$S nanospheres with controllable size for simultaneous chemo/photothermal therapy and bioimaging. Chem Mater, 2015, 27 (2): 483-496.

[116] Vetrone F, Naccache R, Zamarron A, et al. Temperature sensing using fluorescent nanothermometers. ACS Nano, 2010, 4 (6): 3254-3258.

[117] Zhu X, Feng W, Chang J, et al. Temperature-feedback upconversion nanocomposite for accurate photothermal therapy at facile temperature. Nat Commun, 2016, 7: 10437.

[118] Song G S, Cheng L, Chao Y, et al. Emerging nanotechnology and advanced materials for cancer radiation therapy. Adv Mater, 2017, 29 (22): 1700996.

[119] Fan W, Shen B, Bu W, et al. Rattle-structured multifunctional nanotheranostics for synergetic chemo-/radiotherapy and simultaneous magnetic/luminescent dual-mode imaging. J Am Chem Soc, 2013, 135 (17): 6494-6503.

[120] Fan W, Bu W, Zhang Z, et al. X-ray radiation-controlled NO-release for on-demand depth-independent hypoxic radiosensitization. Angew Chem Int Ed, 2015, 54 (47): 14026-14030.

[121] Tian G, Zhang X, Gu Z J, et al. Recent advances in upconversion nanoparticles-based multifunctional nanocomposites for combined cancer therapy. Adv Mater, 2015, 27: 7692-7712.

[122] Zhang C, Zhao K L, Bu W B, et al. Marriage of scintillator and semiconductor for synchronous radiotherapy and deep photodynamic therapy with diminished oxygen dependence. Angew Chem Int Ed, 2015, 54 (6): 1770-1774.

[123] Chen H M, Wang G D, Chuang Y J, et al. Nanoscintillator-mediated X-ray inducible photodynamic therapy for in vivo cancer treatment. Nano Lett, 2015, 15 (4): 2249-2256.

[124] Greco F, Vicent M J. Combination therapy: Opportunities and challenges for polymer-drug conjugates as anticancer nanomedicines. Adv Drug Deliv Rev, 2009, 61 (13): 1203-1213.

[125] Fan W, Shen B, Bu W, et al. A smart upconversion-based mesoporous silica nanotheranostic system for synergetic chemo-/radio-/photodynamic therapy and simultaneous MR/UCL imaging. Biomaterials, 2014, 35 (32): 8992-9002.

[126] Horsman M R, Overgaard J. Hyperthermia: A potent enhancer of radiotherapy. Clin Oncol, 2007, 19(6): 418-426.

[127] Lv R, Yang P, He F, et al. A yolk-like multifunctional platform for multimodal imaging and synergistic therapy triggered by a single near-infrared light. ACS Nano, 2015, 9 (2): 1630-1647.

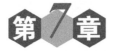

第7章

>>

碳纳米材料相关的药物递送系统

7.1 碳纳米材料简介

　　碳纳米材料是一类低维的纳米材料，在过去 30 年间引起广泛的关注。在1985 年，英国化学家哈罗德·沃特尔·克罗托博士和美国科学家理查德·斯莫利在莱斯大学制备出了第一种富勒烯，使得全球科学家们第一次知道富勒烯的存在[1]。另外两种同素异形体碳纳米管（CNT）和石墨烯分别在 1991 年和 2004 年被发现，这两种碳材料是科学领域的重大发现[2, 3]。富勒烯、碳纳米管和石墨烯主要是由 sp^2 碳原子形成一个无缝的网络共轭 π-电子结构，而碳点则是混合 sp^2 和 sp^3 碳原子加缺陷和杂原子结构，这四种碳纳米材料得到广泛的关注（图 7.1）[4]。这些低维碳纳米材料具有有趣的物理化学性质，量子限制效应会导致许多不寻常的光、电、磁和化学性质，可以应用于电子、光电、可再生能源、生物医学等方面[5, 6]。

　　在本章中，我们将详细介绍碳点、碳纳米管和石墨烯等三种碳纳米材料的药物和基因的装载与输送，以及在肿瘤治疗方面的应用。最后，我们将对该类材料的生物安全性和潜在的毒性进行详细概况和总结，希望通过我们的介绍使科研工作者能够更深入地了解碳纳米材料在生物医学领域的应用。

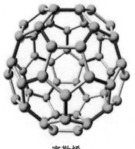

富勒烯

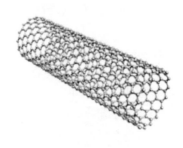

碳纳米管

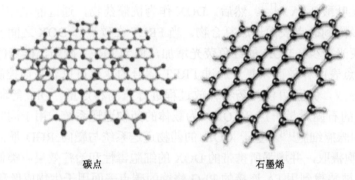

|碳点|石墨烯|

图 7.1　低维碳纳米材料

7.2　基于碳纳米材料的药物递送系统

碳纳米材料由于其独特的理化性质以及易于表面修饰等特性，在药物和基因输送方面展现出巨大的应用潜力。利用 π-π 堆积作用，各种抗癌药物以及基因可以装载到碳纳米材料包括碳纳米管和石墨烯表面，进行药物和基因的细胞内输送，实现抗肿瘤作用。

7.2.1　基于碳点的药物输送

许多科研人员利用碳点作为多功能载体进行药物的装载和释放[7]，主要由于碳点具有很多优点，如快速细胞摄取、生物相容性良好、荧光很强、稳定性高和对药物活性没有影响等[8, 9]。He 等成功地将碳点镶嵌入沸石咪唑盐骨架中[10]。通过改变碳点和前体的浓度来优化纳米复合材料的荧光强度和尺寸，然后使用该纳米复合物作为载体装载 5-氟尿嘧啶进行 pH 响应性药物释放。Tang 等开发了基于荧光共振能量转移（FRET）的碳点药物递送系统[11]。碳点可以作为 FRET 的供体，也可以装载抗癌药物。由于供体和受体之间的距离显著影响 FRET 信号[12]，可以实时灵敏地监测化疗药物阿霉素（DOX）从碳点上的释放情况。

虽然通过化学修饰、疏水作用、π-π 堆积作用，可以将化疗药物包括 DOX、奥沙利铂（OXA）、表阿霉素（EPI）以及光敏剂竹红菌素 A（HA）、二氢卟吩 e6（Ce6）、ZnPc 和原卟啉 IX 等共价或简单吸附到碳点上[13, 14]。碳点可以大大增加这些疏水性药物的水溶性，并促进它们在肿瘤内酸性条件下释放[15]。重要的是，碳点或其聚集体可以通过增强渗透和滞留（EPR）效应被动靶向或通过肿瘤血管过表达受体的靶向配体实现肿瘤主动靶向[16]。Tang 等首次直接使用基于碳点的 FRET 实时监测药物递送系统[11]。碳点首先与氨基端的 PEG（PEG-NH$_2$）连接，然后再连上叶酸（FA）[17]。然后，DOX 作为抗癌药物，通过静电作用和 π-π 堆积作用被吸附到碳点表面形成复合物。当 FRET 在碳点和 DOX 之间发生时，碳点的绿色荧光减少，DOX 的红色荧光增加，而当 FRET 减弱，碳点的荧光随着 DOX 从碳点表面释放而恢复。通过 FRET 信号的变化可以容易地控制 DOX 从碳点表面释放，并且可以对药物释放过程进行监测和定量。Qiu 等制备了基于 RGD 连接的石墨烯量子点（GQD）为载体的药物递送系统，用于同时跟踪和靶向治疗前列腺癌细胞[18]。基于 GQD 的药物递送系统与靶向 RGD 肽的连接促进 GQD 的细胞摄取，并增强所携带的 DOX 的细胞毒性和治疗效果。类似地，光敏剂 ZnPc 也被装载到用 FA 连接的 PEG 修饰的碳点表面用于生物成像和靶向 PDT 治疗[7]。具有生物相容性和肿瘤靶向的 FA 连接的碳点选择性地聚集在肿瘤部位中并且在光激发 ZnPc 后，可以在体内和体外增强 PDT 的治疗效率。基于碳点的药物输送与单独药物相比具有明显的药代动力学行为，不仅可以提高肿瘤杀伤效率，而且可以降低药物对正常组织的毒副作用[19, 20]。

7.2.2　碳纳米管在药物和基因输送方面的应用

由于其不同的表面化学和尺寸，碳纳米管能够通过两种途径进入细胞，一条途径是不需要能量的自由扩散/渗透，另一条是能量依赖性内吞途径[21]。由于所有原子暴露在其表面上，特别是单壁碳纳米管（SWCNT）具有很大的比表面积。因此，SWCNT 可以通过 π-π 堆积和疏水作用有效装载芳香族药物、蛋白质和 DNA[22, 23]。除了非共价吸附以外，小分子药物和生物大分子也可以通过化学键（如酯键、二硫键）装载到碳纳米管上，赋予这些药物高效刺激响应性释放，从而达到有效的肿瘤治疗[24]。

1. 碳纳米管在小分子药物输送方面的应用

2007 年，戴宏杰教授及其团队发现 DOX（广泛用于抗肿瘤药物）通过 π-π 堆积和疏水作用可以高效地装载到 PEG 修饰的 SWCNT 表面[23]。研究结果显示每克 SWCNT 最高可装载 DOX 达 4g[图 7.2（a）和（b）]。装载在 SWCNT 上的 DOX 是 pH 依赖性的药物释放，当把靶向分子连接到 PEG 修饰的 SWCNT（SWCNT-PEG）表面可实现靶向的细胞杀伤。在后续的工作中，研究发现装载在 SWCNT-PEG 上的 DOX 对小鼠造成的毒性较小，在静脉注射入小鼠体内后可以实现很好的抗肿瘤作用[22]。这两个研究都证明了适当表面修饰的 SWCNT 将会是一种良好的药物递送载体。这种有效的药物装载策略可以扩展到具有相似结构的其他药物载体[如多壁碳纳米管（MWCNT）]和多种其他芳香族药物分子，实现有效的药物装载和癌症治疗[25]。

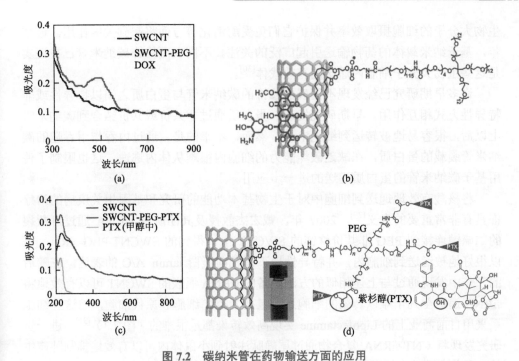

图 7.2　碳纳米管在药物输送方面的应用

阿霉素通过 π-π 堆积和疏水作用装载到 SWCNT 上的紫外吸收光谱（a）和示意图（b）；紫杉醇通过共价键连接到 SWCNT 上的紫外吸收光谱（c）和示意图（d）

另外，很多研究发现一些药物分子可以连接到碳纳米管表面的功能团上或通过可断裂的键连接到碳纳米管表面修饰的高分子上。2008 年，戴宏杰教授及其合作者将紫杉醇（PTX，广泛用于抗癌药物）通过可断裂的键连接到修饰 SWCNT 的支链 PEG 上（SWCNT-PEG-PTX）[图 7.2（c）和（d）]。活体实验表面 SWCNT-PEG-PTX 对小鼠 4T1 乳腺癌具有很好的抑制作用，治疗结果优于临床所用的 Taxol（紫杉醇）[24]。同时，将铂类化合物（顺铂前药）像紫杉醇一样共价连接到非共价修饰的 SWCNT 上[26]。他们发现在癌细胞内高氧化还原性环境中，共轭的铂（Ⅳ）化合物可以很容易地被还原为具有细胞毒性的顺铂，并且在 SWCNT-PEG 表面上连接的叶酸帮助下能够特异性地杀死癌细胞。除了使用 SWCNT 作为细胞内药物分子输送载体，MWCNT 也被证明可以作为有效的药物载体进行药物输送和肿瘤治疗[27]。

2. 碳纳米管在生物大分子输送方面的应用

生物大分子（包括蛋白质和核酸）自身的细胞内转运是非常困难的[28]。然而，功能性蛋白质或核酸（如核糖核酸酶、siRNA）的细胞内有效转运已经被证实在治疗许多疾病方面显示出巨大的潜力[29]。因此，开发功能纳米载体对于提高各种生物大分子的细胞摄取效率并保护它们免受酶消化等方面将起到关键作用。近些年，基于纳米载体的药物输送引起广泛的关注。不同表面修饰碳纳米管已被证实是这些生物大分子细胞内递送的有效载体[30]。

许多早期研究已经发现不同表面修饰的碳纳米管与蛋白质之间以特异性或非特异性方式相互作用。早期研究发现，蛋白质通过非共价或共价结合到碳纳米管上以后，很容易地被转运到细胞中[30]。然而，不幸的是，通过内吞作用吞噬的碳纳米管装载的蛋白质，在缺乏破坏能力的细胞内很难从体内逃逸，这也限制了使用基于碳纳米管的蛋白质递送的进一步应用。

将核酸有效地递送到细胞中对于生物基本功能的研究和基因相关疾病的治疗都具有非常重要的意义[29]。2007 年，戴宏杰教授及其团队将 siRNA 通过可断裂的二硫键连接到 PEG 非共价修饰的 SWCNT 上，得到的 SWCNT-PEG-siRNA 可以很好地被运送到细胞内，并特异性地下调靶向蛋白 lamin A/C 的表达。在随后的工作中发现通过与上述相似的方法制备的 siRNA 偶联的 SWCNT 可以有效地将 siRNA 递送至几个难以转染的细胞系，包括人类 T 细胞和原代细胞，而这些细胞系采用目前商业上的 Lipofectamine 实现高效转染都是很难的（图 7.3）[31]。进一步研究发现将 CNT-siRNA 复合物通过尾静脉注射到小鼠体内可以有效地抑制肿瘤生长。因此，碳纳米管可以作为有效的 siRNA 转运载体[32]。聚乙烯亚胺（PEI）是被广泛用于基因递送的阳离子聚合物。其他一些阳离子聚合物也能够用于修饰碳纳米管，获得带正电荷的碳纳米管复合物，用于有效的核酸装载和细胞内递送[33]。一些相关研究表明，与 PEI 本身或商业上可购买的转染试剂相比，制备的 CNT-PEI 复合物显示出很好的转染效率并降低其细胞毒性[34]。这些研究表明碳纳米管在作为基因递送的有效载体方面展现出巨大的潜力。

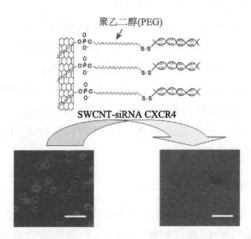

图 7.3　基于 SWCNT 的 siRNA 的人类 T 细胞转染（CXCR4：基质细胞衍生因子受体）

7.2.3　纳米石墨烯在药物和基因输送方面的应用

在过去几十年间，基于纳米颗粒的药物输送被广泛地用于肿瘤化疗，旨在提高肿瘤治疗效果和减小毒副作用[35]。从 2008 年开始，许多课题组都在研究基于纳米石墨烯的药物输送体系。单层的氧化石墨烯（GO）或还原氧化石墨烯（RGO）由于具有很大的比表面积可以用于药物装载。纳米石墨烯表面的电子可以通过 π-π 作用与各种芳香族药物分子绑定，然后在功能化的 GO 或 RGO 表面连上靶向分子，可以实现对特定细胞进行选择性药物输送。在这里简单介绍基于纳米石墨烯的抗癌药物输送和基因转染。

1. 纳米石墨烯装载抗癌药物

受到碳纳米管用于药物装载的启发，不同表面修饰的 GO 也可以作为载体与各种抗癌药物通过物理吸附或者共价连接在一起，抗癌药物主要包括 DOX[36]、喜树碱（CPT）[37]、7-乙基-10-羟基喜树碱（SN38）[38]、鞣花酸[39]、拉帕醌（lapachone）[40]和 3-双（氯乙基）-1-亚硝基脲（BCNU）[41]。2008 年，戴宏杰课题组使用 PEG 修饰纳米石墨烯获得在生理溶液中非常稳定的 nGO-PEG，可以通过 π-π 作用装载水不溶性药物 SN38。相比水溶性抗癌药物 CPT11[38]，nGO-PEG-SN38 纳米复合物能够显著地提高杀死肿瘤细胞的能力（图 7.4）。利用 GO 作为良好的药物载体也相继被不同课题组报道[42]。为了实现对特定细胞的靶向药物输送，戴宏杰等将抗 CD20 的抗体连接到 nGO-PEG 表面，然后装载上 DOX，实现选择性杀死 B 细胞淋巴癌[43]。还有一些课题组将叶酸作为靶向分子进行靶向药物输送 [44, 45]。Zhang 等发现磺酸修饰的 GO 再连接上叶酸可以靶向叶酸受体高表达的细胞。此外，两种抗癌药物 DOX 和 CPT 同时装载到 GO 表面，可实现肿瘤细胞的协同杀伤作用[45]。

最近，很多课题组也开发出基于 GO 这种能够对环境刺激做出响应的药物递送系统。Shi 课题组开发出 PEG 壳层修饰 GO 可以阻止装载药物（如 DOX）从nGO-PEG 上释放出来。通过使用一种新合成的具有二硫键交联的 PEG 修饰 GO，这个二硫键在还原环境下就会断裂，从而释放出 DOX。他们发现使用这样一个装载系统进行 DOX 药物释放可以显著提高肿瘤细胞的治疗效果[46]。另外，Pan 等设计了基于 GO 的热敏感的药物载体，首先将热敏感高分子聚（N-异丙基丙烯酰胺）（PNIPAM）通过化学键连接到 GO 表面，获得生理条件下非常稳定的 GO-PNIPAM复合物且对细胞没有明显的毒性。在装载上 CPT 以后，相对于单独的 CPT，GO-PNIPAM-CPT 展现出非常好的肿瘤细胞杀伤能力[47]。

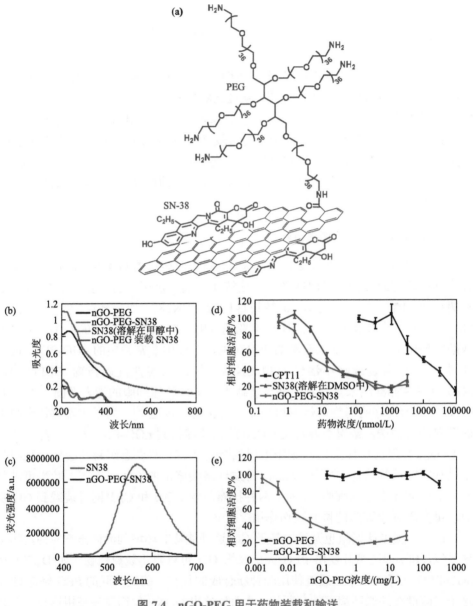

图 7.4 nGO-PEG 用于药物装载和输送

（a）SN38 装载到 nGO-PEG 表面的示意图；（b）nGO-PEG、nGO-PEG-SN38、SN38 和 nGO-PEG 装载 SN38 的
紫外吸收光谱；（c）SN38 和 nGO-PEG-SN38 的荧光光谱（SN38 的荧光信号很大程度上被 GO 猝灭了）；
（d）HCT-116 细胞与不同浓度的 CPT11、SN38（溶解在 DMSO 中）和 nGO-PEG-SN38 培养 72h 后的相
对细胞活度；（e）HCT-116 细胞与不同浓度的 nGO-PEG 和 nGO-PEG-SN38 培养 72h 后的相对细胞活度
（即使在很高浓度培养下，nGO-PEG 也没有对 CPT-116 细胞造成明显的毒性）

除了使用功能化 GO 作为药物输送载体，许多课题组还使用基于 GO 功能复

合物的药物输送载体[48]。2009年，Yang 等使用 GO-IONP（IONP 为四氧化三铁纳米颗粒）纳米复合物装载 DOX，实现 pH 响应的 DOX 可控释放[49]。同时，他们利用 GO-IONP 的磁学性质以及连接上叶酸实现了基于 GO-IONP 的双重靶向药物输送[48]。苏州大学刘庄教授课题组使用高温反应制备 GO-IONP 纳米复合物，然后使用氨基 PEG 共价修饰 GO-IONP 提高其稳定性和生物相容性，获得的 GO-IONP-PEG 可以用于磁靶向的药物输送和肿瘤细胞的光热治疗[50]。

2. 基于纳米石墨烯的基因转染

基因治疗作为一种最有前景的治疗手段来治疗与基因有关的一些疾病包括肿瘤[51]。然而，基因治疗的发展一直受到阻碍，原因是缺乏安全有效的且具有选择性的基因运输载体。随着纳米技术的飞速发展，许多纳米颗粒作为基因运输的载体被越来越多地研究开发和应用[52]。由于在 GO 表面具有很多羧基基团，GO 可以与 PEI、壳聚糖或者 1-芘甲基胺盐酸盐通过酰胺键[53]、静电作用[54]或者 π-π 作用[55]连接在一起，实现有效的 DNA 或 siRNA 输送。

在 2010 年，已经报道了功能化的 GO 可以有效地运送分子信标（MB）[57, 58]和核酸适配子[59]进入细胞进行特定生物分子的原位检测。从这以后，苏州大学刘庄教授课题组使用阳离子 PEI 通过静电作用修饰带有负电荷的 GO，从而获得 GO-PEI 复合物。在保留同样的基因转染效率的情况下，相对于单独的 PEI，GO-PEI 能够显著减少细胞毒性[54][图 7.5（a）～（d）]。几乎在同一时间，Zhang 课题组同样将 PEI 通过酰胺键连接到 GO 表面，获得 GO-PEI 复合物可以同时装载 siRNA 和 DOX。在这个工作中，他们证明 Bcl-2 靶向的 siRNA 装载到 GO-PEI 上可以有效地降低 Bcl-2 蛋白表达，进一步提高 GO-PEI 运送的 DOX 对细胞的杀伤作用，从而实现协同治疗过程[56][图 7.5（e）和（f）]。最近，Yang 等使用 PEG 和 1-芘甲亚胺修饰 GO 用于 siRNA 输送。PEG 修饰 GO 可以有效提高 GO 在生理溶液中的稳定性，而通过 π-π 作用吸附在 GO 表面的 1-芘甲亚胺具有吸附 siRNA 的能力[55]，

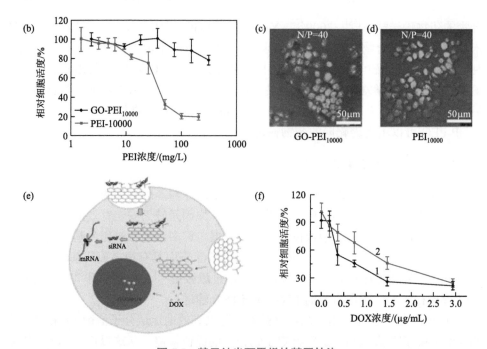

图 7.5 基于纳米石墨烯的基因转染

（a）制备 GO-PEI 复合物和吸附上 DNA 的示意图；（b）HeLa 细胞与不同浓度的 PEI_{10000}（红色）和 $GO-PEI_{10000}$ 纳米复合物（黑色）培养 24h 后的相对细胞活度；（c）$GO-PEI_{10000}$ 和（d）PEI_{10000} 在氮磷比等于 40 时对 HeLa 细胞 GFP 转染的激光共聚焦照片；（e）GO-PEI 连续送送 Bal-2 靶向 siRNA 和 DOX 的示意图；（f）HeLa 与 PEI-GO/Bcl-2（1）和 PEI-GO/scrambled siRNA（2）培养 48h，在与 PEI-GO/DOX 培养 24h 后的相对细胞活度[54, 56]

获得的这种复合物再接上叶酸可以实现选择性运送 siRNA 进入特定细胞和有效抑制靶基因的表达。

　　虽然许多相关研究已经证实了 GO 经过适当的表面修饰能够很好地作为细胞水平基因转染载体，但是基于纳米石墨烯载体在体内进行细胞转染还需要进一步研究和开发。为了实现这一目标，对 GO 进行良好的、巧妙的表面修饰设计是必不可少的。

7.3　基于碳纳米材料的诊疗一体化平台

　　近几年，利用碳纳米材料独特的理化性质，基于碳纳米材料的肿瘤成像以及成像指导下的肿瘤治疗引起广泛的关注。此外，研究人员通过构建多功能的碳纳米材料，实现多模态成像下的肿瘤治疗，进一步推进了基于碳纳米材料的诊疗一体化的发展。本节将介绍基于碳点、碳纳米管以及纳米石墨烯及其复合物在肿瘤成像和诊疗一体化中的应用。

7.3.1 基于碳点的肿瘤诊疗一体化

1. 基于碳点的生物成像

碳点经过适当的修饰可以对特定的金属离子有荧光信号的响应。Tian 等发现碳点与能螯合 Cu^{2+} 的分子组成的复合物在约 500nm 处逐渐失去其蓝色荧光，主要是由细胞质中 Cu^{2+} 浓度逐渐增加造成的[60]。当碳点与稳定荧光的 CdSe/ZnS 核壳量子点（对 Cu^{2+} 的红色荧光没有响应）掺杂时，纳米复合物可制成双色发射荧光传感器，在加入 Cu^{2+} 时其颜色从蓝色（由碳点占主导）改变为红色（由 CdSe 量子点占主导）[61]。科学家们已经开发了用于 Zn^{2+}、Fe^{3+}、S^{2-} 和超氧化物离子的细胞内荧光探针[62]。叶酸连接的碳点可以选择性靶向癌细胞表面表达的叶酸受体进行细胞成像，所以叶酸受体过表达的 HeLa 细胞显示出强烈的荧光信号，而在不表达叶酸受体的正常成纤维细胞上则没有明显的荧光信号[63]。转铁蛋白连接的碳点可以选择性靶向 HeLa 细胞，用于体外检测和诊断具有某些表型的癌细胞[64]。核酸适配体连接的碳点也被报道可以选择性靶向标记癌细胞系而对正常健康细胞不标记[65]。

碳点被认为是最有希望的荧光标签，主要原因如下：①类似于其他碳质纳米荧光团，碳点具有高度光稳定性和抗光漂白性，如碳点标记的细胞可以进行长期的荧光成像[66]。②与具有相当的荧光波长可调谐的半导体量子点相比，碳点不含任何有毒元素，如重金属和硫族元素，消除了用碳点染色和成像造成的毒性问题[67]。③Sun 等认为碳点（约 5nm）和荧光蛋白（FP，约 4nm）具有相似的尺寸，可以将碳点作为超小型荧光探针使用[68]。

由于在短波长区域中生物样品的自发荧光和光散射，用于活体荧光成像所选择的荧光材料希望在长波长区域中发射，以便具有更深的光穿透深度和更灵敏的成像对比度。使用荧光碳点在红外光或 NIR 区域中进行活体荧光成像仍然具有一定的挑战性，因为大多数文章报道的碳点仅发射蓝色至绿色荧光。Wang 研究小组首先成功地制备了红色荧光碳点，其发射峰在 640nm，通过静脉注射入动物体内进行荧光成像[69]。在刘庄教授课题组之前的工作中，以不同碳的同素异形体（包括单壁碳纳米管、多壁碳纳米管及石墨）作为碳源通过酸化处理制备相近尺寸和相似形貌的碳点，并首次实现了基于碳点的小动物活体 NIR 荧光成像[70]（图 7.6）。

由于血脑屏障（BBB）和纳米探针的尺寸及表面特性存在一定的依赖性，利用纳米探针进行脑肿瘤成像将具有一定的挑战性。最近，Wang 等通过直接溶剂反应法制备了聚合物包裹的氮掺杂的碳点（pN-CD），并进行靶向脑肿瘤成像[71]。

制备的 pN-CD 直径 5～15nm，可以进入脑胶质瘤细胞进行脑胶质瘤荧光成像，且具有很好的被动靶向能力和良好的成像对比度。如图 7.7 所示，pN-CD 通过尾静脉注射入长有脑胶质瘤的小鼠体内，在不同时间点进行荧光成像，发现在注射 30min 后，肿瘤部位的荧光信号最强，进一步促进了碳点在生物医学影像上的应用[72]。

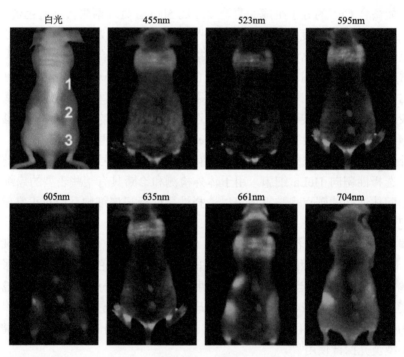

图 7.6　碳点在小鼠皮下注射后，在不同激发波长激发下碳点的活体成像（红色荧光来自碳点，而绿色荧光则是小鼠的自发荧光）

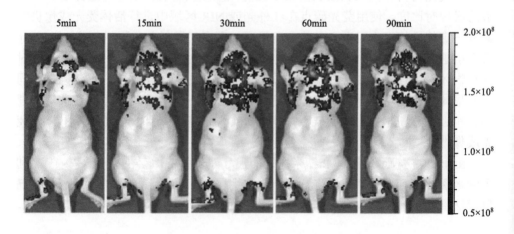

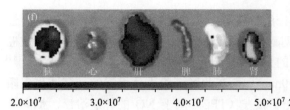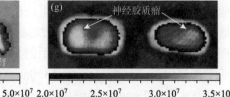

神经胶质瘤

图 7.7　碳点 pN-CD 用于脑胶质瘤体内、体外荧光成像

2. 基于碳点的肿瘤治疗

光动力学治疗（PDT）由于与手术、化疗和放射治疗相比具有更低的毒性和更高的选择性而受到了极大的关注[73]。Markovic 等和 Christensen 等首次发现碳点可以用作光敏剂在蓝光激发下产生 ROS[73]。然而，蓝光作为光源，它的组织穿透力有限[74]。为了最大激发碳点在体内产生 ROS 的潜力，碳点的荧光发射光谱至少调节到红外光或 NIR 区域。Ge 等通过使用前体分子聚噻吩衍生物（PT2）作为碳源制备具有强烈深红色发射的 GQD[图 7.8（a）][75]。通过体内和体外研究，他们发现 GQD 可以用作光敏剂在光激发下产生大量的单线态氧（$^1O_2$），进一步提高癌症治疗效果。在后续的研究中，他们使用共轭聚合物聚噻吩苯基丙酸（PPA）作为前体制备了在可见光到 NIR 区域（400～800nm）具有宽吸收带和在 640nm 具有荧光发射峰的碳点[图 7.8(b)][69]。他们首次证明在 671nm 激光辐照下具有 38.5% 高光热转化效率的红光发射的碳点，可以作为诊疗剂用于活体肿瘤治疗，进一步显著拓宽碳点在肿瘤光热治疗方面的应用。研究人员使用聚噻吩苯甲酸作为碳源制备的碳点在 635nm 激光照射下具有光动力学治疗和光热治疗两方面效应，其 $^1O_2$ 的产生效率为 27%，而光热转化效率为 36.2%。所以，制备的碳点可以作为红光触发的诊疗剂用于成像指导下的光动力学和光热联合治疗[76]。

光动力学治疗取决于光敏剂将激光能量转移到肿瘤部位的氧（O_2）以产生用于癌症治疗的 ROS 自由基的能力[77]。在大多数实体瘤中，缺氧是比较常见的现象，因为肿瘤部位的氧供应由于肿瘤组织微循环受损和细胞恶性扩散而减少[78]。此外，光动力学治疗可能通过消耗氧气和破坏血管进一步增加肿瘤部位的缺氧程度[79]。因此肿瘤部位的氧气供应严重影响光动力学治疗的效果[80, 81]。与光动力学治疗中 $^1O_2$ 的产生相反，抗癌一氧化氮（NO）自由基的光生成不受限于分子氧的供应，其可以很好地补充常规光动力学治疗[82]。然而，使用外源 NO 的治疗通常受限于其短的半衰期和对许多生物物质的损伤[83]，因此精确控制 NO 的传递对肿瘤治疗效果至关重要。为了更好地控制 NO 的释放，Xu 等通过将光响应性 NO 供体 4-硝基-3-（三氟甲基）苯胺衍生物和线粒体靶向配体三苯基膦部分共价连接到碳点上用于线粒体靶向，光可控 NO 释放和细胞成像[图 7.8（c）][84]。

他们的研究表明线粒体靶向和可控的 NO 释放组合在 400nm 光照下可以特异性地对线粒体造成损伤,最终导致对癌细胞高效的杀伤作用,为基于 NO 的高效癌症治疗和最小毒副作用开辟了新的策略。由于他们使用的 NO 前体的吸收波长[84]低于光治疗最佳区域(650～1350nm),而在此区域的人体组织的光穿透也仅限于几毫米[85]。Fowley 等使用双光子激发(TPE)基于 NO 的肿瘤治疗,提高了光在三维空间的分辨率和肿瘤治疗效果[19]。他们使用一种新颖的纳米结构,将羧酸端的碳点共价连接到 NO 生物硝基苯胺衍生物上,得到纳米混合物。光诱导的能量从碳点的核心转移到 NO 供体的外壳上,产生具有抗癌作用的 NO 自由基[图 7.8(d)]。

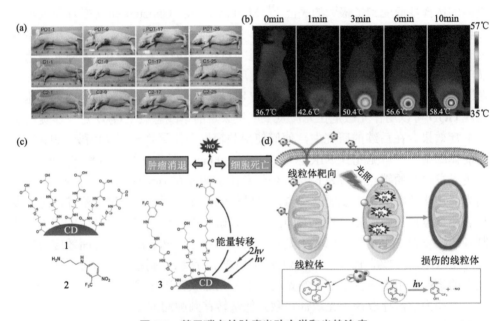

图 7.8　基于碳点的肿瘤光动力学和光热治疗

(a)聚噻吩衍生物作为前体分子制备的碳点用于肿瘤的光动力学治疗;(b)共轭聚合物聚噻吩基丙酸(PPA)作为前体制备的碳点用于光热治疗;(c)NO 供体连接到碳点表面实现光可控的 NO 释放;(d)NO 供体连接到碳点上,实现线粒体靶向并在光照激发下释放 NO 杀死癌细胞

　　碳点独特的性质使其非常适合作为递送载体用于实时跟踪基因、抗癌药或光敏剂在细胞微环境中的行为[11]。Liu 等使用甘油和支链 PEI_{25000} 混合物的一步微波热解法制备聚乙烯亚胺(PEI)修饰的碳点(CDs-PEI)[86]。他们制备的 CDs-PEI 具有良好的水溶性和多色荧光发射,与单独的 PEI_{25000} 相比,CDs-PEI 在 COS-7 和 HepG2 细胞中具有较高的基因转染效率且更低的细胞毒性。这些结果显示出碳点在基因递送中应用的潜力。2013 年,Kim 等利用 PEI 修饰的碳点、PEI 修饰金

颗粒和质粒 DNA 三元复合物进行基因转染和质粒细胞运输的实时监控[87]。虽然在这些研究中使用的 PEI25k 是高度有效的基因转染剂，但是 PEI25k 的高电荷密度限制了其在体内的应用。因此，Wang 等利用低分子量的 PEI 通过疏水作用修饰的碳点具有较高的基因转染效率和良好的生物相容性，该复合物可以将 siRNA 和质粒 DNA（pDNA）运送至体内进行基因治疗[88]。他们将 CDs-pDNA 和 CDs-siRNA 复合物分别注射到小鼠肿瘤，进一步证明了其基因表达和沉默，为基于碳点的活体基因转染提供了可行的依据。

科研人员设计了一系列的多功能核壳纳米复合物，他们将荧光碳点、磁性 Fe_3O_4 纳米颗粒、Au 纳米颗粒、基于热响应性的 P(NIPAM-AAm)水凝胶、非直链 PEG、壳聚糖和抗癌药物等集成到多孔碳壳中，进行光温感应、磁/NIR 热响应药物递送，以及细胞多色成像和增强 PTT（光热治疗）效应等[89]。此外，上述纳米复合物的热响应性质也可以在 NIR 光的照射下通过嵌入的碳点的光热转化能力触发药物释放。这样的多功能纳米复合物进一步促进了化疗和光热治疗的联合，提高了肿瘤的治愈率。

7.3.2 基于碳纳米管的肿瘤诊疗一体化

1. 基于碳纳米管的生物成像

碳纳米管独特的物理化学性质，尤其是 SWCNT，在生物医学影像领域引起广泛的关注。准一维半导体单壁碳纳米管展现出 1eV 的窄带隙，这一特性使得 SWCNT 在近红外区包括近红外 I 区（700～900nm）和近红外 II 区（1100～1400nm）具有荧光发射性质[90]。SWCNT 具有很强的共振拉曼散射且具有很大的散射截面，因此 SWCNT 可以作为拉曼探针用于生物检测和成像[91, 92]。碳纳米管作为一种比较黑的材料在近红外区具有很强的吸光度，因此碳纳米管可以用作光声成像造影剂[93, 94]。在碳纳米管中含有的杂质金属纳米颗粒可以用于 MRI，可以作为 T2 加权 MRI 的造影剂[95]。除了利用碳纳米管固有的性质以外，放射性核素也可以连接或嵌入碳纳米管实现核医学成像，包括正电子发射断层成像（PET）和单光子发射计算机断层成像（SPECT）[96, 97]。

在过去的几年间，SWCNT 作为造影剂在近红外 II 区进行荧光成像取得了显著的成果，这一成果进一步促进了 SWCNT 在生物医学领域尤其在生物成像方面的应用[98, 99]。通过在 SWCNT 表面生长贵金属纳米颗粒，SWCNT 的拉曼散射信号会显著增强，可以用于生物样本的快速拉曼成像[100]。此外，还可以将具有不同近红外波长吸收的染料装载到 SWCNT 表面，实现活体的多色光声成像[101]。适当表面修饰的 SWCNT 还可以用于干细胞标记和活体的多模态成像（拉曼、磁共振和光声成像）[95]。我们将详细介绍基于 SWCNT 的荧光成像、拉曼成像、光声成像、磁共振成像和核素成像等。

1）基于 SWCNT 的荧光成像

荧光成像技术在科学研究和医学诊断中起着举足轻重的作用。然而，光的穿透深度有限限制了荧光成像技术的进一步应用[102]。为了克服这一问题，科研工作者一直致力于开发具有生物组织穿透性良好的荧光探针[103]。经典的近红外 I 区的波长是 700～900nm，在这一区域无论是血红蛋白还是水都具有很低的光吸收。目前，各种各样的探针包括有机染料[104, 105]或半导体量子点[106]的发射波长都集中在这一区域。最近，研究人员发现在 1100～1400nm 区域发射的光即使有一些被水吸收，但是可以有效地减少生物组织的散射，可以用于生物成像，进一步提高组织穿透性和空间分辨率[107, 108]。

虽然使用 SWCNT 进行近红外荧光成像取得了令人鼓舞的结果，但是由于 SWCNT 相对低的量子产率限制了基于 SWCNT 的活体成像的进一步应用。共价修饰将破坏 SWCNT 的结构，导致其近红外荧光性质完全消失。小分子表面活性剂如胆酸钠悬浮的 SWCNT 显示出相对高的量子产率，然而，这种修饰的 SWCNT 对生物体系具有一定的毒性。非共价 PEG 修饰的 SWCNT 虽然提高了碳纳米管的水溶性和生物相容性，但是又降低了 SWCNT 的量子产率。2009 年，戴宏杰教授及其团队发展了一种表面修饰交换的新方法修饰碳纳米管，既能提高 SWCNT 的生物相容性，又不影响 SWCNT 的量子产率。在这个方法中，先将 SWCNT 溶解在胆酸钠溶液中，然后使用 PL-PEG 进行取代，最终得到 PL-PEG 修饰的 SWCNT。与直接将 PL-PEG 与 SWCNT 超声的传统的修饰方法相比（大于 15min），这种表面修饰交换法能够显著地避免 SWCNT 量子产率的损失。利用这一方法制备的 PL-PEG 修饰的 SWCNT（SWCNT-PEG）具有很高的量子产率，通过尾静脉将 SWCNT-PEG 注射入长有肿瘤的小鼠体内，第一次实现了基于 SWCNT 的近红外 II 区荧光成像。此外，注射入的 SWCNT-PEG 还可以进行高分辨率体内活体的显微镜成像，可以观察到在皮肤下的肿瘤血管[109]。

Welsher 及其工作者们使用 SWCNT-PEG 作为近红外 II 区荧光成像的造影剂，通过静脉注射的方式将 SWCNT-PEG 注射入小鼠体内可以进行高频荧光成像来研究 SWCNT-PEG 在体内的行为和循环路径[90]。如图 7.9（a）所示，实时观察到 SWCNT-PEG 在注射后几秒钟就可以到达肺部，然后才会进入肝和脾脏。依靠主成分分析（principal component analysis，PCA），器官的分辨率显著提高。即使是胰腺，这种不能从实时成像看到的器官也可以通过对注射 SWCNT-PEG 小鼠的近红外 II 区成像进行 PCA 而变得清晰可见[图 7.9（b）]。因此，这一工作表明近红外 II 区荧光成像技术结合 PCA，可以为生物医学研究与疾病诊断的潜在应用方面提供强有力的工具。

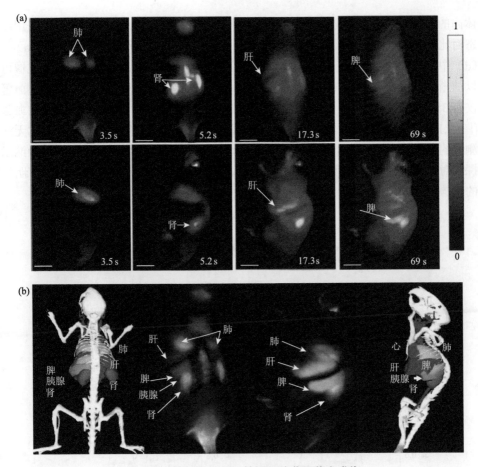

图 7.9　基于 SWCNT 的近红外 Ⅱ 区荧光成像

（a）SWCNT-PEG 通过静脉注射入小鼠体内，在不同时间点进行的实时成像；（b）通过 PCA 对注射的 SWCNT-PEG 的动物进行对比增强成像

　　Robinson 等利用新型的 PEG 修饰的两亲性高分子聚马来酰胺-PEG（C₁₈PMH-PEG）来修饰 SWCNT，可以显著地延长 SWCNT 在体内的血液循环时间（半衰期大约 30h），从而增加在 4T1 小鼠乳腺癌中的富集量，最高可达 30% 的注射量[99]。同时，这也是第一次将高频荧光成像技术与 PCA 技术联合来监测注射入的 SWCNT 在肿瘤和其他部位的荧光信号。研究发现 SWCNT 在注射 20s 以后，肿瘤部位就会出现显著的荧光信号，而且在肿瘤部位的荧光信号可以持续保持 72h 以上。此外，采用三维重建技术对肿瘤部位近红外 Ⅱ 区荧光成像进行重建，发现 SWCNT 的荧光信号与肿瘤血管很好地重合在一起，表明 EPR 效应在调节碳纳米管在肿瘤部位富集过程中起到重要作用。

　　除了进行肿瘤成像，基于 SWCNT 的高频荧光成像技术和 PCA 联用还可以对体内的血管进行成像。戴宏杰教授在一项研究中发现在血液动力学的基础上采用动态对比增强近红外Ⅱ区荧光成像技术可以很好地区分动脉和静脉。在图7.10（a）～（d）中，与小动物 CT（Micro-CT）同一位置的成像相比，近红外Ⅱ区荧光成像可以清晰地观察到小鼠腿部远端的细小血管。近红外Ⅱ区荧光成像观察到的最小血管仅有 35.4μm[图7.10（e）和（g）]，而小动物 CT 不能区分直径小于 100μm 的血管[图 7.10（f）和（h）]。此外，在缺血和正常的四肢，血管内即使是超声技术无法测量的很低的血流速度也可以测量到。因此，这一结果表明利用 SWCNT 作为纳米探针对血管进行近红外Ⅱ区荧光成像比传统的小动物 CT 和超声成像技术具有明显的优势[110]。

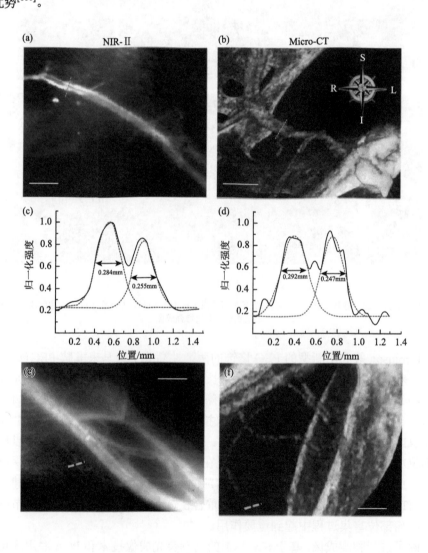

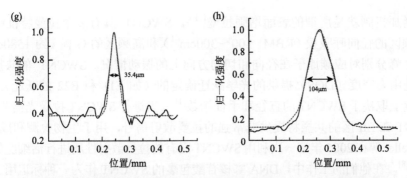

图 7.10　比较基于 SWCNT 近红外 Ⅱ 区荧光成像与 Micro-CT 成像的效果

（a）在小鼠大腿内的 SWCNT 近红外 Ⅱ 区荧光成像；（b）与（a）中同一位置的 Micro-CT 成像；（c）沿（a）中绿色虚线测量的横截面荧光强度分布，其两个峰拟合到高斯函数；（d）沿着（b）中绿色虚线测量的横断面强度分布，其两个峰拟合到高斯函数；（e）腓肠肌水平的近红外 Ⅱ 区荧光图像；（f）Micro-CT 显示与（e）相同的肢体区域的图像；（g）沿着（e）中绿色虚线测量的横截面荧光强度分布，其峰值拟合为高斯函数；（h）沿着（f）中绿色虚线测量的横截面强度分布，其峰值拟合为高斯函数（所有比例尺为 2mm）

　　目前所使用的 SWCNT 具有不同的手性，而且不同的手性对应不同的激发和发射波长。因此，在之前进行近红外 Ⅱ 区荧光成像实验中，只有一小部分的 SWCNT 被激发而发出荧光信号，而大部分的 SWCNT 在成像过程中没有被激光所激发而不发射荧光信号。如果使用全是纯化好的手性 SWCNT 进行近红外 Ⅱ 区荧光成像，那么小鼠成像时所用的碳纳米管的量将会显著减少。因此，科学家们采用各种各样的手段包括双向电泳、密度梯度离心法[111]、DNA 色谱分析[112]和凝胶过滤[113, 114]等方法来分离纯化 SWCNT，以期得到纯手性的 SWCNT。戴宏杰教授课题组采用简单的凝胶过滤方法分离到的（12, 1）和（11, 3）手性 SWCNT 在 808nm 处具有相同的共振吸收，而发射波长在 1200nm。纯手性 SWCNT 在 808nm 激发下的荧光强度是未纯化 SWCNT 的 5 倍，在进行活体成像时，显著减少了 SWCNT 的注射剂量[108]。

　　基于 SWCNT 的近红外 Ⅱ 区荧光成像在生物医学影像领域展现了巨大的潜在应用前景，且优于现存的成像技术。这一领域的进一步发展就需要获得更高量子产率和完全手性的 SWCNT 样品，使得 SWCNT 具有更强的荧光发射性能。此外，具有不同手性的 SWCNT 可以利用不同的激发光进行激发，可用于多色近红外 Ⅱ 区荧光成像，基于 SWCNT 的近红外 Ⅱ 区荧光成像在未来的生物医学应用还有待进一步研究证明。其他一些增强荧光成像技术，如在 SWCNT 表面生长金纳米颗粒可以增强 SWCNT 的荧光，进一步提高生物成像检测的灵敏度[115]。

　　2）基于 SWCNT 的拉曼成像

　　与荧光成像不同，拉曼散射是在光激发下发射光子的波长发生位移，它是一个光子散射过程，而不是光致发光过程。一个分子固有的拉曼散射信号在没有增强机制（如表面增强拉曼）的参与下往往是非常弱的。然而，当激发光能量能够与电子从价带跃迁到导带所需能量相吻合时，分子的拉曼散射效率会大大增加，这种拉曼增加机制就是所谓的表面增强拉曼[116]。SWCNT 具有多个拉曼特征峰，包括低频区的径向呼吸模（RBM，$100\sim300cm^{-1}$）和高频区的 G 模（约 $1580cm^{-1}$），这两个峰分别对应碳原子在径向和切向方向上的振动情况。SWCNT 的共振拉曼散射是由态密度（DOS）提供的光学跃迁确定的（如 E11 和 E22 的跃迁），这很大程度上取决于 SWCNT 的直径和手性指数[117]。当进行 SWCNT 拉曼光谱测量时，SWCNT 在 EII 区的共振将提供非常强的拉曼散射信号，用于生物检测和成像。

Heller 等在 2005 年第一次利用 SWCNT 固有的拉曼散射性质进行活细胞的拉曼成像[118]。在他们的工作中，DNA 寡核苷酸包裹的 SWCNT 作为一种标记用于活细胞跟踪。在没有加入额外的荧光标记的情况下，活细胞 3T3 在 785nm 激光照射下可以观察到 SWCNT 的径向呼吸模峰。与传统的容易荧光猝灭或光漂白的有机染料或量子点相比，SWCNT 具有稳定的拉曼散射信号，更不会存在猝灭或光漂白的现象，这一优点有利于长期观察 SWCNT 在生物体内的行为[119]。Lamprecht 等利用碳纳米管固有的拉曼 G 峰来成像和跟踪碳纳米管在靶向运输到癌细胞后在细胞内的分布情况[120]。另外，Kang 等利用快速共聚焦拉曼成像技术来研究 SWCNT 的细胞内吞情况。通过对 RAW264.7 巨噬细胞中细胞本身和 SWCNT 两部分的拉曼信号进行分析，可以进一步了解 SWCNT 在细胞中的不同聚集状态以及它们在细胞中的位置。这进一步凸显了利用拉曼散射技术进行活细胞成像的优势[121]。活体肿瘤的拉曼成像也可以通过静脉注射靶向分子连接的 SWCNT 来实现[122, 123]。

拉曼散射通常表现出相当尖锐的拉曼峰，不同峰的位置代表不同分子，因此利用这种拉曼散射技术是进行多色检测和成像的最佳选择[124, 125]。在 SWCNT 拉曼 G 峰处的碳碳键的振动频率是由碳原子质量决定的。改变碳原子同位素，从 ^{12}C 到 ^{13}C，SWCNT 的 G 峰也会随之而改变[126]。苏州大学刘庄教授第一次利用 SWCNT 对活细胞进行多色拉曼成像[91]。将具有不同 ^{13}C 掺杂比例的五种类型不同拉曼 G 峰的 SWCNT 连接不同的靶向配体来识别相应的细胞系。通过光谱分离可以实现多色拉曼成像[图 7.11（a）和（b）]。在拉曼成像之前，将具有不同受体表达的五种类型的癌细胞（MDA-MB-468、BT474、LS174T、Raji 和 U87MG）与五种 SWCNT 共同培养，从而实现了由五个同位素掺杂的 SWCNT 拉曼探针标记的细胞的五色拉曼成像[图 7.11（c）]。为了进一步证明该技术临床前应用的前景，他们将肿瘤组织取出进行切片，然后进行多色拉曼成像。研究结果显示 LS174T 人结肠癌细胞从细胞培养到活体肿瘤生长过程中，它的表皮生长因子受体（EGFR）显著上调[图 7.11（d）]。肿瘤中的 LS174T 细胞表现出高水平共定位的 EGFR/Her1（黄色）和 CEA（蓝色）受体。通过五色拉曼成像（红色）观察到 $\alpha_v\beta_3$ 整合素似乎在肿瘤血管上表达。而 LS174T 细胞在细胞培养过程中，没有观察到 EGFR/Her1 的表达。在后续的工作中，通过将 SWCNT 连接上不同的靶分子实现细胞多色拉曼成像，也可以用于活体组织切片染色。

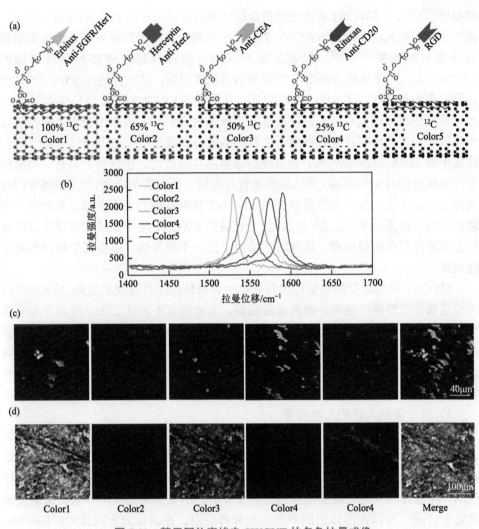

图 7.11　基于同位素掺杂 SWCNT 的多色拉曼成像

（a）同位素掺杂的 SWCNT 连接上不同靶向配体的示意图（Color1、2、3、4 和 5 分别代表 ¹³C 在 SWCNT 中的百分比，分别是 100%、65%、50%、25% 和 0%）；（b）五种不同 SWCNT 的拉曼光谱；（c）癌细胞的五色拉曼成像；（d）LS174T 人结肠肿瘤切片的五色拉曼图像（五种颜色代表五种蛋白质的表达情况）

Exbitux：爱必妥；Anti-EGFR：表皮生长因子受体抗体；Herceptin：赫赛汀；Rituxan：利妥昔单抗；
RGD：精氨酸-甘氨酸-天冬氨酸；Merge 表示几种颜色合并

　　虽然 SWCNT 在所有单分子中具有最强的拉曼信号，但是对 SWCNT 标记的生物样品进行拉曼成像仍需要很长时间。既然进行拉曼成像所需的时间取决于拉曼分子的拉曼信号强弱，那么缩短拉曼成像时间的最好办法就是增强拉曼分子的拉曼信号。表面增强拉曼（SERS）可能作为一条途径来增强 SWCNT 的拉曼信号。据文献报道[100, 127]，在 SWCNT 表面生长贵金属纳米颗粒可以增强 SWCNT 的拉曼信号。虽然不同的研究组发现在 SWCNT 表面上生长贵金属纳米颗粒可以达到表面增强拉曼信号的效果[127, 128]，但是采用不同的方法将金颗粒连接到共价修饰的 SWCNT 上，即使这样 SWCNT 的拉曼信号依然很弱，这是因为在 SWCNT 共价修饰过程中氧化破坏了 SWCNT 的结构，从而导致 SWCNT 拉曼信号变弱[129]，苏州大学刘庄教授课题组近期发现在非共价修饰的 SWCNT 表面生长贵金属纳米颗粒可以作为表面增强拉曼探针用于生物样本的拉曼成像[100]。在这个工作中，他们使用单链 DNA 修饰 SWCNT 使其保持很强的拉曼散射。在包裹上具有正电荷的聚丙烯氯化铵（PAH）以后，那些碳纳米管再吸附上负电荷的金种，然后在 SWCNT 表面生长成金壳。那些贵金属包裹的 SWCNT 具有卓越的表面增强拉曼效应，在溶液中最大增强因子可达 20 倍以上。金包裹的 SWCNT 连接上叶酸可以进行特异性的细胞标记和拉曼成像，成像时间缩短了近一个数量级，可实现生物样本的快速成像。

SWCNT 作为新型的拉曼标记与有机拉曼染料相比具有很多优点。①SWCNT 的拉曼峰非常简单，狭窄，而且非常强烈，全峰的宽不超过 2nm，所以非常容易与背景自发荧光区分开。②SWCNT 的拉曼信号是非常稳定的，不存在猝灭或漂白等现象，确保了长期跟踪和成像。③拉曼位移可以通过改变 SWCNT 中碳的组成来达到多色拉曼成像的目的。④SWCNT 的共振拉曼信号可以与表面增强拉曼技术相结合，进一步提高拉曼成像的灵敏度和缩短成像时间。

3）基于碳纳米管的光声成像

光声成像（PAI）是最近新发展的一种成像方法，目前被广泛应用于生物学领域[130-133]。碳纳米管强的近红外吸收使其可以作为很好的光声成像造影剂[134, 135]。在进行细胞成像方面，Avti 等采用光声显微镜对各个组织样本中的 SWCNT 进行检测、跟踪并对其进入细胞的量进行定量分析。结果显示与噪声等效的检测灵敏度低于 7pg，可以在活体组织中进一步分析应用。在活体光声成像中，Gambhir 等第一次使用 RGD 连接的 SWCNT（SWCNT-RGD）作为光声成像造影剂，在 SWCNT-RGD 注射组的肿瘤部位观察到非常强的光声信号，而仅单独注射 SWCNT 的小鼠，在肿瘤部位只能观察到很弱的光声信号[136]。

为了进一步增强 SWCNT 的光声信号灵敏度，一些在近红外具有吸收的金纳米层或有机分子与 SWCNT 连接来增强其在近红外区的吸收。Zharov 及其合作者开发出一种金碳纳米管（GNTs）。他们通过在碳纳米管表面生长出一层金壳来增强 SWCNT 的光声信号[137]。在这个工作中，包裹在 SWCNT 表面的金层增加了它们在近红外区域的光密度，然后连接上抗体特异性地识别小鼠淋巴血管内皮[图 7.12（a）]。获得的 GNTs 使用极低的激光功率就能对小鼠的淋巴管进行增强的近红外光声成像，提高将近 100 倍。此外，抗体连接的 GNTs 也可以用于淋巴内皮受体成像。如图 7.12 所示，抗体连接 GNTs 处理组的光声信号和光热信号都超过了内在背景，更优先富集到淋巴管壁。而没有连接抗体的 GNTs 处理组[图 7.12（d）、（e）、（h）和（i）]只观察到一些杂乱的光声信号，在淋巴管壁也没有观察到明显的光声信号。在后续的工作中进一步应用 GNTs 在光声成像下对循环肿瘤干细胞进行检测。他们利用 GNTs 强的光声信号将其连接上叶酸，用于光声成像造影剂，并对有外部磁场捕获的活体的循环肿瘤干细胞进行成像[138]。

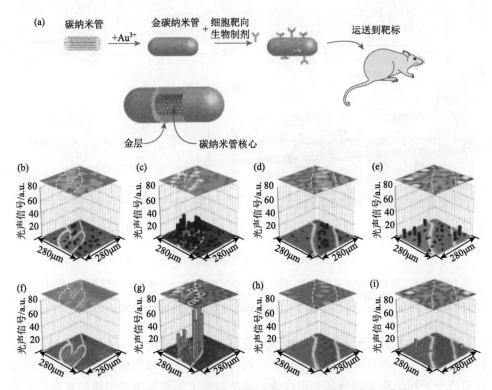

图 7.12　光声成像和光热技术引导下的 GNTs 小鼠淋巴分子靶向

（a）GNTs 的制备和靶向运输示意图；（b）～（i）肠系膜的淋巴管二维热成像（b～e）和光声成像（f～i）：在抗体连接的 GNTs 注射 60min（b、f）、15min（c、g）和单独注射 GNTs60min（d、h）、15min（e、i）。（b）～（i）中的虚线表示淋巴管壁和瓣膜

对于染料增强 SWCNT 的光声成像方面，Gambhir 等通过 π-π 堆积作用将吲哚菁绿（ICG）分子装载到 PEG 修饰的 SWCNT 上，在 780nm 处可以增强这个探针的光密度达 20 倍。与单独 SWCNT（约 50nmol/L）的光声成像灵敏度相比，SWCNT-ICG 在光声成像中展示了低于毫微摩尔级的检测灵敏度。基于相同的概念，他们进一步将五种具有不同吸收峰的近红外染料装载到 PEG 修饰的 SWCNT，发展多色光声成

像探针[图 7.13（a）和（b）]。特别是 SWCNT 装载的 QSY21（SWCNT-QSY）或者 ICG（SWCNT-ICG）都具有很强的可分离的吸收峰，可用于多色、灵敏的光声成像[图 7.13（c）和（d）]。

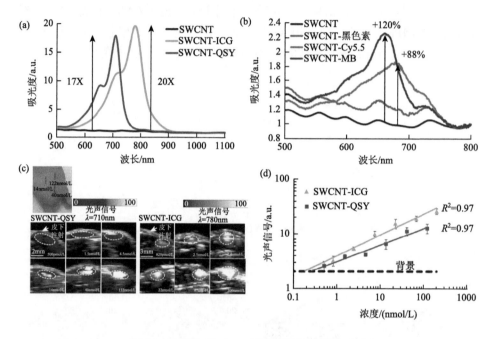

图 7.13　基于 SWCNT 装载不同染料的光声成像

（a）SWCNT-QSY 和 SWCNT-ICG 的光吸收曲线，染料 QSY 和 ICG 分别增强 SWCNT 吸收的 17 倍和 20 倍；（b）不同物质装载在 SWCNT 上的光吸收曲线（Cy5.5 为荧光染料，MB 为亚甲蓝）；（c）皮下注射不同浓度的 SWCNT-QSY 和 SWCNT-ICG 的光声成像；（d）不同 SWCNT 浓度下 SWCNT-QSY 和 SWCNT-ICG 的光声信号

因此，具有强近红外吸收的碳纳米管可以作为优异的光声成像造影剂。除了利用其固有光吸收以外，碳纳米管还可以作为一种平台与其他具有光吸收的纳米材料或分子相结合来增强其光声成像。虽然目前大多数报道基于碳纳米管的光声成像都是集中在 SWCNT 上，而 MWCNT 同样也可以用于光声成像。

4）基于碳纳米管的磁共振成像

磁共振成像（MRI）是临床上普遍使用的一种无创伤的成像模式或方法[139, 140]。一般情况下，磁共振造影剂主要分为 T1 造影剂（如 Gd^{3+}、Mn^{2+}）和 T2 造影剂（如四氧化三铁纳米颗粒）。目前，许多科研工作者积极探索碳纳米管在 MRI 方面的潜在应用[141-143]。对于 T1 加权的 MRI，Sitharaman 等第一次报道了在超小的 SWCNT（US-tubes）内装载和固定水合 Gd^{3+} 簇，获得具有很强 T1 造影功能的 Gd^{3+}@US-tubes 用于 MRI[144]。Richard 等将两亲性钆（III）螯合物（GdL）非共价连接到 MWCNT 上，使得其可用于 T1 加权的 MRI[145]。对于 T2 加权的 MRI，

Strano 及其合作者们首次将四氧化三铁纳米颗粒连接到 SWCNT 末端而不需要额外的标记就可以用于 T2 加权 MRI[146]。此外，Wu 等采用溶剂热法制备了 MWCNT 与铁钴合金的复合物，获得的这种复合物在癌细胞的 T2 加权 MRI 中有着显著的对比增强 MRI 造影效果。在碳纳米管的合成过程中往往会加入金属催化剂，如铁、钴等。Al Faraj 等利用 SWCNT 中还有残留的杂质如铁进行 MRI 来研究 SWCNT 在体内的分布[147]。即使在纯化以除去纳米管样品中的大部分催化剂金属纳米颗粒之后，SWCNT 残留的微量的铁仍然能有效地进行 T2 加权 MRI[148]。

　　干细胞在再生医学中显示出巨大的潜力，并且近年来受到了广泛的关注[149, 150]。用于干细胞标记和体内追踪所需方法的灵敏度和可靠性，仍然是目前迫切需要解决的问题。一些课题组尝试使用碳纳米管对干细胞标记和体内追踪。Vittorio 等使用 MWCNT 标记间充质干细胞进行小动物 MRI，成功追踪了干细胞在体内的行为[151]。刘庄教授课题组使用 SWCNT 标记人间充质干细胞（hMSCs），通过体内的三模态成像来对干细胞在体内的行为进行追踪[95]。我们制备 PEG 修饰的 SWCNT 再连接上鱼精蛋白（PRO），该蛋白质可以促进 SWCNT 的细胞内吞，从而提高干细胞的标记率[图 7.14（a）、（c）和（d）]。与 SWCNT 未标记的干细胞相比，SWCNT 标记的干细胞并没有影响其分化和增殖能力。SWCNT 固有的拉曼散射被用于 SWCNT 标记干细胞的体内体外拉曼成像，能够对小鼠中体内至少 500 个干细胞进行超灵敏检测。另外，残留在碳纳米管中的金属催化剂纳米颗粒也可以对 SWCNT 标记的干细胞进行 T2 加权 MRI[图 7.14（b）和（e）]。利用 SWCNT 的近红外吸收，小鼠体内的 hMSCs 也可以使用光声成像进行检测[图 7.14（h）和（i）]。这项工作表明具有适当的表面功能化的 SWCNT 可以作为多功能纳米探针用于干细胞标记和多模态体内追踪。

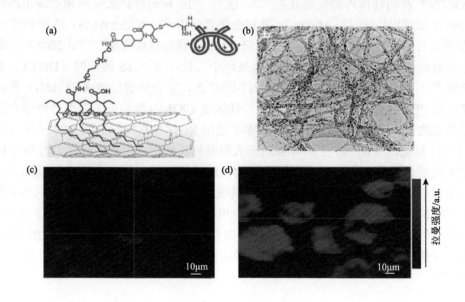

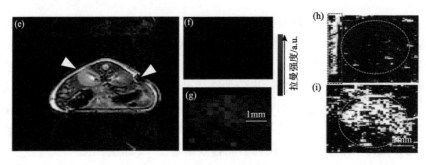

图 7.14　基于 SWCNT 的干细胞追踪

（a）PEG 修饰 SWCNT 并连上鱼精蛋白的示意图；（b）SWCNT 的透射电镜图；hMSCs 与 SWCNT-PEG（c）和 SWCNT-PEG-PRO（d）培养后的拉曼成像；（e）SWCNT 标记 hMSCs 的活体 MRI[箭头是指没有 SWCNT 标记的（左）和有 SWCNT 标记的（右）]；没有 SWCNT 标记（f）和 SWCNT 标记 hMSCs（g）的拉曼成像；没有 SWCNT 标记（h）和 SWCNT 标记 hMSCs（i）的光声成像

　　碳纳米管经过适当的表面修饰可以用作 T1/T2 加权 MRI 的造影剂。特别是对于 T2-MRI，不需要额外处理，碳纳米管样品中的金属杂质就可以用作 MRI 造影剂。此外，与之前讨论的基于光学的成像技术不同，MRI 能够实现全身成像而不受深度限制，所以 MRI 在临床上广泛使用。因此，基于碳纳米管的 MRI 如果与上面提到的多种成像技术有机结合，将为生物影像提供新的机遇。

　　5）基于碳纳米管的核素成像

　　除了利用 SWCNT 固有的性质进行成像以外，额外的标记如放射性核素标记赋予基于 SWCNT 成像探针的多功能性。Wang 等第一次使用放射性核素 [125]I 标记 SWCNT 研究其在动物体内的分布[152]。同一课题组利用 [14]C 代替 [125]I 研究 MWCNT 在动物体内的长期分布[153]。使用 [111]In 标记碳纳米管成功实现小动物 SPECT 成像[154]。随后，McDevitt 及其合作者使用 [86]Y 标记 SWCNT 进行 PET 成像[155]。许多课题组报道了使用核素标记 SWCNT 进行核素成像[96, 156]。2007 年，戴宏杰教授课题组通过 1, 4, 7, 10-四氮杂环十二烷-1, 4, 7, 10-四羧酸（DOTA）螯合将 [64]Cu 标记到连有 RGD 的 SWCNT-PEG 上，实现脑胶质瘤（U87MG）肿瘤靶向的 PET 成像。RGD 多肽可以特异性识别 U87MG 肿瘤细胞表面和肿瘤血管过表达的 $\alpha_v\beta_3$ 整合素[96]（图 7.15）。除了使用 RGD 多肽外，anti-CD20 抗体连接到 [111]In 标记的 SWCNT 上同样被用于人伯基特氏淋巴瘤的靶向输送[156]。除了使用传统的化学螯合来获得放射性标记的碳纳米管，放射性同位素也可以插入碳纳米管中进行放射性标记[97]。Hong 等发现放射性 Na[125]I 可以密封在 SWCNT 的中空结构内部，得到 [125]I 标记的 SWCNT 用于 SPECT/CT 成像。与上述方式相比，放射性标记的 SWCNT 具有以下优点，如没有组织穿透深度限制和灵敏度高等。核素成像与其他成像技术相组合可能推动基于碳纳米管的生物成像探针的进一步发展。

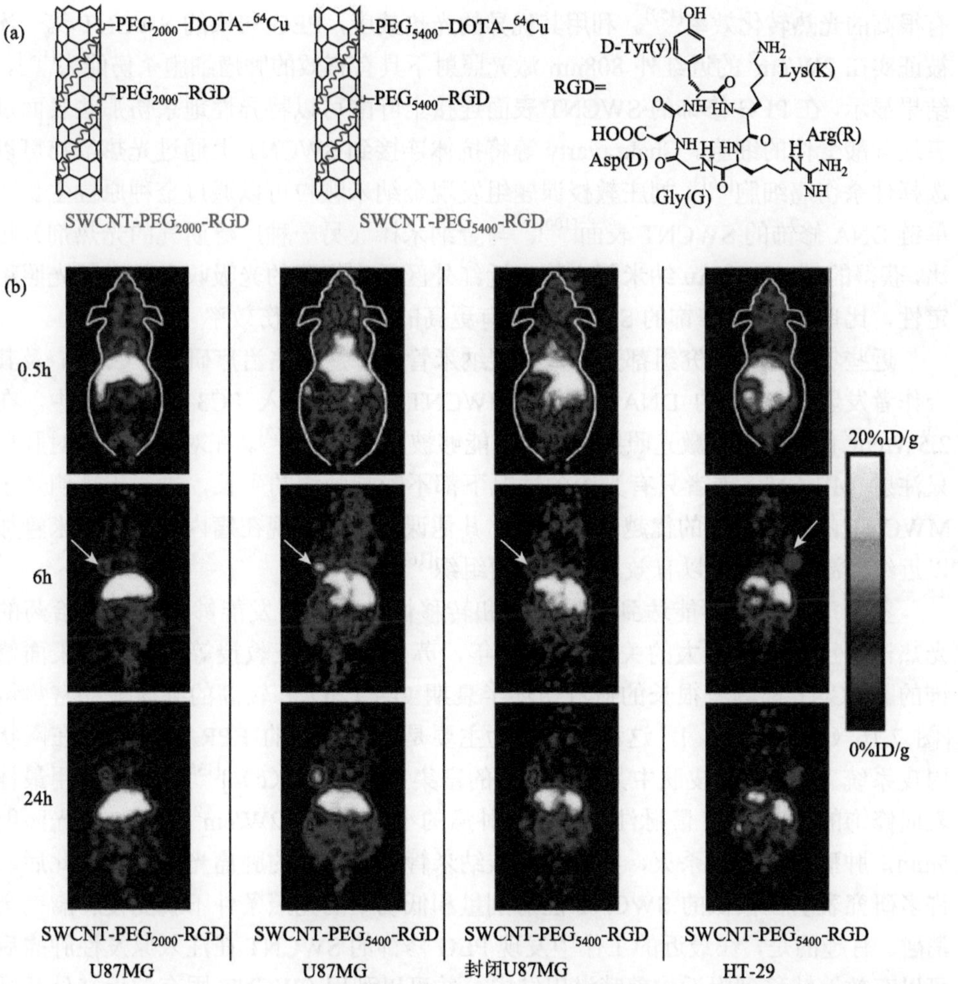

图 7.15　基于 SWCNT 的肿瘤靶向 PET 成像

（a）PEG 修饰 SWCNT 并标记上放射性核素 ^{64}Cu 的示意图；（b）小鼠在尾静脉注射不同 SWCNT 的 PET 成像

2. 碳纳米管在肿瘤治疗方面的应用

　　光热治疗（**PTT**）是使用近红外激光照射使得肿瘤局部升到足够高的温度杀死肿瘤细胞的方法[157]。许多研究表明温和的光热效应能够有效地促进各种不同分子的细胞内吞和增加溶酶体逃逸，实现光热增强化疗、光动力学治疗或基因治疗等效果。这一结果表明光热升温可以为癌症的联合治疗提供一个强有力的方法和策略[158]。

　　1）基于碳纳米管的肿瘤光热治疗

　　由于其独特的准一维结构，碳纳米管在近红外区域表现出强的光吸收，并且具有很高的光热转化效率[159]。利用其优异的光热效应，PEG 修饰的 SWCNT 第一次被证实在 $2W/cm^2$ 的近红外 808nm 激光照射下具有有效的肿瘤细胞杀伤能力[160]。结果显示，在 PEG 修饰的 SWCNT 表面连接上叶酸可以特异性地杀伤那些表面过表达叶酸受体的细胞。Chakravarty 等将抗体连接到 SWCNT 上通过光热治疗可以选择性杀伤癌细胞[161]。刘庄教授课题组发现金纳米颗粒可以通过金种原位生长在单链 DNA 修饰的 SWCNT 表面[100]。与金纳米棒（另一种广泛研究的光热剂）相比，获得的 SWCNT-Au 纳米复合物在近红外区有很强的光吸收和优异的光照稳定性，比单独 PEG 修饰的 SWCNT 具有更高的癌细胞杀伤效率。

近些年，许多研究组都开展基于碳纳米管的肿瘤光热治疗研究。Ghosh 及其合作者发现将 50g 的 DNA 包裹的 MWCNT 原位注射入 PC3 肿瘤模型中，在 $2.5W/cm^2$ 的 1064nm 激光照射下，肿瘤能够被完全杀灭[162]。在对照组中，对肿瘤只注射 MWCNT 或者只有光照的情况下都不影响肿瘤的生长，进一步证明基于 MWCNT 的光热治疗的优越性。此后，其他课题组也发现在瘤内注射碳纳米管加以近红外激光照射可以有效地杀伤肿瘤组织[163]。

鉴于瘤内注射不能达到深层部位和转移性肿瘤，开发能够用于系统给药的光热试剂已经引起极大的关注。2011 年，苏州大学刘庄教授等发现不同表面修饰的 SWCNT 都具有很长的血液循环半衰期（约 12h）和较高的肿瘤被动富集量 [图 7.16（a）和（b）]。这种富集行为主要是依赖肿瘤的 EPR 效应，并在网状内皮系统（RES）和皮肤中具有相对低的富集量[图 7.16（c）][135]。然后利用最佳表面修饰的 SWCNT 静脉注射入长有肿瘤的小鼠体内，$2W/cm^2$ 的近红外光照射 5min，肿瘤被很好地杀灭，实现基于碳纳米管系统给药的肿瘤光热治疗。此后，许多研究表明在很低的 SWCNT 注射剂量和低功率的光照条件下就能使肿瘤完全消融。有趣的是，在最近的工作中发现 PEG 修饰的 SWCNT 在注入原发性肿瘤后可以有效地转移到附近的前哨淋巴结中，并可以利用 SWCNT 固有的近红外Ⅱ区荧光成像而使其变得清晰可见[164]。在近红外Ⅱ区荧光成像的引导下，原发性肿瘤和前哨淋巴结中转移的癌细胞都可以通过 SWCNT 诱导的光热治疗而有效消融，显著提高了小鼠的存活周期并抑制了肿瘤细胞的肺转移。第一次成功通过基于 SWCNT 的光热效应杀灭原发性肿瘤和抑制肿瘤转移，为肿瘤的治疗提供了全新的方法和策略。

2）基于碳纳米管的肿瘤联合治疗

利用 SWCNT 优异的光热转化能力，刘庄教授课题组最近使用介孔二氧化硅包裹的 SWCNT 用作磁共振和光声双模成像的造影剂，并且在化疗药物 DOX 装载后，实现肿瘤高效的光热治疗与化疗的协同治疗[165]。此外，其他课题组也相继报道了适当表面修饰的碳纳米管可以有效地将治疗性 siRNA 递送到癌细胞中，然后借助于近红外光照射诱导的光热效应实现对肿瘤生长明显的协同抑制作用[166]。此外，

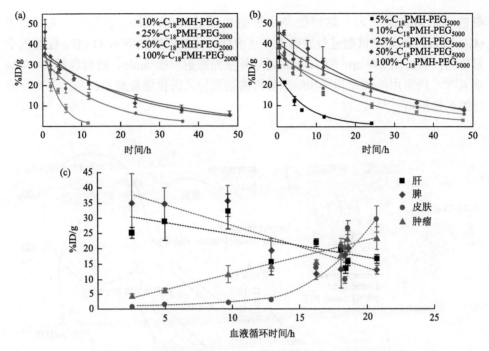

图 7.16 不同表面修饰的 SWCNT 在体内的血液循环时间

C$_{18}$PMH-PEG$_{2000}$ 修饰（a）和 C$_{18}$PMH-PEG$_{5000}$ 修饰（b）SWCNT 在小鼠体内的血液循环时间；（c）SWCNT 在小鼠主要器官中的分布与血液循环时间之间的相互关系

研究人员还发现 PEG 修饰的 SWCNT 可以通过 808nm 激光照射有效地破坏原发性肿瘤，并促进肿瘤相关抗原的释放，随后促进树突状细胞的成熟，并在小鼠体内引发强烈的免疫应答和产生抗肿瘤细胞因子（图 7.17）[167]。因此，基于碳纳米管的光热治疗与抗 CTLA-4 免疫治疗相结合可以有效抑制远端的皮下肿瘤和肺转移模型，进一步证明将基于 SWCNT 的光热治疗和免疫治疗相结合将为肿瘤的治疗带来全新的策略和希望。

7.3.3 基于纳米石墨烯的肿瘤诊疗一体化

1. 光热治疗

在过去的几年间，很多种具有强近红外吸收的纳米材料包括金纳米颗粒、碳纳米材料、钯片、硫化铜纳米颗粒，甚至还有一些有机纳米颗粒都可以作为光热试剂用于肿瘤光热治疗[168]。PEG 修饰的 GO 和 RGO 具有很强的近红外吸收，在肿瘤的光热治疗方面展现了优势[169]。2010 年，刘庄教授课题组第一次采用荧光标记的方法研究 nGO-PEG 在体内的行为。荧光成像发现 nGO-PEG 具有很高的肿瘤被动靶向富集能力，这可能是由肿瘤血管的 EPR 效应造成的。我们使用 nGO-PEG 作为光热试剂进行肿瘤的光热治疗，通过尾静脉将 nGO-PEG 注射入小鼠体内，然后用 $2W/cm^2$ 的 808nm 近红外激光照射肿瘤 5min，肿瘤能够被 100% 杀灭[170]。所采用的激光功率和纳米材料的剂量与之前报道金纳米材料用于光热治疗的剂量相当[171]。

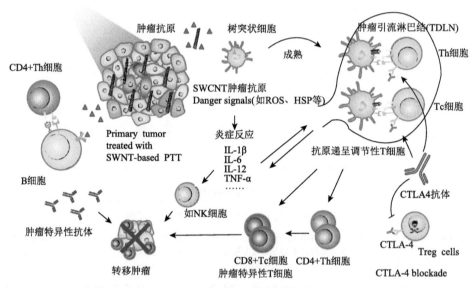

图 7.17 基于 SWCNT 的光热治疗诱导免疫学效应：与免疫治疗药物联合可杀灭残留乳腺癌细胞、抑制肿瘤转移

众所周知，RGO 不仅可以保存导电性，还显著提高其在近红外区的吸收。最近，戴宏杰课题组发现将 nGO-PEG 还原可以得到一种超小尺寸的 RGO（nRGO），然后再用磷脂 PEG 修饰得到水溶性 nRGO-PEG，它在近红外区的光吸收明显比 nGO-PEG 高很多，然后将多肽 RGD 连接到 nRGO-PEG 上获得 nRGO-PEG-RGD 复合物，可以作为一种具有靶向性的光热试剂选择性杀死肿瘤细胞[172]。

遵循类似的化学合成方法,刘庄教授课题组合成了不同尺寸 PEG 修饰的 GO，并系统研究了不同尺寸和不同表面修饰的纳米石墨烯在静脉注射以后在体内的行为（图 7.18）[169]。研究发现将 nRGO-PEG 通过尾静脉注射入长有 4T1 乳腺癌肿瘤的小鼠体内，然后使用 $0.15W/cm^2$ 的 808nm 激光照射 5min，4T1 肿瘤能够被完全消融。重要的是，所采用的激光功率比其他各种纳米材料如金纳米颗粒用于光热治疗的功率低一个数量级[图 7.18（d）和（e）]，这归功于 nRGO-PEG 具有很强的近红外吸收和高的肿瘤被动靶向富集能力。在非常低功率的光照射下就能实现优异的治疗效果，不仅有利于降低光热对正常组织造成的不必要的损伤，而且可以大大提高对那些相对大的肿瘤和深层肿瘤的治愈率。

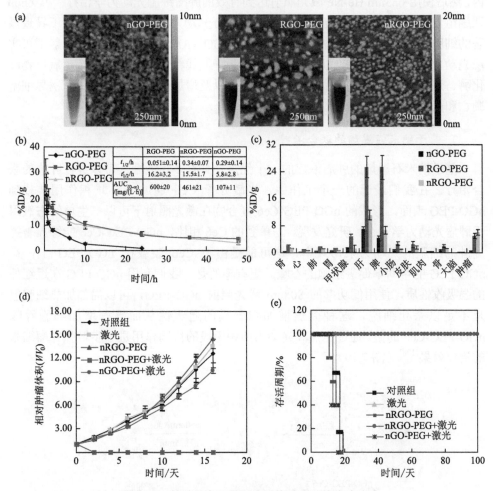

图 7.18　基于纳米石墨烯的活体肿瘤光热治疗研究

（a）不同表面修饰的 GO 的原子力显微照片；（b）不同表面修饰的 GO 在小鼠体内的血液循环时间和（c）注射两天后在小鼠体内主要脏器中的分布；（d）活体肿瘤在经过各种治疗后的生长曲线；（e）不同处理组小鼠的存活周期[169]

2. 光动力学治疗

与光热治疗不同，光动力学治疗依赖光敏分子在适当光照下产生的单线态氧来杀死肿瘤细胞[173]。第一个基于纳米石墨烯的光动力学治疗工作是由 Shi 课题组开发的。他们将光敏分子 ZnPc 通过 π-π 堆积和疏水作用连接到 nGO-PEG 表面。

获得的 nGO-PEG-ZnPc 在氙灯照射下显示出显著的细胞毒性[174]。在接下来的工作中，Huang 等将 Ce6 连接到接有叶酸的 GO 上实现叶酸受体靶向输送到肿瘤细胞内，然后使用 633nm He-Ne 激光照射达到有效的肿瘤细胞光动力学治疗[175]。Zhou 课题组使用 GO 作为载体装载竹红霉素 A 进行光动力学治疗，在光照射下导致显著的细胞死亡[176]。除此之外，Hu 等还发现 GO-TiO₂ 复合物在可见光照射下可实现光动力活性，这种光动力活性可能会显著降低线粒体膜电位，激活超氧化物歧化酶、过氧化氢酶、谷胱甘肽过氧化物酶，以及增加丙二醛生产，从而诱导细胞凋亡和死亡[177]。

3. 基于纳米石墨烯的联合治疗

基于纳米石墨烯的肿瘤治疗的一个优点是具有多功能性，可以进行肿瘤的联合治疗。在我们最近的一个工作中，光敏分子 Ce6 通过 π-π 堆积作用装载到 nGO-PEG 表面，形成的 nGO-PEG-Ce6 复合物在激光照射下可以产生单线态氧用于肿瘤光动力学治疗。研究发现，与单独的 Ce6 相比，nGO-PEG-Ce6 能够显著提高肿瘤细胞的光动力杀伤效率，这可能是由于 Ce6 装载在 nGO-PEG 上，在 nGO-PEG 的帮助下促进细胞的吞噬。更有趣的是，我们利用 nGO-PEG 在近红外的强吸收性质，使用低功率的 808nm 激光照射 nGO-PEG，可以局部加热细胞但是不足以杀死细胞，这种微热增加细胞膜的通透性从而显著增加细胞吞噬 nGO-PEG-Ce6 的量。通过光热和光动力两种手段的协同作用进一步增强肿瘤细胞的治疗效果[178]（图 7.19）。

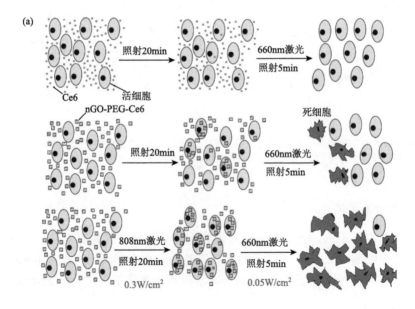

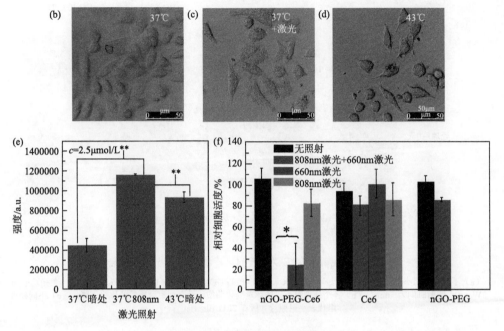

图 7.19 光热促进光动力治疗

（a）光热促进光动力学治疗的示意图；KB 细胞与 nGO-PEG-Ce6 在 37℃培养后无 808nm 激光照射（b）、有 808nm 激光照射（c）和细胞在 43℃（d）的激光共聚焦照片；（e）在 Ce6 浓度为 2.5μmol/L 下，细胞在不同条件下吞噬 nGO-PEG-Ce6 的量，**表示差异性显著；（f）KB 细胞在 Ce6 浓度为 2.5μmol/L 下与 nGO-PEG-Ce6、Ce6 和 nGO-PEG 培养下的相对细胞活度（版权 2011 美国化学会[178]）

  nGO-PEG 的光热治疗效果可以与化疗结合在一起实现肿瘤的联合治疗。在最近的一个工作中，Zhang 等用 nGO-PEG 实现了肿瘤的化疗-光热治疗的协同效应[179]。在这个工作中，DOX 装载到 nGO-PEG 表面进行化疗，然后利用 nGO-PEG 的近红外吸收，实现肿瘤的化疗和光热治疗的联合治疗。与单独的化疗或者光热治疗相比，这种化疗和光热治疗的联合治疗在小鼠肿瘤模型上实现了很高的肿瘤治愈率（图 7.20）。

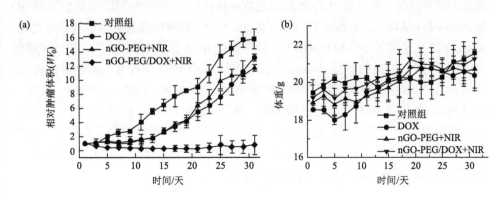

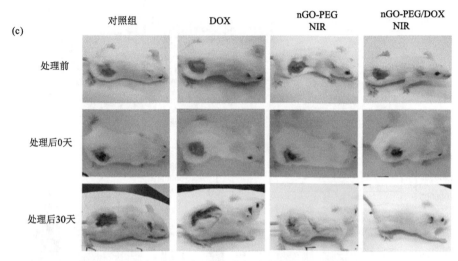

图 7.20　使用 nGO-PEG 进行的化疗和光热治疗的联合治疗

（a）不同处理组小鼠肿瘤的生长曲线，在 DOX 和 nGO-PEG/DOX 处理组的 DOX 浓度为 10mg/kg，激光功率为 2W/cm², 照射时间为 5min；（b）各个处理组小鼠的体重变化曲线，没有观察到明显的体重下降；（c）不同处理组代表小鼠照片（版权 2011 Elsevier[179]）

　　在未来癌症治疗的发展中，联合治疗作为治疗肿瘤的手段将会成为一个重要的发展趋势。与单独的化疗相比，联合治疗将减少治疗患者的药物用量，从而降低在治疗过程的毒副作用[180]。更重要的是，联合治疗将会克服肿瘤细胞的耐药性，提高肿瘤治疗效果[181, 182]。因此，基于纳米石墨烯的联合治疗为下一代肿瘤治疗带来了新希望，进一步促进了纳米石墨烯在生物医学上潜在的应用。

4. 基于纳米石墨烯及其复合物的生物成像和成像指导的肿瘤治疗

1）基于功能化纳米石墨烯的生物成像

　　由于其固有的物理性质特别是光学性质，纳米石墨烯及其衍生物不仅可以用于肿瘤的光热治疗和作为载体进行药物和基因输送，还可以用于生物医学成像[170]。戴宏杰课题组第一次利用 nGO-PEG 在近红外区进行细胞荧光成像[43]。他们发现 GO 和 nGO-PEG 从可见光区到近红外都有荧光，可用于细胞成像且具有很低背景荧光。Welsher 等也证实了 GO 和 nGO-PEG 特别是在 IR-A 区具有荧光[109]。在细胞成像中，他们将抗 CD-20 的抗体 rituxan 共价连接到 nGO-PEG 进行 B 细胞特异性标记，然后使用 InGaAs 检测器在 658nm 激光激发下检测 1100～2200nm 范围内 nGO-PEG 的 IR-A 荧光来进行细胞成像。从图 7.21（a）和（b）可以发现，Raji B 细胞显示很强的荧光信号，而负对照 CEMT 细胞则显示很弱的荧光信号。虽然 nGO-PEG 的荧光量子产率非常低，但是利用 nGO-PEG 固有的荧光和在 IR-A 区相对低的自发荧光还是可以实现细胞的荧光成像[109]。

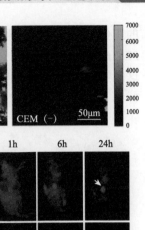

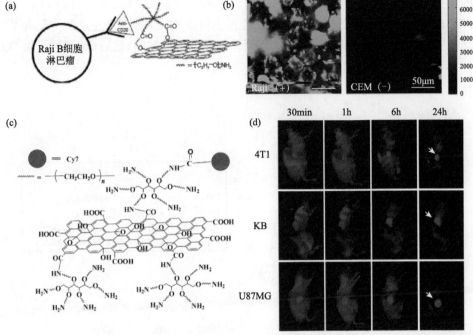

图 7.21　基于功能纳米石墨烯的体内体外荧光成像

（a）抗体 CD-20 连接 nGO-PEG 靶向 Raji B 细胞的示意图；（b）抗体 CD-20 连接 nGO-PEG 靶向 Raji B 细胞和阴性 CEM 细胞的荧光照片；（c）Cy7 荧光染料共价连接到 nGO-PEG 上的示意图；（d）nGO-PEG-Cy7 通过尾静脉注射入长有 4T1、KB 和 U87MG 不同肿瘤模型的小鼠体内，在不同时间点进行的小动物活体荧光成像（版权 2008 Springer-Verlag[43]和 American Chemical Society[170]）

　　虽然 GO 的 IR-A 荧光可以用于生物医学成像，但是在这一方面很少有后续工作出现，可能是受到 InGaAs 红外相机以及缺少 IR-A 生物成像的商业设备所限。由于受到生物组织自发荧光的干扰，GO 进行荧光成像尤其是活体成像时受到了限制。因此，许多研究组使用额外的荧光标记 PEG 修饰的 GO 进行体内和体外的生物成像[170]。刘庄教授课题组将近红外染料 Cy7 通过 PEG 共价连接到 GO 上，这样可以有效避免 Cy7 的荧光被 GO 猝灭[170]。长有不同肿瘤模型的小鼠静脉注射 nGO-PEG-Cy7，并通过 Maestro EX 体内荧光成像系统（CRi 公司）成像。在肿瘤中的荧光信号随着时间的延长而增强[图 7.21（c）和（d）]，结果表明 nGO-PEG 在几种不同的异值肿瘤模型中具有很好的肿瘤被动靶向能力。

　　然而荧光标记存在许多缺点，如荧光猝灭、光漂白以及不可定量等因素都影响其应用。相对于荧光标记，放射性标记是一种非常灵敏准确的标记方法，可以准确地追踪标记物在体内的行为。2011 年，Yang 等使用放射性核素 ^{125}I 标记 nGO-PEG，放射性碘主要标记在 GO 的边缘或者缺陷位置[183]。该方法在我们随后的工作中也被广泛采用[169]。在另外一个工作中，我们用 ^{64}Cu 标记 nGO-PEG 进行 PET 成像（图 7.22），通过在 nGO-PEG 连接上抗体 TRC105 实现主动肿瘤靶向[184]。这是第一次报道使用纳米石墨烯实现活体肿瘤的主动靶向。此后 Cai 课题组用 ^{66}Ga 标记 nGO-PEG 进行肿瘤 PET 成像[185]。

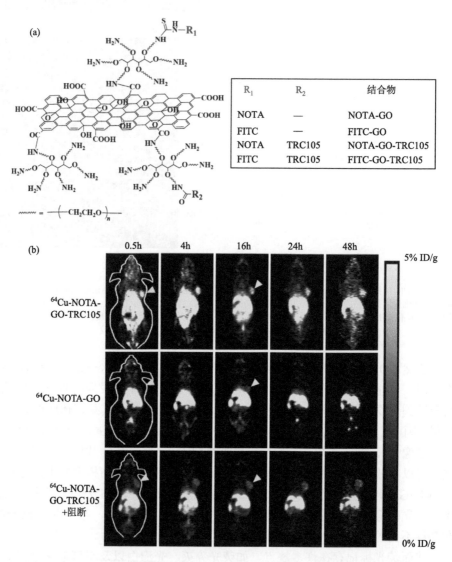

图 7.22　基于放射性核素标记的 nGO-PEG 的小动物 PET 成像

（a）nGO-PEG 连接 TRC105 和 NOTA 的示意图；　（b）不同处理组小鼠的 PET 成像

此外，依赖其固有的荧光性质，具有超小尺寸和可见荧光发射的石墨烯量子点（GQD）近年来已经被用于生物医学成像。Zhu 等报道了一种先进的溶剂热方法来制备荧光 GQD 进行细胞标记和成像[186]。Zhang 及其合作者发展了具有生物相容性、高光稳定性、低细胞毒性和黄绿色荧光 GQD 用于细胞成像[187]。

2）基于纳米石墨烯功能复合物的生物成像及成像指导下的肿瘤治疗

为了赋予纳米石墨烯更多的功能，很多课题组开发出许多具有非常有趣物理性质的基于纳米石墨烯的功能复合物，然后应用于不同方向包括生物医学影像。在最近的工作中，研究者将金纳米颗粒镶嵌到 RGO 表面用于药物输送和细胞成像[188]。Chen 和他的合作者用具有强荧光的量子点（QD）来标记水溶性多肽修饰的 RGO，从而获得 QD-RGO 复合物。在这种复合物中由于在 QD 与 RGO 之间保留一定的距离，所以很好地保留了 QD 的荧光性质，可以用于细胞成像[189]，同时还发现 QD-RGO 上的 QD 荧光强度在经过适当激光功率的近红外激光照射后会减弱，这是由于光热效应引起 QD 的降解造成的。然而，有趣的是，可以利用这种现象来监测加热剂量和治疗进展，可以实现成像指导下的光热治疗。

很多课题组成功地将磁性 IONP 原位生长到纳米石墨烯表面，获得具有超顺磁性的 GO-IONP 纳米复合物，既可以作为载体用于药物装载，也可以作为造影剂进行磁共振成像[190]。最近，Gollavelli 等报道了使用一种微波加热和超声辅助的方法制备出聚丙烯酸（PAA）修饰的磁性纳米石墨烯复合物，然后进行荧光素标记实现体内体外荧光成像[191]。Ajayan 和他的合作者发现 IONP 可以共价连接到纳米石墨烯片上形成 GO-IONP 悬浮液，用于细胞的多模态荧光和磁共振成像[192]。在最近的工作中，Yang 等设计了基于 RGO-IONP 纳米复合物的新型多功能纳米探针，并通过疏水作用进一步用两亲性 $C_{18}PMH$-PEG 聚合物修饰 RGO-IONP 纳米复合物[134]（图 7.23）。利用其强近红外吸收、强磁性以及荧光标记，我们成功实现了基于 RGO-IONP-PEG 的三模态体内肿瘤成像，包括光声成像、磁共振成像和荧光成像。

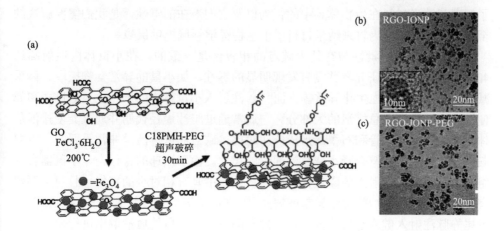

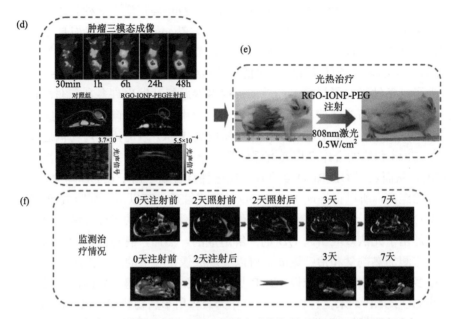

图 7.23　基于纳米石墨烯复合物的多模态成像指导下的肿瘤光热治疗研究

（a）合成 RGO-IONP 功能复合物的示意图；RGO-IONP 修饰前（b）和修饰后（c）的 TEM 图；（d）基于 RGO-IONP-PEG 的小鼠多模态成像，包括荧光成像、磁共振成像和光声成像；（e）基于 RGO-IONP-PEG 的小鼠光热治疗；（f）利用 RGO-IONP-PEG 作为磁共振造影探针监测肿瘤在治疗后的变化

7.4　碳基纳米材料的生物安全性评价

　　纳米材料的安全性对于它们在生物医学上的应用是至关重要的。碳基纳米材料包括碳点、碳纳米管和石墨烯，与许多无机纳米材料一样，都不容易被降解。了解碳基纳米材料在生物体系中的行为以及它们潜在的毒性，是我们需要解决的至关重要的问题，为将来纳米材料用于生物医学领域提供保障。

　　碳点的低细胞毒性与在体内碳点的相容性是一致的。在小鼠体内注射高达 **40mg/kg** 的碳点，研究者并没有发现明显的毒性，如小鼠的异常食物摄取、体重减轻、临床病症或血生化异常等方面[67]。注射入小鼠体内的碳点主要通过尿和粪便排泄而尿排泄占总排泄的大部分。与通常通过胆汁途径代谢并通过粪便排泄从体内代谢的碳纳米管和石墨烯形成鲜明对比，碳点的尿排泄是非常重要的，主要归因于碳点的尺寸符合肾小球过滤通过的尺寸。由于快速的肾代谢，小鼠器官的组织学成像显示注射入的碳点在网状内皮系统中具有相对少的富集，且对主要器官没有引起任何组织病理学异常或病变[67]。Tao 等研究发现将碳点（20mg/kg）通过尾静脉注射入健康小鼠体内，在不同时间点，将小鼠的血液取出进行血液学分析。研究发现，我们制备的碳点在 20mg/kg 剂量下 90 天时间里，没有发现对小鼠造成明显的肝功能和肾功能损伤[70]。

关于碳纳米管的体内毒性从 2004 年开始就被广泛研究。几个较早的研究发现，气管内滴注未经表面修饰的碳纳米管可诱导严重的肺部毒性和炎症，从而损害小鼠或大鼠的肺功能。Lam 等[193]首先发现在小鼠的气管内滴注 SWCNT，7 天和 90 天后小鼠的肉芽肿发生病变。SWCNT 的毒性比炭黑或石英更大。Warheit 等[194]发现对大鼠的肺进行 SWCNT（长度＞1μm，直径 1.4nm）暴露，在肺部将产生剂量依赖性的多灶性肉芽肿。2005 年，Shvedova 等发现 SWCNT（直径 1～4nm）被 C57BL/6 小鼠吸入后，会诱导强烈的急性炎症反应，从而使小鼠肺发生纤维化和形成肉芽[195]。Li 等[196]发现呼吸入高浓度的聚集的 SWCNT（长度＞1μm，直径 0.7～1.5nm）不仅会引起肺部毒性，而且还会由于线粒体氧化和加速动脉粥样化形成，影响心血管系统。已经有大量文献报道碳纳米管可以诱导肺部毒性和炎症并伴随有强烈的氧化应激反应[197,198]。此外，研究人员发现碳纳米管中掺杂的金属纳米颗粒可能会进一步增加其肺毒性。这些结果进一步凸显了无表面修饰的碳纳米管的呼吸毒性，并建议应严格避免碳纳米管在工作场所的气溶胶暴露[199-202]。

2008 年，Poland 等报道了在小鼠腹腔内注射无表面修饰的 MWCNT（长度 10～50μm，直径 80～160nm）可以诱导其产生炎症反应以及肉芽肿的形成[203]。此外，研究人员发现碳纳米管的致病性是尺寸依赖性的，因为小尺寸的 MWCNT（长度 1～20μm，直径 10～14nm）不会对小鼠造成明显的毒性，进一步表明不同尺寸（包括直径和长度）的碳纳米管的毒性是不同的。在后来的工作中，Kolosnjaj-Tabi 等研究溶解在吐温-60 中的 SWCNT 在昆明小鼠体内的毒性行为。他们发现 SWCNT 通过口服给药且剂量达 1000mg/kg 也没有对小鼠造成明显的异常或毒性。而在腹腔给药后，SWCNT 在体内聚结形成纤维状结构。当该结构长度超过 10μm 时，SWCNT 就不可避免地诱导肉芽肿形成，然而较小尺寸的聚集体在细胞内停留长达 5 个月也不会诱导肉芽肿的形成。良好单分散的 SWCNT（长度＜300nm）可逃避网状内皮系统的吞噬，并且可以通过肾和胆管代谢出体内[204]。肉芽肿形成似乎是腹腔内注射碳纳米管的主要副作用，与碳纳米管的尺寸大小和表面化学性质密切相关。虽然大尺寸的 MWCNT 和 SWCNT 聚集体可以诱导肉芽肿的形成，但是具有适当表面化学修饰的小尺寸碳纳米管（SWCNT 和小尺寸 MWCNT）在这方面可能是比较安全的材料。

通过尾静脉给药研究碳纳米管的潜在毒性仍然是当前研究关注的重点。Schipper 等将聚乙二醇修饰的 SWCNT 通过尾静脉注射入裸鼠内并研究其潜在的毒性。研究发现功能化的 SWCNT 在肝和脾的巨噬细胞中停留 4 个月也没有引起明显的毒性[205]。这一结果同样被另一个工作所证实[206]。然而，在这两个工作中，所用碳纳米管的剂量都是很低的（约 1.7mg/kg）。Yang 等将悬浮在吐温-80 中的 SWCNT 通过尾静脉注射入 CD-ICR 小鼠体内，注射剂量高达约 40mg/kg，在 3 个月的毒理学分析中，没有发现明显的毒性[207]。在之后的工作中，Zhang 等比较了 10mg/kg 和 60mg/kg 的不同剂量下 PEG 共价和非共价修饰的 MWCNT 经尾静脉注射入小鼠体内的毒性[208]。尽管在 10mg/kg 剂量下，MWCNT 并没有引起明显的毒性，但是在 60mg/kg 的高剂量下，MWCNT 改变了肝脏中某些基因的表达，并诱导肝脏炎症反应、斑点坏死和线粒体破坏等。因此，PEG 修饰的 MWCNT 可以部分降低但不完全消除高剂量 MWCNT 在体内所引起的毒性。除了关于碳纳米管在体内毒性的研究外，还有一些基于碳纳米管的肿瘤治疗研究同样表明具有良好表面修饰的 SWCNT（剂量范围：3.6～5mg/kg）经尾静脉注射入小鼠体内没有引起显著的毒性[24]。

虽然上述研究中采用组织学检查和血液学分析来研究纳米材料对动物的潜在毒性，但是这些并不足以保证碳纳米管在体内的绝对安全使用。需要对碳纳米管在动物体内产生的所有效应都进行系统的研究，才能阐述碳纳米管在体内潜在的毒副作用。Bai 等[209]研究了氨基和羧基修饰的 MWCNT 对小鼠生育能力的影响。他们发现这些 MWCNT 会在小鼠的睾丸中富集，产生氧化应激，并且在 15 天后减少睾丸中生精上皮的厚度。然而，这种损伤可以在 60 天和 90 天后自然修复而不影响生育能力。免疫原性是纳米材料生物医学领域应用的另一个关注焦点[210]。2006 年，Salvador-Morales 等发现氧化的 SWCNT 在体内将引起补体激活反应，主要是由纳米管可以非特异性蛋白质吸附造成的[211]。Moghimi 和其同事进一步研究发现，将 PEG 修饰的 SWCNT 静脉注射到大鼠体内与大鼠血浆血栓素 B2 水平的升高有着密切的关系，更阐明了碳纳米管在体内可以介导补体激活反应[212, 213]。因此，如何最大程度避免碳纳米管引起的免疫应答对于进一步开发基于碳纳米管的生物医学应用至关重要。

纳米石墨烯与其他无机纳米材料一样，不容易被降解。了解纳米石墨烯在生物系统中的行为及其潜在毒理学性质，将为纳米石墨烯在未来生物医学领域的应用提供依据。研究发现原始石墨烯和未经表面修饰的氧化石墨烯在静脉注射或吸入体内都可能沉积在肺部，并且诱发小鼠明显的肺毒性[214-218]。进一步研究发现它的毒性与其表面修饰有着极大的关系[200, 203]。所以我们仔细研究了 PEG 修饰的纳米石墨烯（nGO-PEG）在生物体内的行为和长期毒性[183]。结果表明，我们制备的 nGO-PEG 具有很低的肺富集，进一步证实表面修饰在调节纳米材料在体内行为中所起到的重要作用。

此外，许多课题组已经报道了无表面修饰的碳纳米管会引起小鼠严重肺毒性和炎症反应（图 7.24）[194, 219]。在我们意料之中的是，Dash 等发现 GO 可以在小鼠体内引起严重的肺血栓栓塞[216, 217]。有趣的是，在另一项研究中，Mutlu 及其同事研究了

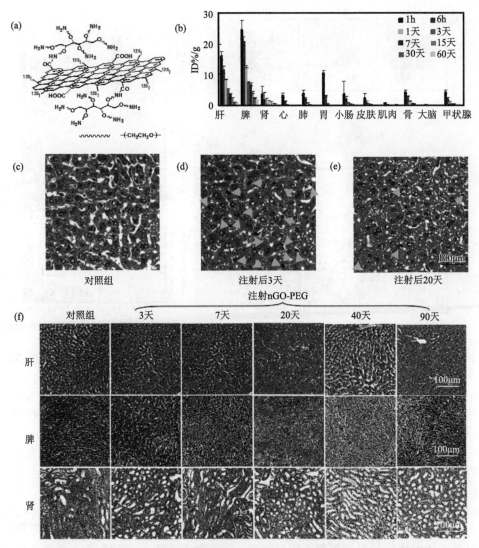

图 7.24　nGO-PEG 通过尾静脉注射入小鼠体内的分布以及潜在的毒性研究

（a）[125]I 标记 nGO-PEG 的示意图；（b）[125]I-nGO-PEG 在小鼠体内的长期分布；（c～e）小鼠肝组织的 H&E 染色；（c）对照组，（d）在 nGO-PEG 注射 3 天后的肝切片，（e）在 nGO-PEG 注射 20 天后的肝切片；（f）从对照组和 nGO-PEG 处理组中取出主要器官进行 H&E 染色照片

各种形式石墨烯的潜在肺毒性[220]。他们将聚集的石墨烯、泊洛沙姆分散的石墨烯和 GO 的溶液直接注射到小鼠的肺中（图 7.25）。研究发现 GO 可诱导线粒体生成 ROS，激活炎症和凋亡途径，并且导致严重和持续的肺损伤。然而，聚集的石墨烯和分散的石墨烯处理的小鼠没有显示明显的肺损伤。结果表明，与碳纳米管类似的纳米石墨烯的潜在肺毒性可以取决于表面官能团、表面修饰和分散状态。

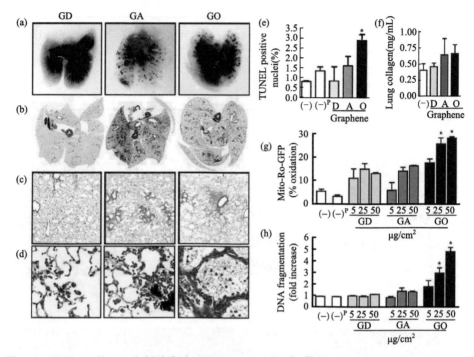

图 7.25　不同形式的 GO[包括泊洛沙姆悬浮的 GO（GD）、聚集的石墨烯（GA）和 GO]通过
气管滴注的方式所引起的肺毒性

（a）肺切片的显微照片；（b～d）肺切片在不同倍数下的显微照片；（b）1X，（c）50X，（d）200X；（e）肺
组织中阳性细胞核在 TUNEL 染色中的百分比；（f）肺总胶原总数占全肺组织的百分比；（g）体外数据显示 ROS
的产生和（h）在肺泡中产生的 DNA 断裂[水（-）或含 2%泊洛沙姆(-)^{P}的水用作阴性对照]

7.5　总结与展望

在本章中，我们总结了碳纳米材料在生物医学成像和肿瘤治疗方面的应用，以及在体内体外的毒性等最近研究进展。这类材料有着卓越的化学、光学和机械性质。尽管这类纳米材料全部由相同的碳元素构成，但是由不同碳的同素异形体构成且具有不同的性质。碳原子以不同结合方式在纳米尺度上形成大尺寸的纳米结构，该类材料在体内的行为也不同。利用成熟的表面修饰方法，我们可以得到良好水溶性和生物相容性的碳纳米材料用于生物成像和肿瘤治疗领域，且不会对实验动物造成明显的毒副作用。

在生物成像方面，我们涵盖了所使用的碳纳米材料进行光学和非光学成像等方面。虽然所有碳纳米材料在光谱区域内具有荧光发射，但是抗光漂白特性使得它们可以用作荧光标记，进行长期体外和体内成像与跟踪实验。尽管有机染料或量子点的荧光量子产率比碳纳米材料的高，但是碳纳米材料的抗光漂白以及荧光稳定性方面都优于有机染料或量子点[221, 222]。除了荧光成像之外，碳纳米材料如碳纳米管和纳米石墨烯也具有共振拉曼性质，可用作拉曼探针用于体外和体内生物医学拉曼成像[223, 224]。碳纳米材料在近红外具有强吸收，可以用于光声成像。此外，由于其独特的物理化学性质，碳纳米材料装载不同的造影剂可用于磁共振成像、PET 或 SPECT 成像。

碳纳米材料也可以作为一类纳米制剂用于各种疾病的治疗，尤其是在肿瘤治疗领域的应用。由于其相对大的比表面积，碳纳米材料可以装载造影剂用于生物成像，也可以将药物分子和核酸递送到肿瘤内进行化疗和基因治疗。此外，碳纳米材料由于强光吸收可以用作光热试剂选择性对肿瘤部位进行光热治疗。碳纳米材料，特别是具有一维和二维 sp^2 杂化碳网的碳纳米管和石墨烯，具有优异的机械性能，使得它们能够用于组织工程。随着其固有物理性质对外部环境变化或刺激的敏感变化，碳纳米材料也已经用作具有高特异性和低检测限的生物传感器。

碳纳米材料的独特性为其未来的应用提供了许多新的途径和机会。在基于碳纳米技术与生物医学相交的前沿研究中已经证明了各种碳纳米材料在各个方面应用的前景，特别是碳材料的一些非常不寻常的性质和能力是其他纳米材料所不具备的。基于单壁碳纳米管的近红外Ⅱ区荧光成像改善了常规荧光成像穿透深度和灵敏度低的特点，且该技术是一个新兴的发展领域。在过去的几年中，我们也见证了基于单壁碳纳米管近红外Ⅱ区荧光成像高灵敏度，低毒性和更深的穿透深度的应用。碳纳米材料，特别是石墨烯及其衍生物的高装载能力，可以利用 π-π 堆积作用有效装载药物分子/纳米颗粒。然而，基于碳纳米材料在未来临床上的应用，我们还有一些问题需要思考和解决：

（1）基于碳纳米材料的生物成像和治疗在未来的发展方向是什么？

（2）在人类真正将碳纳米材料用于临床应用前，我们需要克服的主要障碍是什么？

（3）能否从基于碳纳米材料的成像和治疗领域激发我们在化学和生物领域开拓新的研究方向？

作为结束语，在本章中，我们概述了各种碳纳米材料在生物成像治疗领域的最新研究进展。尽管这类材料在体内的行为受到长期的关注，但是碳纳米材料在生物医学应用的优势很凸显。对于本章中讨论的四类碳纳米材料，包括碳点、碳纳米管和石墨烯，它们都具有独特的物理化学性质。这种性质得益于它们特定的化学结构和纳米尺寸。独特的物理化学性质使得碳纳米材料适合于某些成像和治疗应用，促使了纳米技术、生物学和医学之间建立更紧密的跨学科连接，以便为生物学家和临床医生开发更强大和有用的工具。

参 考 文 献

[1] Kroto H W, Heath J R, Obrien S C, et al. C₆₀: Buckminsterfullerene. Nature, 1985, 318 (6042): 162-163.

[2] Iijima S. Helical microtubules of graphitic carbon. Nature, 1991, 354 (6348): 56-58.

[3] Novoselov K S, Geim A K, Morozov S V, et al. Electric field effect in atomically thin carbon films. Science, 2004, 306 (5696): 666-669.

[4] Baker S N, Baker G A. Luminescent carbon nanodots: Emergent nanolights. Angew Chem Int Ed, 2010, 49 (38): 6726-6744.

[5] Liu Z, Robinson J T, Tabakma S M, et al. Carbon materials for drug delivery & cancer therapy. Mater Today, 2011, 14 (7-8): 316-323.

[6] Liang Y, Li Y, Wang H, et al. Strongly coupled inorganic/nanocarbon hybrid materials for advanced electrocatalysis. J Am Chem Soc, 2013, 135 (6): 2013-2036.

[7] Choi Y, Kim S, Choi M H, et al. Highly biocompatible carbon nanodots for simultaneous bioimaging and targeted photodynamic therapy in vitro and in vivo. Adv Funct Mater, 2014, 24 (37): 5781-5789.

[8] Gogoi N, Chowdhury D. Novel carbon dot coated alginate beads with superior stability, swelling and pH responsive drug delivery. J Mater Chem B, 2014, 2 (26): 4089-4099.

[9] Karthik S, Saha B, Ghosh S K, et al. Photoresponsive quinoline tethered fluorescent carbon dots for regulated anticancer drug delivery. Chem Commun, 2013, 49 (89): 10471-10473.

[10] He L, Wang T T, An J P, et al. Carbon nanodots@zeolitic imidazolate framework-8 nanoparticles for simultaneous pH-responsive drug delivery and fluorescence imaging. Crystengcomm, 2014, 16 (16): 3259-3263.

[11] Tang J, Kong B, Wu H, et al. Carbon nanodots featuring efficient FRET for real-time monitoring of drug delivery and two-photon imaging. Adv Mater, 2013, 25 (45): 6569-6574.

[12] Wang J, Zhang Z H, Zha S, et al. Carbon nanodots featuring efficient FRET for two-photon photodynamic cancer therapy with a low fs laser power density. Biomaterials, 2014, 35 (34): 9372-9381.

[13] Huang P, Lin J, Wang X S, et al. Light-triggered theranostics based on photosensitizer-conjugated carbon dots for simultaneous enhanced-fluorescence imaging and photodynamic therapy. Adv Mater, 2012, 24 (37): 5104-5110.

[14] Zheng M, Liu S, Li J, et al. Integrating oxaliplatin with highly luminescent carbon dots: An unprecedented theranostic agent for personalized medicine. Adv Mater, 2014, 26 (21): 3554-3560.

[15] Matai I, Sachdev A, Gopinath P. Self-assembled hybrids of fluorescent carbon dots and PAMAM dendrimers for epirubicin delivery and intracellular imaging. ACS Appl Mater Interfaces, 2015, 7 (21): 11423-11435.

[16] Ma C B, Zhu Z T, Wang H X, et al. A general solid-state synthesis of chemically-doped fluorescent graphene quantum dots for bioimaging and optoelectronic applications. Nanoscale, 2015, 7 (22): 10162-10169.

[17] Leamon C P, Low P S. Folate-mediated targeting: From diagnostics to drug and gene delivery. Drug Disco Today, 2001, 6 (1): 44-51.

[18] Qiu J C, Zhang R B, Li J H, et al. Fluorescent graphene quantum dots as traceable, pH-sensitive drug delivery systems. Int J Nanomed, 2015, 10: 6709-6724.

[19] Fowley C, McHale A P, McCaughan B, et al. Carbon quantum dot-NO photoreleaser nanohybrids for two-photon phototherapy of hypoxic tumors. Chem Commun, 2015, 51 (1): 81-84.

[20] Beack S, Kong W H, Jung H S, et al. Photodynamic therapy of melanoma skin cancer using carbon dot-chlorin e6-hyaluronate conjugate. Acta Biomater, 2015, 26: 295-305.

[21] Kostarelos K，Lacerda L，Pastorin G，et al. Cellular uptake of functionalized carbon nanotubes is independent of functional group and cell type. Nat Nanotechnol，2007，2（2）：108-113.

[22] Liu Z，Fan A C，Rakhra K，et al. Supramolecular stacking of doxorubicin on carbon nanotubes for *in vivo* cancer therapy. Angew Chem Int Ed，2009，48（41）：7668-7672.

[23] Liu Z，Sun X M，Nakayama-Ratchford N，et al. Supramolecular chemistry on water-soluble carbon nanotubes for drug loading and delivery. ACS Nano，2007，1（1）：50-56.

[24] Liu Z，Chen K，Davis C，et al. Drug delivery with carbon nanotubes for *in vivo* cancer treatment. Cancer Res，2008，68（16）：6652-6660.

[25] Ali-Boucetta H，Al-Jamal K T，McCarthy D，et al. Multiwalled carbon nanotube-doxorubicin supramolecular complexes for cancer therapeutics. Chem Commun，2008，0（4）：459-461.

[26] Dhar S，Liu Z，Thomale J，et al. Targeted single-wall carbon nanotube-mediated Pt（Ⅳ）prodrug delivery using folate as a homing device. J Am Chem Soc，2008，130（34）：11467-11476.

[27] Wu W，Li R T，Bian X C，et al. Covalently combining carbon nanotubes with anticancer agent：Preparation and antitumor activity. ACS Nano，2009，3（9）：2740-2750.

[28] Gupta B，Levchenko T S，Torchilin V P. Intracellular delivery of large molecules and small particles by cell-penetrating proteins and peptides. Adv Drug Deliv Rev，2005，57（4）：637-651.

[29] Oh Y K，Park T G. siRNA delivery systems for cancer treatment. Adv Drug Deliv Rev，2009，61（10）：850-862.

[30] Kam N W S，Liu Z A，Dai H J. Carbon nanotubes as intracellular transporters for proteins and DNA：An investigation of the uptake mechanism and pathway. Angew Chem Int Ed，2006，45（4）：577-581.

[31] Liu Z，Winters M，Holodniy M，et al. siRNA delivery into human T cells and primary cells with carbon-nanotube transporters. Angew Chem Int Ed，2007，46（12）：2023-2027.

[32] Bartholomeusz G，Cherukuri P，Kingston J，et al. In vivo therapeutic silencing of hypoxia-inducible factor 1 alpha（HIF-1 alpha）using single-walled carbon nanotubes noncovalently coated with siRNA. Nano Res，2009，2（4）：279-291.

[33] Liu Y，Wu D C，Zhang W D，et al. Polyethylenimine-grafted multiwalled carbon nanotubes for secure noncovalent immobilization and efficient delivery of DNA. Angew Chem，2005，44（30）：4782-4785.

[34] Foillard S，Zuber G，Doris E. Polyethylenimine-carbon nanotube nanohybrids for siRNA-mediated gene silencing at cellular level. Nanoscale，2011，3（4）：1461-1464.

[35] Liu Z，Fan A，Rakhra K，et al. Supramolecular stacking of doxorubicin on carbon nanotubes for *in vivo* cancer therapy. Angew Chem Int Ed，2009，48：7668-7672.

[36] Ma D，Lin J，Chen Y，et al. *In situ* gelation and sustained release of an antitumor drug by graphene oxide nanosheets. Carbon，2012，50（8）：3001-3007.

[37] Sahoo N G，Bao H，Pan Y，et al. Functionalized carbon nanomaterials as nanocarriers for loading and delivery of a poorly water-soluble anticancer drug：A comparative study. Chem Commun，2011，47（18）：5235-5237.

[38] Liu Z，Robinson J T，Sun X M，et al. PEGylated nanographene oxide for delivery of water-insoluble cancer drugs. J Am Chem Soc，2008，130（33）：10876-10877.

[39] Kakran M，Sahoo N G，Bao H，et al. Functionalized graphene oxide as nanocarrier for loading and delivery of ellagic acid. Curr Med Chem，2011，18（29）：4503-4512.

[40] Zheng X T，Li C M. Restoring basal planes of graphene oxides for highly efficient loading and delivery of beta-lapachone. Mol Pharmaceut，2012，9（3）：615-621.

[41] Lu Y J，Yang H W，Hung S C，et al. Improving thermal stability and efficacy of BCNU in treating glioma cells

using PAA-functionalized graphene oxide. Int J Nanomed，2012，7：1737-1747.

[42] Liu K，Zhang J J，Cheng F F，et al. Green and facile synthesis of highly biocompatible graphene nanosheets and its application for cellular imaging and drug delivery. J Mater Chem，2011，21（32）：12034-12040.

[43] Sun X，Liu Z，Welsher K，et al. Nano-graphene oxide for cellular imaging and drug delivery. Nano Res，2008，1（3）：203-212.

[44] Yang Y，Zhang Y M，Chen Y，et al. Construction of a graphene oxide based noncovalent multiple nanosupramolecular assembly as a scaffold for drug delivery. Chem A Eur J，2012，18（14）：4208-4215.

[45] Zhang L，Xia J，Zhao Q，et al. Functional graphene oxide as a nanocarrier for controlled loading and targeted delivery of mixed anticancer drugs. Small，2010，6（4）：537-544.

[46] Wen H，Dong C，Dong H，et al. Engineered redox-responsive PEG detachment mechanism in PEGylated nano-graphene oxide for intracellular drug delivery. Small，2012，8（5）：760-769.

[47] Pan Y，Bao H，Sahoo N G，et al. Water-soluble poly(N-isopropylacrylamide)-graphene sheets synthesized via click chemistry for drug delivery. Adv Funct Mater，2011，21（14）：2754-2763.

[48] Yang X，Wang Y，Huang X，et al. Multi-functionalized graphene oxide based anticancer drug-carrier with dual-targeting function and pH-sensitivity. J Mater Chem，2011，21（10）：3448-3454.

[49] Yang X，Zhang X，Ma Y，et al. Superparamagnetic graphene oxide-Fe_3O_4 nanoparticles hybrid for controlled targeted drug carriers. J Mater Chem，2009，19（18）：2710-2714.

[50] Ma X，Tao H，Yang K，et al. A functionalized graphene oxide-iron oxide nanocomposite for magnetically targeted drug delivery，photothermal therapy，and magnetic resonance imaging. Nano Res，2012，5（3）：199-212.

[51] Whitehead K A，Langer R，Anderson D G. Knocking down barriers：Advances in siRNA delivery. Nat Rev Drug Discov，2009，8（2）：129-138.

[52] Whitehead K A，Langer R，Anderson D G. Knocking down barriers：Advances in siRNA delivery. Nat Rev Drug Discov，2010，9（5）：412-412.

[53] Kim H，Namgung R，Singha K，et al. Graphene oxide-polyethylenimine nanoconstruct as a gene delivery vector and bioimaging tool. Bioconjugate Chem，2011，22（12）：2558-2567.

[54] Feng L，Zhang S，Liu Z. Graphene based gene transfection. Nanoscale，2011，3（3）：1252-1257.

[55] Yang X，Niu G，Cao X，et al. The preparation of functionalized graphene oxide for targeted intracellular delivery of siRNA. J Mater Chem，2012，22（14）：6649-6654.

[56] Zhang L，Lu Z，Zhao Q，et al. Enhanced chemotherapy efficacy by sequential delivery of siRNA and anticancer drugs using PEI-grafted graphene oxide. Small，2011，7（4）：460-464.

[57] Dong H，Ding L，Yan F，et al. The use of polyethylenimine-grafted graphene nanoribbon for cellular delivery of locked nucleic acid modified molecular beacon for recognition of microRNA. Biomaterials，2011，32（15）：3875-3882.

[58] Lu C H，Zhu C L，Li J，et al. Using graphene to protect DNA from cleavage during cellular delivery. Chem Commun，2010，46（18）：3116-3118.

[59] Wang Y，Li Z，Hu D，et al. Aptamer/graphene oxide nanocomplex for in situ molecular probing in living cells. J Am Chem Soc，2010，132（27）：9274-9276.

[60] Qu Q，Zhu A，Shao X，et al. Development of a carbon quantum dots-based fluorescent Cu^{2+} probe suitable for living cell imaging. Chem Commun（Camb），2012，48（44）：5473-5475.

[61] Zhu A W，Qu Q，Shao X L，et al. Carbon-dot-based dual-emission nanohybrid produces a ratiometric fluorescent sensor for *in vivo* imaging of cellular copper ions. Angew Chem Int Ed，2012，51（29）：7185-7189.

[62] Zhang Z M, Shi Y P, Pan Y, et al. Quinoline derivative-functionalized carbon dots as a fluorescent nanosensor for sensing and intracellular imaging of Zn^{2+}. J Mater Chem B, 2014, 2 (31): 5020-5027.

[63] Song Y C, Shi W, Chen W, et al. Fluorescent carbon nanodots conjugated with folic acid for distinguishing folate-receptor-positive cancer cells from normal cells. J Mater Chem, 2012, 22 (25): 12568-12573.

[64] Li Q, Ohulchanskyy T Y, Liu R L, et al. Photoluminescent carbon dots as biocompatible nanoprobes for targeting cancer cells *in vitro*. J Phys Chem C, 2010, 114 (28): 12062-12068.

[65] Lee C H, Rajendran R. Rbon nanodots. Chem Commun, 2013, 49 (58): 6543-6545.

[66] Fang Y X, Guo S J, Li D, et al. Easy synthesis and imaging applications of cross-linked green fluorescent hollow carbon nanoparticles. ACS Nano, 2012, 6 (1): 400-409.

[67] Yang S T, Wang X, Wang H, et al. Carbon dots as nontoxic and high-performance fluorescence imaging agents. J Phy Chem C, Nanomater Interfaces, 2009, 113 (42): 18110-18114.

[68] LeCroy G E, Sonkar S K, Yang F, et al. Toward structurally defined carbon dots as ultracompact fluorescent probes. ACS Nano, 2014, 8 (5): 4522-4529.

[69] Ge J C, Jia Q Y, Liu W M, et al. Red-emissive carbon dots for fluorescent, photoacoustic, and thermal theranostics in living mice. Adv Mater, 2015, 27 (28): 4169-4177.

[70] Tao H, Yang K, Ma Z, et al. *In vivo* NIR fluorescence imaging, biodistribution, and toxicology of photoluminescent carbon dots produced from carbon nanotubes and graphite. Small, 2012, 8 (2): 281-290.

[71] Wang Y, Meng Y, Wang S S, et al. Direct solvent-derived polymer-coated nitrogen-doped carbon nanodots with high water solubility for targeted fluorescence imaging of glioma. Small, 2015, 11 (29): 3575-3581.

[72] Ruan S B, Qian J, Shen S, et al. A simple one-step method to prepare fluorescent carbon dots and their potential application in non-invasive glioma imaging. Nanoscale, 2014, 6 (17): 10040-10047.

[73] Christensen I L, Sun Y P, Juzenas P. Carbon dots as antioxidants and prooxidants. J Biomed Nanotechnol, 2011, 7 (5): 667-676.

[74] Agostinis P, Berg K, Cengel K A, et al. Photodynamic therapy of cancer: An update. CA Cancer J Clin, 2011, 61 (4): 250-281.

[75] Ge J, Lan M, Zhou B, et al. A graphene quantum dot photodynamic therapy agent with high singlet oxygen generation. Nat Commun, 2014, 5: 4596.

[76] Ge J C, Jia Q Y, Liu W M, et al. Carbon dots with intrinsic theranostic properties for bioimaging, red-light-triggered photodynamic/photothermal simultaneous therapy *in vitro* and *in vivo*. Adv Healthc Mater, 2016, 5 (6): 665-675.

[77] Celli J P, Spring B Q, Rizvi I, et al. Imaging and photodynamic therapy: Mechanisms, monitoring, and optimization. Chem Rev, 2010, 110 (5): 2795-2838.

[78] Hockel M, Vaupel P. Tumor hypoxia: Definitions and current clinical, biologic, and molecular aspects. J Natl Cancer I, 2001, 93 (4): 266-276.

[79] Sun Y Q, Wang S Q, Li C, et al. Large scale preparation of graphene quantum dots from graphite with tunable fluorescence properties. Phy Chem Chem Phys, 2013, 15 (24): 9907-9913.

[80] Henderson B W, Dougherty T J. How does photodynamic therapy work. Photochem Photobiol, 1992, 55 (1): 145-157.

[81] Maas A L, Carter S L, Wileyto E P, et al. Tumor vascular microenvironment determines responsiveness to photodynamic therapy. Cancer Res, 2012, 72 (8): 2079-2088.

[82] Caruso E B, Petralia S, Conoci S, et al. Photodelivery of nitric oxide from water-soluble platinum nanoparticles.

J Am Chem Soc, 2007, 129 (3): 480-481.

[83] Riccio D A, Schoenfisch M H. Nitric oxide release: Part I. Macromolecular scaffolds. Chem Soc Rev, 2012, 41 (10): 3731-3741.

[84] Xu J S, Zeng F, Wu H, et al. A mitochondrial-targeting and NO-based anticancer nanosystem with enhanced photo-controllability and low dark-toxicity. J Mater Chem B, 2015, 3 (24): 4904-4912.

[85] Smith A M, Mancini M C, Nie S M. Bioimaging second window for in vivo imaging. Nat Nanotechnol, 2009, 4 (11): 710-711.

[86] Liu C J, Zhang P, Zhai X Y, et al. Nano-carrier for gene delivery and bioimaging based on carbon dots with PEI-passivation enhanced fluorescence. Biomaterials, 2012, 33 (13): 3604-3613.

[87] Kim J, Park J, Kim H, et al. Transfection and intracellular trafficking properties of carbon dot-gold nanoparticle molecular assembly conjugated with PEI-pDNA. Biomaterials, 2013, 34 (29): 7168-7180.

[88] Wang L Q, Wang X Y, Bhirde A, et al. Carbon-dot-based two-photon visible nanocarriers for safe and highly efficient delivery of siRNA and DNA. Adv Healthc Mater, 2014, 3 (8): 1203-1209.

[89] Wang H, Cao G X, Gai Z, et al. Magnetic/NIR-responsive drug carrier, multicolor cell imaging, and enhanced photothermal therapy of gold capped magnetite-fluorescent carbon hybrid nanoparticles. Nanoscale, 2015, 7 (17): 7885-7895.

[90] Welsher K, Sherlock S P, Dai H. Deep-tissue anatomical imaging of mice using carbon nanotube fluorophores in the second near-infrared window. Proc Natl Acad Sci USA, 2011, 108 (22): 8943-8948.

[91] Liu Z A, Li X L, Tabakman S M, et al. Multiplexed multicolor Raman imaging of live cells with isotopically modified single walled carbon nanotubes. J Am Chem Soc, 2008, 130 (41): 13540-13541.

[92] Zavaleta C L, Smith B R, Walton I, et al. Multiplexed imaging of surface enhanced Raman scattering nanotags in living mice using noninvasive Raman spectroscopy. Proc Natl Acad Sci USA, 2009, 106 (32): 13511-13516.

[93] de la Zerda A, Zavaleta C, Keren S, et al. Carbon nanotubes as photoacoustic molecular imaging agents in living mice. Nat Nanotechnol, 2008, 3 (9): 557-562.

[94] Liu Z, Tabakman S, Welsher K, et al. Carbon nanotubes in biology and medicine: In vitro and in vivo detection, imaging and drug delivery. Nano Research, 2009, 2 (2): 85-120.

[95] Wang C, Ma X X, Ye S Q, et al. Protamine functionalized single-walled carbon nanotubes for stem cell labeling and in vivo Raman/magnetic resonance/photoacoustic triple-modal imaging. Adv Funct Mater, 2012, 22 (11): 2363-2375.

[96] Liu Z, Cai W, He L, et al. In vivo biodistribution and highly efficient tumour targeting of carbon nanotubes in mice. Nat Nanotechnol, 2007, 2 (1): 47-52.

[97] Hong S Y, Tobias G, Al-Jamal K T, et al. Filled and glycosylated carbon nanotubes for in vivo radioemitter localization and imaging. Nat Mater, 2010, 9 (6): 485-490.

[98] Welsher K, Liu Z, Daranciang D, et al. Selective probing and imaging of cells with single walled carbon nanotubes as near-infrared fluorescent molecules. Nano Lett, 2008, 8 (2): 586-590.

[99] Robinson J T, Hong G, Liang Y, et al. In vivo fluorescence imaging in the second near-infrared window with long circulating carbon nanotubes capable of ultrahigh tumor uptake. J Am Chem Soc, 2012, 134 (25): 10664-10669.

[100] Wang X J, Wang C, Cheng L, et al. Noble metal coated single-walled carbon nanotubes for applications in surface enhanced Raman scattering imaging and photothermal therapy. J Am Chem Soc, 2012, 134 (17): 7414-7422.

[101] de la Zerda A, Liu Z, Bodapati S, et al. Ultrahigh sensitivity carbon nanotube agents for photoacoustic molecular imaging in living mice. Nano Lett, 2010, 10 (6): 2168-2172.

[102] He X, Gao J, Gambhir S S, et al. Near-infrared fluorescent nanoprobes for cancer molecular imaging: Status and challenges. Trends Mol Med, 2010, 16 (12): 574-583.

[103] Chance B. Near-infrared images using continuous, phase-modulated, and pulsed light with quantitation of blood and blood oxygenation. Ann Ny Acad Sci, 1998, 838: 29-45.

[104] Ishizawa T, Fukushima N, Shibahara J, et al. Real-time identification of liver cancers by using indocyanine green fluorescent imaging. Cancer, 2009, 115 (11): 2491-2504.

[105] Weissleder R, Tung C H, Mahmood U, et al. *In vivo* imaging of tumors with protease-activated near-infrared fluorescent probes. Nat Biotechnol, 1999, 17 (4): 375-378.

[106] Kim S, Lim Y T, Soltesz E G, et al. Near-infrared fluorescent type Ⅱ quantum dots for sentinel lymph node mapping. Nat Biotechnol, 2004, 22 (1): 93-97.

[107] Iizumi Y, Okazaki T, Ikehara Y, et al. Immunoassay with single-walled carbon nanotubes as near-infrared fluorescent labels. ACS Appl Mater Interfaces, 2013, 5 (16): 7665-7670.

[108] Diao S, Hong G S, Robinson J T, et al. Chirality enriched (12, 1) and (11, 3) single-walled carbon nanotubes for biological imaging. J Am Chem Soc, 2012, 134 (41): 16971-16974.

[109] Welsher K, Liu Z, Sherlock S P, et al. A route to brightly fluorescent carbon nanotubes for near-infrared imaging in mice. Nat Nanotechnol, 2009, 4 (11): 773-780.

[110] Hong G S, Lee J C, Robinson J T, et al. Multifunctional in vivo vascular imaging using near-infrared Ⅱ fluorescence. Nat Med, 2012, 18 (12): 1841-1846.

[111] Ghosh S, Bachilo S M, Weisman R B. Advanced sorting of single-walled carbon nanotubes by nonlinear density-gradient ultracentrifugation. Nat Nanotechnol, 2010, 5 (6): 443-450.

[112] Tu X, Manohar S, Jagota A, et al. DNA sequence motifs for structure-specific recognition and separation of carbon nanotubes. Nature, 2009, 460 (7252): 250-253.

[113] Liu H P, Nishide D, Tanaka T, et al. Large-scale single-chirality separation of single-wall carbon nanotubes by simple gel chromatography. Nat Commun, 2011, 2: 309.

[114] Moshammer K, Hennrich F, Kappes M M. Selective Suspension in aqueous sodium dodecyl sulfate according to electronic structure type allows simple separation of metallic from semiconducting single-walled carbon nanotubes. Nano Res, 2009, 2 (8): 599-606.

[115] Hong G S, Tabakman S M, Welsher K, et al. Metal-enhanced fluorescence of carbon nanotubes. J Am Chem Soc, 2010, 132 (45): 15920-15923.

[116] Kushida T, Kinoshita S. Relative intensities and time characteristics of Raman scattering and luminescence under nearly resonant light excitation. Phys Rev A, 1990, 41 (11): 6042-6051.

[117] Rao A M, Richter E, Bandow S, et al. Diameter-selective Raman scattering from vibrational modes in carbon nanotubes. Science, 1997, 275 (5297): 187-191.

[118] Heller D A, Baik S, Eurell T E, et al. Single-walled carbon nanotube spectroscopy in live cells: Towards long-term labels and optical sensors. Adv Mater, 2005, 17 (23): 2793.

[119] Liu Z, Davis C, Cai W, et al. Circulation and long-term fate of functionalized, biocompatible single-walled carbon nanotubes in mice probed by Raman spectroscopy. Proc Natl Acad Sci USA, 2008, 105 (5): 1410-1415.

[120] Lamprecht C, Gierlinger N, Heister E, et al. Mapping the intracellular distribution of carbon nanotubes after targeted delivery to carcinoma cells using confocal Raman imaging as a label-free technique. J Phys Condens Mat, 2012, 24 (16): 164206.

[121] Kang J W, Nguyen F T, Lue N, et al. Measuring uptake dynamics of multiple identifiable carbon nanotube species

via high-speed confocal Raman imaging of live cells. Nano Lett, 2012, 12 (12): 6170-6174.

[122] Zavaleta C, de la Zerda A, Liu Z, et al. Noninvasive Raman spectroscopy in living mice for evaluation of tumor targeting with carbon nanotubes. Nano Lett, 2008, 8 (9): 2800-2805.

[123] Smith B R, Zavaleta C, Rosenberg J, et al. High-resolution, serial intravital microscopic imaging of nanoparticle delivery and targeting in a small animal tumor model. Nano today, 2013, 8 (2): 126-137.

[124] Wagnieres G A, Star W M, Wilson B C. *In vivo* fluorescence spectroscopy and imaging for oncological applications. Photochem Photobiol, 1998, 68 (5): 603-632.

[125] Keren S, Zavaleta C, Cheng Z, et al. Noninvasive molecular imaging of small living subjects using Raman spectroscopy. Proc Natl Acad Sci USA, 2008, 105 (15): 5844-5849.

[126] Li X, Tu X, Zaric S, et al. Selective synthesis combined with chemical separation of single-walled carbon nanotubes for chirality selection. J Am Chem Soc, 2007, 129 (51): 15770-15771.

[127] Chen Y C, Young R J, Macpherson J V, et al. Silver-decorated carbon nanotube networks as SERS substrates. J Raman Spectrosc, 2011, 42 (6): 1255-1262.

[128] Chu H, Wang J, Ding L, et al. Decoration of gold nanoparticles on surface-grown single-walled carbon nanotubes for detection of every nanotube by surface-enhanced Raman spectroscopy. J Am Chem Soc, 2009, 131 (40): 14310-14316.

[129] Beqa L, Singh A K, Fan Z, et al. Chemically attached gold nanoparticle-carbon nanotube hybrids for highly sensitive SERS substrate. Chem Phys Lett, 2011, 512 (4-6): 237-242.

[130] Ku G, Wang L V. Deeply penetrating photoacoustic tomography in biological tissues enhanced with an optical contrast agent. Opt Lett, 2005, 30 (5): 507-509.

[131] Hoelen C G A, de Mul F F M, Pongers R, et al. Three-dimensional photoacoustic imaging of blood vessels in tissue. Opt Lett, 1998, 23 (8): 648-650.

[132] Yang K, Hu L L, Ma X X, et al. Multimodal imaging guided photothermal therapy using functionalized graphene nanosheets anchored with magnetic nanoparticles. Adv Mater, 2012, 24 (14): 1868-1872.

[133] Ku G, Zhou M, Song S L, et al. Copper sulfide nanoparticles as a new class of photoacoustic contrast agent for deep tissue imaging at 1064 nm. ACS Nano, 2012, 6 (8): 7489-7496.

[134] Robinson J T, Welsher K, Tabakman S M, et al. High performance *in vivo* near-IR (>1 mum) imaging and photothermal cancer therapy with carbon nanotubes. Nano Res, 2010, 3 (11): 779-793.

[135] Liu X W, Tao H Q, Yang K, et al. Optimization of surface chemistry on single-walled carbon nanotubes for *in vivo* photothermal ablation of tumors. Biomaterials, 2011, 32 (1): 144-151.

[136] Wu L N, Cai X, Nelson K, et al. A green synthesis of carbon nanoparticles from honey and their use in real-time photoacoustic imaging. Nano Res, 2013, 6 (5): 312-325.

[137] Kim J W, Galanzha E I, Shashkov E V, et al. Golden carbon nanotubes as multimodal photoacoustic and photothermal high-contrast molecular agents. Nat Nanotechnol, 2009, 4 (10): 688-694.

[138] Galanzha E I, Shashkov E V, Kelly T, et al. *In vivo* magnetic enrichment and multiplex photoacoustic detection of circulating tumour cells. Nat Nanotechnol, 2009, 4 (12): 855-860.

[139] Thomas S R, Ackerman J L, Goebel J R, et al. Nuclear magnetic resonance imaging techniques as developed modestly within a university medical center environment: What can the small system contribute at this point? Magn Reson Imaging, 1982, 1 (1): 11-22.

[140] Sitharaman B, Kissell K R, Hartman K B, et al. Superparamagnetic gadonanotubes are high-performance MRI contrast agents. Chem Commun, 2005, (31): 3915-3917.

[141] Cerpa A，Kober M，Calle D，et al. Single-walled carbon nanotubes as anisotropic relaxation probes for magnetic resonance imaging. Medchemcomm，2013，4（4）：669-672.

[142] Doan B T，Seguin J，Breton M，et al. Functionalized single-walled carbon nanotubes containing traces of iron as new negative MRI contrast agents for *in vivo* imaging. Contrast Media Mol I，2012，7（2）：153-159.

[143] Rivera E J，Sethi R，Qu F F，et al. Nitroxide radicals@US-tubes：New spin labels for biomedical applications. Adv Funct Mater，2012，22（17）：3691-3698.

[144] Miyawaki J，Yudasaka M，Imai H，et al. Synthesis of ultrafine Gd_2O_3 nanoparticles inside single-wall carbon nanohorns. J Phys Chem B，2006，110（11）：5179-5181.

[145] Richard C，Doan B T，Beloeil J C，et al. Noncovalent functionalization of carbon nanotubes with amphiphilic Gd^{3+} chelates：Toward powerful T-1 and T-2 MRI contrast agents. Nano Lett，2008，8（1）：232-236.

[146] Choi J H，Nguyen F T，Barone P W，et al. Multimodal biomedical imaging with asymmetric single-walled carbon nanotube/iron oxide nanoparticle complexes. Nano Lett，2007，7（4）：861-867.

[147] Al Faraj A，Cieslar K，Lacroix G，et al. *In vivo* imaging of carbon nanotube biodistribution using magnetic resonance imaging. Nano Lett，2009，9（3）：1023-1027.

[148] Ananta J S，Matson M L，Tang A M，et al. Single-walled carbon nanotube materials as T-2-weighted MRI contrast agents. J Phys Chem C，2009，113（45）：19369-19372.

[149] Gimble J M，Katz A J，Bunnell B A. Adipose-derived stem cells for regenerative medicine. Circ Res，2007，100（9）：1249-1260.

[150] Caplan A I. Adult mesenchymal stem cells for tissue engineering versus regenerative medicine. J Cell Physiol，2007，213（2）：341-347.

[151] Vittorio O，Duce S L，Pietrabissa A，et al. Multiwall carbon nanotubes as MRI contrast agents for tracking stem cells. Nanotechnology，2011，22（9）：095706.

[152] Wang H F，Wang J，Deng X Y，et al. Biodistribution of carbon single-wall carbon nanotubes in mice. J Nanosci Nanotechno，2004，4（8）：1019-1024.

[153] Deng X Y，Yang S T，Nie H Y，et al. A generally adoptable radiotracing method for tracking carbon nanotubes in animals. Nanotechnology，2008，19（7）：075101.

[154] Lacerda L，Soundararajan A，Singh R，et al. Dynamic imaging of functionalized multi-walled carbon nanotube systemic circulation and urinary excretion. Adv Mater，2008，20（2）：225.

[155] McDevitt M R，Chattopadhyay D，Jaggi J S，et al. PET imaging of soluble yttrium-86-labeled carbon nanotubes in mice. PLoS One，2007，2（9）：e907.

[156] McDevitt M R，Chattopadhyay D，Kappel B J，et al. Tumor targeting with antibody-functionalized，radiolabeled carbon nanotubes. J Nucl Med，2007，48（7）：1180-1189.

[157] Cheng L，Wang C，Feng L Z，et al. Functional nanomaterials for phototherapies of cancer. Chem Rev，2014，114（21）：10869-10939.

[158] Feng L Z，Yang X Z，Shi X Z，et al. Polyethylene glycol and polyethylenimine dual-functionalized nano-graphene oxide for photothermally enhanced gene delivery. Small，2013，9（11）：1989-1997.

[159] Gong H，Peng R，Liu Z. Carbon nanotubes for biomedical imaging：The recent advances. Adv Drug Deliv Rev，2013，65（15）：1951-1963.

[160] Kam N W S，O'Connell M，Wisdom J A，et al. Carbon nanotubes as multifunctional biological transporters and near-infrared agents for selective cancer cell destruction. Proc Natl Acad Sci USA，2005，102（33）：11600-11605.

[161] Chakravarty P，Marches R，Zimmerman N S，et al. Thermal ablation of tumor cells with anti body-functionalized

single-walled carbon nanotubes. Proc Natl Acad Sci USA，2008，105（25）：8697-8702.

[162] Ghosh S，Dutta S，Gomes E，et al. Increased heating efficiency and selective thermal ablation of malignant tissue with DNA-encased multiwalled carbon nanotubes. ACS Nano，2009，3（9）：2667-2673.

[163] Moon H K，Lee S H，Choi H C. *In vivo* near-infrared mediated tumor destruction by photothermal effect of carbon nanotubes. ACS Nano，2009，3（11）：3707-3713.

[164] Liang C，Diao S，Wang C，et al. Tumor metastasis inhibition by imaging-guided photothermal therapy with single-walled carbon nanotubes. Adv Mater，2014，26（32）：5646.

[165] Liu J J，Wang C，Wang X J，et al. Mesoporous silica coated single-walled carbon nanotubes as a multifunctional light-responsive platform for cancer combination therapy. Adv Functi Mater，2015，25（3）：384-392.

[166] Wang L，Shi J J，Zhang H L，et al. Synergistic anticancer effect of RNAi and photothermal therapy mediated by functionalized single-walled carbon nanotubes. Biomaterials，2013，34（1）：262-274.

[167] Wang C，Xu L G，Liang C，et al. Immunological responses triggered by photothermal therapy with carbon nanotubes in combination with anti-CTLA-4 therapy to inhibit cancer metastasis. Adv Mater，2014，26（48）：8154-8162.

[168] Cheng L，Yang K，Chen Q，et al. Organic stealth nanoparticles for highly effective *in vivo* near-infrared photothermal therapy of cancer. ACS Nano，2012，6（6）：5605-5613.

[169] Yang K，Wan J，Zhang S，et al. The influence of surface chemistry and particle size of nanoscale graphene oxide on photothermal therapy of cancer using ultra-low laser power. Biomatreials，2012，33：2206-2214.

[170] Yang K，Zhang S，Zhang G，et al. Graphene in mice：Ultra-high *in vivo* tumor uptake and photothermal therapy. Nano Lett，2010，10（9）：3318-3323.

[171] Liu H Y，Chen D，Li L L，et al. Multifunctional gold nanoshells on silica nanorattles：A platform for the combination of photothermal therapy and chemotherapy with low systemic toxicity. Angew Chem Int Ed，2011，50（4）：891-895.

[172] Robinson J T，Tabakman S M，Liang Y Y，et al. Ultrasmall reduced graphene oxide with high near-infrared absorbance for photothermal therapy. J Am Chem Soc，2011，133（17）：6825-6831.

[173] Dolmans D E J G J，Fukumura D，Jain R K. Photodynamic therapy for cancer. Nat Rev Cancer，2003，3（5）：380-387.

[174] Dong H，Zhao Z，Wen H，et al. Poly(ethylene glycol) conjugated nano-graphene oxide for photodynamic therapy. Sci China Chem，2010，53（11）：2265-2271.

[175] Huang P，Xu C，Lin J，et al. Folic acid-conjugated graphene oxide loaded with photosensitizers for targeting photodynamic therapy. Theranostics，2011，1：240-250.

[176] Zhou L，Wang W，Tang J，et al. Graphene oxide noncovalent photosensitizer and its anticancer activity *in vitro*. Chem：A Eur J，2011，17（43）：12084-12091.

[177] Hu Z，Huang Y，Sun S，et al. Visible light driven photodynamic anticancer activity of graphene oxide/TiO$_2$ hybrid. Carbon，2012，50（3）：994-1004.

[178] Tian B，Wang C，Zhang S，et al. Photothermally enhanced photodynamic therapy delivered by nano-graphene oxide. ACS Nano，2011，5（9）：7000-7009.

[179] Zhang W，Guo Z，Huang D，et al. Synergistic effect of chemo-photothermal therapy using PEGylated graphene oxide. Biomaterials，2011，32（33）：8555-8561.

[180] Scheinberg D A，Villa C H，Escorcia F E，et al. Conscripts of the infinite armada：Systemic cancer therapy using nanomaterials. Nat Rev Clin Oncol，2010，7（5）：266-276.

[181] Park H, Yang J, Lee J, et al. Multifunctional nanoparticles for combined doxorubicin and photothermal treatments. ACS Nano, 2009, 3 (10): 2919-2926.

[182] Szakacs G, Paterson J K, Ludwig J A, et al. Targeting multidrug resistance in cancer. Nat Rev Drug Discov, 2006, 5 (3): 219-234.

[183] Yang K, Wan J M, Zhang S A, et al. *In vivo* pharmacokinetics, long-term biodistribution, and toxicology of PEGylated graphene in mice. ACS Nano, 2011, 5 (1): 516-522.

[184] Hong H, Yang K, Zhang Y, et al. *In vivo* targeting and imaging of tumor vasculature with radiolabeled, antibody-conjugated nanographene. ACS Nano, 2012, 6 (3): 2361-2370.

[185] Hong H, Zhang Y, Engle J W, et al. *In vivo* targeting and positron emission tomography imaging of tumor vasculature with Ga-66-labeled nano-graphene. Biomaterials, 2012, 33 (16): 4147-4156.

[186] Zhu S, Zhang J, Qiao C, et al. Strongly green-photoluminescent graphene quantum dots for bioimaging applications. Chem Commun, 2011, 47 (24): 6858-6860.

[187] Zhang L, Xing Y, He N, et al. Preparation of graphene quantum dots for bioimaging application. J Nanosci Nanotechno, 2012, 12 (3): 2924-2928.

[188] Wang C, Li J, Amatore C, et al. Gold nanoclusters and graphene nanocomposites for drug delivery and imaging of cancer cells. Angew Chem Int Ed, 2011, 50 (49): 11644-11648.

[189] Hu S H, Chen Y W, Hung W T, et al. Quantum-dot-tagged reduced graphene oxide nanocomposites for bright fluorescence bioimaging and photothermal therapy monitored in situ. Adv Mater, 2012, 24 (13): 1748-1754.

[190] Chen W, Yi P, Zhang Y, et al. Composites of aminodextran-coated Fe_3O_4 nanoparticles and graphene oxide for cellular magnetic resonance imaging. ACS Appl Mater Interfaces, 2011, 3: 4085-4091.

[191] Gollavelli G, Ling Y C. Multi-functional graphene as an *in vitro* and *in vivo* imaging probe. Biomaterials, 2012, 33 (8): 2532-2545.

[192] Narayanan T N, Gupta B K, Vithayathil S A, et al. Hybrid 2D nanomaterials as dual-mode contrast agents in cellular imaging. Adv Mater, 2012, 24 (22): 2992-2998.

[193] Lam C W, James J T, McCluskey R, et al. Pulmonary toxicity of single-wall carbon nanotubes in mice 7 and 90 days after intratracheal instillation. Toxicol Lett, 2004, 77 (1): 126-134.

[194] Warheit D B, Laurence B R, Reed K L, et al. Comparative pulmonary toxicity assessment of single-wall carbon nanotubes in rats. Toxicol Lett, 2004, 77 (1): 117-125.

[195] Shvedova A A, Kisin E R, Mercer R, et al. Unusual inflammatory and fibrogenic pulmonary responses to single-walled carbon nanotubes in mice. Am J Phys Lung Cell Mol Physiol, 2005, 289 (5): L698-L708.

[196] Li Z, Hulderman T, Salmen R, et al. Cardiovascular effects of pulmonary exposure to single-wall carbon nanotubes. Environ Health Persp, 2007, 115 (3): 377-382.

[197] Liu A H, Sun K N, Yang J F, et al. Toxicological effects of multi-wall carbon nanotubes in rats. J Nanopart Res, 2008, 10 (8): 1303-1307.

[198] Porter D W, Hubbs A F, Mercer R R, et al. Mouse pulmonary dose-and time course-responses induced by exposure to multi-walled carbon nanotubes. Toxicology, 2010, 269 (2-3): 136-147.

[199] Shvedova A A, Kisin E, Murray A R, et al. Inhalation vs. aspiration of single-walled carbon nanotubes in C57BL/6 mice: Inflammation, fibrosis, oxidative stress, and mutagenesis. Am J Physiol Lung Cell Mol Physiol, 2008, 295 (4): L552-L565.

[200] Mutlu G M, Budinger G R S, Green A A, et al. Biocompatible nanoscale dispersion of single-walled carbon nanotubes minimizes *in vivo* pulmonary toxicity. Nano Lett, 2010, 10 (5): 1664-1670.

[201] Tabet L, Bussy C, Setyan A, et al. Coating carbon nanotubes with a polystyrene-based polymer protects against pulmonary toxicity. Part Fibre Toxicol, 2011, 8: 3.

[202] Kagan V E, Konduru N V, Feng W H, et al. Carbon nanotubes degraded by neutrophil myeloperoxidase induce less pulmonary inflammation. Nat Nanotechnol, 2010, 5 (5): 354-359.

[203] Poland C A, Duffin R, Kinloch I, et al. Carbon nanotubes introduced into the abdominal cavity of mice show asbestos-like pathogenicity in a pilot study. Nat Nanotechnol, 2008, 3 (7): 423-428.

[204] Kolosnjaj-Tabi J, Hartman K B, Boudjemaa S, et al. *In vivo* behavior of large doses of ultrashort and full-length single-walled carbon nanotubes after oral and intraperitoneal administration to swiss mice. ACS Nano, 2010, 4 (3): 1481-1492.

[205] Schipper M L, Nakayama-Ratchford N, Davis C R, et al. A pilot toxicology study of single-walled carbon nanotubes in a small sample of mice. Nat Nanotechnol, 2008, 3 (4): 216-221.

[206] Liu Z, Davis C, Cai W, et al. Circulation and long-term fate of functionalized, biocompatible single-walled carbon nanotubes in mice probed by Raman spectroscopy. Proc Natl Acad Sci USA, 2008, 105 (5): 1410-1415.

[207] Yang S T, Wang X, Jia G, et al. Long-term accumulation and low toxicity of single-walled carbon nanotubes in intravenously exposed mice. Toxicol Lett, 2008, (181): 182-189.

[208] Zhang D, Deng X, Ji Z, et al. Long-term hepatotoxicity of polyethylene-glycol functionalized multi-walled carbon nanotubes in mice. Nanotechnology, 2010, 21 (17): 175101.

[209] Bai Y H, Zhang Y, Zhang J P, et al. Repeated administrations of carbon nanotubes in male mice cause reversible testis damage without affecting fertility. Nat Nanotechnol, 2010, 5 (9): 683-689.

[210] Dobrovolskaia M A, McNeil S E. Immunological properties of engineered nanomaterials. Nat Nanotechnol, 2007, 2 (8): 469-478.

[211] Salvador-Morales C, Flahaut E, Sim E, et al. Complement activation and protein adsorption by carbon nanotubes. Mol Immunol, 2006, 43 (3): 193-201.

[212] Hamad I, Hunter A C, Rutt K J, et al. Complement activation by PEGylated single-walled carbon nanotubes is independent of C1q and alternative pathway turnover. Mol Immunol, 2008, 45 (14): 3797-3803.

[213] Moghimi S M, Andersen A J, Hashemi S H, et al. Complement activation cascade triggered by PEG-PL engineered nanomedicines and carbon nanotubes: The challenges ahead. J Control Release, 2010, 146 (2): 175-181.

[214] Zhang X, Yin J, Peng C, et al. Distribution and biocompatibility studies of graphene oxide in mice after intravenous administration. Carbon, 2011, 49 (3): 986-995.

[215] Wang K, Ruan J, Song H, et al. Biocompatibility of graphene oxide. Nanoscale Res Lett, 2011, 6: 1-8.

[216] Singh S K, Singh M K, Kulkarni P P, et al. Amine-modified graphene. Thrombo-protective safer alternative to graphene oxide for biomedical applications. ACS Nano, 2012, 6 (3): 2731-2740.

[217] Singh S K, Singh M K, Nayak M K, et al. Thrombus inducing property of atomically thin graphene oxide sheets. ACS Nano, 2011, 5 (6): 4987-4996.

[218] Schinwald A, Murphy F A, Jones A, et al. Graphene-based nanoplatelets: A new risk to the respiratory system as a consequence of their unusual aerodynamic properties. ACS Nano, 2012, 6 (1): 736-746.

[219] Crouzier D, Follot S, Gentilhomme E, et al. Carbon nanotubes induce inflammation but decrease the production of reactive oxygen species in lung. Toxicology, 2010, 272 (1-3): 39-45.

[220] Duch M C, Budinger G R S, Liang Y T, et al. Minimizing oxidation and stable nanoscale dispersion improves the biocompatibility of graphene in the lung. Nano Lett, 2011, 11 (12): 5201-5207.

[221] Reiss P, Bleuse J, Pron A. Highly luminescent CdSe/ZnSe core/shell nanocrystals of low size dispersion. Nano

Lett，2002，2（7）：781-784.

[222] Wang C Y，Yeh Y S，Li E Y，et al. A new class of laser dyes，2-oxa-bicyclo[3.3.0]octa-4，8-diene-3，6-diones with unity fluorescence yield. Chem Commun，2006，（25）：2693-2695.

[223] Harmsen S，Huang R M，Wall M A，et al. Surface-enhanced resonance Raman scattering nanostars for high-precision cancer imaging. Sci Transl Med，2015，271（7）：271-277.

[224] Kircher M F，de la Zerda A，Jokerst J V，et al. A brain tumor molecular imaging strategy using a new triple-modality MRI-photoacoustic-Raman nanoparticle. Nat Med，2012，18（5）：829-834.

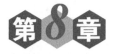

基于贵金属纳米材料的药物递送系统

8.1 贵金属纳米材料在药物递送应用中的优势

贵金属元素是指金、银和铂族金属等 8 种金属元素。由于高度的化学稳定性，良好的生物相容性和适当的力学性能，贵金属生物材料在生物医学领域的应用十分广泛。其应用从药物递送、组织再生、医学影像和检测到生物仿生。譬如，自从 20 世纪 70 年代开始，钯就被应用于制造牙冠和牙桥修复体的合金。铂化合物可作为有效的抗癌药物，如顺铂、卡铂和奥沙利铂等。目前治疗多种癌症化疗方案的 75%以上要用顺铂或卡铂抗癌药物。而放射性同位素铱-192 所释放的 γ 射线可用于治疗癌症[1]。

近 30 年来，随着微纳米技术的迅猛发展，贵金属材料的微纳米化引起了广泛关注。纳米材料具有巨大的比表面积和尺寸量子效应。当贵金属材料处于微纳尺寸时，它们还拥有有别于其在宏观状态的热、光、磁、电等特性。这些性质和材料的尺寸、形貌、表面性质息息相关。最热门的要属金纳米粒子（AuNPs），其单分散纳米粒子可以形成 1~150nm 的核心尺寸，且同时呈现高度可调的光学性质[2-5]。根据其形状（如纳米粒子、纳米壳、纳米棒等）、尺寸（1~100nm）以及构象（如核壳或合金）等，我们可以调节所需波长，来实现诊疗一体化。另外，通过它们的表面化学修饰（如硫醇连接），轻松实现功能化。目前在临床前期工作中，金纳米粒子广泛用于抗癌药物的传递中，如紫杉醇[6]、阿霉素和含铂药物（顺铂、草铂酸等）[7, 8]。金纳米粒子还能够将光能转化为热能，让我们实现热疗。实施的基础在于温度升高对活细胞的影响，肿瘤细胞相较于正常细胞耐热性差，通常超过 42℃，细胞活性就会显著降低。凋亡蛋白酶（caspase-8，caspase-9）表达增加从而引起细胞的程序性死亡[9]。此外，轻度到中度的热疗（43℃），会导致细胞膜破裂，阻止 DNA 和 RNA 复制并引起蛋白质变性[10]，最终也会导致细胞凋亡。随着科技的发展，科研人员发现热疗联合化疗，能够取得更好的抗癌效果[11, 12]。譬如美国密歇根大学的一项研究采用聚多巴胺修饰的尖刺状金纳米粒子，并联合阿霉素进行化疗，单轮治疗之后，引起显著的抗肿瘤免疫反应，对局部和远端肿瘤均有抑制效果，85%的结肠癌小鼠动物模型表现出显著的抗肿瘤效果，并在一定程度上减少了肿瘤复发的可能性[12]。近红外吸收的金纳米粒子通常需要具备各向异性形态和/或粗糙的表面，这样才能具有大的近红外光谱吸收截面和较高的光热效率，因此尖刺状金纳米粒子的采用增强了热疗效率，而聚多巴胺涂层在热疗过程中又保护了其尖刺形态。钯纳米粒子近年来也逐渐作为金纳米粒子的一种替代材料用于热疗。来自韩国釜庆大学的研究人员采用 RGD 肽和低聚壳聚糖修饰的钯纳米粒子用于乳腺癌模型中，取得了良好的抗肿瘤效果。同时，可用非侵入性的光声层析成像系统对肿瘤组织进行成像[13]。

本章开始提到了药物递送系统的功能大概可分为药物控释、药物靶向、增强药物的生物利用度和诊疗一体化。下面将根据这四种功能，对基于贵金属纳米材料的药物递送系统进行总结和展望。

8.2　基于贵金属纳米材料的药物递送系统的应用

8.2.1　药物控释

药物控释指给药后能在机体内缓慢释放药物，使血液中或特定部位的药物浓度能够在较长时间内维持在有效浓度范围内，从而减少给药次数，并降低产生毒副作用的风险。传统上，药物控释可以通过改变剂型、改变药物给药方式等来实现。药物递送系统带来的主要是剂型的改变。当药物和贵金属纳米材料结合后，药物的溶解性、体内稳定性和分散性被改变了。贵金属纳米材料特殊的热、光、磁、电等特性可以让我们轻松地实现缓释、控释、定释效果。

以金纳米粒子为例，其具有低毒性，并可以广泛地结合有机分子等性质，在药物控释上被广泛关注。一般来说，药物分子可以通过离子键或共价键，或物理吸附等方式和金纳米粒子整合在一起。众所周知，在使用抗癌药物和抗生素等时，为了达到较好的治疗效果，将会使用远远超过实际需要的药物剂量，而这势必带来严重的副作用。若将金纳米粒子与药物结合在一起，可避免药物的急速释放，延长体内半衰期，将是提高疗效的一种可能途径。例如，细胞毒性抗癌药物甲氨蝶呤与粒径 13nm 的胶体金粒子结合后，避免了药物的瞬间释放，延长了体内循环时间，在同等剂量下对癌细胞的毒性比游离甲氨蝶呤的效果高 7 倍左右[14]。

纳米粒子的表面修饰在与生物分子的接合中起着至关重要的作用。首先，聚乙二醇修饰可以防止或减缓网状内皮系统的清除，从而延长体内循环时间。其次，通过表面修饰，可以提高药物装载能力。表面修饰也可以增强金纳米粒子的稳定性，防止聚集。最后，纳米粒子的表面修饰可赋予药物载体缓慢释放或可控释放的功能。一般来讲，金纳米材料载药系统中的药物可以通过外部（如光照）或内部刺激（如 pH 或谷胱甘肽）来达到可控释放。

除了缓释，贵金属纳米材料在控释上效果更佳。例如，通过构建带有光活性的邻硝基苄基酯键的带正电荷金纳米粒子，可通过紫外光照射切割硝基苄基键，释放带正电荷的烷基胺并留下带负电荷的羧基，这种静电逆转可用于控制装载DNA 的释放，得到体外高达 73%的 DNA 转录的高水平恢复。相比之下，无紫外光照射条件下的 DNA 转录仅有 5%，进一步证明了该系统的光照可控性[15]。此外，华盛顿大学的一项研究采用了温度响应性聚合物分子聚（*N*-异丙基丙烯酰胺）来修饰载体金纳米笼，该分子在微弱的温度变化下就会产生构象改变。该系统在42℃条件下装载抗癌药物阿霉素，并迅速降温关闭孔隙。在近红外光的照射下，金纳米笼可以将吸收的光能转化为热量，温度的升高引起分子链的坍塌，露出纳米笼上的孔隙，从而在短短几分钟内大量释放内部装载的药物，迅速引起癌症细胞的死亡。该系统同样可用于酶控释（32℃装载，37℃释放），结果表明约 80%的酶活性得到恢复，远远高于其他装载方式（30%～80%）。实验证明，该金纳米笼经清洗后可以反复使用[16]。之后的工作中，他们通过相变材料（PCM）和药物分子预先混合，将药物分子保护在金纳米笼中，只有在达到特定温度时，才能通过相变材料的融化来释放药物分子[图 8.1（a）]。如图 8.1（b）和（c）所示，在加热或者不同功率的高强度聚焦光声作用下，相变材料从固体状态转化为液体状态，从而释放出内部装载的罗丹明和亚甲蓝[17]。上述例子均证明，通过控制光照或超声强度以及时间长短可达到相对精准可控的药物释放，为临床应用提供了可能性。

pH 的变化可以被用来控制药物在特定器官（如胃肠道或阴道）或细胞内区室（如核内体或溶酶体）中的递送，也可用于病理情况如癌症或炎症等导致的环境变化的递送。pH 敏感型的药物递送系统主要通过两种方式发挥作用，一是使用具有可电离的聚合物如多酸或多碱，这类聚合物在环境 pH 改变的情况下会发生空间构象或者溶解度的变化；二是设计具备酸敏键的聚合物体系，通过该键的断裂释放相应的装载药物[18]。基于这两种方式，通过金纳米粒子的表面聚合物修饰，可以得到 pH 敏感型的药物递送系统。研究表明，肿瘤组织内 pH 的变化主要源于快速生长的肿瘤中血管的不规则生成，这将导致营养素和氧的快速缺乏并因此转化为糖酵解代谢，在肿瘤间质中产生酸性代谢物。由于肿瘤组织（pH 6.5～7.2）和健康组织（pH 约 7.40）间 pH 的微小差异，很多 pH 敏感型抗癌药物递送系统应运而生。例如，硫醇化甲氧基聚乙二醇和巯基乙酸甲酯修饰的金纳米粒子可用来装载水溶性药物阿霉素，而阿霉素分子和巯基乙酸甲酯间形成的腙键可在酸性条件下裂解，从而提供了一种药物释放体系。实验结果表明，在 pH 5.3 的条件下，约 80%的阿霉素可于 5h 内被释放出来。相比之下，在 pH 7.3 条件下，仅有 10%

的阿霉素被释放出来。因此，该载药系统对于正常组织的副作用相对较小。然而通过内吞作用进入癌细胞后，由于溶酶体的 pH 为 4.5～6.5，将引起高浓度的阿霉素释放，从而造成癌细胞的死亡[19]。

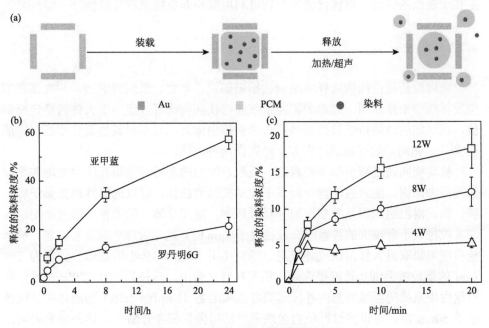

图 8.1　基于金纳米笼的超声缓释系统

（a）工作原理（该图采用金纳米笼的侧视图）；（b）在 40℃加热条件下，不同时间段从金纳米笼中释放的罗丹明和亚甲蓝浓度；（c）在不同功率的高强度聚焦超声作用下，不同时间段从金纳米笼中释放的罗丹明浓度（版权 2011 美国化学会[17]）

研究表明，肿瘤组织局部过量表达谷胱甘肽，同时肿瘤胞质内的谷胱甘肽也比正常组织中高出数百倍。谷胱甘肽控制的小分子释放主要依赖于细胞内（2～10μmol/L）和细胞外（2～10mmol/L）谷胱甘肽的显著差异[3]。通常药物分子和载体之间的二硫键可以在细胞内谷胱甘肽的作用下发生断裂，从而释放药物。例如，华东师范大学的一项研究采用了树枝状聚合物包封的金纳米粒子用于含硫醇或硫醇化抗癌药物如阿霉素和顺铂等，纳米粒子和药物间通过金硫键连接。而肿瘤细胞内硫醇还原剂谷胱甘肽的存在会促进药物的释放，从而达到药物的控释。树枝状聚合物包封的金纳米粒子递送系统作为对照，97%的药物将会在 3h 内被释放。相比之下，树枝状聚合物包封的金纳米粒子递送系统经过 12h 后仅有 18.4%的药物得到释放。这证明了金硫键在生理状态下的稳定性，同时也降低了对正常组织的副作用[20]。

总体来说，贵金属纳米材料由于低毒性、高比表面积、可控的稳定性等赋予其很多应用方面的可能性，其发展同时也推动了药物控释领域的进步。但是，贵金属纳米材料的使用依然存在一些限制。例如，药物装载的过程可能会引起金纳米粒子的聚集，从而影响接下来药物的吸收和分布。因此，需要解决的关键问题是粒子表面的修饰，以优化诸如生物可利用度和非免疫原性等特性。

8.2.2 药物靶向

靶向给药是指药物选择性地到达指定部位、器官、组织或细胞，并在该靶部位发挥药物治疗作用。理想的靶向系统应可使药物选择性集中于人体的特定靶部位，在一定的时间持续发挥药效后，尽快排出体外，且不对其他器官或组织造成伤害[21]。靶向一般有被动靶向和主动靶向两种方法。

被动靶向通过减少与非靶器官、组织及细胞的非特异性相互作用来增加靶部位的药物比例。纳米粒子自身就属于被动靶向的载体，可以选择性地富集于肝、脾、肺、淋巴组织以及肿瘤细胞并释放药物，发挥疗效。纳米粒子的被动靶向性与其粒径大小有很大的关系[22]。粒径大于 7μm 时，通常被肺毛细血管截留，被单核白细胞摄取进入肺组织或肺气泡，可直接用于抗肺癌药物的载体。粒径为 2～7μm 的微粒被毛细血管网摄取后，积聚在肝、脾中。粒径为 100～200nm 时，被网状内皮系统的巨噬细胞内吞转运到肝巨噬细胞（Kupffer cells）溶酶体中。粒径小于 50nm 时，可以穿过肝脏内皮或淋巴结缓慢累积在骨髓[23]。体外研究表明，粒径 40～50nm 的纳米粒子最容易被细胞摄取[24-26]，并且粒径 50nm 的金纳米粒子比其他尺寸更快速地进入细胞。此外，2011 年多伦多大学的一项研究表明，纳米粒子粒径有可能会受周围环境如培养基的影响，大量离子的存在可能导致纳米粒子的聚集，这会导致 HeLa 和 A549 等癌细胞的摄取能力下降 25%左右[27]。将三种胰腺癌细胞（AsPC-1、PANC-1 和 MiaPaca-2）和不同尺寸（7～134nm）的金纳米粒子共孵育，结果表明水合直径 20nm 左右的金纳米粒子摄取能力最强。来自苏格兰思克莱德大学的研究人员曾使用聚乙二醇化的金纳米粒子来传递抗癌药物奥沙利铂，同等条件下在肿瘤部位表现出高于两倍的药物聚集，肿瘤细胞的生长也表现出显著的抑制效应。与游离的奥沙利铂相比，金纳米粒子药物递送系统对癌细胞的杀伤效果高达其 5.6 倍[8]。来自美国马萨诸塞大学的研究人员通过将可光裂解的邻硝基苄基键连接在金纳米粒子和抗癌药物中间，研发了一种可光控的纳米载药系统，在紫外光照射条件下，可检测到游离的抗癌药物。在光照条件下，该体系的半抑制浓度为 0.7μmol/L，而若先对细胞进行紫外光照射，再共孵育纳米粒子和细胞，则没有观察到显著的细胞毒性。这表明细胞杀伤并非来自光照，而是来自光照导致的药物释放。不同光照时长对比后发现细胞活性随光照时长的延长而降低。这里所使用的金纳米粒子尺寸大约为 10nm，有利于通过 EPR 效应在肿瘤组织内聚集[28]。纳米药物载体的其他理化性质如形状、弹性以及表面电荷等均对细胞摄取有影响。研究表明，载体形状在一定程度上会影响它们的血液循环时间及肿瘤细胞和巨噬细胞的摄取能力[29, 30]。例如，球形金纳米粒子比金纳米棒有更强的体外细胞摄取能力。因此，针对特定肿瘤，优化载体的理化性质可以使它们选择性地富集在特定部位，加强肿瘤组织渗透、肿瘤细胞摄取以及延长体内循环时间等，最大化地发挥药效[31, 32]。

主动靶向是指利用抗原-抗体结合及配体-受体结合等生物特异性相互作用来实现药物的靶向传递。纳米粒子将通过被抗体、多肽、DNA 或 RNA 等生物基团的表面修饰来靶向细胞内外的受体或者通路[33]。抗体、转铁蛋白等属于主动靶向载体。为了追踪贵金属纳米粒子的体内分布以及治疗效果，一些化学基团如拉曼或者荧光分子也会被用来修饰这些纳米粒子。与被动靶向相比，主动靶向系统更加复杂。例如，用于装载阿霉素（DOX）的聚乙二醇化金纳米粒子通过表面修饰 Angiopep-2 配体，可用于靶向神经胶质瘤细胞表面的低密度脂蛋白受体，并在肿瘤细胞内富集，表现出良好的抗胶质瘤效果。经 Angiopep-2 配体修饰的 An-PEG-DOX-AuNPs 系统在肿瘤细胞内的富集明显高于游离的阿霉素和 DOX-AuNPs，尽管 DOX-AuNPs 相对提高了靶向效率，但这是由 EPR 效应引起的，胶质瘤内的药物富集浓度仍然很低[34]。此外，一种新型多肽-药物偶联物和金纳米粒子的联合使用，可以显著提高多肽-药物偶联物的体内半衰期，从十几分钟延长至 21～23h。与 P6 多肽相比，苯达莫司汀和 P4 多肽络合物的细胞毒性得到了显著提升并在 72h 后依然保留了偶联物的肿瘤细胞毒性，为缓释型多肽-药物偶联物系统的研发提供了可能[35]。研究表明，转铁蛋白受体在神经胶质瘤细胞表面过量表达。因此，通过转铁蛋白肽的表面修饰，可提高金纳米粒子药物递送系统对神经胶质瘤细胞的主动靶向能力。与未修饰的金纳米粒子体系相比，转铁蛋白肽修饰的金纳米粒子药物递送系统表现出 2～3 倍的药物摄取能力[36]。有趣的是，另一项研究同样使用了含有转铁蛋白的金纳米粒子体系来主动靶向实体瘤，结果表明从器官层面来说，药物体系的体内分布与配体存在与否无明显关系，肿瘤组织内只摄取到 2%～3%的纳米粒子，远低于肝脏和肺部的积累。但进一步实验表明，细胞内吞这一步骤取决于配体含量的多少，并存在一个最低配体含量，当每个纳米粒子上的转铁蛋白数量增加到 144 个时，相当多的纳米粒子被癌细胞摄取[37]。总体来说，尺寸小于 100nm 的靶向纳米粒子会比未靶向的对应物向肿瘤癌细胞提供更高的有效装载。

8.2.3　增强药物的生物利用度

现代药物种类繁多、性质各异，包括传统的有机小分子、无机配合物、基于现代生物技术的蛋白质和抗体、核酸等。目前的主要给药方式分为口服、静脉注射、经皮给药和皮下注射。无论采用哪种方式给药，第一要素是要保持药物的稳定性或活性，其次延长在体内的停留时间，最后要帮助药物穿过生物屏障（如小肠黏膜、血脑屏障）从而促进药物吸收。这些统称为增强药物的生物利用度。

对于一些稳定性较低的药物以及核酸等生物分子，贵金属纳米材料的使用可以在很大程度上保持药物的稳定性或活性。例如，抗癌药物姜黄素由于水溶性差和不稳定性在体内显示出较低的抗癌活性，导致全身生物利用度低。而使用金纳米粒子共价络合后，对癌细胞的毒性显著增强，表现出了较高的生物利用度。五种不同浓度的游离姜黄素和金纳米粒子姜黄素络合物对于三种癌细胞的活性实验结果表明，络合物对癌细胞的杀伤效果更强，分别从 86%～44%、83%～48% 和 93%～59% 降低到了 78%～13%、69%～18% 和 79%～22%[38]。核酸药物在体内表现出极短的半衰期，易被酶分解，化学稳定性较低，因此直接体内转染是不明智的。但是当它和纳米粒子结合在一起后，对酶的敏感度大大降低。美国西北大学查德·米尔金教授等研究使用核酸涂层的金纳米粒子（SNA-NC，图 8.2）

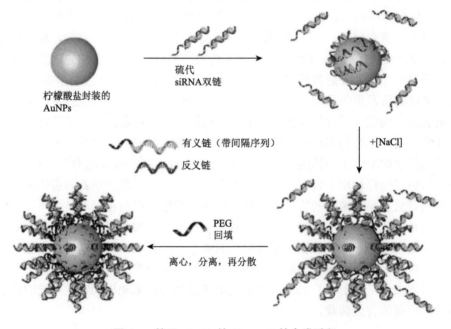

图 8.2　基于 siRNA 的 SNA-NC 的合成过程

将杂交的 siRNA 双链添加到柠檬酸盐稳定的金胶体溶液中，并通过金硫键连接。添加盐筛选排斥电荷，产生致密功能化的纳米络合物。可以严格控制 siRNA/纳米粒子的数量；每个 SNA-NC 表面上大约有 30 个密集排列的 siRNA[39]

用于局部给药，通过 50 种细胞系以及培养的组织和器官等实验，得到了高达100%的细胞摄取。同时，该体系也表现出显著的稳定性、抗核酸酶降解能力以及由于高密度的寡核苷酸壳降低的免疫原性。动物试验表明，该体系可于 3h 内先后穿过角质层、表皮和真皮。在大约 10 天后，其体内清除率达到 98%。由于人皮肤中含有完整的脂质和分化良好的蛋白表皮屏障，人皮模型实验结果（图 8.3）表明局部给药 2h 后，核酸纳米粒子进入表皮基底层，并于 96h 内达到了 100%的渗透[39]。此外，带正电的金纳米棒（GNRs）和 siRNA 可通过静电相互作用整合成 GNRs-siRNA 纳米复合物，与金纳米粒子络合后，siRNA 稳定性显著增强，细胞摄取也从 8.4%±1.34%显著提高到 40.1%±4.64%。通过沉默 BAG3 基因的表达，降低热疗导致的热休克现象的发生，从而使癌细胞更容易通过热疗被杀死。体内动物试验结果表明，600J/cm^2 的激光效率足以引起97%的抑制作用[40]。

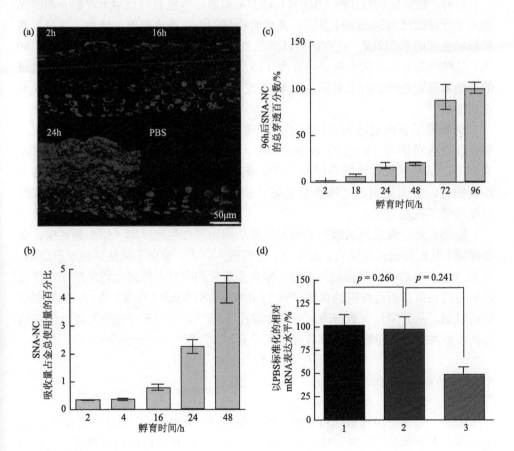

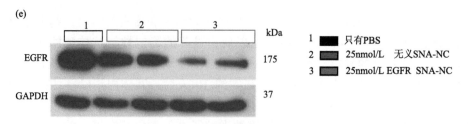

图 8.3　在人体皮肤等效物的渗透和基因敲除[39]

（a）皮肤等效物单次施用 25nmol/L Cy5 标记的（红色）SNA-NC 或 PBS 处理长达 48h（蓝色，Hoechst 33343 染色的细胞核；注意在整个角质层和有核表皮中均存在 SNA-NC）；（b）金的 ICP-MS 测量显示出表皮中 SNA-NC 的时间依赖性摄取；（c）通过皮肤的金纳米粒子数量[用细胞培养基中的金余量（ICP-MS 测量）代表]随时间延长而增加；（d）通过 RT-qPCR 测量的 EGFR mRNA 表达和（e）通过免疫印迹测量的 EGFR 蛋白表达在单次施用 25nmol/L EGFR SNA-NC 处理 60h 后的皮肤等效物中证明在人皮肤中有效的基因敲除
EGFR：表皮生长因子受体；GAPDH：甘油醛-3-磷酸脱氢酶

　　此外，超氧化物歧化酶（SOD1）siRNA 和脂质体包裹的金纳米海胆介导的光动力学疗法通过沉默 SOD1 基因，并结合极低的近红外光照射，达到了良好的深层组织癌症的杀伤效果。动物试验以黑色素瘤为模型，结果表明小鼠平均寿命（40天）是经阿霉素处理的小鼠平均寿命（15 天）的 2.6 倍。经 siRNA 和脂质体包裹的金纳米海胆处理的肿瘤组织会在 15 天左右形成伤疤，剥落后新生皮肤于 25 天左右形成[41]。

　　纳米粒子表面通过亲水性分子（如聚乙二醇）修饰来增加它们的溶解度，避免被肝吞噬细胞（Kupffer cells）吞噬，同时减少与网状内皮系统间的疏水相互作用，从而延长体内循环时间[21, 33]。例如，金纳米粒子用于传递抗癌药物奥沙利铂时，表面的聚乙二醇修饰显著延长了体内循环时间，延长了药物半衰期以及增强了抗癌效果。

　　除此之外，贵金属纳米粒子还可以帮助药物穿过生物屏障（如小肠黏膜、血脑屏障）从而促进药物吸收。近年来，尽管投入巨大，但由于无法穿过血脑屏障，只有 3%~5% 的相关药物进入市场。来自西班牙的研究人员通过将金纳米粒子和能够与转铁蛋白相互作用的多肽序列 THRPPMWSPVWP（THR）络合，触发主动转运机制，从而穿过血脑屏障，使药物发挥作用[42]。这对于中枢神经退行性疾病如阿尔茨海默病的诊断和治疗具有重大意义。

8.2.4　诊疗一体化

　　诊疗一体化是指将治疗和医学诊断结合在同一个平台内。得益于其在光、磁、电、声等方面独特的性质，贵金属纳米材料在诊疗一体化的应用上吸引了大批的关注。

　　金纳米粒子既可在近红外波长范围内显示出显著的光吸收,又能通过表面增强拉曼散射(SERS)展现出明显的散射,还可以作为计算层析成像、磁共振成像、光学相干断层摄影术和光声成像的造影剂[43,44]。由于 EPR 效应,注入体内的金纳米材料易于在肿瘤部位积聚。这些粒子通过红外辐射后发光,允许肿瘤的可视化[45]。与其他荧光染料相比,金纳米粒子没有光漂白和闪烁等问题[46]。此外,金纳米星结构也广泛应用于生物检测与成像研究中,纳米星表面伸出的各个尖锐分支产生了一种类似“避雷针”的效应,可显著增强局部电磁场,从而为生物成像提供强烈的 SERS 信号。可通过检测多种新型生物信号如 DNA、mRNA 和 microRNA 等应用于癌症的早期检测[47]。

　　根据一项来自麻省理工学院的研究,以 DNA-金纳米粒子为核心,并经拉曼染料修饰后可用于单细胞活体拉曼成像,以检测细胞快速变化的细胞形态,而不会对细胞造成显著伤害[48]。另一则研究则联合使用金纳米粒子和具有聚集诱导发光特性的荧光染料(NPAPF),实现了荧光和 CT 双成像,为日后体内癌症靶向成像和诊断的成功应用提供了可能[49]。光声成像也可以和 CT 成像结合,得到具有良好软组织对比度和高灵敏度,又有 3D 成像的便利。来自北京大学的一项研究使用了普鲁士蓝包裹的金纳米粒子核用于光声和 CT 成像,并用于指导接下来的肿瘤热消融。在静脉注射普鲁士蓝包裹的金纳米粒子后,通过近红外激光的一次照射,裸鼠体内 100mm³ 大小的肿瘤组织得以完全消除,并且不会复发。该方法同时实现了肿瘤的成像和治疗,可谓一举多得[50]。与之相似,佐治亚理工学院的研究人员使用抗表皮生长因子受体(antiEGFR)单抗修饰的金纳米棒,于暗场显微镜下观测到金纳米棒散射的强烈红光。由于恶性肿瘤细胞的细胞质膜上过量表达表皮生长因子受体,恶性肿瘤细胞清晰可见,接下来可使用 800nm 红色激光通过光热疗法杀死癌细胞,同时实现了有效的癌细胞诊断和选择性的光热治疗[51]。

8.3　总结与展望

　　贵金属生物材料,尤其是微纳米材料由于高体表比、低毒性以及可调控的光学性质等在药物递送系统中的地位不可撼动,已成为极具市场前景的新型药物输送平台。通过贵金属纳米载药系统的合理设计和表面修饰,药物的体内循环时间延长,对正常组织的毒副作用降低,细胞摄取能力也得到了提高,而抗体、多肽以及转铁蛋白等的表面修饰通过识别病变组织细胞表面过量表达的受体等,也进一步促进了药物的主动靶向功能。此外,多药耐药性这一问题也能得到合理的解决。

　　从传统药物到 DNA、RNA 等核酸药物的装载、缓控释到靶向传递，再到诊疗一体化的出现，纳米技术与贵金属材料的结合带来了很多机遇和挑战，也在一定程度上推动了生物医疗系统的发展。通过合理的表面改性或修饰，可达到成像、药物或基因递送和治疗的同时进行，即诊疗一体化攻克癌症等技术难题。同时，传统意义上极难通过的血脑屏障以及人皮肤表层的脂质和蛋白表皮屏障等，通过贵金属纳米技术的合理运用，也能得到解决。

　　尽管贵金属药物递送系统取得了一定的成功，一些挑战仍然存在，包括将它们定位于细胞内的特定部位等问题。因此，理解目标分子的结构信息，分子水平的生物相互作用以及表面功能化对等离子体特性的影响对于临床水平诊断和成像应用的未来发展至关重要。此外，其在 800～1300nm 之间具备独特的光学吸收特性，使它们在解决生物医学上的很多难题方面很有潜力，但这些领域的功能化应用仍处于早期阶段，仍在等待科学研究者们发现更多宝藏。而解决纳米材料尺寸、形状、表面电荷和溶解度等固有属性与体内清除间的关系也将为临床实践奠定基础。

　　总体来说，贵金属材料在生物医学领域的应用在过去几十年得到了极大的发展，各项相关研究如雨后春笋般涌现，为其临床化提供了强有力的科技保障。

参 考 文 献

[1] Sathya J R，DavisI R，Julian J A，et al. Randomized trial comparing iridium implant plus external-beam radiation therapy with external-beam radiation therapy alone in node-negative locally advanced cancer of the prostate. J Clin Oncol，2005，23（6）：1192-1199.

[2] Xiong Y J，Washio I，Chen J Y，et al. Poly(vinyl pyrrolidone)：A dual functional reductant and stabilizer for the facile synthesis of noble metal nanoplates in aqueous solutions. Langmuir，2006，22（20）：8563-8570.

[3] Ghosh P，Han G，De M，et al. Gold nanoparticles in delivery applications. Adv Drug Deliv Rev，2008，60（11）：1307-1315.

[4] Oh K T，Shim H M，Kim K N. Properties of titanium-silver alloys for dental application. J Biomed Mater Res B Appl Biomater，2005，74（1）：649-658.

[5] You C G，Han C M，Wang X G，et al. The progress of silver nanoparticles in the antibacterial mechanism，clinical application and cytotoxicity. Mol Biol Rep，2012，39（9）：9193-9201.

[6] Gibson J D，Khanal B P，Zubarev E R. Paclitaxel-functionalized gold nanoparticles. J Am Chem Soc，2007，129（37）：11653-11661.

[7] Dhar S，Daniel W L，Giljohann D A，et al. Polyvalent oligonucleotide gold nanoparticle conjugates as delivery vehicles for platinum (IV) warheads. J Am Chem Soc，2009，131（41）：14652-14653.

[8] Brown S D，Nativo P，Smith J A，et al. Gold nanoparticles for the improved anticancer drug delivery of the active component of oxaliplatin. J Am Chem Soc，2010，132（13）：4678-4684.

[9] Hildebrandt B，Wust P，Ahlers O，et al. The cellular and molecular basis of hyperthermia. Crit Rev Oncol Hematol，2002，43（1）：33-56.

[10] Kennedy L C，Bickford L R，Lewinski N A，et al. A new era for cancer treatment：Gold-nanoparticle-mediated

thermal therapies. Small，2011，7（2）：169-183.

[11]　Mendes R，Pedrosa P，Lima J C，et al. Photothermal enhancement of chemotherapy in breast cancer by visible irradiation of gold nanoparticles. Sci Rep，2017，7（1）：10872.

[12]　Nam J，Son S，Ochyl L J，et al. Chemo-photothermal therapy combination elicits anti-tumor immunity against advanced metastatic cancer. Nat Commun，2018，9（1）：1074.

[13]　Bharathiraja S，Bui N Q，Manivasagan P，et al. Multimodal tumor-homing chitosan oligosaccharide-coated biocompatible palladium nanoparticles for photo-based imaging andtherapy. Sci Rep，2018，8（1）：500.

[14]　Chen Y H，Tsai C Y，Huang P Y，et al. Methotrexate conjugated to gold nanoparticles inhibits tumor growth in a syngeneic lung tumor model. Mol Pharm，2007，4（5）：713-722.

[15]　Han G，You C C，Kim B J，et al. Light-regulated release of DNA and its delivery to nuclei by means of photolabile gold nanoparticles. Angew Chem Int Edit，2006，45（19）：3165-3169.

[16]　Yavuz M S，Cheng Y，Chen J，et al. Gold nanocages covered by smart polymers for controlled release with near-infrared light. Nat Mater，2009，8（12）：935-939.

[17]　Mura S，Nicolas J，Couvreur P. Stimuli-responsive nanocarriers for drug delivery. Nat Mater，2013，12（11）：991-1003.

[18]　Aryal S，Grailer J J，Pilla S，et al. Doxorubicin conjugated gold nanoparticles as water-soluble and pH-responsive anticancer drug nanocarriers. J Mater Chem，2009，19（42）：7879-7884.

[19]　Wang X，Cai X，Hu J，et al. Glutathione-triggered "off-on" release of anticancer drugs from dendrimer-encapsulated gold nanoparticles. J Am Chem Soc，2013，135（26）：9805-9810.

[20]　王亚敏. 靶向药物载体的研究现状及展望. 国外医学药学分册，1997，24（4）：216-218.

[21]　逯敏飞，程永清，李丽君，等. 被动靶向药物载体的研究进展. 材料导报，2005，19（9）：108-110.

[22]　He C，Hu Y，Yin L，et al. Effects of particle size and surface charge on cellular uptake and biodistribution of polymeric nanoparticles. Biomaterials，2010，31（13）：3657-3666.

[23]　李赛,刘孝波. 高分子纳米粒子在靶向药物载体中的研究进展. 生物医学工程学杂志,2004,21(3):495-497.

[24]　Sykes E A，Chen J，Zheng G，et al. Investigating the impact of nanoparticle size on active and passive tumor targeting efficiency. ACS Nano，2014，8（6）：5696-5706.

[25]　Asharani P V，Lianwu Y，Gong Z，et al. Comparison of the toxicity of silver，gold and platinum nanoparticles in developing zebrafish embryos. Nanotoxicology，2011，5（1）：43-54.

[26]　Arvizo R R，Bhattacharyya S，Kudgus R A，et al. Intrinsic therapeutic applications of noble metal nanoparticles：Past，present and future. Chem Soc Rev，2012，41（7）：2943-2970.

[27]　Qiu Y，Liu Y，Wang L，et al. Surface chemistry and aspect ratio mediated cellular uptake of Au nanorods. Biomaterials，2010，31（30）：7606-7619.

[28]　Agasti S S，Chompoosor A，You C C，et al. Photoregulated release of caged anticancer drugs from gold nanoparticles. J Am Chem Soc，2009，131（16）：5728-5729.

[29]　Toy R，Peiris P M，Ghaghada K B，et al. Shaping cancer nanomedicine: The effect of particle shape on the *in vivo* journey of nanoparticles. Nanomedicine（Lond），2014，9（1）：121-134.

[30]　Smith B R，Kempen P，Bouley D，et al. Shape matters：Intravital microscopy reveals surprising geometrical dependence for nanoparticles in tumor models of extravasation. Nano Lett，2012，12（7）：3369-3377.

[31]　Barua S，Yoo J W，Kolhar P，et al. Particle shape enhances specificity of antibody-displaying nanoparticles. Proc Natl Acad Sci USA，2013，110（9）：3270-3275.

[32]　Sykes E A，Dai Q，Sarsons C D，et al. Tailoring nanoparticle designs to target cancer based on tumor

pathophysiology. Proc Natl Acad Sci USA, 2016, 113 (9): E1142-E1151.

[33] Sperling R A, Parak W J. Surface modification, functionalization and bioconjugation of colloidal inorganic nanoparticles. Philos T R Soc A, 2010, 368 (1915): 1333-1383.

[34] Ruan S B, Yuan M Q, Zhang L, et al. Tumor microenvironment sensitive doxorubicin delivery and release to glioma using angiopep-2 decorated gold nanoparticles. Biomaterials, 2015, 37: 425-435.

[35] Kalimuthu K, Lubin B C, Bazylevich A, et al. Gold nanoparticles stabilize peptide-drug-conjugates for sustained targeted drug delivery to cancer cells. J Nanobiotechnol, 2018, 16 (1): 34.

[36] Dixit S, Novak T, Miller K, et al. Transferrin receptor-targeted theranostic gold nanoparticles for photosensitizer delivery in brain tumors. Nanoscale, 2015, 7 (5): 1782-1790.

[37] Choi C H, Alabi C A, Webster P, et al. Mechanism of active targeting in solid tumors with transferrin-containing gold nanoparticles. Proc Natl Acad Sci USA, 2010, 107 (3): 1235-1240.

[38] Manju S, Sreenivasan K. Gold nanoparticles generated and stabilized by water soluble curcumin-polymer conjugate: Blood compatibility evaluation and targeted drug delivery onto cancer cells. J Colloid Interface Sci, 2012, 368 (1): 144-151.

[39] Zheng D, Giljohann D A, Chen D L, et al. Topical delivery of siRNA-based spherical nucleic acid nanoparticle conjugates for gene regulation. Proc Natl Acad Sci USA, 2012, 109 (30): 11975-11980.

[40] Wang B K, Yu X F, Wang J H, et al. Gold-nanorods-siRNA nanoplex for improved photothermal therapy by gene silencing. Biomaterials, 2016, 78: 27-39.

[41] Vijayaraghavan P, Vankayala R, Chiang C S, et al. Complete destruction of deep-tissue buried tumors via combination of gene silencing and gold nanoechinus-mediated photodynamic therapy. Biomaterials, 2015, 62: 13-23.

[42] Prades R, Guerrero S, Araya E, et al. Delivery of gold nanoparticles to the brain by conjugation with a peptide that recognizes the transferrin receptor. Biomaterials, 2012, 33 (29): 7194-7205.

[43] Hainfeld J F, Slatkin D N, Focella T M, et al. Gold nanoparticles: A new X-ray contrast agent. Br J Radiol, 2006, 79 (939): 248-253.

[44] Debouttiere P J, Roux S, Vocanson F, et al. Design of gold nanoparticles for magnetic resonance imaging. Adv Funct Mater, 2006, 16 (18): 2330-2339.

[45] Peppas N A. Intelligent therapeutics: Biomimetic systems and nanotechnology in drug delivery. Adv Drug Deliv Rev, 2004, 56 (11): 1529-1531.

[46] Li Z B, Cai W, Chen X. Semiconductor quantum dots for in vivo imaging. J Nanosci Nanotechnol, 2007, 7 (8): 2567-2581.

[47] Tuan Vo-Dinh Y L, Bridget M, Crawford H N, et al. Shining gold nanostars: From cancer diagnostics to photothermal treatment and immunotherapy. J Immunol Sci, 2018, 2 (1): 1-8.

[48] Kang J W, So P T C, Dasari R R, et al. High resolution live cell Raman imaging using subcellular organelle-targeting SERS-sensitive gold nanoparticles with highly narrow intra-nanogap. Nano Lett, 2015, 15 (3): 1766-1772.

[49] Zhang J M, Li C, Zhang X, et al. In vivo tumor-targeted dual-modal fluorescence/CT imaging using a nanoprobe co-loaded with an aggregation-induced emission dye and gold nanoparticles. Biomaterials, 2015, 42: 103-111.

[50] Jing L, Liang X, Deng Z, et al. Prussian blue coated gold nanoparticles for simultaneous photoacoustic/CT bimodal imaging and photothermal ablation of cancer. Biomaterials, 2014, 35 (22): 5814-5821.

[51] Huang X H, El-Sayed I H, Qian W, et al. Cancer cell imaging and photothermal therapy in the near-infrared region by using gold nanorods. J Am Chem Soc, 2006, 128 (6): 2115-2120.

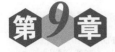

铁基纳米材料的药物递送系统

9.1 药用铁基纳米材料概述

铁是生物体中最丰富的金属元素之一，对各种生物过程至关重要。铁的生物活性主要在于其有效的电子转移性质，多种价态[Fe(Ⅱ)、Fe(Ⅲ)、Fe(Ⅳ)]赋予其具有接受或提供电子的能力，因此在各种生化反应中起催化辅助因子的作用，如具有氧化还原作用的细胞呼吸过程。铁另一主要作用是卟啉络合铁（血红素）的氧结合特性，决定血红蛋白和肌红蛋白的携氧能力，是体内氧气运输过程的关键。铁在全身或细胞中的代谢一旦发生紊乱，就可能会产生严重后果。在全身水平，大部分的铁用于血红素的合成，若铁供应不足或大量损失将导致血红蛋白短缺，引起缺铁性贫血。在细胞水平，铁参与活性氧（ROS）的生成过程，若代谢紊乱将会导致非特异性氧化并损害核酸、脂质和蛋白质[1]。

药用铁基纳米材料是指以天然或人工制备得到的纳米尺度范围的铁、铁氧体及铁合金等可用于生物医药领域的功能性材料。药用铁基纳米材料由铁基组分和功能性材料两大部分构成，铁基组分主要发挥磁性和补铁等生理作用，而功能性材料在提高整体材料的生物相容性与保证铁基组分稳定的同时，兼具特有的药用功能。与其他纳米材料相比，药用铁基纳米材料不仅具有尺寸效应、表面效应及量子效应等性质，同时还体现出其他显著的优势，如低毒性、低免疫原性和高生物降解性能，在体内使用的安全有效性，以及优良的磁学特性。其中特殊的磁学性质包括超顺磁性、高磁化性、低居里温度等。药用铁基纳米材料在生物学上具有良好的生物相容性[2]。

药用铁基纳米材料已被多个药物企业开发成商品并批准在临床上进行诊断或治疗。临床上批准使用的商品主要应用于三大领域：磁共振造影、体外生物分离与肿瘤磁流体热疗。表 9.1 展示了目前已被批准用于临床或正处于临床试验的铁基纳米药物。除此之外，各种新的诊疗功能如药物载体、基因转染、组织工程等也在不断开发。

表 9.1　已被批准用于临床或正处于临床试验的铁基纳米药物

产品商品名	产品组成	产品功能	批准时间
Feridex®	葡聚糖包覆的 SPIOs	肝损伤及肿瘤的磁共振成像	FDA 于 1996 年批准，2008 年撤回
Combidex®	低分子量葡聚糖包覆的 SPIOs	肝、脾和淋巴结转移的磁共振成像	EMA 于 2007 年撤回
Feraheme®	经修饰的葡聚糖包覆的 SPIOs	慢性肾脏病患者补铁剂	FDA 于 2009 年批准
CellSearch®	表面修饰单抗的氧化铁溶液试剂盒	评估转移性乳腺癌患者的生存率	FDA 于 2004 年批准
NanoTherm®	氨基硅烷包覆的 SPIOs	脑恶性胶质瘤热疗	FDA 于 2004 年批准
Clariscan®	氧化低聚糖粉包覆的 SPIOs	肝血管造影	Ⅲ期临床
Resovist®	羧基化葡聚糖包覆的 SPIOs	肝磁共振成像	FDA 于 2004 年批准，2009 年撤回
Supravist®	羧基化葡聚糖包覆的 SPIOs	磁共振成像	Ⅰ期临床
NanoTherm AS1®	氨基硅烷包覆的 SPIOs	磁共振成像	Ⅱ期临床
Abdoscan®	聚苯乙烯包覆的氧化铁纳米颗粒	胃肠磁共振成像	EMA 于 1993 年批准，2000 年撤回
Gastromark®	氨基硅烷包覆的 SPIOs	胃肠磁共振成像	FDA 于 1996 年批准，2012 年撤回

　　尽管如此，药用铁基纳米材料仍面临一些较为严重的体内应用问题，如对细胞内信号通路的异常诱导，致使基因表达特性改变，产生氧化应激及其他对铁稳态潜在的破坏等，使得大多数已批准的超顺磁性氧化铁已经停止使用。FDA 批准上市的铁基纳米药物数量稀少，目前允许在临床上单独应用的铁基纳米药物仅有 Ferumoxytol 一种，其结构组成为一种尺寸为 17~31nm，表面包覆有聚葡萄糖山梨糖醇羧甲基醚的 SPIOs，因其具有良好的安全性，已被广泛应用于炎症和肿瘤区域成像的临床试验[3]。

　　在本章中，我们将详细介绍药用铁基纳米材料的制备方法及其作为影像对比剂和药物转运载体在疾病诊疗方面的应用，并对其在体内的生物学行为及安全性进行概括和总结，希望通过我们的介绍使科研工作者能够更深入地了解药用铁基纳米材料在生物医学领域的应用。

9.2　铁基纳米材料的分类与制备

　　药用铁基纳米材料根据结构组成，即铁基部分与修饰材料的不同可分为超顺磁性氧化铁纳米颗粒（SPIONs）、铁基金属有机框架纳米材料、磁性氧化铁类微球、铁蛋白类纳米颗粒、磁小体及其他金属掺杂的氧化铁纳米颗粒等（图 9.1）。

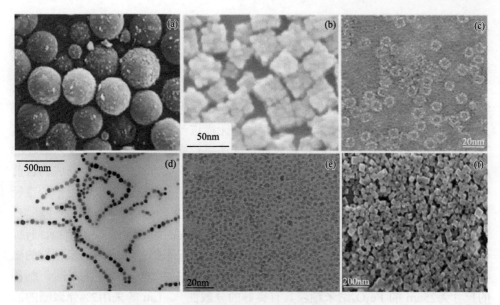

图 9.1　几种药用铁基纳米材料的电子显微镜照片

（a）磁性微球；（b）锰锌铁氧体；（c）铁蛋白；（d）磁小体；（e）共沉淀法制备的超顺磁性氧化铁纳米颗粒；
（f）普鲁士蓝纳米颗粒

9.2.1　超顺磁性氧化铁纳米颗粒

SPIONs 是目前发展最为迅速的药用铁基纳米材料。目前制备 SPIONs 的方法主要包括共沉淀、高温热解、水热或溶剂热合成、溶胶-凝胶、微乳液合成、声化学合成及生物合成等方法。根据合成过程中使用的溶剂差异，又可分为水相合成和非水相合成途径。水相合成具有低成本和可持续性的优势，但该方法难以直接获得水溶性单分散性好的 IONPs。非水相途径虽能够获得较高分散性的 IONPs，但其通常获得仅溶解在非极性溶剂中的 IONPs。下面将主要对这几种合成方法进行介绍。

1. 共沉淀法

共沉淀法是将一定比例的铁离子和亚铁离子配制成混合溶液，然后加入碱性沉淀剂生成磁性纳米颗粒的方法。其反应机制简化如下：

$$Fe^{2+} + 2Fe^{3+} + 8OH^- \rightleftharpoons Fe(OH)_2 + 2Fe(OH)_3 \longrightarrow Fe_3O_4\downarrow + 4H_2O$$

共沉淀法是最常规的合成 SPIONs 的技术，由于 Fe^{2+} 易于被氧化，在反应过程中一般需要进行惰性气体的保护，并且亚铁离子与铁离子的投料比通常会大于

1：2，以保证反应过程中亚铁离子的用量。在共沉淀制备过程中，IONPs 的大小、形状和组成取决于多种参数，如铁盐类型（氯化物、高氯酸盐、硫酸盐、硝酸盐等）、Fe(Ⅱ)与 Fe(Ⅲ)的投料比、pH 和离子强度等因素[4-6]。

共沉淀法是由 Massart 首先开创的合成技术[7]，是目前用于生物医学中氧化铁纳米颗粒主要的制备方法，其合成优势主要包括：①合成过程简单；②易于实现大规模生产；③合成后直接分散于水相中，无需进一步处理。但该合成方法也有其固有的局限性，如合成过程中颗粒的形成速率较快，难以控制，致使对颗粒的尺寸及分布的调控性较差。为了克服这些不足，对合成方法进行改进已成为目前研究的热点之一。如 Wu 等[8]报道了通过超声辅助化学共沉淀可以获得平均直径为15nm 的超顺磁性 Fe_3O_4 纳米颗粒。另有研究者报道采用链烷醇胺提供碱性环境，通过一步水相共沉淀途径可以获得尺寸为4.9~6.3nm 的超顺磁性 Fe_3O_4 纳米颗粒，该方法具有操作简单，且在保证颗粒尺寸较小的情况下仍能够提高纳米颗粒的磁学性能的优势。Salavati-Niasari 等通过向反应体系中加入表面活性剂辛酸，制备的尺寸为25nm 的 Fe_3O_4 纳米颗粒具有良好的分散性[9]。Liu 等采用2%壳聚糖的乙酸溶液作为反应介质，在0.45T 静磁场下通过共沉淀法制备磁性壳聚糖包覆的 Fe_3O_4 纳米颗粒，并能够通过戊二醛缩合反应固定脂肪酶[10]。Suh 等将铁离子均匀扩散于羧基修饰的聚合物形成的基质中，并与羧基进行络合，然后加入碱性物质使其在原位成核、生长，最终获得多重功能的 IONPs[11]。

2. 高温热解法

高温热解法是通过高温分解溶于高沸点非水溶剂的有机金属化合物来制备纳米颗粒的一种均相合成方法。其投料方式主要包括两种：①将反应原料快速加至高温反应体系中，实现快速成核，并通过控制反应时间和温度可以获得不同粒径的单分散性的纳米颗粒；②将反应原料溶于高沸点的反应体系中，由室温缓慢加热至反应的起始温度，并通过补加反应原料来维持反应体系中的过饱和度，获得粒径均一的纳米颗粒。

高温热解法较共沉淀法能够获得更高单分散性、窄尺寸分布和高结晶度的 IONPs，其原因主要包括：①反应温度较高，利于纳米颗粒的成核和生长；②反应体系为非极性的有机相，避免了铁离子与水的配位作用。常用的有机金属化合物主要包括五羰基铁、乙酰丙酮铁、油酸铁、N-亚硝基苯基羟胺铁、普鲁士蓝、Fe-尿素络合物及二茂铁等。为了提高产物的单分散性，通常在反应过程中加入一些有机分子作为稳定剂，如油酸、1-十八烯、1-十四烯和油胺等。稳定剂可以减缓成核过程，影响核对添加物的吸附，抑制纳米晶体的生长，有利于小粒径 IONPs 的形成[12]。在高温热解法的制备过程中，通过调节前驱体、添加剂及溶剂的种类及用量可以获得不同形貌和尺寸的 IONPs[13-16]。

3. 水热或溶剂热合成法

水热或溶剂热合成法是指在高温高压的水溶液或非水溶液中进行合成的一种方法。水热合成法常用于 α-Fe_2O_3 和 Fe_3O_4 的合成，而非水溶液常用于合成 γ-Fe_2O_3 纳米颗粒。水热或溶剂热合成法一般都是将密封的反应体系加热（通常在 130～250℃范围内），使前驱体在高蒸气压（0.3～4MPa）下反应，生成纳米颗粒。该方法制备得到的纳米颗粒具有优异的结晶度，因此常被用于制备单晶颗粒。

水热或溶剂热合成法是获得空心 IONPs 的有效方法。常规的制备方法以 Fe^{3+} 作为铁源，在搅拌的条件下将乙酸乙酯、尿素和柠檬酸钠混溶于乙二醇中，然后将所得的均匀分散的反应液转移至高压反应釜内，并密封，在200℃的条件下加热8～24h 即得[17, 18]。此外，有研究报道通过阴离子辅助（如磷酸根和硫酸根等）水热合成可获得短纳米管和纳米环的 IONPs。该研究指出，铁离子浓度、阴离子添加剂的量和反应时间对氧化铁短纳米管的形成和生长具有显著的影响[19]。

4. 溶胶-凝胶法

溶胶-凝胶法是指将前驱体溶解制成溶胶，然后在一定条件下转变为均一的凝胶，最后将凝胶干燥、煅烧从而制备纳米颗粒。常用的前驱体主要包括铁醇盐和铁盐（如氯化盐、硝酸盐和乙酸盐），制备过程也将经历室温下的多种水解或缩聚反应，最后加热形成晶体。IONPs 的形成需要至少两步相变：$Fe(OH)_3$→β-$FeOOH$→γ-Fe_2O_3，且其最终性质高度依赖于在溶胶-凝胶过程中溶胶阶段产生的结构。Lemine 等通过溶胶-凝胶法成功制备了平均粒径为 8nm 的 Fe_3O_4 纳米颗粒，并且具有较高的饱和磁化强度[20]。不同的前驱体和工艺参数是控制 IONPs 形状和晶体结构的关键因素[21]。

该方法在制备 IONPs 时与共沉淀法相比具有以下优势：由于获得的 IONPs 表面含有许多亲水性配体，使其易于分散在水性介质或其他极性溶剂中。此外，制备过程中相对较高的反应温度有利于更高结晶度和饱和磁化强度 IONPs 的形成。然而，溶胶-凝胶法的缺点是金属醇盐的成本较高，且在煅烧过程中释放大量的醇，安全性较差。

5. 微乳液合成法

微乳液合成法是将铁盐和碱溶液分别与表面活性剂作用制成稳定的微乳液，然后将两者混合，在微区内成核和生长，最后经过热处理得到纳米颗粒。在该反应体系中，水相一般含有金属盐和/或其他成分，油相一般指烃和烯烃的复杂混合物。常见的表面活性剂包括双（2-乙基己基）磺基琥珀酸钠（AOT）、十二烷基硫酸钠（SDS）和十六烷基三甲基溴化铵（CTAB）等。通常，IONPs 的尺寸可以通

过改变微乳液滴尺寸、反应物的初始浓度和表面活性剂的性质来调控。Darbandi
等报道了在室温下使用微乳液合成法获得了平均直径分别为 3nm、6nm 和 9nm 的
IONPs。该制备过程中采用了壬基酚聚氧乙烯醚作为表面活性剂以防止纳米颗粒
的团聚效应[22]。Okoli 等分别使用油包水和水包油两种微乳液合成用于蛋白质结
合和分离的磁性 IONPs，研究并比较了两种方法制备的具有高表面积的纳米颗粒
用于蛋白质结合或蛋白质纯化的潜力。以水包油微乳液制备的 IONPs 的平均比表
面积（304m²/g）高于油包水微乳液（147m²/g），其较高的比表面积主要归因于纳
米颗粒的小尺寸。并与裸 IONPs 相比，蛋白质结合的 IONPs 对悬浮液中黏土颗粒
去除率较低，表明磁性 IONPs 和蛋白质之间的显著相互作用[23, 24]。

6. 声化学合成法

声化学合成法主要利用超声空化引起的瞬时高温、高压以及极高的冷却速
率促使氧化、还原、水解和分解等反应的进行来制备纳米颗粒。在超声辐射下，
交替的膨胀和压缩声波产生气泡（即空腔）并使气泡振荡。振荡气泡可以有效
地累积超声能量，同时生长到一定的尺寸（通常为几十毫米）。在合适的条件下，
气泡会过度膨胀并随后坍塌，在非常短的时间内释放储存在气泡中的浓缩能量
（加热速率和冷却速率＞10^{10}K/s）。这种空化内爆实际上是局部的和瞬态的，温
度为 5000K，压力为 1000bar。因此，通过超声化学法可以在环境条件下制备各
种形式的 IONPs。Zhu 等用声化学法合成了 30～40nm 的 Fe_3O_4 纳米颗粒，这些
纳米颗粒能够均匀分散在还原的氧化石墨烯片（Fe_3O_4/RGO）上。用血红蛋白固
定复合 Fe_3O_4/RGO 以制备用于检测 H_2O_2 的生物传感器。该生物传感器表现出对
H_2O_2 的快速响应（＜10s），并且在 $4×10^{-6}$～$1×10^{-3}$mol/L 处显示出良好的线性
关系，检测限为 $2×10^{-6}$mol/L（S/N=3）[25]。

7. 生物合成法

IONPs 的生物合成是一种自下而上的方法，其中发生的主要反应是氧化还原
反应。具有抗氧化或还原特性的微生物酶或植物素通常能够还原铁离子，形成
纳米颗粒。生物合成法所获得的产品一般都表现出良好的生物相容性。在磁性
IONPs 或磁小体的传统生物合成中，常采用趋磁细菌和铁还原细菌等。近年来，
也有多种新型细菌被用来合成磁性 IONPs。Bharde 等报道了细菌 *Actinobacter* sp.
与氯化铁前驱体反应时，能够在需氧条件下合成磁性纳米颗粒，且得到的纳米
颗粒表现出优异的超顺磁特性，与通过趋磁细菌和铁还原细菌合成方法不同的
是该方法不需要严格的厌氧环境[26]。目前，如何在生物合成过程中控制磁性
IONPs 的大小和形状，以及阐明使用生物体生产 IONPs 的确切机制，仍需要进
一步的探索。

8. 其他合成法

除上述合成方法外，许多化学或物理方法也可用于合成磁性 IONPs，如电化学法、流动注射法、气溶胶/蒸气法和微波辅助法等。电化学法制备的 IONPs 具有高纯度，并通过调节施加到系统的电流或电势可以实现粒度的调控。流动注射法是一种改进的共沉淀方法，具有高重复性、高混合均匀性以及精确控制的优势。喷雾和激光热解是制备磁性 IONPs 的主要气溶胶技术。在喷雾热解中，通过在高温环境中铁盐的蒸发、液滴的干燥和热解反应可以产生 IONPs。液滴的尺寸和尺寸分布、溶剂的蒸发过程、起始材料的性质及火焰构型是影响纳米颗粒形态和尺寸的关键因素[27]。微波辐射可引起强烈的内部加热。因此，微波辅助合成可以显著缩短处理时间和减少能量成本，因为它以均匀的和选择性的方式几乎瞬时"核心"加热材料。微波辅助法已被广泛用于制备具有可控尺寸和形状的磁性 IONPs。

表 9.2 中简要总结了上述合成方法的特征。就合成的简单性而言，经典的共沉淀法是优选的途径。在 IONPs 的尺寸和形态控制方面，高温热解法是开发粒径小于 20nm IONPs 的最佳方法，水热或溶剂热合成法适合于生产粒径大于 20nm 的 IONPs。其他方法可作为替代方案用于合成具有较小尺寸分布和形态可控的 IONPs[28]。然而，由于 IONPs 的易团聚性及连续生长，IONPs 合成中的主要挑战仍然是尺寸及其分布、形状和组成。因此，开发一种操作简单、有效制备的方法来生产具有所需形态且分散均匀的 IONPs 对实现其在生物医学应用中的全部潜力是极其重要的。

表 9.2　IONPs 合成方法的特征总结

方法	反应条件	反应温度/℃	反应时间	尺寸分布	形貌调控	产率
共沉淀	非常简单	20～150	分	相对较小	一般	较高
高温热解	复杂	100～350	时～天	非常小	非常好	较高
水热或溶剂热合成	简单，高压	150～220	时～天	非常小	非常好	较高
溶胶-凝胶	复杂	25～200	时	小	较好	中等
微乳液合成	复杂	20～80	时	小	较好	较低
声化学合成	非常简单	20～50	分	小	较差	中等
生物合成	复杂	室温	时～天	中等	较差	较低
电化学	复杂	室温	时～天	较宽	中等	中等
气溶胶/蒸气	复杂	>100	分～时	中等	中等	较高
微波辅助	非常简单	100～200	分	相对较小	较好	中等

9.2.2　铁基金属有机框架纳米材料

金属有机框架材料是一种由金属离子和有机桥连配体配位自组装而成的配合物。利用铁盐作为金属材料制备得到的铁基金属有机框架纳米材料应具有较其他金属材料更好的生物相容性及低毒性使其在生物医学领域得到广泛的应用，如普鲁士蓝、MIL-53（Fe）等纳米材料，本书主要选择普鲁士蓝作为模型进行介绍。

普鲁士蓝是一种由 Fe^{2+} 和 Fe^{3+} 分别与氰根络合而形成的配位聚合物。普鲁士蓝由于具有良好的光电特性、独特的多孔结构及生物相容性，其在催化、生物传感器、分子磁体、光声成像、药物传输及光热疗等领域具有广泛的应用前景[29]。普鲁士蓝具有良好的生物相容性，并已有相关上市药物。2003 年，FDA 批准以不溶性普鲁士蓝作为活性成分的 Radiogardase，用于铯-137 和铊辐射污染的治疗，具有良好的治疗效果。普鲁士蓝纳米颗粒的合成主要有聚合物保护法、水解法、微乳液法及模板法等。

聚合物保护法是制备普鲁士蓝纳米颗粒的一种常见方法，在有聚合物存在的反应体系中，将等摩尔量的 Fe^{3+}/Fe^{2+} 和 $[Fe(CN)_6]^{4-}/[Fe(CN)_6]^{3-}$ 溶液直接混合制备普鲁士蓝纳米颗粒。聚合物能够作为稳定剂，降低纳米颗粒的表面能，抑制聚集并增加纳米颗粒的溶解度。常用作稳定剂的聚合物主要包括聚乙烯吡咯烷酮（PVP）、壳聚糖（CS）、聚乙烯亚胺（PEI）及邻苯二甲酸二乙二醇二丙烯酸酯等。这种合成方法的优点是反应时间短、操作简单、水相合成、无需还原剂。Uemura及其同事通过混合等摩尔 $FeCl_2$ 和 $K_3Fe(CN)_6$ 溶液成功制备聚乙烯吡咯烷酮保护的普鲁士蓝纳米颗粒[30]。纳米颗粒的大小可以通过铁离子浓度和 PVP/Fe^{2+} 摩尔比来调节。随着 PVP/Fe^{2+} 摩尔比降低，纳米颗粒的尺寸也相应减小。

水解法是利用前驱体 $[Fe(CN)_6]^{4-}$ 或 $[Fe(CN)_6]^{3-}$ 在特定条件（如超声化学、酸性及高温）下能够释放出 Fe^{2+}/Fe^{3+}，并进一步分别氧化或还原成 Fe^{3+}/Fe^{2+}，形成的铁离子可以立即与未水解的前驱体反应形成普鲁士蓝纳米颗粒。该合成方法的优势在于能够通过简单的操作获得单分散纳米颗粒。在合成过程中，还原剂的种类和数量对纳米颗粒的尺寸和形貌具有显著的影响。Hu 等采用 PVP 作为还原剂，在酸性溶液中使用前驱体 $K_3[Fe(CN)_6]$ 制备普鲁士蓝纳米颗粒[31]，并通过系统调节反应混合物中 PVP、$K_3[Fe(CN)_6]$ 和盐酸的浓度，获得了三种不同尺寸的纳米颗粒：20nm、100nm 和 200nm。Shen 等通过控制反应温度来调节普鲁士蓝纳米颗粒的形貌[32]。当反应温度低于 130℃时，纳米颗粒的形状为立方体；当 140℃时，可以获得纳米立方体和纳米球；当 150～170℃时，仅形成纳米球。并且他们进一步证明，通过将电子供体抗坏血酸（Vc）添加到反应溶液中，可以产生微框架结构。因此，普鲁士蓝纳米颗粒的生长可能受到还原剂种类的强烈影响。常用的还原剂主要有多糖、氧化石墨烯和聚苯胺等电子供体。Wu 等在酸性溶液中利用前驱体$K_4[Fe(CN)_6]$在超声作用下成功制备普鲁士蓝纳米颗粒[33]。结果表明，在超声条件下可以提高纳米颗粒粒径分布的均匀性。

微乳液法是通过将反应物溶液与含有表面活性剂的非极性相混合形成微乳液，用于普鲁士蓝纳米颗粒的制备技术。Vaucher 等使用琥珀辛酯磺酸钠作为表面活性剂，$[Fe(C_2O_4)_3]^{3-}$和$[Fe(CN)_6]^{3-}$作为反应前驱体，采用反相微乳液制备普鲁士蓝纳米颗粒[34]。在水相中，$[Fe(C_2O_4)_3]^{3-}$在光照下可以缓慢产生 Fe^{2+}，然后与$[Fe(CN)_6]^{3-}$进行配位络合，实现纳米颗粒的可控制备。

模板法能够有效控制纳米颗粒的大小、形状和均匀性，在普鲁士蓝纳米材料的合成方面也有研究者进行了报道。Cornelissen 等采用豇豆褪绿斑驳病毒（CCMV）的衣壳作为模板，制备单分散的普鲁士蓝纳米颗粒[35]。利用 CCMV 衣壳在不同 pH 条件下可逆的解离/组装能力，可以将反应前驱体$[Fe(C_2O_4)_3]^{3-}$和$[Fe(CN)_6]^{3-}$包封在一起。当暴露在光照条件时，反应将被激活。用这种方法制备的普鲁士蓝纳米颗粒具有良好的分散性和均匀性。此外，去铁铁蛋白、介孔二氧化硅和多孔氧化铝等也已被用作合成普鲁士蓝纳米颗粒的模板。

9.2.3 磁性氧化铁微球

磁性氧化铁微球是一种粒径较大的氧化铁颗粒，其尺寸范围一般为 100nm～2μm，以实现在体内血管系统的循环功能，避免堵塞。磁性氧化铁微球表面易于修饰多种功能化分子，在生物医学领域得到了广泛的应用，如药物载体、磁分离及体外诊断等。

磁性氧化铁微球的化学制备方法多样，主要包括复乳法、碱共沉淀法、反相悬浮聚合法、交联法、声化学法、溶胀和渗透法以及低温水热法等，其表面修饰方法可分为两种：原位法和两步反应法。Molday 等采用 Fe_3O_4 纳米颗粒与聚合物混合在真空下经 γ 辐射聚合形成磁性氧化铁微球，并进一步对其表面进行处理，连接具有荧光效果的异硫氰酸，实现磁性氧化铁微球的细胞标记和分离作用[36]。

9.2.4 铁蛋白纳米颗粒

转铁蛋白是人体普遍存在的铁蛋白纳米颗粒，该纳米颗粒的常规制备途径为：①蛋白外壳的合成，常采用基因工程的方法进行；②将前驱体包覆于蛋白壳内，并经相关反应形成氧化铁纳米颗粒。Masak 等[37]首先采用人源铁蛋白基因进行

PCR 扩增，转染至大肠杆菌中，从而实现铁蛋白的合成，然后采用硫酸铁铵作为前驱体，H_2O_2 作为氧化剂进行反应、成核，最后经纯化获得铁蛋白纳米颗粒。

9.2.5 其他金属掺杂的氧化铁纳米颗粒

在氧化铁纳米颗粒中掺杂其他金属形成铁合金纳米颗粒（MFe_2O_4：其中 M 为 Mn、Zn、Ni、Co 等），有利于提高其磁性和生物学功能，改善铁基纳米材料在生物医学中的应用。Rondinone 等[38]采用氯化钴和氯化亚铁作为前驱体，共溶于含有十二烷基硫酸钠的溶液中，形成胶束，并进一步反应得到 $CoFe_2O_4$ 纳米颗粒。异二聚体纳米颗粒（如 FePt-Au 的异二聚体纳米颗粒）是另一类掺杂的纳米颗粒。将乙酰丙酮铂、五羰基铁、油酸和油胺进行混合，并在低于 300℃ 的条件下连续加热，然后经乙醇处理即可得到铁铂纳米颗粒。进一步将这些颗粒与 AuCl 和十六烷基胺混合，并加热至 70℃，最后在乙醇中沉淀，即可获得 FePt-Au 纳米颗粒[39]。

9.3 基于铁基纳米材料的影像对比剂

影像对比剂是一种能够在人体组织或器官中增强医学成像效果，提供周围组织的生理或生化信息的一类医用试剂。影像对比剂的造影效果取决于它在体内靶位点累积的浓度和它发出的信号强度，这限制了常规溶液态的造影效果，而纳米颗粒在解决这一困难方面具有其独特的优势，如易于富集于靶部位、通过调整成像分子和靶向配体的数量易于实现所需的信噪比和灵敏度。铁基纳米材料由于其良好的生物相容性和其固有的磁学特性，在生物医用造影剂方面表现出巨大的应用潜力。

9.3.1 磁共振成像

磁共振成像（magnetic resonance imaging，MRI）是医学中最有效的影像诊断工具之一，它能够以非侵入式的方法向临床医生提供具有高空间和时间分辨率的生物体解剖学和代谢/功能信息，对诊断组织坏死、局部缺血及其他恶性疾病具有重要意义。在外加磁场的作用下，生物体不同的组织器官能够产生不同的共振信号，形成 MR 图像。共振信号的强弱由机体内各部位的含水量及水质子的弛豫时间来决定。造影剂是一种能够改变体内水质子的弛豫速率，提高成像对比度，显示病变部位的影像增强对比剂。理想的影像对比剂一般应具有如下特征：①良好的体内外稳定性；②较低的毒副作用；③较高的弛豫率；④易于体内靶向聚集；⑤具有适宜的体内药动学特性[40]。

磁性纳米颗粒在作为 T2 MRI 造影剂方面具有广阔的应用前景。目前，已有多种铁基纳米材料被开发作为 MRI 造影剂（表 9.3），并有几种氧化铁纳米颗粒被批准用于临床。例如，Feridex 被 FDA 批准用于检测肝脏病变，Combidex 进入Ⅲ期临床试验阶段，用于淋巴结转移的成像。随着合成技术的不断革新，磁性纳米颗粒的定制合成和修饰能够精确控制 MRI 对比效果，为特定细胞和生物分子的超灵敏成像提供可能[2]。

表 9.3　铁基 MRI 造影剂

名称	核组成	表面包覆	核尺寸/nm	水动力尺寸/nm	磁化强度/(emu/g)	弛豫率/[mmol/(L·s)]		磁场强度/T
						纵向 r_1	横向 r_2	
Feridex	Fe_3O_4，$\gamma\text{-}Fe_2O_3$	葡聚糖	4.96	160	45	10.1	120	1.5
MION	Fe_3O_4	葡聚糖	4.6	20	68	16.5	34.8	0.47
WSIO	Fe_3O_4	二巯丁二酸	12	—	120	—	218	1.5
FION	Fe_3O_4	DSPE-mPEG$_{2000}$	58	—	132.1	—	324	1.5
ESION	$\gamma\text{-}Fe_2O_3$	聚乙二醇	3	15	—	4.77	29.2	3
MnMEIO	$MnFe_2O_4$	二巯丁二酸	12	—	110	—	358	1.5
CoMEIO	$CoFe_2O_4$	二巯丁二酸	12	—	99	—	172	1.5
NiMEIO	$NiFe_2O_4$	二巯丁二酸	12	—	85	—	152	1.5
Zn 掺杂的铁氧体	$Zn_{0.4}Mn_{0.6}Fe_2O_4$	二巯丁二酸			175	—	860	4.5
Fe@MnFe$_2$O$_4$ 核壳纳米颗粒	$Fe/MnFe_2O_4$	二巯丁二酸	16	—	149	11	356	0.47
Fe/Fe$_3$O$_4$核壳纳米颗粒	Fe/Fe_3O_4	聚乙二醇	15	40~45	164	—	220	3
α-Fe/FeO$_4$核壳纳米颗粒	$\alpha\text{-}Fe/FeO_4$	二巯丁二酸	16	—	140	—	324	9.4
DySiO$_2$-(Fe$_3$O$_4$)$_n$	Fe_3O_4	二巯丁二酸	9	—	—	—	397	9.4
Fe$_3$O$_4$磁性纳米颗粒	Fe_3O_4	聚乙二醇	8.5	93	—	—	76.2	1.5
SPIO-14	Fe_3O_4	DSPE-mPEG$_{1000}$	13.8	28.6	—	—	385	0.47
SPIO-14	Fe_3O_4	DSPE-mPEG$_{1000}$	4.8	14.8	—	—	130	0.47

注：DSPE-mPEG 为甲氧基聚乙二醇化二硬酯酰磷脂酰乙醇胺。

　　超顺磁性氧化铁纳米颗粒具有较高的磁矩，能够有效缩短水分子中质子的 T2 弛豫时间，增强磁共振成像。如铁羧葡胺（ferucarbotran）能够用于肝脏的 MRI 造影，实现正常和病变肝组织的影像对比增强效果。在正常的肝脏组织中，ferucarbotran 能够被网状内皮系统（RES）清除，造影效果差，而在病变肝脏组织中（如肝癌）的清除率较低，具有较强的造影效果。然而，作为 T2 造影剂的氧化铁纳米颗粒也具有一定的缺陷，如易于出现磁化率伪影和负性对比效应。近年来，具有低磁矩的超小型（<5nm）氧化铁纳米颗粒被发现可用作 T1 造影剂，进一步拓宽了氧化铁纳米颗粒在分子成像中的应用[41]。

　　氧化铁纳米颗粒尺寸对其 MRI 对比增强效果具有显著影响。在外部磁场作用下，磁化的纳米颗粒引起局部磁场不均，加速周围水质子拉莫尔进动的相移速率，其可用外部球自旋-自旋弛豫近似描述，并且纳米颗粒的 R_2 弛豫率由下式定义：

$$R_2 = \frac{\left(\dfrac{64\pi}{135000}\right)\gamma^2 N_A M \mu_C^2}{rD}$$

其中，γ 为质子的旋磁比；$R_2 = 1/T_2$；N_A 为阿伏伽德罗常量；M 为纳米颗粒的摩尔浓度（mol/L）；μ_C 为纳米颗粒的磁矩；r 为纳米颗粒的有效半径；D 为水分子的扩散系数。根据该方程，R_2 弛豫率与纳米颗粒磁矩的平方成正比，并与其半径成反比。由于纳米颗粒的磁矩与其体积成正比，R_2 弛豫率随纳米颗粒尺寸的增大而增大[42]。

　　尽管 T2 造影剂具有较高的灵敏度，但其产生固有的暗信号，难以与其他低强度区域（如出血、钙化或金属沉积）进行区分，对准确的诊断造成了一定的困难。此外，T2 造影剂产生的强磁场扰乱了 T1 弛豫过程。为了克服基于超顺磁性氧化铁纳米颗粒 T2 造影剂的这些缺点，具有弱磁矩的极小氧化铁纳米颗粒已被用作 T1 造影剂。由于极小氧化铁纳米颗粒呈现出非常弱的 T2 对比效应，即使纳米颗粒团聚于被标记细胞的内涵体中时，仍能够在 T1 加权 MRI 中显示出显著的信号增强。此外，极小氧化铁纳米颗粒较钆复合物具有更长的血液循环时间，可实现高分辨率 MRI。如使用 3T 临床 MRI 扫描仪，小至 200μm 的血管仍可被观察到[43]。

　　氧化铁纳米颗粒的磁性也会受到晶体结构的影响。在八面体位置时，铁离子的磁自旋是铁磁相互耦合，而处于四面体位置时则是反铁磁耦合。由于八面体位置和四面体位置中 Fe^{3+} 的数量相同，它们的磁自旋相互抵消。因此，八面体位置中仅 Fe^{2+} 的磁自旋有助于净磁矩。用其他二价过渡金属离子（如 Mn^{2+}、Co^{2+}、Ni^{2+} 和 Zn^{2+}）取代 Fe^{2+}，是改善尖晶石结构纳米颗粒磁性的方法之一[44, 45]。

　　核壳结构是提高铁氧体纳米颗粒磁学性能的另一种有效手段。金属磁性纳米颗粒（如 Fe、Co、FeCo、FePt 和 CoPt）具有比铁氧体纳米颗粒更高的磁化强度。块体铁的饱和磁化强度为 218emu/g，而块体 Fe_3O_4 和 $\gamma\text{-}Fe_2O_3$ 的饱和磁化强度仅为 90emu/g 和 76emu/g。然而，一些生物安全性差的金属离子的浸出可能会引起生物学毒性，因此一些金属纳米颗粒（如 FePt、CoPt 等）在 MRI 造影剂上的应用将受到限制。另外，由于铁具有良好的生物相容性和室温下的高磁化强度，是 MRI 造影剂的理想候选者。但金属铁纳米颗粒的稳定性较差不利于长期保存。而将其制备成铁/铁氧体核壳纳米颗粒后将具有长期稳定性并表现出超顺磁性或软铁磁性，具有极小的剩磁和矫顽力，磁偶极相互作用非常小[46]。

磁性纳米颗粒的组装对其 MRI 造影也具有一定的影响。磁性纳米颗粒的聚集显著影响横向弛豫，随着聚集的进行，R_2 弛豫率首先随着团块尺寸增加达到最大值，然后减小。相反，R_1 弛豫率仅受聚集的轻微影响，在整个聚集过程中仅有略微降低。采用适当的官能团修饰磁性纳米颗粒的表面，可以实现可逆的组装和分解。由于磁性纳米颗粒的聚集引起 R_2 弛豫率的变化，可以通过弛豫率的相应变化来检测靶分子[47]。

由于磁性纳米颗粒的聚集能够增加横向弛豫率，纳米颗粒的可控组装可用于改善磁性纳米颗粒的成像性能。例如，Feridex 比单晶氧化铁纳米颗粒（MIONs）具有更高的 R_2 弛豫率，其原因为 Feridex 是由嵌入葡聚糖壳中的多个氧化铁纳米颗粒组成。使用纳米颗粒的组装来改善 MRI 造影效果，需要精细控制组装过程，确保组装颗粒能够在保持稳定性的前提下实现体内长循环特性和靶向结合能力[48]。

表面修饰对磁性纳米颗粒的 MRI 造影也具有显著的影响。磁性纳米颗粒的 R_2 弛豫率是由处于纳米颗粒周围的非均匀磁场中水分子的平移扩散决定的。磁性纳米颗粒的表面修饰物能够通过排斥作用力或氢键，影响磁性纳米颗粒周围水分子的扩散或运动，对 MRI 造影效果产生剧烈的影响。有研究者使用磷脂-PEG 包覆的氧化铁纳米颗粒研究厚度对弛豫率的影响[49]。通过改变 PEG 的分子量来实现不同厚度表面包覆层的纳米颗粒。当 PEG 的分子量从 5000Da 降至 1000Da 时，14nm 氧化铁纳米颗粒的弛豫率增加了 2.54 倍。然而，对于分子量更低的 PEG，弛豫率没有进一步增加，可能是由于 PEG 对附近水分子扩散的影响有限所致。采用分子量为 1000Da 的 PEG 制备的 14nm 氧化铁纳米颗粒的 r_2 弛豫率为 385mmol/(L·s)，这是在基于氧化铁纳米颗粒的材料中观察到的最高弛豫率。

基于纳米颗粒表面包覆层引起的弛豫率的变化可开发同时用作 T1 和 T2 的造影剂。有研究报道[50]，以具有 T1 造影能力的 $Gd_2O(CO_3)_2$ 作为壳层包覆于具有 T2 造影能力的 $MnFe_2O_4$ 纳米颗粒表面，并采用二氧化硅作为夹层将两者分开。调节二氧化硅中间层的厚度，可使得由超顺磁性核产生的磁场不会干扰顺磁性 $Gd_2O(CO_3)_2$ 壳的 T1 弛豫过程。随着二氧化硅层变厚，T1 造影效果增强，而 T2 造影效果减弱。此外，纳米颗粒表面包覆层的厚度对 r_2 弛豫率的影响还可用于开发环境敏感的 MRI 造影剂。例如，葡聚糖酶能够水解 Feridex 周围的葡聚糖壳并释放氧化铁核，可以通过 T_2 弛豫时间来检测葡聚糖酶的活性[51]。配体与磁性纳米颗粒的结合情况也可以通过该类方法进行检测，结合于纳米颗粒表面的配体能够阻碍水分子向磁性纳米颗粒运动，引起 r_2 弛豫率的变化，并与配体的数量和大小具有一定的比例关系[2, 52]。

9.3.2　光声成像

光声成像（PAT）是一种具有巨大应用前景的非侵入性成像技术，并具有较强的穿透性、较长的时间（100ms）和较高的空间分辨率（50~150μm）[53, 54]。普鲁士蓝纳米颗粒是一种常见铁基纳米材料，因其具有较高的摩尔消光系数已被开发作为光声成像的造影剂[55]。与其他能够作为光声成像造影剂的纳米近红外吸收剂（如聚吡咯纳米颗粒、金纳米颗粒和硫化铜纳米颗粒等）相比，普鲁士蓝纳米颗粒具有更加优异的生物相容性、更高的光热转化效率、光稳定性和尺寸易于调控等性能，使其在光声成像方面表现出独特的优势[56]。

此外，普鲁士蓝纳米颗粒易于被细胞内化而在体内被用作干细胞示踪剂。利用这一技术可以对干细胞在迁移和分化过程中进行实时监测和动态可视化示踪。Li 等利用普鲁士蓝纳米颗粒标记骨髓间充质干细胞（BMSCs），从而对创伤性脑损伤进行成像并监测恢复过程，通过光声成像观察到骨髓间充质干细胞可以克服血脑屏障，归巢于受损部位，并促进恢复[57]。为了进一步提高光声成像的效率，Cai 等将 Gd^{3+} 整合到普鲁士蓝纳米晶体的晶格位点，将普鲁士蓝纳米颗粒的近红外吸收峰从 710nm 调节到 910nm，提高了其在组织中的穿透深度。用 Gd^{3+} 取代普鲁士蓝纳米晶体中的 Fe^{3+} 后，可引起氰键的电子密度和轨道能量等因素发生变化，从而产生最大吸收的迁移，在较低给药剂量的情况下获得更好的成像效果[58]。

9.3.3　多模态成像

最近，各种医学成像模式，包括 MRI、光学荧光、电子计算机断层扫描（CT）、正电子发射断层成像（PET）和超声成像（US）等在临床上均得到了广泛的应用。但是，单一成像模式无法提供完整的信息。例如，PET 能够提供机体相关的功能信息，但无法显示详细的解剖学信息。通过组合多种成像技术，构建多模态的成像技术，能够使各种成像方式实现互补，为疾病的诊断提供更加准确的信息。对于构建的多模态成像探针，其每个功能基团应该具有精密的相互作用，避免在血液循环期间分离。此外，每种成像方式都具有其特殊性，在保证影像效果的前提下应尽量控制功能基团的相对含量。铁基纳米颗粒除其本身的造影效果之外，还可用于多模态分子影像剂的构建，实现多种成像模式的联合应用。

放射性核素成像技术具有较高的灵敏度（皮摩尔水平），但其空间分辨率较低[59]。因此，结合 PET（或 SPECT）和 MRI 的多模态成像能够提供极其灵敏和高分辨率的图像。例如，通过在氧化铁纳米颗粒表面偶联 ^{64}Cu-NOTA（macrocyclic 1, 4, 7-triazacyclononane-N, N', N''-triacetic acid NOTA，大环 1, 4, 7-三氮杂环壬烷-N, N',N''-三乙酸)和 cRGD[60]，可实现对肿瘤的靶向转运和 PET-MRI 双模态成像。然而，螯合的放射性同位素在体内循环时易于受到内源性二价离子和蛋白质的诱导而出现早期泄漏的情况。为克服这一困难，可以采用一种能够同时结合 PET 同位素离子和纳米颗粒表面的小分子作为连接体，如二硫代氨基甲酸酯既能够有效螯合 ^{64}Cu，还能够通过磷酸酯基团与磁性纳米颗粒表面进行紧密键合[61]。由于其较小的体积，在磁性纳米颗粒表面结合 ^{64}Cu 后并不影响纳米颗粒表面的聚合物包覆层，抑制了放射性核素的泄漏行为。此外，将放射性核素包封于磁性纳米颗粒的核内，或者采用非金属放射性同位素，如 ^{124}I（其可直接引入酪氨酸残基的邻位），可以作为防止放射性同位素在体内循环时泄漏的另一种策略。在放射性同位素的存在下，通过高温热解乙酰丙酮铁可以获得 ^{111}In 掺杂的氧化铁纳米颗粒[62]。由于 Ge 具有与氧化铁强烈的亲和力，将磁性纳米颗粒与 ^{69}Ge 离子混合也可获得 ^{69}Ge（$t_{1/2}$=39.05h）标记的氧化铁纳米颗粒[63]。

CT 是医学中最常用的影像手段之一，其较 MRI 相比具有更高的时间分辨率，可以对硬组织（如骨骼）和肺部等多种器官进行成像。为了实现 CT-MRI 的双模态造影效果，由不透射线元素和磁性纳米颗粒组成的异质结构纳米晶体可以成为获得 CT-MRI 双模态探针的有效策略。异质结构纳米晶体的优点之一是每种纳米晶体的造影效果都可以通过改变相应纳米颗粒的尺寸来控制。异质结构纳米晶体可以通过金属前驱体的热分解或种子介导的生长技术来制备。如通过高温热分解油酸铁（Ferricoleate）和 Au-油酸的复合物制备而成的杂化纳米颗粒可用于肝癌的 CT-MRI 双模态成像[64]。

将氧化铁纳米颗粒与荧光染料结合，可实现光学和 MRI 的双模态造影。如用近红外荧光染料 Cy5.5 标记交联氧化铁纳米颗粒，可用于脑肿瘤的双模态成像，进一步用肿瘤靶向配体低糖基化黏蛋白-1（uMUC-1）和 siRNA 修饰纳米颗粒，可实现脑肿瘤的靶向治疗[65]。荧光染料除可直接连接于磁性纳米颗粒的表面外，还能够装载于磁性纳米颗粒的包覆壳层内，如二氧化硅壳层。该装载方式能够有效保护有机荧光染料免受光漂白和光化学破坏，提高其光学稳定性。此外，还可以实现多种荧光材料的共装载，增强荧光信号。

通过在预制氧化铁纳米颗粒表面生长量子点 CdSe，可以获得具有荧光-MRI 双模态造影能力的异质结构纳米复合材料，并通过改变量子点生长的时间可以控制量子点的荧光发射性能。除了这种在预制磁性纳米颗粒表面上生长量子点外，还可以通过将带正电的 PEI 封端的量子点与带负电的磁性纳米环之间的静电相互作用来构建。合成含有磁性纳米颗粒和量子点的多功能纳米复合材料的另一种方法是将其包封于二氧化硅或聚合物纳米颗粒中。例如，通过水包油微乳液法可以成功制备同时含有氧化铁纳米颗粒、量子点和阿霉素的可生物降解的 PLGA 纳米复合物。该合成方法能够有效地控制嵌入聚合物中的无机纳米颗粒的比例和密度[66]。

通过在超声造影剂中加入氧化铁纳米颗粒可以获得磁性微气泡，实现超声-磁共振（US-MRI）双模态成像。通过还原氧化铁纳米颗粒表面吸附的 Au^{3+} 可以获得氧化铁-金核壳纳米颗粒，该纳米探针可用于 MRI 和 PAI 的双模态造影。以石墨烯和氯化铁为原料，采用水热合成法制备还原型氧化石墨烯-氧化铁纳米颗粒复合物（RGO-IONPs），并对该纳米复合物进行荧光标记，以构建多重功能的铁基纳米复合物。还原型氧化石墨烯较高的近红外吸收、氧化铁纳米颗粒的强磁性和外部荧光标记使该纳米复合物能够用于 PAI、MRI 和荧光的三模态成像。通过将氧化铁纳米颗粒装载于经氧化石墨烯修饰的聚乳酸微囊中，可以用于构建集 US、MRI 和 PAI 为一体的多功能铁基纳米影像对比剂，为临床应用提供更为精准的诊疗手段[67, 68]。

9.3.4 铁基纳米材料在临床中的应用

磁性氧化铁纳米颗粒在器官/组织成像方面具有广泛的应用。当静脉注射尺寸大于 50nm 的磁性氧化铁纳米颗粒后，主要被肝脏和脾脏的巨噬细胞迅速摄取，导致正常组织出现较低的 T2 信号。而病变的肝脏组织中因缺乏吞噬细胞而表现出较高的 T2 信号，这样就有助于区分肝正常组织与肝病变组织。因此，SPIONs 已被临床用于肝脏肿瘤和转移瘤的成像诊断剂。相反，具有非常小尺寸（直径＜50nm）的 SPIONs 可以避免肝脏和脾脏巨噬细胞的大量摄取，表现出长循环特性。在静脉注射给药之后，局部炎症巨噬细胞摄取之前，这种 SPIONs 可以通过全身血液循环渗出到细胞间质，并进一步渗透至更深的病理组织，实现对相关疾病的影像诊断。其向病变组织的转运机制主要包括：①被活化的单核细胞内吞，然后迁移到病理组织；②经血管内皮转运，并被病理组织中的巨噬细胞进一步摄取；③直接通过炎性血管系统渗漏。因此，小尺寸的 SPIONs 能够进入多种病理组织，如异常淋巴结、骨关节、脑和肾等，发挥影像诊疗的作用[69]。

在淋巴结成像中，静脉注射 Ferumoxtran-10 后，在良性淋巴结中的信号强度较低。然而，在恶性淋巴结区域将出现纳米颗粒的异常聚集，进一步扰乱淋巴液的流动或节点结构，导致信号增强。通过 MRI 可以清楚地观察到这些差异。Ferumoxtran-10 为多种原发性肿瘤的淋巴结转移检测提供了更高的诊断精度[70]。

SPIONs 也能够对动脉壁上的动脉粥样硬化斑块进行成像。动脉粥样硬化是一种影响动脉血管的疾病，由于胆固醇等脂肪物质的积聚而发生的动脉壁增厚。动脉粥样硬化斑块引起的巨噬细胞侵袭可能影响血管壁的机械稳定性，这可能导致斑块破裂并导致凝块的形成，给患者的健康带来巨大的风险。静脉注射 Ferumoxtran-10 后，动脉粥样硬化斑块区域的信号强度较低，可能是由于该部位大量存在的活化的巨噬细胞的内吞作用所导致的。由于斑块区域中的吞噬细胞具有较高的流动速率，在血管内皮中存在的 SPIONs 的量较少[69]。

在神经系统病变引起的炎症反应也能够通过非常小尺寸的 SPIONs 进行影像诊断，如缺血性中风、脑炎症和多发性硬化症等。当静脉注射 SPIONs 后，其能够被血液循环系统中单核细胞捕获，并在神经系统炎症募集的效应下，实现炎症区域的 MRI 可视化。例如，将 SPIONs 静脉注射到永久性大脑中动脉闭塞的缺血性大鼠模型后，SPIONs 主要积聚在富含巨噬细胞的梗塞组织中[71]。此外，在一项试验性Ⅱ期临床研究中已经证明 SPIONs 增强的 MRI 可以为中风和其他神经系统病变引发的细胞炎症提供指标[72]。小尺寸 SPIONs 能够作为一种肿瘤新生血管的造影剂用于脑肿瘤的成像诊断中。

小尺寸的 SPIONs 可用于由器官移植引起的巨噬细胞浸润的成像。例如，使用 SPIONs 对肾脏移植的大鼠模型进行成像，可以示踪巨噬细胞在移植器官中的浸润行为并监测器官排斥反应。受排斥的同种异体移植物中显示出较低的 MRI 信号强度，而用免疫抑制剂治疗的动物模型中的 MRI 信号变化较小，表明具有较少的巨噬细胞浸润[73]。

小尺寸的 SPIONs 也可用于金黄色葡萄球菌诱导的膝关节滑膜感染中巨噬细胞浸润的影像。静脉注射 SPIONs 后，在感染的膝关节处可观察到 MRI 信号减弱，与未感染的膝关节处的 MRI 信号差异较大，表明在感染的膝滑膜中存在载有 SPIONs 的巨噬细胞[74]。

9.4　采用铁基纳米材料构建智能递药系统

智能递药系统能对病理组织特殊的生理环境或刺激发生结构或性能的改变，使所载药物顺利通过体内各级屏障，靶向分布于病理组织或在病理组织特殊微环境刺激下释放药物，将药物定位浓集于病灶部位，最大限度地提高药物疗效，降低毒副作用，其研究与开发对于难治愈性疾病（尤其是肿瘤）的治疗具有重大意义。铁基纳米材料临床应用的一大挑战是粒子易聚集。因此，铁基纳米材料常与生物或合成聚合物联合形成纳米结构（如磁性纳米晶簇和包覆铁基纳米材料的刺激响应有机-无机纳米复合物），从而阻止粒子聚集，促进药物、靶向配体、放射性核素等二级修饰，避免免疫系统的识别和吞噬[75]。

9.4.1 铁基纳米递药系统设计的影响因素

铁基纳米材料可通过表面吸附的方式载药，但往往无法使药物在病灶部位达到最低有效治疗浓度，因此常采用有机或无机材料修饰铁基纳米材料以提高载药量。铁基纳米递药系统的典型结构包括一个铁基纳米粒磁芯和一个可生物降解的有机或无机外壳。通常，磁芯诱导纳米粒在作用靶点磁性积累，外壳作为药物储存库，随其生物降解而释放药物。此外，外壳经表面功能修饰（如靶向配体）还可提高组织或细胞特异性。药物装载和释放速率是纳米递药系统至关重要的参数，因此需要特别注意其制备过程以及药物与外壳材料之间的相互作用。静脉注射给药后药物分子从纳米颗粒中的释放取决于药物在纳米粒基质和生物介质之间的分配系数（K）。K 值高表示药物与纳米粒基质具有很高的亲和力，需要大量生物介质以诱导药物释放，从而使药物缓慢释放。综上考虑，基于药物理化性质合理选择铁基纳米递药系统外壳材料可避免药物在体内转运过程中泄漏，实现药物在病灶部位定点释放。铁基纳米递药系统磁靶向效率的影响因素包括：肝脏和脾脏对纳米粒的系统清除，纳米粒对各级生理屏障（如静脉注射后的血管内皮细胞）的穿透能力。因此，铁基纳米递药系统必须具备充分的磁化率，且作用力场必须足够强，以确保药物转运至作用靶点[74, 76]。

9.4.2 铁基纳米递药系统的载药方式

铁基纳米递药系统的装载方式包括铁基纳米粒自身吸附、药物通过化学或物理方式偶联到纳米递药系统表面或药物与铁基纳米粒共同包覆于修饰材料形成外壳。铁基纳米粒具有很强的表面能，可以通过静电相互作用吸附少量小分子药物，为进一步增加其药物吸附量，研究者设计合成出具有中空介孔的铁基纳米粒。Cai 等[77]报道合成的介孔普鲁士蓝纳米粒（HMPB）可同时装载全氟戊烷和阿霉素，实现超声/光声双模态成像和光热-化学协同治疗功能。Chen 及其团队以介孔普鲁士蓝纳米粒和一种相转变材料为基础设计构建了一种新型近红外响应的共递送系统（PCM+药物）@HMPB，能够以零级速率释放所吸附的疏水性化疗药物喜树碱和亲水性化疗药物盐酸阿霉素，通过光热-化疗联合抑制HeLa肿瘤细胞增殖[78]。

将治疗剂或靶向配体连接到纳米粒表面的方式多种多样，主要可以分为两类：可断裂化学键偶联和物理相互作用。药物或靶向分子可以直接与材料修饰铁基纳米粒表面的氨基、羧基或羟基等反应结合到纳米粒表面。物理相互作用包括静电相互作用、疏水/亲水相互作用和亲和力相互作用等。如采用阳离子聚合物聚乙烯亚胺（PEI）或壳聚糖包覆的铁基纳米粒，表面会带有正电荷，可以通过静电相互作用与带负电的 DNA 结合，作为基因转染剂[79, 80]。疏水性材料包覆铁基纳米粒则可以通过疏水相互作用包载亲脂性药物。亲和力相互作用如链霉素生物素相互作用可以通过生物偶联将药物或靶向配体连接到铁基纳米粒表面。与静电相互作用和疏水相互作用相比，亲和力相互作用更加稳定，对介质中 pH 和离子强度变化更加耐受。

将药物与铁基纳米粒共同包覆于外壳材料是目前应用最广泛的一种载药方式。如采用脂质体包覆铁基纳米粒和药物制得的磁性脂质体可包载疏水性或亲水性药物，稳定性和生物相容性良好，表面磷脂双分子层易于进一步修饰，可保护铁基纳米粒维持最佳磁响应能力，并且可以通过 EPR 效应靶向肿瘤组织。此外，树状大分子、聚（丙交酯-共-乙交酯）（PLGA）、聚乙二醇-聚乳酸等聚合物也常用于包覆铁基纳米粒和化疗药物。

9.4.3　铁基纳米材料的表面修饰和功能化

采用各种无机或有机材料（如聚合物、脂质、蛋白质、靶向配体、治疗多肽/抗体、荧光探针或基因）修饰铁基纳米粒以增强其稳定性、降低生物毒性、延长体内循环时间。表面修饰可以保护磁芯，避免其聚集，并为载药和对正常组织保持化学惰性提供理想的磁性平台，拓展其在生物医学中的应用[81]。

1. 有机包覆材料

采用有机材料对铁基纳米粒的表面修饰及功能化的方法有很多，包括原位涂层法和合成后涂层法。聚合物的一些关键性质，包括聚合物的化学结构（亲水性/疏水性、生物降解特性）、聚合物链长或分子量、聚合物的修饰方式（静电相互作用或化学结合）、聚合物的构象、聚合物表面覆盖度等都会直接影响铁基纳米递药系统的功能。目前，研究最多的聚合物材料包括壳聚糖、明胶、藻酸盐、淀粉、葡聚糖、聚乙二醇（PEG）、聚乙烯亚胺（PEI）、聚丙烯酸（PAA）、聚天冬氨酸、聚乳酸（PLA）、聚甲基丙烯酸甲酯（PMMA）等[82-85]。Yuan 等[86]通过一锅溶剂热法制备的 PEG 修饰铁基纳米粒（PEG-Fe$_3$O$_4$），具有良好的分散性，在生理条件下可溶，可用于肿瘤光热治疗。Martina 等[87]采用卵磷脂和 DSPE-PEG$_{2000}$ 包覆铁基纳米粒，通过薄膜分散和连续挤压法制备磁流体脂质体（MFLs），其粒径为（195±33）nm，每摩尔脂质可封装 1.67mol 铁。小鼠体内 MRI 血管造影术表明 MFLs 静脉注射 24h 仍然存在，具有长循环功能。Schweiger 等[88]基于 PEG-PEI 和铁基纳米粒构建了一种新型磁性纳米载体 γ-Fe$_2$O$_3$-PEG-PEI，实验研究表明该递送系统稳定性增强，毒性降低，具有潜在的生物医用价值。Guo 等[89]合成嵌段共聚物聚[（乙二醇）-共-（L-丙交酯）][P(EO-co-LLA)]，接枝到铁基纳米粒 $Fe_3O_4@mSiO_2$ 表面，制备具有热/pH 双重响应的磁性纳米复合物，以控制药物释放，实现联合治疗。Abdalla 等[90]研究了不同分子量聚丙交酯（PLLA）和聚（丙交酯-共-乙交酯）（PLGA）聚合物系统的载药量。研究发现纳米粒表面聚合物的分子量对其载药量具有至关重要的作用。控制聚合物和铁基纳米粒的量，低分子量 PLLA 和 PLGA 载药量更高。

2. 生物分子包覆材料

生物分子具有极高的生物相容性，在生物检测、分离、传感等领域广泛应用。采用生物分子包覆铁基纳米粒是实现纳米递药系统多功能化的一种有效策略。常用的生物分子有蛋白质、多肽、抗体、酶、生物素等。Wang 等[91]制备的（3-丙氨基）三乙氧基硅烷修饰的 FeCo 磁性纳米粒，以戊二醛为活化剂通过醛基偶联链霉亲和素、妊娠相关血浆蛋白 A 抗体和结合素-4-抗体三种蛋白质。所得蛋白质-FeCo 偶联物与市售氧化铁纳米粒相比，磁性更加饱和。Yang 等[92]以聚（苯胺-共-N-(1-丁酸)苯胺）为外壳包覆 Fe_3O_4 磁性纳米粒，制备了一种低毒性磁性纳米载体，装载重组组织型纤维蛋白酶原激活剂（rtPA）靶向治疗血栓。Magro 等[93]采用抗生素蛋白修饰铁磁纳米粒，制备亲水性磁性纳米粒，于 280nm 处测定游离抗生素蛋白，计算得每个纳米粒上有 10 ± 3 个抗生素蛋白。Bhattacharya 等[94]采用抗体修饰 $Au-Fe_3O_4$ 纳米粒，建立了一种快速且灵敏度高、检测限低、特异性强的金黄色葡萄球菌检测方法。

3. 天然生物包覆材料

化学修饰铁基纳米粒是外源性物质，由于免疫原性限制了临床应用。随着生物材料和免疫学的发展，以细胞膜为包覆材料修饰纳米粒取得了巨大进展。Rao 等[95]运用天然红细胞（RBC）膜来掩护 Fe_3O_4 纳米粒，以降低网状内皮系统的吞噬。Peng 等[96]以普鲁士蓝/二氧化锰（PBMn）纳米粒为 H_2O_2 催化剂，RBC 作为外壳，增加阿霉素（DOX）的载药量，设计构建了一种新型纳米载体 PBMn-DOX@RBC。体内外实验研究表明该纳米递送系统能延长药物体内滞留时间，靶向肿瘤组织，通过光热-化学联合治疗，可显著提高抗肿瘤效果。Chen 等[97]制备了 RBC 掩护的介孔普鲁士蓝纳米粒（HMPB@RBC NPs），以协同治疗肿瘤。

4. 无机包覆材料

采用生物相容性较好的无机材料如二氧化硅、金、银或铂等包裹铁基纳米粒是构建具有核壳结构纳米递送系统的一个有效策略[98-104]。Iqbal 等[105]首先将油酸磁性纳米粒转化成聚乙烯吡咯烷酮磁性纳米粒，随后采用改良 Stöber 法包覆二氧化硅，通过两步法制备了单分散的二氧化硅磁性纳米粒，该纳米粒稳定性明显提高，可稳定保存 3 个月以上。Su 等[106]设计构建了一种 PEG 化的多功能介孔硅包覆普鲁士蓝纳米立方体（PB@mSiO$_2$-PEG）。研究发现该纳米递送系统具有良好的生物相容性、光热转化能力、体内磁响应和光声成像功能，能有效包载化疗药物DOX，且药物释放具有 pH 响应性。载药纳米立方体 PB@mSiO$_2$-PEG/DOX 对乳腺癌通过光热和化疗联合作用，协同抑制肿瘤增殖，可显著提高抗肿瘤效果。Xu等[107]经热分解法合成了粒径为 10nm 的油酸 Fe$_3$O$_4$ 纳米粒，并在其表面沉积金和银，制备出具有核壳结构的 Fe$_3$O$_4$-Au 和 Fe$_3$O$_4$-Au-Ag 纳米粒，通过调整壳层厚度使其产生红移或蓝移，以期用于疾病诊断和治疗中。

9.4.4　基于铁基纳米材料的刺激响应性药物递送系统

　　磁性纳米颗粒在构建刺激响应性药物递送系统中具有其独特的优势，如固有的磁靶向性、磁热药物释放、表面易于修饰等特征，可以实现药物递送的最大化。通过在靶组织附近施加永磁体，可以诱导磁性纳米颗粒在靶部位的聚积，减少药物在全身的分布，提高治疗效果，降低毒副作用[108]。Jeon 等[109]采用热交联的 SPION（TCL-SPION）装载肿瘤化疗药物紫杉醇，与常规的吸附法载药方式相比，能够防止药物的提前释放。在外部磁场作用下能够实现对肿瘤组织的特异性靶向，并具有较高的细胞毒性。Shao 等[110]利用 Fe$_3$O$_4$ 和介孔硅开发出一种具有 pH 响应性的药物递送系统。利用 Fe$_3$O$_4$ 可以实现肿瘤部位的磁靶向转运，在到达肿瘤组织后，装载于介孔硅上的化疗药物 DOX 在 pH 的影响下迅速释放，具有显著的肿瘤生长抑制率和较低的全身毒性。Felfoul 等[111]将含磁小体的趋磁菌菌株（MC-1）用载药脂质体进行表面功能化，实现对肿瘤乏氧区域的定向转运，并采用具有免疫缺陷的 HCT116 结直肠癌模型小鼠对其转运治疗效果进行评价，通过该乏氧响应性药物递送系统，约 55% 的细菌渗透进入缺氧的肿瘤区域。

　　磁性纳米颗粒本身也可以作为治疗剂，在外部交变磁场的作用下能够将磁能转换成足以杀死癌细胞的热能。由于磁热疗需要在特定的区域内具有高浓度的磁性纳米颗粒，以确保其疗效。因此，磁性纳米颗粒的递送一般需要直接瘤内注射[112]。磁性纳米颗粒的热效应还能够用于控制其装载的药物的释放，可用于设计开发一种能够远程磁热驱动的按需药物释放系统。与常见的载药方式不同，通过引入热敏感的连接分子如杂交的 DNA 链、叠氮化物和偶氮基团等，可实现热响应的药物释放[113]。Lee 等[114]设计了一种磁热驱动的纳米载体，其中包含四种不同的结构单元：金刚烷（Ad）修饰的聚酰胺-胺树枝状大分子（Ad-PAMAM），

β-环糊精修饰的支化聚乙烯亚胺（CD-PEI），金刚烷修饰的聚乙二醇（Ad-PEG），6nm 大小金刚烷修饰的 $Zn_{0.4}Fe_{2.6}O_4$ 纳米颗粒（Ad-MNP），并考察装载 DOX 的该纳米复合物（DOX-MNPs）在体外和体内的应用，以及其磁热诱导药物释放的治疗效果。在静脉注射给药后 36h，在肿瘤区域施加交变磁场（500kHz，37.4kA/m）10min，可以迅速地获得较高的药物浓度，对肿瘤的生长产生增强的治疗结果。

基于铁基纳米材料构建的具有多种刺激响应的智能递药系统也在被逐渐开发。Yu 等[115]开发了一种基于碳化铁（Fe_5C_2）的多重刺激响应的智能抗癌药物递送系统。Fe_5C_2 具有磁场和近红外光双重敏感特性，并采用牛血清白蛋白修饰 Fe_5C_2 纳米颗粒的表面，以提高其生物相容性和胶体稳定性，化疗药物 DOX 可以通过静电相互作用装载于纳米颗粒表面。在磁场的诱导下可实现纳米递药系统的定向转运，近红外光照射可实现药物的爆发式释放，实现对肿瘤的协同治疗效应。

9.4.5 铁基纳米递药系统的体内转运及其生物安全性

药物进入体内之后在到达靶部位之前，需要跨越一些生理屏障，如血管上皮、血脑屏障等[116-119]。基于铁基纳米材料构建的递药系统因其固有的磁学性能，能够通过施加局部外部磁场提高其靶向效率。在使用 SPIONs 作为药物递送系统时，纳米颗粒的磁性具有尺寸依赖性，调控尺寸可以获得性能优异的磁性纳米颗粒。纳米颗粒的电荷和亲疏水性能影响其与血浆蛋白、免疫系统、细胞外基质或非靶向细胞的相互作用，决定其生物学分布。疏水性的纳米颗粒易于吸附血浆蛋白质，导致网状内皮系统的识别，最终在调理作用下从循环系统中清除，从而具有较短的循环半衰期。用亲水性 PEG 等分子对其表面进行修饰改性后，能够提高其循环半衰期。带正电荷的纳米颗粒易与非靶向细胞结合并经历非特异性内化过程。如与带负电荷的 SPIONs 相比，带正电荷的 SPIONs 通常表现出更高的细胞内化效应[120, 121]。

铁基纳米颗粒具有良好的生物相容性，但在较高的剂量时也会表现出一定的毒性。如通过对来自人类胶质细胞、乳腺癌和正常细胞系的研究表明，具有不同生理化学特性的 SPIONs 仅在剂量＞100μg/mL 时表现出低毒性或可疑细胞毒性，并且在浓度＜100μg/mL 时表现出良好的安全性[122]。对葡聚糖包被的超小 SPIONs 在人体内仅产生轻微和短暂的副作用，包括荨麻疹、腹泻和恶心，其代谢途径也主要是内源性铁代谢[123]，代谢产生的铁可用于红细胞的合成或直接通过肾脏从体内排出。除给药剂量外，SPIONs 的磁性含量、尺寸及表面性质对其生物相容性也具有显著的影响[124]。Yang 等通过定量测定正常成纤维细胞与纤维肉瘤细胞的代谢活性、膜完整性和 DNA 稳定性，研究了 Fe_3O_4 纳米颗粒的生物安全性[125]。所有磁性纳米颗粒在浓度＜500μg/mL 时，在纤维肉瘤细胞中出现近 5%的细胞毒性或遗传毒性，采用带有正电荷的聚合物修饰磁性纳米颗粒后，对正常细胞的毒性将大于 10%。小尺寸、正电荷的磁性纳米颗粒对正常细胞的毒性较癌细胞更加明显。因此，剂量、大小和表面电荷是磁性纳米颗粒遗传毒性最重要的决定因素。

磁性纳米颗粒的细胞毒性可能主要来自产生的过量活性氧（ROS），包括超氧阴离子、羟基自由基和过氧化氢等。在给予高剂量的纳米颗粒时，可生成大量的 ROS，并可进一步氧化脂质，破坏 DNA，调节基因转录，改变蛋白质构象，最终导致生理功能障碍和细胞凋亡/死亡。另一种细胞毒性主要是铁基纳米材料在体内代谢后产生的过量的铁对人体铁稳态的影响。Jain 等[126]研究了给予大鼠磁性纳米颗粒后 3 周内机体内血清和组织铁水平的变化。虽然血清中的铁水平在第一周逐渐增加，但此后铁的含量出现缓慢下降的趋势。与脑、心脏、肾脏和肺相比，肝脏和脾脏中铁的含量是最高的。因此，铁基纳米材料在临床应用时的铁剂量必须显著低于机体内铁的水平，尽量避免在短时间间隔内重复给予铁基纳米药物，且对于铁代谢障碍的患者应禁止使用该类产品。

参 考 文 献

[1] Crielaard B J, Lammers T, Rivella S. Targeting iron metabolism in drug discovery and delivery. Nat Rev Drug Discov, 2017, 16（6）: 400.

[2] Lee N, Hyeon T. Designed synthesis of uniformly sized iron oxide nanoparticles for efficient magnetic resonance imaging contrast agents. Cheminform, 2012, 41（7）: 2575-2589.

[3] Anselmo A C, Mitragotri S. A review of clinical translation of inorganic nanoparticles. Aaps J, 2015, 17（5）: 1041-1054.

[4] Blanco-Andujar C, Ortega D, Pankhurst Q A, et al. Elucidating the morphological and structural evolution of iron oxide nanoparticles formed by sodium carbonate in aqueous medium. J Mater Chem, 2012, 22（25）: 12498-12506.

[5] Pereira C, Pereira A M, Fernandes C, et al. Superparamagnetic MFe₂O₄（M=Fe, Co, Mn）nanoparticles: Tuning the particle size and magnetic properties through a novel one-step coprecipitation route. Chem Mater, 2012, 24（8）: 1496-1504.

[6] Wu W, He Q G, Hu R, et al. Preparation and characterization of magnetite Fe₃O₄ nanopowders. Rare Met Mater Eng, 2007, 36: 238-243.

[7] Massart R. Preparation of aqueous magnetic liquids in alkaline and acidic media. IEEE Trans Magn, 2003, 17（2）: 1247-1248.

[8] Wu S, Sun A, Zhai F, et al. Fe₃O₄, magnetic nanoparticles synthesis from tailings by ultrasonic chemical co-precipitation. Mater Lett, 2011, 65（12）: 1882-1884.

[9] Salavati-Niasari M, Amiri O. Easy synthesis of magnetite nanocrystals via coprecipitation method. J Clust Sci, 2012, 23（2）: 597-602.

[10] Liu Y, Jia S, Wu Q, et al. Studies of Fe₃O₄-chitosan nanoparticles prepared by co-precipitation under the magnetic field for lipase immobilization. Catal Commun, 2011, 12（8）: 717-720.

[11] Suh S K, Yuet K, Hwang D K, et al. Synthesis of nonspherical superparamagnetic particles: *In situ* coprecipitation of magnetic nanoparticles in microgels prepared by stop-flow lithography. J Am Chem Soc, 2012, 134（17）: 7337-7343.

[12] Park J, An K, Hwang Y, et al. Ultra-large-scale syntheses of monodisperse nanocrystals. Nat Mater, 2004, 3（12）: 891-895.

[13] Amara D, Grinblat J, Margel S. Solventless thermal decomposition of ferrocene as a new approach for one-step synthesis of magnetite nanocubes and nanospheres. J Mater Chem, 2012, 22（5）: 2188-2195.

[14] Chalasani R, Vasudevan S. Form, content, and magnetism in iron oxide nanocrystals. J Phy Chem C, 2011, 115（37）: 18088-18093.

[15] Shavel A, Liz-Marzán L M. Shape control of iron oxide nanoparticles. Phys Chem Chem Phys, 2009, 11（19）: 3762-3766.

[16] Demortière A, Panissod P, Pichon B P, et al. Size-dependent properties of magnetic iron oxide nanocrystals. Nanoscale, 2011, 3（1）: 225-232.

[17] Ma J, Lian J, Duan X, et al. α-Fe_2O_3: Hydrothermal synthesis, magnetic and electrochemical properties. J Phys Chem C, 2010, 114（24）: 10671.

[18] Tian Y, Yu B, Li X, et al. Facile solvothermal synthesis of monodisperse Fe_3O_4 nanocrystals with precise size control of one nanometre as potential MRI contrast agents. J Mater Chem, 2011, 21（8）: 2476-2481.

[19] Wu W, Xiao X, Zhang S, et al. Large-scale and controlled synthesis of iron oxide magnetic short nanotubes: Shape evolution, growth mechanism, and magnetic properties. J Phys Chem C, 2010, 114（39）: 16092-16103.

[20] Lemine O M, Omri K, Zhang B, et al. Sol-gel synthesis of 8 nm magnetite（Fe_3O_4）nanoparticles and their magnetic properties. Superlattice Microst, 2012, 52（4）: 793-799.

[21] Woo K, Lee H J, Ahn J P, et al. Sol-gel mediated synthesis of Fe_2O_3 nanorods. Adv Mater, 2010, 15（20）: 1761-1764.

[22] Darbandi M, Stromberg F, Landers J, et al. Nanoscale size effect on surface spin canting in iron oxide nanoparticles synthesized by the microemulsion method. J Phys D Appl Phys, 2012, 45（19）: 195001.

[23] Okoli C, Boutonnet M, Mariey L, et al. Application of magnetic iron oxide nanoparticles prepared from microemulsions for protein purification. J Chem Technol Biotechnol, 2011, 86（11）: 1386-1393.

[24] Okoli C, Sanchezdominguez M, Boutonnet M, et al. Comparison and functionalization study of microemulsion-prepared magnetic iron oxide nanoparticles. Langmuir, 2012, 28（22）: 8479.

[25] Zhu S, Guo J, Dong J, et al. Sonochemical fabrication of Fe_3O_4 nanoparticles on reduced graphene oxide for biosensors. Ultrason Sonochem, 2013, 20（3）: 872-880.

[26] Bharde A A, Parikh R Y, Baidakova M, et al. Bacteria-mediated precursor-dependent biosynthesis of superparamagnetic iron oxide and iron sulfide nanoparticles. Langmuir, 2008, 24（11）: 5787-5794.

[27] Abid A D, Kanematsu M, Young T M, et al. Arsenic removal from water using flame-synthesized iron oxide nanoparticles with variable oxidation states. Aerosol Sci Technol, 2013, 47（2）: 169-176.

[28] Wu W, Wu Z, Yu T, et al. Recent progress on magnetic iron oxide nanoparticles: Synthesis, surface functional strategies and biomedical applications. Sci Technol Adv Mater, 2015, 16（2）: 023501.

[29] Qin Z, Li Y, Gu N. Progress in applications of Prussian blue nanoparticles in biomedicine. Adv Healthc Mater, 2018, 10（4）: 2192-2659.

[30] Uemura T, Kitagawa S. Prussian blue nanoparticles protected by poly(vinylpyrrolidone). J Am Chem Soc, 2003, 125（26）: 7814-7815.

[31] Ming H，Torad N L，Chiang Y D，et al. Size-and shape-controlled synthesis of Prussian blue nanoparticles by a polyvinylpyrrolidone-assisted crystallization process. CrystEngComm，2012，14（10）：3387-3396.

[32] Shen X，Wu S，Liu Y，et al. Morphology syntheses and properties of well-defined Prussian blue nanocrystals by a facile solution approach. J Colloid Interface Sci，2009，329（1）：188-195.

[33] Wu X，Cao M，Hu C，et al. Sonochemical synthesis of Prussian blue nanocubes from a single-source precursor. Crys Growth Des，2006，6（1）：26-28.

[34] Vaucher S，Li M，Mann S. Synthesis of Prussian blue nanoparticles and nanocrystal superlattices in reverse microemulsions. Angew Chem Int Ed，2000，112（10）：1863-1866.

[35] de la Escosura A，Verwegen M，Sikkema F D，et al. Viral capsids as templates for the production of monodisperse Prussian blue nanoparticles. Chem Commun，2008，13：1542-1544.

[36] Molday R S，Yen S P，Rembaum A. Application of magnetic microspheres in labelling and separation of cells. Nature，1977，268（5619）：437-438.

[37] Uchida M，Terashima M，Cunningham C H，et al. A human ferritin iron oxide nano-composite magnetic resonance contrast agent. Magn Reson Med，2010，60（5）：1073-1081.

[38] Rondinone A J，Samia A C S，Zhang Z J. Superparamagnetic relaxation and magnetic anisotropy energy distribution in $CoFe_2O_4$ spinel ferrite nanocrystallites. J Phys Chem B，1999，103（33）：6876-6880.

[39] Choi J，Jun Y，Yeon S，et al. Biocompatible heterostructured nanoparticles for multimodal biological detection. J Am Chem Soc，2006，128（50）：15982-15983.

[40] 杨玉东. 生物医学纳米磁性材料原理及应用. 长春：吉林人民出版社，2005.

[41] Liu G，Gao J，Ai H，et al. Applications and potential toxicity of magnetic iron oxide nanoparticles. Small，2013，9（9-10）：1533-1545.

[42] Jun Y W，Huh Y M，Choi J S，et al. Nanoscale size effect of magnetic nanocrystals and their utilization for cancer diagnosis via magnetic resonance imaging. J Am Chem Soc，2005，127（16）：5732-5733.

[43] Kim B H，Lee N，Kim H，et al. Large-scale synthesis of uniform and extremely small-sized iron oxide nanoparticles for high-resolution T1 magnetic resonance imaging contrast agents. J Am Chem Soc，2011，133（32）：12624-12631.

[44] Lee J H，Huh Y M，Jun Y W，et al. Artificially engineered magnetic nanoparticles for ultra-sensitive molecular imaging. Nat Med，2007，13（1）：95-99.

[45] Jang J T，Nah H，Lee J H，et al. Critical enhancements of MRI contrast and hyperthermic effects by dopant-controlled magnetic nanoparticles. Angew Chem Int Ed，2009，48（7）：1234-1238.

[46] Lacroix L M，Huls N F，Ho D，et al. Stable single-crystalline body centered cubic Fe nanoparticles. Nano Lett，2011，11（4）：1641.

[47] Brooks R A. T(2)-shortening by strongly magnetized spheres：A chemical exchange model. Magn Reson Med，2002，47（2）：388-391.

[48] Lee J H，Jun Y W，Yeon S I，et al. Dual-mode nanoparticle probes for high-performance magnetic resonance and fluorescence imaging of neuroblastoma. Angew Chem Int Ed，2006，45（48）：8160-8162.

[49] Tong S，Hou S，Zheng Z，et al. Coating optimization of superparamagnetic iron oxide nanoparticles for high T2 relaxivity. Nano Lett，2010，10（11）：4607.

[50] Choi J S，Lee J H，Shin T H，et al. Self-confirming "AND" logic nanoparticles for fault-free MRI. J Am Chem Soc，2010，132（32）：11015-11017.

[51] Granot D，Shapiro E M. Release activation of iron oxide nanoparticles（reaction）：A novel environmentally

sensitive MRI paradigm. Magn Reson Med, 2011, 65 (5): 1253-1259.

[52] Kaittanis C, Santra S, Santiesteban O J, et al. The assembly state between magnetic nanosensors and their targets orchestrates their magnetic relaxation response. J Am Chem Soc, 2011, 133 (10): 3668-3676.

[53] Longo D L, Stefania R, Callari C, et al. Water soluble melanin derivatives for dynamic contrast enhanced photoacoustic imaging of tumor vasculature and response to antiangiogenic therapy. Adv Healthc Mater, 2017, 6 (1): 1600550.

[54] Ntziachristos V, Razansky D. Molecular imaging by means of multispectral optoacoustic tomography (MSOT). Chem Rev, 2010, 110 (5): 2783-2794.

[55] Liang X, Deng Z, Jing L, et al. Prussian blue nanoparticles operate as a contrast agent for enhanced photoacoustic imaging. Chem Commun, 2013, 49 (94): 11029-11031.

[56] Jing L, Liang X, Deng Z, et al. Prussian blue coated gold nanoparticles for simultaneous photoacoustic/CT bimodal imaging and photothermal ablation of cancer. Biomaterials, 2014, 35 (22): 5814-5821.

[57] Li W T, Chen R H, Lv J, et al. In vivo photoacoustic imaging of brain injury and rehabilitation by high-efficient near-infrared dye labeled mesenchymal stem cells with enhanced brain barrier permeability. Adv Sci, 2017, 5 (2): 1700277.

[58] Cai X, Gao W, Zhang L, et al. Enabling Prussian blue with tunable localized surface plasmon resonances: Simultaneously enhanced dual-mode imaging and tumor photothermal therapy. ACS Nano, 2016, 10 (12): 11115-11126.

[59] Welch M J, Hawker C J, Wooley K L. The advantages of nanoparticles for PET. J Nucl Med, 2009, 50 (11): 1743-1746.

[60] Yang X, Hong H, Grailer J J, et al. cRGD-functionalized, DOX-conjugated, and ^{64}Cu-labeled superparamagnetic iron oxide nanoparticles for targeted anticancer drug delivery and PET/MR imaging. Biomaterials, 2011, 32 (17): 4151-4160.

[61] de Rosales R T M, Tavaré R, Paul R L, et al. Synthesis of ^{64}Cu^{II}-bis (dithiocarbamatebisphosphonate) and its conjugation with superparamagnetic iron oxide nanoparticles: In vivo evaluation as dual-modality PET-MRI Agent. Angew Chem Int Ed, 2011, 50 (24): 5509-5513.

[62] Zeng J, Jia B, Qiao R, et al. In situ ^{111}In-doping for achieving biocompatible and non-leachable ^{111}In-labeled Fe$_3$O$_4$ nanoparticles. Chem Commun, 2014, 50 (17): 2170-2172.

[63] Chakravarty R, Valdovinos H F, Chen F, et al. Intrinsically germanium-69-labeled iron oxide nanoparticles: Synthesis and in-vivo dual-modality PET/MR Imaging. Adv Mater, 2014, 26 (30): 5119-5123.

[64] Kim D, Yu M K, Lee T S, et al. Amphiphilic polymer-coated hybrid nanoparticles as CT/MRI dual contrast agents. Nanotechnology, 2011, 22: 155101.

[65] Cheng L, Yang K, Li Y, et al. Facile preparation of multifunctional upconversion nanoprobes for multimodal imaging and dual-targeted photothermal therapy. Angew Chem Int Ed, 2011, 50: 7385-7390.

[66] Shen S, Guo X, Wu L, et al. Dual-core@shell-structured Fe$_3$O$_4$-NaYF$_4$@TiO$_2$ nanocomposites as a magnetic targeting drug carrier for bioimaging and combined chemo-sonodynamic therapy. J Mater Chem B, 2014, 2: 5775-5784.

[67] Ke H, Wang J, Dai Z, et al. Gold-nanoshelled microcapsules: A theranostic agent for ultrasound contrast imaging and photothermal therapy. Angew Chem Int Ed, 2011, 50: 3017-3021.

[68] Lee N, Yoo D, Ling D, et al. Iron oxide based nanoparticles for multimodal imaging and magnetoresponsive therapy. Chem Rev, 2015, 115 (19): 10637.

[69] Corot C, Petry K G, Trivedi R, et al. Macrophage imaging in central nervous system and in carotid atherosclerotic plaque using ultrasmall superparamagnetic iron oxide in magnetic resonance imaging. Invest Radiol, 2004, 39 (10): 619-625.

[70] Islam T, Harisinghani M G. Overview of nanoparticle use in cancer imaging. Cancer Biomark, 2009, 5(2): 61-67.

[71] Rausch M, Sauter A, Fröhlich J, et al. Dynamic patterns of USPIO enhancement can be observed in macrophages after ischemic brain damage. Magn Reson Med, 2001, 46 (5): 1018.

[72] Saleh A, Schroeter M, Jonkmanns C, et al. In vivo MRI of brain inflammation in human ischaemic stroke. Brain, 2004, 127 (7): 1670-1677.

[73] Ruehm S G, Corot C, Vogt P, et al. Magnetic resonance imaging of atherosclerotic plaque with ultrasmall superparamagnetic particles of iron oxide in hyperlipidemic rabbits. Circulation. 2001, 103 (3): 415-422.

[74] Reddy L H, Arias J L, Nicolas J, et al. Magnetic nanoparticles: Design and characterization, toxicity and biocompatibility, pharmaceutical and biomedical applications. Chem Rev, 2012, 112 (11): 5818-5878.

[75] Ulbrich K, Holá K, Šubr V, et al. Targeted drug delivery with polymers and magnetic nanoparticles: Covalent and noncovalent approaches, release control, and clinical studies. Chem Rev, 2016, 116 (9): 5338.

[76] Fernandez-Pacheco R, Marquina C, Valdivia J G, et al. Magnetic nanoparticles for local drug delivery using magnetic implants. J Magn Magn Mater, 2007, 311: 318.

[77] Cai X, Jia X, Gao W, et al. A versatile nanotheranostic agent for efficient dual-mode imaging guided synergistic chemo-thermal tumor therapy. Adv Funct Mater, 2015, 25 (17): 2520-2529.

[78] Chen H, Ma Y, Wang X, et al. Multifunctional phase-change hollow mesoporous Prussian blue nanoparticles as a NIR light responsive drug co-delivery system to overcome cancer therapeutic resistance. J Mater Chem B, 2017, 5 (34): 7051-7058.

[79] Steitz B, Hofmann H, Kamau S W, et al. Characterization of PEI-coated superparamagnetic iron oxide nanoparticles for transfection: Size distribution, colloidal properties and DNA interaction. J Magn Magn Mater, 2007, 311 (1): 300-305.

[80] Li X D, Liang X L, Ma F, et al. Chitosan stabilized Prussian blue nanoparticles for photothermally enhanced gene delivery. Colloid Surface B, 2014, 123: 629-638.

[81] Liu Y, Li M, Yang F, et al. Magnetic drug delivery systems. Sci China Mater, 2017, 60 (6): 1-16.

[82] Dena D, Bin H M Z, Umar K A, et al. Sustained release of prindopril erbumine from its chitosan-coated magnetic nanoparticles for biomedical applications. Int J Mol Sci, 2013, 14 (12): 23639-23653.

[83] Xue P, Cheong K K, Wu Y, et al. An in-vitro study of enzyme-responsive Prussian blue nanoparticles for combined tumor chemotherapy and photothermal therapy. Colloid Surface B, 2015, 125: 277-283.

[84] Shen T, Weissleder R, Papisov M, et al. Monocrystalline iron oxide nanocompounds (MION): Physicochemical properties. Magn Reson Med, 1999, 29 (5): 599-604.

[85] Schellenberger E A, Högemann D, Josephson L, et al. Annexin V-CLIO: A nanoparticle for detecting apoptosis by MRI. Acad Radiol, 2002, 9 (2): S310-S311.

[86] Yuan G, Yuan Y, Xu K, et al. Biocompatible PEGylated Fe_3O_4 nanoparticles as photothermal agents for near-infrared light modulated cancer therapy. Int J Mol Sci, 2014, 15 (10): 18776-18788.

[87] Martina M S, Fortin J P, Ménager C, et al. Generation of superparamagnetic liposomes revealed as highly efficient MRI contrast agents for in vivo imaging. J Am Chem Soc, 2005, 127 (30): 10676.

[88] Schweiger C, Pietzonka C, Heverhagen J, et al. Novel magnetic iron oxide nanoparticles coated with poly(ethylene imine)-g-poly(ethylene glycol) for potential biomedical application: Synthesis, stability, cytotoxicity and MR

imaging. Int J Pharm，2011，408（1-2）：130-137.

[89] Guo W，Yang C，Lin H，et al. P(EO-co-LLA) functionalized Fe$_3$O$_4$@mSiO$_2$ nanocomposites for thermo/pH responsive drug controlled release and hyperthermia. Dalton Trans，2014，43（48）：18056-18065.

[90] Abdalla M O，Aneja R，Dean D，et al. Synthesis and characterization of noscapine loaded magnetic polymeric nanoparticles. J Magn Magn Mater，2010，322（2）：190-196.

[91] Wang W，Jing Y，He S，et al. Surface modification and bioconjugation of FeCo magnetic nanoparticles with proteins. Colloid Surface B，2014，117（22）：449-456.

[92] Yang H W，Hua M Y，Lin K J，et al. Bioconjugation of recombinant tissue plasminogen activator to magnetic nanocarriers for targeted thrombolysis. Int J Nanomed，2012，7（13）：5159-5173.

[93] Magro M，Faralli A，Baratella D，et al. Avidin functionalized maghemite nanoparticles and their application for recombinant human biotinyl-SERCA purification. Langmuir，2012，28（43）：15392-15401.

[94] Bhattacharya D，Chakraborty S P，Pramanik A，et al. Detection of total count of *Staphylococcus aureus* using anti-toxin antibody labelled gold magnetite nanocomposites: A novel tool for capture，detection and bacterial separation. J Mater Chem，2011，21（43）：17273-17282.

[95] Rao L，Xu J H，Cai B，et al. Synthetic nanoparticles camouflaged with biomimetic erythrocyte membranes for reduced reticuloendothelial system uptake. Nanotechnology，2016，27（8）：085106.

[96] Peng J，Yang Q，Li W，et al. Erythrocyte-membrane-coated Prussian blue/manganese dioxide nanoparticles as H$_2$O$_2$-responsive oxygen generators to enhance cancer chemotherapy/photothermal therapy. ACS Appl Mater Interfaces，2017，9（51）：44410-44422.

[97] Chen W，Zeng K，Liu H，et al. Cell membrane camouflaged hollow Prussian blue nanoparticles for synergistic photothermal-/chemotherapy of cancer. Adv Funct Mater，2017，27（11）：1605795.

[98] Ding H L，Zhang Y X，Wang S，et al. Fe$_3$O$_4$@SiO$_2$ core/shell nanoparticles: The silica coating regulations with a single core for different core sizes and shell thicknesses. Chem Mater，2012，24（23）：4572-4580.

[99] Tago T，Hatsuta T，Miyajima K，et al. Novel synthesis of silica-coated ferrite nanoparticles prepared using water-in-oil microemulsion. J Am Ceram Soc，2010，85（9）：2188-2194.

[100] Truby R L，Emelianov S Y，Homan K A. Ligand-mediated self-assembly of hybrid plasmonic and superparamagnetic nanostructures. Langmuir，2013，29（8）：2465-2470.

[101] Sun X，Guo S，Liu Y，et al. Dumbbell-like PtPd-Fe$_3$O$_4$ nanoparticles for enhanced electrochemical detection of H$_2$O$_2$. Nano Lett，2012，12（9）：4859-4863.

[102] Shen X，Ge Z，Pang Y. Conjugating folate on superparamagnetic Fe$_3$O$_4$@Au nanoparticles using click chemistry. J Solid State Chem，2015，222：37-43.

[103] Wang J，Wu X，Wang C，et al. Facile synthesis of Au-coated magnetic nanoparticles and their application in bacteria detection via a SERS method. ACS Appl Mater Interfaces，2016，8（31）：19958.

[104] Chen Y，Gao N，Jiang J. Surface matters: Enhanced bactericidal property of core-shell Ag-Fe$_2$O$_3$ nanostructures to their heteromer counterparts from one-pot synthesis. Small，2013，9（19）：3242-3246.

[105] Iqbal Y，Bae H，Rhee I，et al. Magnetic heating of silica-coated manganese ferrite nanoparticles. J Magn Magn Mater，2016，409：80-86.

[106] Su Y，Teng Z，Hui Y，et al. A multifunctional PB@mSiO$_2$-PEG/DOX nanoplatform for combined photothermal-chemotherapy of tumor. ACS Appl Mater Interfaces，2016，8（27）：17038.

[107] Xu Z，Hou Y，Sun S. Magnetic core/shell Fe$_3$O$_4$/Au and Fe$_3$O$_4$/Au/Ag nanoparticles with tunable plasmonic properties. J Am Chem Soc，2007，129（28）：8698-8699.

[108] Kang T, Li F, Baik S, et al. Surface design of magnetic nanoparticles for stimuli-responsive cancer imaging and therapy. Biomaterials, 2017, 136: 98.

[109] Jeon H, Kim J, Lee Y M, et al. Poly-paclitaxel/cyclodextrin-SPION nano-assembly for magnetically guided drug delivery system. J Control Release, 2016, 231: 68-76.

[110] Shao D, Li J, Zheng X, et al. Janus "nano-bullets" for magnetic targeting liver cancer chemotherapy. Biomaterials, 2016, 100: 118-133.

[111] Felfoul O, Mohammadi M, Taherkhani S, et al. Magneto-aerotactic bacteria deliver drug-containing nanoliposomes to tumour hypoxic regions. Nat Nanotechnol, 2016, 11 (11): 941-947.

[112] Hui S H, Hainfeld J F. Intravenous magnetic nanoparticle cancer hyperthermia. Int J Nanomed, 2013, 8 (1): 2521-2532.

[113] Riedinger A, Guardia P, Curcio A, et al. Subnanometer local temperature probing and remotely controlled drug release based on azo-functionalized iron oxide nanoparticles. Nano Lett, 2013, 13 (6): 2399-2406.

[114] Lee J H, Chen K J, Noh S H, et al. On-demand drug release system for *in vivo* cancer treatment through self-assembled magnetic nanoparticles. Angew Chem Int Ed, 2013, 125 (16): 4480-4484.

[115] Yu J, Ju Y, Zhao L, et al. Multi-stimuli-regulated photo-chemothermal cancer therapy remotely controlled via Fe_5C_2 nanoparticles. ACS Nano, 2015, 10 (1): 159.

[116] Laurent S, Saei A A, Behzadi S, et al. Superparamagnetic iron oxide nanoparticles for delivery of therapeutic agents: Opportunities and challenges. Expert Opin Drug Del, 2014, 11 (9): 1449-1470.

[117] Choi H S, Liu W, Misra P, et al. Renal clearance of quantum dots. Nat Biotechnol, 2007, 25 (10): 1165-1170.

[118] Gupta A K, Gupta M. Synthesis and surface engineering of iron oxide nanoparticles for biomedical applications. Biomaterials, 2005, 26 (18): 3995-4021.

[119] Mahmoudi M, Sant S, Wang B, et al. Superparamagnetic iron oxide nanoparticles (SPIONs): Development, surface modification and applications in chemotherapy. Adv Drug Del Rev, 2011, 63 (1): 24-46.

[120] Osaka T, Nakanishi T, Shanmugam S, et al. Effect of surface charge of magnetite nanoparticles on their internalization into breast cancer and umbilical vein endothelial cells. Colloid Surfaces B, 2009, 71 (2): 325-330.

[121] Kenzaoui B H, Vilà M R, Miquel J M, et al. Evaluation of uptake and transport of cationic and anionic ultrasmall iron oxide nanoparticles by human colon cells. Int J Nanomed, 2012, 7: 1275-1286.

[122] Ankamwar B, Lai T C, Huang J H, et al. Biocompatibility of Fe_3O_4 nanoparticles evaluated by *in vitro* cytotoxicity assays using normal, glia and breast cancer cells. Nanotechnology, 2010, 21 (7): 75102.

[123] Anzai Y, Piccoli C W, Outwater E K, et al. Evaluation of neck and body metastases to nodes with ferumoxtran 10-enhanced MR imaging: Phase III safety and efficacy study. Radiology, 2003, 228 (3): 777-788.

[124] Mahmoudi M, Laurent S, Shokrgozar M A, et al. Toxicity evaluations of superparamagnetic iron oxide nanoparticles: Cell "vision" versus physicochemical properties of nanoparticles. ACS Nano, 2011, 5 (9): 7263-7276.

[125] Yang W J, Lee J H, Hong S C, et al. Difference between toxicities of iron oxide magnetic nanoparticles with various surface-functional groups against human normal fibroblasts and fibrosarcoma cells. Materials, 2013, 6 (10): 4689-4706.

[126] Jain T K, Reddy M K, Morales M A, et al. Biodistribution, clearance, and biocompatibility of iron oxide magnetic nanoparticles in rats. Mol Pharmaceu, 2008, 5 (2): 316-327.

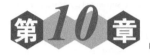

硅基生物材料类药物递送系统

10.1 硅基纳米药物递送系统概述

　　硅元素是人体必需的微量元素之一，一般多存在于表皮及组织中，不仅参与骨质的钙化过程，同时可以维持动脉壁弹性和保护内壁膜。由于硅基分子、化合物和复合材料所具有的生物友好性和较好的结构稳定性，其在医疗领域的应用越来越广泛。特别是基于硅元素组成的微纳米材料的创新合成和应用研究极大地促进了生物医药领域的飞速发展。目前硅酸盐、氧化硅、单质硅和硅脂质体是当前重点研究的几种硅基生物材料，其研究主要集中在研发结构稳定、生物相容性好、药物装载率高并能可控释放的药物载体。

　　在多种硅基药物载体中，硅酸盐粉体可作为众多药物的辅料，最近几年也有对其作为矫味和降低毒副作用载体的研究。例如，由水合硅铝酸盐组成的蒙脱石是目前常见的硅酸盐药物制剂之一，其自身可以用于治疗胃炎、结肠炎、功能性结肠病和腹泻等疾病，同时可以用作赋形剂、助悬剂、崩解剂、胶凝和凝聚剂。此外，由于其独特的层状结构和离子组成，蒙脱石材料具有较大的表面积和强吸/脱附力特性，已经成功地用于盐酸倍他洛尔、盐酸雷尼替丁和卡莫氟等多种药物的装载和缓释应用，用于眼病、抗溃疡和肿瘤治疗[1]。

　　单质硅纳米颗粒具有独特的光学性质和良好的生物相容性，也被认为是一种潜在的理想纳米生物材料。特别是通过电化学刻蚀单晶硅晶片获得的介孔单质硅，具有表面积体积比较高、孔径在纳米范围内可控和表面化学改性等特点[2]。动物试验表明介孔单质硅在体内可以被彻底地降解成无毒的原硅酸，并通过尿液排出体外。基于以上几种原因，介孔单质硅也被广泛研究并用于药物的装载和缓释[3]。然而介孔单质硅的制备过程复杂，成本较高，同时在形貌和粒径均一性控制方面还存在一定不足，因此限制了其产业化和在生物医药领域的大规模应用。

　　硅脂质体是一种通过在脂质体表面引入 Si—O—Si 网络结构获得的新型脂质体纳米材料。其合成基于一种含有硅烷端基和烷烃双链的有机-无机复合脂质分子，当该分子发生水解缩聚反应时会形成具有脂质双分子层结构和表面具有 Si—O—Si 网络结构的囊泡（图 10.1）[4]。因此，硅脂质体是分子水平上精确设计的有机-无机纳米复合材料，其表层的无机网络组分可以大幅度提高材料的稳定性，有效阻止纳米载体与血蛋白的相互作用，增强硅脂质体在血液中的稳定性，从而弥补脂质体在药物体内稳定传输方面的不足。在合成过程中可以原位包埋不同性质（亲水性、亲油性和两亲性）和不同尺度（小分子、蛋白质和基因）的药物，同时通过调控 Si—O—Si 的缩聚程度可以对药物的释放速率进行调节[5, 6]。

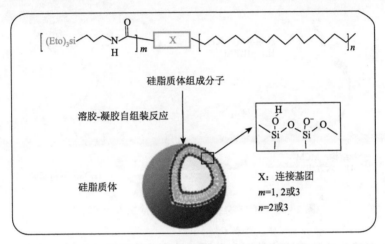

图 10.1 硅脂质体的分子和自组装结构示意图[4, 5]

二氧化硅相对于其他硅基载体具有更明确的结构和表面性质，同时容易进行多孔结构调控和表面功能化修饰，因此在生物医药领域中获得了广泛的应用。目前，二氧化硅作为药物制剂辅料已经被广泛用于口服胶囊、混悬剂、片剂、透皮和阴道给药制剂中。大量工业研究证明二氧化硅粉末在片剂制作过程中是极好的流动促进剂，可大幅度提高颗粒的流动性，使片剂的硬度增加，同时缩短其崩解时限，从而提高药物的溶出速率。此外，在不同结构的二氧化硅粉体中，多孔二氧化硅纳米颗粒具有复杂的孔道结构，这样的微观结构具有更大的表面积，从而可以通过表面吸附作用显著提高对客体药物分子的装载能力。多孔二氧化硅纳米颗粒还具有一些独特的性能，如孔径在一个很窄的范围内调控，对化学和温度变化稳定，这些特点使得多孔二氧化硅纳米颗粒适合各种可控释放的应用。

按照国际纯粹与应用化学联合会（IUPAC）的定义，多孔材料可以按照孔径大小分为微孔材料（孔径小于 2nm）、介孔材料（孔径 2～50nm）和大孔材料（大于 50nm）。其中介孔材料是在 20 世纪 90 年代由美国美孚公司科学家发现的。他们使用离子表面活性剂作为结构导向剂，通过形成易溶的液晶相结构诱导二氧化硅前驱体水解缩聚，最终合成了包括 MCM-41、MCM-48 和 MCM-50 等多种具有超高比表面积和可调孔径的有序介孔材料（图 10.2）[7]。而借助这类介孔二氧化硅纳米颗粒（mesoporous silica nanoparticles，MSNs）的孔道用于药物装载，使药物运输到病灶区域的一类材料统称为 MSNs 基纳米药物递送系统。

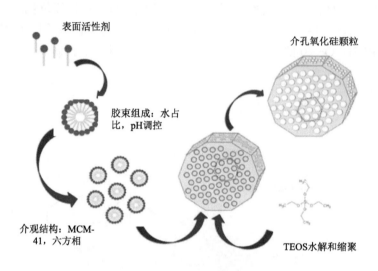

图 10.2　MCM-41 介孔材料的合成机制示意图[7]

　　近年来随着抗肿瘤治疗的深入发展，纳米药物递送系统研究的重要性日益凸显。MSNs 基纳米药物递送系统之所以能够在生物医药应用研究领域引起广泛的关注，主要是由于其独特的介观结构特征、药物装载和缓释特性，具体体现在以下几个方面：①具有高比表面积和高孔容，以 MSNs 材料的典型代表 MCM-41 为例，该类材料的比表面积可高达 $700 \sim 1000 m^2/g$，孔容可大于 $0.5 cm^3/g$，如此大的比表面积和孔容为大量药物的装载携带提供了形态结构的基础，当该材料用于药物载体时，药物分子容易通过扩散作用进入孔道并吸附于孔壁，同时在病灶区域药物通过浓度梯度扩散作用有效地从孔道中释放出来，有利于发挥药效；②颗粒粒径可调，通过改变制备时的搅拌速率，调整硅源的比例，以及改用不同烷基链长度的季铵盐等，能同时实现对介孔颗粒粒径和孔径大小的调整，使其粒径、孔径分布控制在纳米尺度范围内；③MSNs 的介孔尺寸可调节，可根据具体需求携带具有不同分子量大小的小分子药物（如化疗药物）、核酸片段、小分子结构等，并且通过不同的表面修饰，对药物的释放速率进行调控，达到在肿瘤微环境中刺激性响应释放和智能化调控的目的，进而提高药物的装载率和缓释性，延长药物的血液半衰期；④MSNs 基于二氧化硅的刚性结构，与其他高分子有机纳米材料相比结构更为稳定，在体内运输时可以对孔道内的药物起保护作用；⑤MSNs 具有内、外两种表面，可分别针对不同药物的性质进行不同的表面功能化修饰，实现亲水/疏水性药物共载和响应性释放等多重目的。

在药物传输应用中，MSNs 可以提高药物稳定性，改善药物的体内分布，通过材料的降解达到药物缓释的作用，进而提高药物的生物利用度。此外，通过对材料进行修饰或表面改性，还可方便实现不同病灶区域的靶向给药和响应控释性能，具有传统给药方式不可比拟的优点，因此成为近十余年来纳米医药领域的研究热点。但是这类材料未来在面向临床实际应用中还需要重点解决在生物体内的安全性问题，包括生物可降解性能、体内分布与代谢等。

10.2 ▶ 介孔二氧化硅纳米载体分类、合成和表征

10.2.1 介孔二氧化硅纳米载体分类

1. 根据孔径大小分类

MSNs 具有可调的尺寸（10~1000nm）和孔径（2~20nm），其中不同的孔径大小可应用于不同的生物医学领域。根据孔径的大小可以将 MSNs 分成小孔、大孔和多级孔三大类。其中最常见的 MSNs 为小孔结构，其范围一般在 2~6nm，比表面积通常在几百 m^2/g。该孔径范围可以适用于大多数小分子药物的装载，由于孔洞表面对药物分子的吸附作用和颗粒内部复杂稠密的孔道分布，MSNs 内部装载的药物需要经过较长时间的扩散作用才可以逐渐释放到外界病灶区域，因此具有很显著的缓释性能。由于 MSNs 内表面为带电性的硅羟基基团，对若干带有电荷的亲水性小分子，如盐酸阿霉素、布洛芬和庆大霉素等，既可获得较高的装载率，同时又具有缓释控释性能[8, 9]。例如，Vallet-Regi 等利用 MSNs 表面硅羟基和药物布洛芬之间的弱相互作用，首次实现了布洛芬在 MSNs 中的高载药量吸附以及在模拟体液中的缓慢释放[10]。

孔径在 6nm 以上时一般认为是大孔 MSNs 材料，不仅可满足对小分子的装载，同时可以用于吸附一些生物大分子，包括蛋白质、酶、核酸（siRNA、RNA 和 DNA）等。一般认为，当生物分子量在 1~100 万之间时尺寸小于 10nm，而分子量在 1000 万左右的病毒的尺寸在 30nm 左右。通过调节大孔 MSNs 的孔径，可以有针对性地适用于不同分子量的生物大分子的吸附、缓释、固定和分离等多种生物应用。此外，调控孔径可以控制大孔 MSNs 对生物大分子的装载量。例如，将 SBA-15 材料的孔径由 8.2nm 增加到 11.4nm 后，其对牛血清白蛋白的装载量从 15% 增加到 27%[11]。

多级孔主要是指颗粒具有不同等级尺度的孔道结构，其形成主要依赖两种或

两种以上的结构导向剂所产生的有序介观结构复合物介晶。例如，Niu 等应用嵌段共聚物聚苯乙烯-*b*-聚丙烯酸在选择性溶剂中形成的胶束作为大孔模板，CTAB 为介孔模板，成功制备了一类具有多级孔结构的 MSNs 材料[12]。研究发现，不同的初始有机溶剂可以获得不同的结构和孔径分布。改变初始有机溶剂的种类和比例，可以合成不同形貌和大小的嵌段共聚物胶束。当应用 *N*, *N*-二甲基甲酰胺作为溶剂时，可以得到大孔孔径为 30nm 和小孔孔径为 2.5nm 的多级孔颗粒[12]。Li 等以阴离子聚电解质和阳离子结构导向剂形成的有序介观结构复合物介晶为动态模板，正硅酸乙酯（TEOS）为硅源，获得多级孔结构的 SBA-1 纳米颗粒。其结构也具有明显的应用特点，如多级孔结构相比于单一孔结构的 SBA-1 纳米颗粒对溶菌酶有较快的装载速率和较高的装载量[13]。

2. 根据颗粒形貌分类

如何控制 MSNs 的形貌结构按照人们需要的方式进行生长，对未来 MSNs 在生物医药领域的应用具有重要意义。根据形貌结构可以将 MSNs 分为球形（包括空心、核壳、铃铛型等）、棒状、立方形和螺旋管，以及一些非规则形状。在各种形貌与结构的 MSNs 中，具有巨大空腔结构的介孔 SiO$_2$ 空心纳米颗粒（hollow mesoporous silica-based nanoparticles，HMSNs）在纳米生物技术领域显得尤为突出，这是因为大的空腔结构可以给客体（药物）分子更多的存储空间，当同等载药量时可降低材料用量，从而有望增加材料的生物安全性。同时介孔空心结构也为进一步功能化设计提供了可能[14-22]。如 Yu 等制备了一种形貌如大丽花的 MSNs，颗粒平均尺寸为 180nm，同时具有特殊的核-锥管状孔道。实验证明这种大丽花状颗粒可将分子量在 100kDa 以上的酶蛋白运送到活细胞内[23]。

3. 根据材料组成分类

MSNs 按照其是否进行结构掺杂可分为介孔无机氧化硅、介孔有机硅，以及其他类型介孔二氧化硅复合纳米材料。其中，常见的介孔无机氧化硅是由无机硅源前驱体（正硅酸乙酯或硅酸钠等）水解缩聚合成，包括 SBA-15 和 MCM-41 等。该类材料由于其生物相容性良好、孔道结构有序、容易表面改性、比聚合物药物递送载体具有更高的稳定性，以及药物吸附能力较强，在纳米药物递送方面具有明显的应用潜力。

进一步运用具有有机桥连分子结构的硅源前驱体（简称有机硅源前驱体）作为单一反应物，或对介孔无机氧化硅分子骨架进行掺杂，可以得到介孔有机硅纳米材料。伴随着化学工业的迅猛发展，目前国际上已经有数百种有机硅源前驱体，其中部分前驱体已经应用于纳米生物材料领域，在材料生物降解性调控、形貌调控、荧光示踪和药物控释等方面发挥着重要作用。介孔有机硅材料的制备基本上按有机硅成分的比例可以分为两大类：①完全由有机硅前驱体缩合或共缩合而成的；②将无机硅前驱体和一种或多种桥连有机硅前驱体进行共水解缩聚，即掺杂有机硅成分的 MSNs[24-27]。

10.2.2　介孔二氧化硅纳米载体的合成

1. 介孔二氧化硅纳米载体的孔道形成和调控

具有良好孔道结构的 MSNs 纳米材料主要是通过模板法来获得的。该方法通常包括软模板法和硬模板法两种方法，其中软模板法由于可获得更丰富的材料形貌和孔道结构，研究较为广泛。软模板法主要使用有机两性分子作为模板剂，如包括 CTAB、十六烷基三甲基氯化铵（CTAC）在内的两性表面活性剂和聚环氧乙烷-聚环氧丙烷-聚环氧乙烷三嵌段共聚物（P123）、泊洛沙姆在内的嵌段共聚物，以及长链硅烷偶联剂等为结构导向剂。在该类反应中，有机两性分子与无机氧化硅前驱体相互作用，其分子极性、分子链长度、电性、电荷密度以及溶剂 pH 和温度等多重因素共同决定了产物的介孔结构。近几年，科学家们根据理论计算和实验结果提出了多种模型来解释介孔结构的合成机制。其中代表性的机制包括 Mobil 公司以 MCM-41 介孔材料作为研究对象提出的液晶模板机制[28-30]，Davis 等基于原位核磁共振谱研究结果得到的棒状自组装模型[29, 31]，Monnier 等为了解释介孔材料合成过程中不同晶相的转化提出的电荷密度匹配机制，以及 Stucky 等针对带电性的表面活性剂的极性端与硅酸根聚集体在不同 pH 条件下的静电作用方式提出的协同作用机制（图 10.3）[32, 33]。

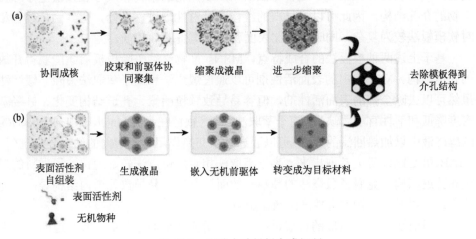

图 10.3　两种介孔材料合成机制

（a）协同自组装机制；（b）液晶模板机制[33]

基于以上各种原理，研究者通过调节表面活性剂的类型、浓度、反应时间、温度等参数，得到一系列具有不同结构的介孔材料。例如，Cai 等通过将反应前驱物的浓度控制在较低水平来调节硅源的水解和聚合速率，合成了一种尺寸均一（100nm）、分散性好的 MCM-41 球形纳米颗粒[34]。Yano 等在碱性反应体系中利用各种醇类（甲醇、乙醇、异丙醇、乙二醇、丙三醇）作为共溶剂来调节球形 MSNs 的粒径，合成了一系列具有规则球形的 100～400nm 的 MCM-41 材料[35, 36]。Zhao 等利用 CTAC 作为孔模板剂，三乙醇胺作为碱性催化剂和十八烯作为疏水油相，通过"油水两相分层"方法调节 CTAC 的胶束自组装过程，进而得到了孔道为向外放射呈现树枝形态的 MSNs 材料，同时其孔道大小、颗粒直径和降解性也可以连续调节[37]。

除了以上提到的有序介孔材料外，目前许多无序介孔孔道材料也通过软模板法相继被合成出来。Zhao 等将疏水硅烷偶联剂十八烷基三甲氧基硅烷（C_{18}TMS）和 TEOS 共缩聚水解，其中 C_{18}TMS 的疏水链在水解前自组装形成的球形胶束可在煅烧后去除形成介孔，在 C_{18}TMS 浓度比例提高到一定程度时会形成无序的贯通的孔道[38]。Bein 等运用高浓度的三乙醇胺代替无机碱，合成了具有高产率（大于 90%）、粒径小于 200nm 的 MSNs，在除去表面活性剂后，所得到的 MSNs 的比表面积达 $1000m^2/g$，孔容可达到 $0.8cm^3/g$[39]。进一步，Shi 等通过调节表面活性剂 CTAC 和碱性催化剂三乙醇胺的浓度，实现了对 MSNs 直径在 25～200nm 范围内的连续调控[40]。

硬模板法一般是在硅源前驱体水解和聚合过程中，引入具有一定强度和结构稳定性的纳米颗粒作为填充物，并在后期通过高温或化学腐蚀等处理过程去除填充物，从而获得介孔结构。这种方法所采用填充物的结构和尺寸直接决定了颗粒产物的介孔结构，因此可以对材料的结构有针对性地进行设计，但其制备过程相对软模板法较为复杂，同时产物比表面积和孔道贯通性较低。

基于上述两种模板法的合成特点，MSNs 产物必须去除模板后才能获得开放的孔道结构。MSNs 内的表面活性剂可以通过煅烧法和离子萃取法去除。煅烧法虽然可以去除全部的表面活性剂，但容易导致颗粒团聚、孔道结构变化、硅羟基密度降低和活性官能团缺失。离子萃取法，即将颗粒在含有 NaCl、HCl 或 NH_4NO_3 的醇溶液中以加热回流的方式，可以通过离子交换作用将孔道内的结构导向剂（如 CTAB 和 CTAC 等）萃取出来。离子萃取法相对煅烧方法较好地保护了材料的形貌和孔道结构，克服了煅烧法的弊端，然而该方法容易导致孔道内结构导向剂的残留，对材料的生物安全性产生负面影响。

无模板法即在 MSNs 的合成过程中不使用任何结构导向剂，其孔道的形成主要基于对硅源前驱体自身水解-缩聚速率竞争关系的精确调控，所得到的介孔结构尽管缺乏有序性，但仍然具有较大的比表面积和孔容。Wiesner 等不添加任何表面活性剂，仅通过硅源前驱体快速水解→低速聚合生长→含聚乙二醇官能团的硅烷偶联剂快速终止一系列过程得到独特的单孔环形的 MSNs 材料，其颗粒直径小于10nm，表面具有聚乙二醇聚合物层，该结构特点有利于肾清除，在纳米医药领域具有显著的临床应用潜力[41]。Qiu 和 Ma 等通过控制有机硅源前驱体 3-（异丁烯酰氧）丙基三甲氧基硅烷在水溶液中的 Pickering 乳化、硅源水解和烯烃基团自由基聚合等过程，制备了一系列有机硅基空心介孔材料，其合成方法具有简单、可批量化制备的特点[42, 43]。采用无模板法制备 MSNs 材料，由于不添加任何表面活性剂、不需要煅烧和离子萃取等去模板过程，可以显著地提高材料的合成效率，并大幅度降低材料的毒副作用，有望推进 MSNs 在生物纳米医药领域的转化应用。

2. 介孔二氧化硅纳米载体的表面化学改性方法

对介孔材料内外表面进行化学官能团改性是丰富 MSNs 应用功能的主要手段之一。对孔道表面的官能团进行化学改性主要有两种方法，包括后嫁接和共缩聚方法。

后嫁接法主要是基于介孔材料表面含有丰富的硅羟基和未完全水解的烷氧基，这些基团很容易与含有机官能团的硅烷偶联剂发生缩合反应，并将其连接在材料孔道内或颗粒外表面。伴随着化工行业的发展，具有不同功能基团的硅烷偶联剂相继被开发出来。目前，烷基、氨基、羧基、巯基和过渡金属复合物等都已成功用于介孔材料表面的修饰。当去除孔道内结构导向剂后，通过缩合反应在孔道表面进行硅烷偶联剂改性，可以精确调变孔道内表面亲水/疏水性、电荷性能和反应活性。特别指出的是采用后嫁接法可以选择性地修饰孔道内表面和颗粒外表面。例如，对含有结构导向剂的 MSNs 中间产物，其硅烷偶联剂嫁接反应只作用于颗粒外表面，因此可以只对材料的外表面进行改性而不影响材料的内部表面性质[44-47]。

共缩聚法是指将一定比例的有机硅烷偶联剂与硅源混合，在水热反应中直接通过水解缩聚将官能团引入 MSNs 骨架中。依据硅烷偶联剂与结构导向剂的相互作用力的强度差异，共缩聚法又可分为两种类型：一般共缩聚法和共结构导向法。一般共缩聚法是指在 TEOS 水解缩聚反应体系中掺杂一些与结构导向剂之间作用力较弱的硅烷偶联剂。这类硅烷偶联剂的水解和缩聚过程受结构导向剂的制约程度较小，因此随着掺杂比例的提高，介孔材料有序性下降更明显，同时产物的孔径分布、孔容和比表面积都会受影响[48-50]。两种共缩聚法相对于后嫁接法在制备过程方面较为容易，此种方法保证了官能团在介孔孔道中的均匀分布，利于直接嫁接有机荧光分子提高荧光效率和直接改性内孔道亲疏水性质来控制药物释放[51-53]。同时，合成过程中加入的有机硅烷偶联剂也是控制材料产物结构的重要因素之一，通过有针对性地改变前驱体中硅烷偶联剂的相对浓度和种类，可以获得球形、管状和棒状等不同形貌的 MSNs[52, 54]。

此外，将后嫁接和共缩聚两种方法同时用于 MSNs 的表面改性，可以整合两种方法各自的优势特点，有望将不同诊断和药物治疗功能应用整合于一体。例如，Hyeon 等首先通过氨基硅烷偶联剂改性的荧光分子与 TEOS 共水解缩聚获得具有荧光标记的 MSNs，然后在 MSNs 外表面修饰溴代异丁酸分子，使表面氨基改性的超顺磁纳米颗粒在 MSNs 表面自组装复合。该材料实现了荧光成像、核磁共振双模式成像和阿霉素药物的传输，同时自组装的超顺磁纳米颗粒的弛豫率[76.2mmol/(L·s)，3T]明显大于纳米晶体颗粒[26.8mmol/(L·s)][55]。

10.2.3　介孔二氧化硅纳米载体的常用表征方法

1. X 射线衍射（XRD）

XRD 在晶体结构表征中可以用来揭示晶体内部的原子分布规律，不仅通过衍射几何决定晶胞的大小、形状和位向，同时通过衍射线的强度判断原子的种类和在晶胞中的位置。例如，如果颗粒结晶状况良好，则在大角度衍射区域能观察到晶体结构特征衍射峰。通常我们应用的 MSNs 材料为无定形氧化硅，因此在大角度衍射区域没有明显的特征峰。某些介孔体系存在有序的介孔结构，在小角度衍射区域内（＜10°）会出现衍射峰。这些衍射峰可以作为判断介孔结构是否存在、孔径大小和有序程度的有力证据。

2. 吸附平衡等温线

氮气吸附脱附法可以获得介孔材料的比表面积、孔径分布、孔容和孔道结构等信息，其测试原理是依据在超低温下颗粒内部孔道对氮气分子具有可逆的物理吸附作用，同时在不同压力对应明确的氮气分子平衡吸附量。吸附平衡等温线以压力作为横坐标，一般用相对压力 P/P^0 表示（P 为真实压力，P^0 为气体的饱和蒸气压），在恒温条件下氮气在测试材料的吸附量作为纵坐标。通过吸附平衡等温线的吸附和脱附两条曲线的形状可以判断材料的孔结构。其中介孔纳米材料多呈现Ⅳ型等温线，即在压力较低时发生单分子层吸附，随着压力增大吸附增加，当压力提高到可以发生毛细管凝聚时，吸附等温线形成突越。孔径越大，所产生毛细凝聚的压力越高。在Ⅳ型吸附平衡等温线中很容易发生滞后现象，其滞后环形状将包括 H1、H2、H3、H4 四类。其中 H1 型滞后环相对较陡且几乎平行，表明孔道的大小一致且形状规则。H2 型吸附等温线的吸附线逐渐上升，而脱附线在较低压力时突然下降，说明材料具有瓶状孔。H3 型和 H4 型是由狭缝状孔道造成，H4 型滞后环表明孔道尺寸和形状很均匀，H3 型滞后环说明孔道孔径和形状不均匀。

3. 透射电镜表征

透射电镜是基于电子光学原理，将电子束和电子透镜分别取代光束和光学透镜，使物质的细微结构放大成像的表征设备。透射电镜可用于观测纳米介孔颗粒的形态、尺寸、粒径大小等。从透射电镜图中还可以观察介孔的孔径、孔道对称性、连接方式和空心结构等，并与氮气吸附平衡等温线的统计结果相互验证。对于其他与金属或聚合物材料复合的 MSNs，可以通过图像的衬度来观察不同种类物质的空间分布。

10.3　介孔二氧化硅基药物递送系统构建与生物安全性评价

纳米技术与生物医学的迅猛发展为重大疾病的诊疗提供了新的契机。20 世纪 60 年代，以纳米材料为基础构建的纳米药物递送系统一经提出便迅速得到研究人员的广泛关注。纳米药物递送系统是指利用纳米载体装载药物并将药物运输到人/动物体内，利用纳米载体的主动/被动靶向作用，改变药物在机体内的分布情况，使药物尽可能多地集中到靶向器官，并通过控制药物释放速率等实现智能化给药的载体体系。根据纳米材料组成成分，可将纳米载体分为有机纳米载药系统、无机纳米载药系统及有机-无机杂化纳米载药系统。介孔二氧化硅基纳米材料作为无机纳米载药系统的典型代表，由于其良好的生物安全性、大的比表面积、高的孔容孔径、易于调控的形貌及易于修饰的表面化学性质受到了广泛研究和关注。本节重点以介孔二氧化硅基药物递送系统为例重点介绍其近年来的设计制备与相关生物学性能表征等研究进展。

10.3.1　介孔二氧化硅基药物递送系统的多功能化设计

MSNs 基药物递送系统独特优势之一是具有结构易调控设计的特性。基于 MSNs 制备技术的娴熟和完善，用典型的溶胶-凝胶法即可制备形貌尺寸均一、单分散且介孔孔道均匀分布的 MSNs，辅以化学刻蚀、水热法、金属离子掺杂等简单处理，可以实现 HMSNs 制备。如此制备得到的 MSNs 或 HMSNs 具有规整的介孔孔道结构及大的空腔结构，且表面丰富的—Si—OH 容易实现后续的表面修饰。因此，基于 MSNs 设计药物递送系统可以通过以下四种方式实现多功能化设计，即表面修饰、介孔孔道装载、空腔结构装载、材料骨架中掺杂（图 10.4）。基于以上四种不同的多功能化设计方案，以 MSNs 为载体，可以实现药物递送、成像、生物传感等多领域应用。

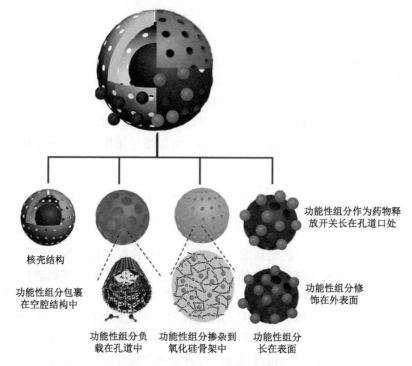

图 10.4　介孔二氧化硅基药物递送系统构建的几种方式

1. 载药、缓/控释与治疗

MSNs 作为纳米药物递送系统载体的报道屡见不鲜。2001 年，Vallet-Regi 教授报道了利用 MSNs 作为布洛芬药物的载体，控制药物释放过程，实现持续给药，这是利用 MSNs 基纳米药物载体的首次报道，自此拉开了 MSNs 在纳米医药领域研究的序幕。

因其良好的生物相容性、易于调控的孔容和孔径，MSNs 非常适用于作为基因或药物载体使用。将药物装载到 MSNs 介孔孔道中，并在孔道口修饰其他纳米粒子或在表面修饰热/pH 响应型的化合物可以赋予 MSNs 在内/外刺激作用下（内刺激：pH[56, 57]、还原性微环境[58, 59]等；外刺激：超声[60, 61]、激光[62, 63]、热[62]、磁[64, 65]等）响应型控释药物的特殊功用，从而使药物在病灶处得以释放而发挥药效，而在非病灶区域较少释放减少药物的毒副作用。Chen 等通过表面活性剂诱导硅源缩聚的软模板合成工艺，制备具有硫化铋内核的介孔二氧化硅颗粒。通过介孔孔道实现对阿霉素药物的高效装载，并在肿瘤细胞微酸环境下能快速释放药物；同时结合硫化铋内核的放疗增敏性质，实现放疗和化疗的协同作用，动物试验证明该材料可以明显提高 X 射线外放疗和磷-32 内放疗对肿瘤细胞的杀伤效果[66]。

此外，由于 MSNs 表面易于修饰，可以通过表面修饰一些具有主动靶向病灶区域的靶向分子达到 MSNs 药物载体主动靶向病灶的目的，与此同时，受实体瘤 EPR 效应影响，MSNs 载体可通过被动靶向作用有效在肿瘤区域富集，从而达到靶向给药的目的。除利用纳米颗粒在肿瘤区域 EPR 效应被动靶向富集外，通过在 MSNs 表面修饰一些主动靶向癌细胞细胞膜过表达某种蛋白质的分子（如 TAT 肽等）可以赋予 MSNs 纳米药物载体主动靶向的性能[40]。

Vallet-Regi 等利用 DNA 序列碱基互补配对原则将超磁纳米晶（氧化铁纳米颗粒）修饰在 MSNs 孔道表面作为药物控释开关，在交变磁场作用下产生磁热效应，温度升高（可达 42～47℃）使得 DNA 链断裂，从而打开药物控释开关使介孔孔道中的药物得以释放，由于 DNA 序列受磁热影响可以被动达到一种"打开-关闭"药物开关的可逆过程，使 MSNs 被设计为一种智能的纳米药物载体[图 10.5（a）][67]。无独有偶，如图 10.5（b）所示，Lin 等利用在还原性环境下可响应型断裂的二硫键连接 Fe_3O_4 纳米颗粒作为药物控释开关，在有外加磁场存在的情况下，该 MSNs 体系在细胞内还原性物质作用下，可响应性地断开二硫键，打开药物控释开关，实现药物控释[68]。

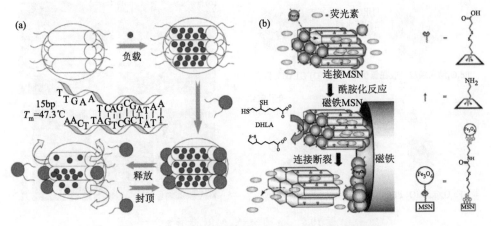

图 10.5 介孔二氧化硅通过外加磁场控制药物释放

（a）以 DNA 序列链接 Fe_3O_4 颗粒作为药物控释开关[67]；（b）以二硫键连接 Fe_3O_4 颗粒作为药物控释开关[68]

2. 成像与诊断

基于 MSNs 易于调控的形貌、容易实现表面修饰和掺杂改性等独特优势，可以通过表面修饰、核壳结构内部包覆、组成掺杂及孔道装载等方式将具有特异性功能的基团与 MSNs 结合，从而赋予 MSNs 多功能化。因此，通过将一些具有特殊成像功能的纳米颗粒或基团与 MSNs 结合可使其作为多种生物成像纳米探针使用，如 MRI[69, 70]、CT 成像[71, 72]、PET 成像[73]、超声成像（US）[60, 64]、光声成像（PAI）[74]、荧光成像（FUL）[72]等。

早在 2008 年，Taeghwan Hyeon 团队报道了一篇核壳结构的 Fe 基 MSNs MRI 造影剂[69]。采用溶胶-凝胶法，利用 CTAB 作为有机模板，同时利用 CTAC 的两亲特性将疏水性的 Fe_3O_4 纳米颗粒转移到水相中，MSNs 在 Fe_3O_4 纳米颗粒表面生长为介孔二氧化硅壳层，从而形成了以 Fe_3O_4 纳米颗粒为核，MSNs 为壳的核壳体系 $Fe_3O_4@mSiO_2$（图 10.6），体内造影结果显示该材料体系可以作为 MRI 造影剂使用。Chen 等以空心介孔二氧化硅为载体，通过在空腔中装载热敏化合物[如液态全氟碳化物（PFH）或薄荷醇等]及功能化修饰成功制备一系列新型的纳米超声诊疗剂材料，该材料利用在聚焦超声激发下引起固/液/气相变从而使超声信号显著增强，同步实现超声成像与高强度聚焦超声增效治疗[75-77]。同样，利用 MSNs 与荧光分子或上转换纳米粒子结合，也可制备一系列荧光成像纳米探针[78]。Zhao 等曾报道将金纳米粒子与 IR783（一种荧光染料）同时装载到 MSNs 内，利用金纳米粒子的 CT 成像性能和 IR783 荧光成像特性，可实现 CT 与荧光成像双模态成像等[79]。

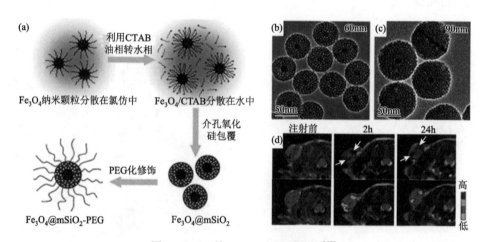

图 10.6　Fe 基 MSNs MRI 造影剂[69]

（a）合成核壳结构 $Fe_3O_4@mSiO_2$ 的过程示意图；(b,c)$Fe_3O_4@mSiO_2$ 的 TEM 图片；(d)在尾静脉注射 $Fe_3O_4@mSiO_2$ 前后（注射剂量为 5mg/kg Fe），小鼠体内肿瘤区域的 T2 加权的 MRI 图像（上排图片）及其相应的伪彩图片（下排图片）

10.3.2　介孔二氧化硅基药物递送系统的生物降解性调控设计

尽管 MSNs 基纳米药物载体的生物可降解性备受争议，前期研究表明其仍显示出一定时间后的降解趋势。MSNs 在水溶液中的降解或溶解机制主要分为三个步骤：首先，MSNs 与水分子之间发生水合作用，水分子吸附于硅氧烷表面；其次，硅氧烷发生水解反应，硅氧烷逐渐与水相互作用变为硅羟基；最后，MSNs 表面发生离子交换，在羟基逐渐攻击下，氧化硅以原硅酸形式不断浸出（图 10.7）[80]。而以原硅酸形式溶出的降解产物呈现无毒性特征，并可以随尿液排出机体，因此呈现良好的生物安全性。然而，由于—Si—O—Si—键的化学稳定性，饱和度很好的 MSNs 发生上述降解过程非常缓慢，呈现降解性较差的状态。

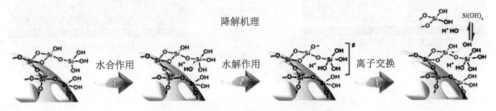

图 10.7　MSNs 降解机制示意图[80]

随着 MSNs 基药物输运载体研究的逐渐深入，该类材料降解性问题也逐渐得到更多关注。为了有效调控 MSNs 基纳米载体的降解速率，以满足不同情况的使用需求（如在作为骨组织修复材料时，希望其降解速率较慢，以满足支撑强度需求；在作为药物输运载体使用时，人们期待该类材料可以在发挥完药物输运作用后尽快降解，避免材料在体内的长久沉积而对机体造成潜在伤害）。近些年来，研究者陆续提出了很多方法以调控氧化硅基材料生物降解性，大致可分为药物原位合成、金属离子掺杂及有机-无机杂化三种方法。

药物原位合成，即在氧化硅基材料合成过程中，同时加入药物分子，从而使药物小分子直接掺杂入氧化硅基纳米载体的骨架中，制备得到的氧化硅基纳米药物可以在药物释放的同时促进氧化硅材料降解[81]。然而，这种制备方法并不是一种通用的载体-药物纳米体系制备方法，该方法制备的纳米材料能否形成受到药物类型的制约，且该体系制备过程须在碱性环境下进行，有可能导致部分药物分子在材料制备过程中失活。

金属离子掺杂，是指利用水热法将功能性金属离子掺杂到预先合成的 MSNs 骨架中，从而赋予 MSNs 基材料特殊性能。如 2012 年，Trogler 等将 Fe(III)掺杂到 MSNs 骨架中，制备得到的铁掺杂氧化硅基材料可以在铁螯合剂作用下，Fe(III)析出，导致材料整个骨架的坍塌和进一步水解，从而提高了 MSNs 材料的降解速率（图 10.8）[82]。Shi 团队利用锰离子原位掺杂的方式，将 Mn(II)成功掺杂到 MSNs 骨架中，制备了锰掺杂的空腔介孔二氧化硅纳米粒子（manganese- doped hollow mesoporous silica nanoparticles，Mn-HMSNs）。经实验验证，该纳米粒子可以在模拟肿瘤的微环境下（弱酸性、还原性）呈现出 Mn^{2+} 析出，导致整个材料骨架坍塌，并促进氧化硅骨架的进一步水解，从而显著改善氧化硅基纳米载体生物可降解性能（图 10.9）[83]。

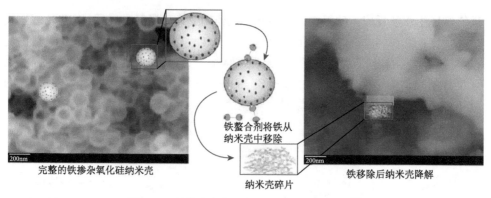

完整的铁掺杂氧化硅纳米壳

铁螯合剂将铁从纳米壳中移除

纳米壳碎片

铁移除后纳米壳降解

图 10.8　铁掺杂氧化硅基纳米材料降解机制[83]

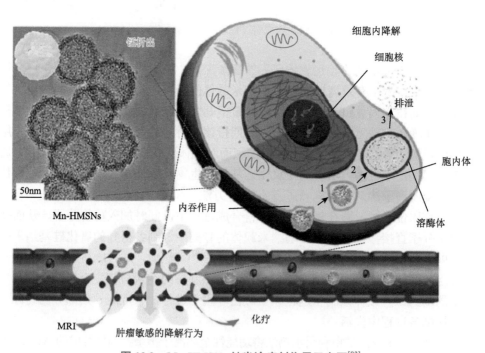

细胞内降解

细胞核

排泄

胞内体

溶酶体

锰析出

Mn-HMSNs

内吞作用

MRI

肿瘤敏感的降解行为

化疗

图 10.9　Mn-HMSNs 纳米诊疗剂作用示意图[83]

1. 形成胞内体；2. 和溶酶体结合；3. 颗粒降解后被外排

　　有机-无机杂化，是指利用一些有机官能团或有机大分子易分解特性，结合有机、无机材料优势互补原则，将有机生物大分子或有机官能团嵌入 MSNs 材料骨架中，得到的有机-无机杂化氧化硅基材料在特定条件下，骨架中的有机官能团/大分子率先分解，并促进整个结构的降解。如近些年来备受关注的介孔有机硅纳米颗粒（mesoporous organosilica nanoparticles，MONs），即利用有机硅源与无机硅源的同源异构性将二硫键、苯环、乙烯基等有机官能团嵌入 MONs 骨架中，根据结构中嵌入有机官能团种类及份量的不同，可以制备出具有不同降解速率的 MONs 体系，加速或减慢氧化硅基纳米载体的降解速率[84]。Cola 等在氧化硅制备过程中掺入短肽[85]，将短肽与氧化硅纳米颗粒结合制备了一种肽链-二氧化硅"甜甜圈"状的纳米颗粒[图 10.10（a）和（b）]，由于肽链的掺杂，该纳米颗粒可以在肽链酶（如胰蛋白酶 Try）的消解作用下迅速降解[图 10.10（c）]。该方法成功设计了一种酶响应型的可降解氧化硅纳米颗粒。

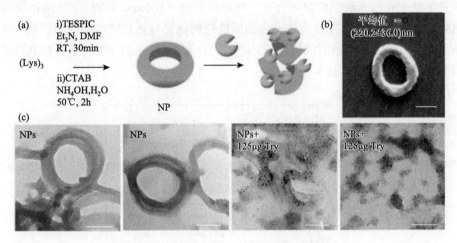

图 10.10　可降解的短肽-二氧化硅纳米颗粒[85]

（a）该 NPs 的合成及在酶的消解作用下分解的示意图；（b）该 NPs 的 SEM 照片；（c）该 NPs 与胰蛋白酶共孵育三天前后的 TEM 图片

10.3.3　介孔二氧化硅基药物递送系统的生物安全性评价

MSNs 主要组成元素为 Si 和 O，众所周知，硅是地球上储量第二的元素，是人体必需的微量元素，在机体新陈代谢等方面发挥着重要作用，硅缺乏会导致各种生命活动紊乱。二氧化硅是蔬菜、谷物、海产品等人类日常膳食中的组成部分，西方国家人民平均每日膳食硅摄入量为 20~50mg，而中国和印度等国家人民每日膳食硅摄入量可达 200mg。这些人体摄入的硅化合物在血液内循环，并以硅酸形式被人体吸收，约 41%经肾脏排出体外。因此，氧化硅基纳米材料被认为满足生物安全性考察的先决条件。经过近几十年的研究，人们对 MSNs 基药物递送系统的生物安全性了解逐渐深入，本节将从细胞毒性、血液与组织相容性及体内代谢情况三个方面对该类材料的生物安全性展开具体阐述。

1. 细胞毒性

尽管氧化硅材料从元素组成角度分析对人体是相对安全的，但考虑到其细胞毒性问题，不可以偏概全单一论之。从材料本身的角度讲，材料的形貌、尺寸、浓度、制备方法等都会对细胞毒性造成极大影响。从与细胞共孵育作用的时间来看，材料的细胞毒性往往呈现随时间延长而毒性递增趋势。从细胞角度而言，细胞的种类、新陈代谢活性等将对材料细胞毒性的判断造成的影响不可小觑。

以目前在生物医学领域研究较广的以溶胶-凝胶法合成的 MSNs 基纳米药物载体为例，2009年，Shi 团队针对典型的 MSNs 的细胞毒性进行了实验验证[86]，研究了纳米和微米级别的球形介孔二氧化硅颗粒（100nm、200nm 及1μm 左右的MSNs）尺寸、浓度、降解产物及表面活性剂的除去与否对细胞毒性的影响。研究结果显示，即使在高浓度的情况下，降解产物对 MDA-MB-468细胞和 COS-7细胞均无明显毒性（图10.11）。

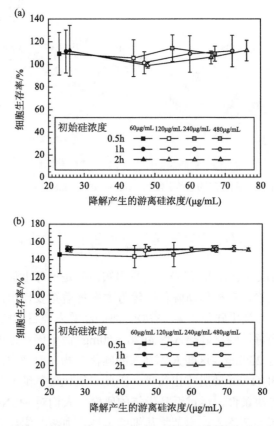

图 10.11　不同初始浓度的 MSNs 经 0.5h、1h 及 2h 降解后的降解产物分别与 MDA-MB-468 细胞（a）和 COS-7 细胞（b）共孵育 24h 后细胞活性研究[86]

由于经典的溶胶-凝胶法制备 MSNs 都有表面活性剂加入，所使用的表面活性剂往往对细胞有严重毒性。如此制备得到的 MSNs 即使经过萃取后也不可完全避免表面活性剂在 MSNs 介孔孔道中残留，因此考虑到残留表面活性剂对细胞毒性造成的影响，Shi 等对经过萃取后的 MSNs（extracted mesoporous silica，E-MS）和经过煅烧除表面活性剂后得到的 MSNs（calcined mesoporous silica，C-MS）的细胞毒性随浓度变化进行了研究。结果显示，不同粒径的 MSNs 都呈现随材料浓度增加细胞毒性逐渐升高现象，而相比于温和萃取而言，经煅烧后，表面活性剂去除更完全，相应的 C-MS 产生的细胞毒性显著降低，且对 MDA-MB-468 细胞产生的细胞毒性远低于 COS-7 细胞，这也证实了采用不同细胞系对材料细胞毒性研究有不同意义。

综上所述，MSNs 细胞毒性呈现与材料浓度、时间增加成正比现象，表面活性剂萃取完全的单纯 MSNs 在一定浓度范围内，可以认为其细胞毒性控制在可满足生物学应用的范围内。

2. 血液与组织相容性（生物相容性）

生物材料的血液相容性评价指标一般包括血生化指标、血常规指标及溶血情况。实验室通常对小鼠静脉注射一定剂量 MSNs 后，经短期或长期培养，采血检测相应的血生化指标（主要包括肝功、肾功等）和血常规指标（尤以白细胞、红细胞、血小板、血红蛋白四项为主），以此来判断 MSNs 的急性或中长期血液相容性。已有大量相关报道显示，与空白对照组相比，经尾静脉注射所需治疗剂量的 MSNs 载体后（20mg/kg 或 40mg/kg），经 24h 和 30 天/60 天分别测得的急性与中长期血生化、血常规指标均无明显异常，证明在一定剂量内，静脉注射 MSNs 具有良好的血液相容性。

此外，Haynes 等对不同尺寸 MSNs 材料的体外溶血现象进行了试验，评估 MSNs 与血细胞之间的相互作用关系[87]。如图 10.12 所示，除粒径尺寸为 42nm 的 MSNs 外，其他尺寸的 MSNs 材料在 400μg/mL 浓度以下未见明显溶血现象。结果显示，MSNs 对红细胞膜的破坏程度呈浓度和颗粒尺寸依赖特性，在一定浓度范围内，MSNs 对红细胞膜的破坏程度较低；且 MSNs 经 PEG（聚乙二醇）表面修饰后可显著降低溶血现象，从血液相容性角度验证了采用 100nm 以下 PEG-MSNs 作为纳米药物载体的可行性。

生物组织相容性指材料与生物活体组织及体液接触后，不引起细胞、组织的功能下降，组织不发生炎症、癌变及排异反应等。实验中，我们通常采用对小鼠静脉注射一定剂量 MSNs 后，经短期或长期培养，牺牲小鼠后取其主要脏器做成组织切片，经 H&E（hematoxylin and eosin）染色后，观察小鼠各脏器组织细胞形态，对生物组织相容性进行评估。2010 年，Tamanoi 等对尺寸为 100～130nm MSNs 的组织相容性进行了评估（图 10.13 和图 10.14）[88]。结果显示，经尾静脉注射 MSNs 并培养 2 周后小鼠主要组织和脏器（肝、肌肉、肾、肠、脾、大网膜、肺及

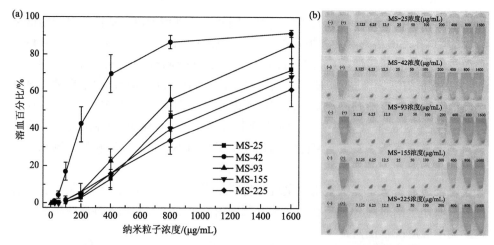

图 10.12 不同尺寸 MSNs 随浓度升高产生的溶血现象评估结果[88]

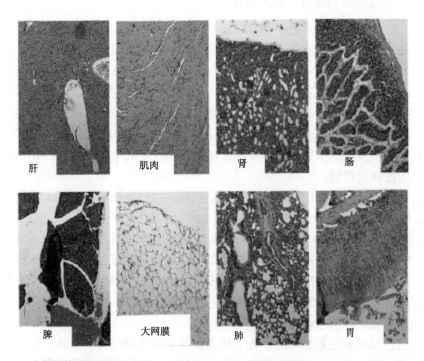

图 10.13 对小鼠静脉尾静脉注射 50mg/kg 的 MSNs 5 次（每周注射 2 次，14 天）后，对主要
组织和脏器做 H&E 组织染色后的切片观察结果[88]

胃）未出现明显坏死、炎症等症状，与各器官或组织健康情况下组织切片无异。
甚至经过多达 18 次注射并培养 60 天后，小鼠的主要脏器仍然未出现明显异常，
从组织相容性角度再度证实了 MSNs 作为药物输运载体的可行性。

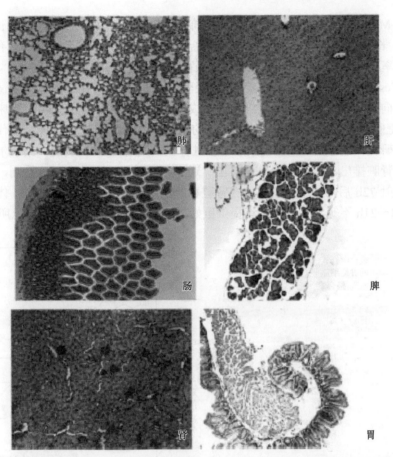

图 10.14　对小鼠静脉尾静脉注射 50mg/kg 的 MSNs 18 次（60 天）后，对主要组织和脏器做 H&E 组织染色后的切片观察结果[88]

3. 体内代谢研究

　　肾脏清除是指纳米颗粒经肾脏以尿液形式排出体外的代谢机制，研究发现许多不能降解的纳米颗粒却同样可以排出体外而不在机体内沉积，是由于其尺寸小于 5.5nm，因此人们认为一些尺寸较大的生物可降解的纳米颗粒可以在被降解为小于 5.5nm 的降解产物后随尿液经肾脏排出体外，生物降解性与肾脏代谢密切相关，研究氧化硅纳米颗粒的体内代谢情况对研究其降解性至关重要。

　　Wiesner 等对 3～6nm 粒径的实心氧化硅纳米颗粒的体内代谢情况进行研究，发现约 70%的颗粒可以在 2 天内通过肾脏途径排出动物体外[89]，而 Prasad 等研究发现粒径更大的氧化硅纳米颗粒（20～25nm）则更多地通过肝脏代谢排出体外，并且需要一个较长的代谢时间（一般都要 15 天左右）[90]。Tang 等采用 ICP 定量分析小鼠尿液和粪便中 Si 的方法对棒状 MSNs 代谢情况进行了研究。他们采用 FITC 荧光染料标记MSNs并用PEG对其表面进行修饰。结果发现，短棒状的MSNs（长径比约为1.5，长约185nm）相比于长棒状MSNs（长径比约为5，长约720nm）有更快的代谢速率，且经肝脏排出的量显著高于经肾脏代谢的MSNs总量[91]。

Wiesner等研究的"康奈尔点"已经获得FDA批准可用于人体临床试验，可作为靶向整合素裸表达的肿瘤细胞分子成像药物使用[89]。研究人员对临床试验中RGD靶向修饰Cy5染料标记的"康奈尔点"对癌组织的靶向性及经肾代谢情况进行了研究。经过在5个黑色素瘤患者进行试验发现，约100%的"康奈尔点"可迅速经肾脏排出，约10%经肝脏排出。通过不同时间对血浆和尿液检测，发现在静脉注射72h后，"康奈尔点"在肾脏和膀胱内的分布值达到最小值，体内半衰期从13～21h不等，可以为患者提供更好的治疗疗效（图10.15）。综上所述，由

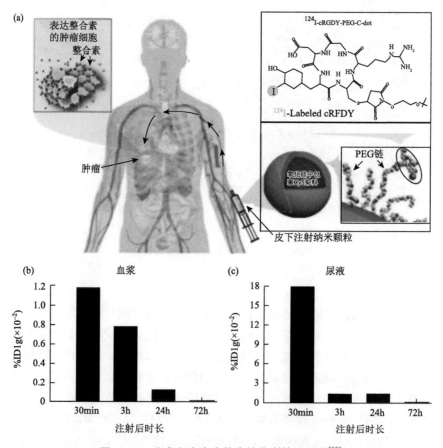

图10.15　康奈尔点在人体内的代谢情况研究[89]

（a）康奈尔点注射入人体及修饰后的康奈尔点结构组成的示意图；（b，c）随时间延长，注射后的纳米颗粒在血浆（b）及尿液（c）中的分布量占注射量的百分比

于纳米颗粒的代谢途径受材料尺寸影响，研究 MSNs 的体内代谢情况可以侧面反映出其在体内的降解情况。

10.4　介孔二氧化硅基药物递送系统的应用举例与展望

近年来随着纳米合成化学的发展，各种新型形貌及结构的 MSNs 被制备出来，作为各类药物（抗炎、抗菌、抗癌等）、基因、大分子蛋白质及其他新型诊疗剂（核磁/光声/超声/CT 造影剂、光/声敏剂、光热材料等）的高效递送载体，在重大疾病的诊疗研究中得到了广泛的关注和长足的发展。本节将主要结合近年来 MSNs 在各类药物递送方面的应用研究进展，从药物控释、定向/靶向输运、逆转多药耐药性及微/无创诊疗这几个方面进行系统的介绍，并展望未来 MSNs 基药物递送系统在基础及实际应用研究中的重点和挑战。

10.4.1　药物控释

基于溶胶-凝胶化学，利用各种结构导向剂与硅源的可控组装，MSNs 的比表面积、孔径、孔容可以实现精细的调控，用于装载各种分子量及尺度的客体分子（如化疗药物、前药、蛋白质、酶等），在药物递送领域获得了越来越多的关注。此外，可控的介孔形态（有序/无序、贯通/不贯通、柱状/锥形孔等），不仅可以使 MSNs 具有高的药物装载量，也可以影响药物分子释放的动力学行为，呈现缓释的特点，满足了很多生物医药应用领域的需求[53]。在早期的研究中，药物分子主要是通过氢键、亲疏水作用、静电力等分子间力吸附在 MSNs 的介孔孔道内，在体外模拟及复杂的体内生理环境下，会出现到达靶区前的泄漏现象，导致药物利用率变低，同时也可能会发生和使用自由药物时一样的附带损伤[92]。因此，在近些年的研究中，为实现药物在病灶区域的精确定点控释，来提高药物递送效率、降低潜在副作用，借助纳米合成化学技术，MSNs 被开发升级为多种智能型药物递送系统，该系统可以在到达目标位置后，在一定内部或者外部的刺激下[如 pH、谷胱甘肽（GSH）、双氧水、酶、光、热、超声等]以适当的速率释放装载的药物[93]。2003 年，Lin 等首次报道了具有环境刺激响应可控药物释放功能的 MSNs 基药物递送系统，研究人员首先在 MCM-41 型 MSNs 的介孔孔道内修饰 2-丙基硫烷基乙胺，进一步通过酰胺反应把一定粒径的巯基乙酸稳定的 CdS 量子点固定在孔道内来封堵孔道内药物，只有在还原性条件下[二硫苏糖醇（DTT）]二硫键断裂，CdS 量子点才能脱离介孔孔道实现药物的特异性释放[94]。在此基础上，Lin 等进一步报道了分别用树枝状大分子[95]、磁性纳米颗粒[96]在介孔孔道内作为"纳米开关"

来实现刺激响应控释药物的 MSNs 基药物递送系统。自此 MSNs 基智能药物递送系统的研究获得了越来越多的关注，并在针对具体病症的应用中，如针对肿瘤治疗，进一步走向了多元化和精细化。

1. 内源性响应药物控释系统

近年来随着对肿瘤微环境认识的进一步加深，MSNs 基内源性响应药物递送系统的研究取得了显著的进展，发展了一系列基于肿瘤特异化学环境（pH、还原性等）的智能药物控释载体。

1）pH 响应

人体正常组织的 pH 一般都在中性范围内（pH≈7.4），而肿瘤组织由于异常的糖代谢导致乳酸积累，呈现弱酸性（pH≈6.5），此外在细胞内内涵体和溶酶体的 pH 更低（pH≈4.5～5.5）。这些显著的 pH 差异，为设计 pH 响应智能药物递送系统提供了基础[97]。Shi 团队[98]早在 2005 年就率先在国际上开展了 MSNs 基 pH 响应药物递送系统的研究，采用层层包裹的方法将带正电的聚苯乙烯磺酸钠（PSS）和带负电的聚丙烯氯化铵（PAH）先后包覆在空心 MSNs（300～400nm）表面，在不同 pH 和不同离子强度下，该聚电解质层会发生可逆的膨胀和收缩，实现对介孔孔道的封堵和开放，从而控制了装载其中的布洛芬药物的释放（图 10.16）。Che 等[99]也报道了配位聚合物包覆的 MSNs 基 pH 响应药物递送系统，该系统的设计是以抗癌药物拓扑替康（TPT）装载的氨基修饰的 MSNs为核，然后在其表面原位生长一层锌离子与 1, 4-双（咪唑-1-基甲基）苯（BIX）

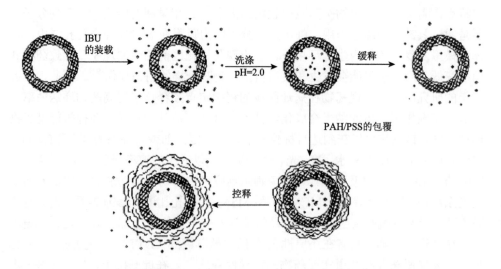

图 10.16 聚电解质 PAH/PSS 包覆的空心 MSNs 基 pH 响应药物递送系统[98]

的配位聚合物，得到一种纳米核壳结构。该聚合物壳层中 Zn 与 BIX 的配位会在酸性条件下解离，导致聚合物壳层瓦解，从而引起药物的特异性释放。同样是采用整体包覆 pH 敏感材料来预封堵孔道的策略，Lee 等[100]通过多步表面改性（氨基、醛基）在 MSNs 表面共价桥连脲酶（urease），之后在短时间温和条件下通过脲酶介导方式在 MSNs 表面矿化了一层无机质磷酸钙壳层。该壳层同样在酸性条件下会分解，从而导致装载的化疗药物阿霉素的可控释放。

除了上述在 MSNs 表面包覆 pH 敏感壳层（有机/无机）形成核壳结构的策略，基于孔道工程化设计，利用大分子、纳米颗粒等作为"纳米开关"封堵孔道实现 pH 响应智能开关来控释药物的策略也得到了广泛的采用和发展。肖丰收等[101]使用多聚阳离子（聚二烯丙基二甲基氯化铵，PDDA），通过静电力来封堵羧基修饰 MSNs 的孔道，在酸性条件下，羧基质子化 PDDA 脱离孔道实现孔内药物的释放。类似地，基于表面修饰桥接的方法，环糊精[102]、β-乳球蛋白[103]等也都被修饰于 MSNs 的介孔孔道中充当 pH 响应的阀门分子来控释装载的药物分子。

此外，Feng 等[104]使用缩醛基团将金纳米颗粒桥接于羧基修饰的 MSNs 介孔孔道内来封堵孔内药物，只有在酸性条件下缩醛基团水解断裂，才会使金纳米颗粒离开孔道从而释放药物。类似地，Zhu 等[105]将氨基修饰 ZnO 量子点密封于羧基修饰的 MSNs 介孔孔道内，在酸性条件下，ZnO 溶解打开孔道使装载的阿霉素药物释放。

除了以上通过控制孔道开关来实现药物控释的策略外，采用 pH 敏感的化学键将药物分子直接桥接在介孔孔道中，不仅可以实现酸响应控释，还可以有效地提高药物分子的装载效率和装载量。Lo 等[57]利用双腙键将化疗药物阿霉素直接桥连于 MSNs 的介孔孔道内，只有在酸性条件下腙键水解后，才会引发阿霉素的释放。类似地，Bein 等[106]使用缩醛基团将一种多肽药物分子——蜂毒素（melittin）直接桥连于 SBA-15 型 MSNs 的介孔孔道内，只有在酸性条件下缩醛基团快速水解才会诱发药物分子的释放。最近，Shi 团队[107]制备了超小 FeO_x 装载的 MCM-型 MSNs（Fe-MSNs），其孔道中的 Fe 物种可以与化疗药物阿霉素以独特的配位键形式相结合，在酸性条件下，作为顺磁中心 Fe 的配位环境会发生变化，从而呈现特异性的药物释放，同时依据 T1 加权磁共振成像还可以监控药物的释放（图 10.17）。

2）还原性响应

肿瘤组织和正常组织之间另一个显著的差异就是氧化还原环境不同。据报道，肿瘤区域的谷胱甘肽（GSH）的含量要高于正常组织，从而造成了肿瘤区异常突出的还原性环境[108]。因此，设计制备 GSH 响应还原性敏感的 MSNs 基药物递送系统，也是实现药物特异性控制释放的一种有效策略。

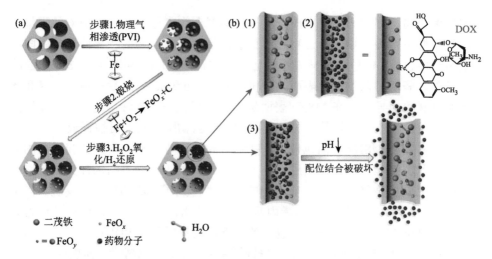

图 10.17　Fe-MSNs 实现 pH 响应药物控释及 MRI 监控药物释放[107]

与 pH 响应的 MSNs 基药物递送系统的设计理念类似，使用还原性响应的二硫键（—S—S—）将纳米尺度"孔道开关"桥接于 MSNs 介孔孔道内封堵其中物理吸附的药物分子也是广泛采用的一种策略。目前，除了上述提到的 Lin 等的早期工作使用 CdS、Fe_3O_4 作为"纳米开关"以外，环糊精[109]、生物大分子（多肽[110]、肝素[111]等）、金纳米颗粒[112]也都通过二硫键桥接的方式被发展为还原性响应的"孔道阀门"用于 MSNs 基药物递送系统的药物控释研究。特别地，Zhu 等[113]将超小 CeO_2 纳米颗粒作为"纳米开关"与药物分子一起装载于 MSNs 孔道内，在还原性条件下（GSH/抗坏血酸），CeO_2 会被刻蚀分解从而引起药物分子的释放（图 10.18）。此外，将药物分子直接通过二硫键桥接于 MSNs 的介孔孔道内也是一种实现还原性响应药物控释的方法[114]。

随着具有有机-无机杂化骨架的 MONs 的发展，含有二硫键或四硫键官能团的 MONs 也被广泛应用于还原性响应的药物控释研究。Chen 等[84]报道了一种超小的 MONs，其骨架中的二硫键可以使其在还原性条件下降解的同时释放化疗药物。近期的研究表明，对于还原性环境的响应，二硒键（—Se—Se—）相对于二硫键具有更高的敏感性[115]。Leong 等[116]制备了二硒键掺杂的 MONs，并包覆了癌细胞膜，实现了双响应（氧化/还原）下的降解与蛋白质的可控释放。

3）酶响应

在肿瘤、炎症等其他病理环境中特异性表达的酶也可以作为药物递送系统的响应目标，来实现药物的控制释放。目前，研究人员基于 MSNs 基药物递送系统设计了多种酶响应的药物控释系统。Bhatia 等[117]报道了具有蛋白酶响应功能的聚合物包覆的 MSNs 药物递送系统，该系统聚合物壳层中的多肽序列将在肿瘤细胞间质上调表达的金属蛋白酶的作用下分解，导致整个聚合物壳层破裂，从而控制装载于 MSNs 内核中药物的释放。类似地，Mar 等[118]采用两种不同方法在 MCM-41 型 MSNs 的表面共价包覆了一层聚合物（聚赖氨酸），在蛋白酶的作用下聚合物的酰胺键水解导致壳层瓦解从而释放装载的药物。此外，Qiao 等[119]通过在 MCM-48 型 MSNs 表面共价桥接前药（pro-drug）柳氮磺胺吡啶（一种一线临床药物）得到了偶氮还原酶（azo-reductase）响应的药物递送系统用于肠炎的治疗（inflammatory bowel disease，IBD）。该系统只有在结肠部位的偶氮还原酶作用下，前药才会被还原为 5-氨基水杨酸和磺胺吡啶，从而与 MSNs 分离从孔道内释放出来（图 10.19）。类似地，Sun 等[120]选择 MCM-41 型 MSNs 装载布洛芬抗炎药，然后使用带有偶氮苯官能团的倍半硅氧烷封堵介孔孔道，只有在有偶氮还原酶打开甲氮苯键后，药物才会释放治疗肠炎。

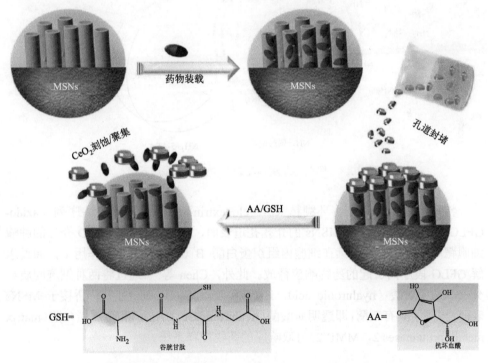

图 10.18　CeO$_2$ 作为 MSNs 的还原性响应孔道阀门[113]

除了细胞间质中的酶可以激活药物释放以外，细胞内的酶也可以作为药物控释的响应靶点。Bernardos 等[121]采用多糖类物质作为 MCM-41 型药物载体的"孔道阀门"，在细胞内溶酶体酶的作用下糖苷键断裂，多糖链缩短实现特异性的药物释放。

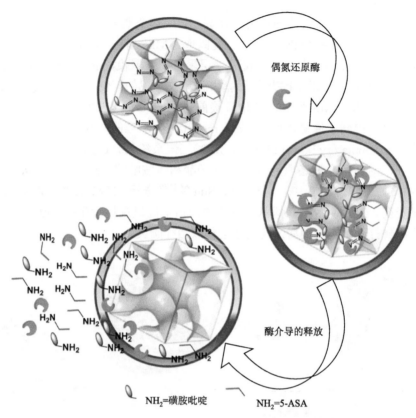

偶氮还原酶

酶介导的释放

NH$_2$=磺胺吡啶   NH$_2$=5-ASA

图 10.19   偶氮还原酶响应的 MSNs 药物递送系统[119]

特别地，He 等[122]将环糊精（α-cyclodextrin）以及多功能多肽序列（azido-GFLGR$_7$RGDS）桥接于 MSNs 的介孔孔道表面，可以同时实现 RGD 介导的肿瘤细胞靶向穿膜，以及后续在细胞内组织蛋白酶 B（cathepsin B）作用下，通过水解 GFLG 段序列引起的药物响应释放。此外，Chen 等[123]通过将两种细胞间质组分——透明质酸（hyaluronic acid，HA）和胶质（collagen I）共价桥接于 MSNs 表面，得到了具有双酶［即透明质酸酶（hyaluronidase，HAase）和金属蛋白酶（matrix metalloproteinases 2，MMP-2）］双响应的药物控释系统。

2. 外源性响应药物控释系统

除了上述内源性响应的药物控释策略外，基于 MSNs 药物递送系统，利用光、超声、磁场、电场等外源物理场实现药物控释的研究也得到了广泛的关注和发展。

1）光响应

光响应型药物释放主要是通过光照使化学键断裂或者发生构型变化，从而使客体分子从介孔孔道中释放出来[124]。Zink 等[125]在 MSNs 的介孔孔道中桥接偶氮类光致异构 "纳米螺旋桨"（图 10.20），在外界紫外光源的激发下，该偶氮化合物结构发生顺反异构化，促进孔道中抗癌药物的释放。该体系中偶氮苯嫁接在孔道内部，一定程度上降低了药物利用率。因此，Zink 等[126]还开发出在 MSNs 外表面嫁接偶氮苯，然后通过偶氮苯与 β-环糊精之间的相互作用控制药物释放的体系。利用 β-环糊精与反式偶氮苯的结合力很强，而与顺式偶氮苯之间几乎没有作用力的特点，在 351nm 紫外光照下，偶氮苯的异构化可以导致孔道中客体分子的高效释放。

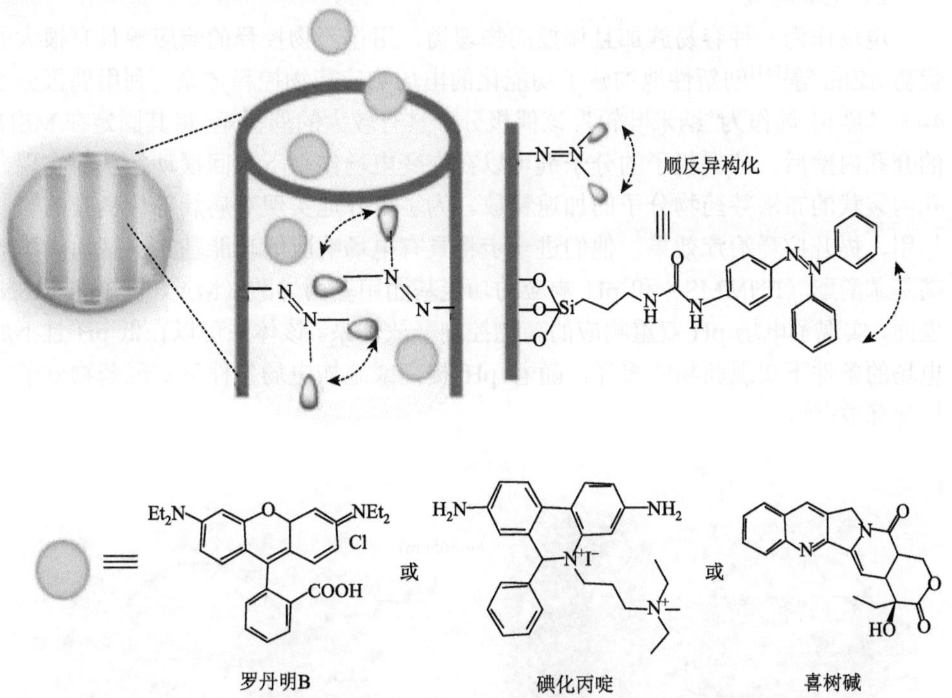

图 10.20　孔道中桥接偶氮苯 "纳米螺旋桨" 的光响应 MSNs 药物递送系统[125]

由于紫外光穿透深度低，毒副作用大，Shi 团队[127]在 MSNs 中引入上转换纳米颗粒（upconversion nanoparticles，UCNPs），利用其独特的发光性能（近红外光激发，紫外到近红外波段发射），发展了具有近红外光光控药物释放功能的多功能纳米诊疗剂。在 980nm 激光激发下，MSNs 中心的上转换纳米颗粒发射紫外光和可见光，这两个波段的发射光刚好被介孔孔道中的偶氮苯类化合物吸收，发生不间断的顺反异构化，有效控制孔道中抗癌药物阿霉素的释放速率。为了实时监控药物在载体中的动态释放过程，他们进一步开发了具有上转换纳米颗粒/空腔介孔二氧化硅核壳结构的智能纳米探针，实现了上转换发光（UCL）和磁共振（MRI）两种成像模式同时监控药物释放[128]。

此外，Rotello 等[129]在金纳米颗粒表面嫁接一种带正电的邻硝基苯酯类光可裂解基团，然后负载带负电的 DNA 分子，在 350nm 紫外光激发下邻硝基苯酯类基团裂解，同时使金纳米颗粒带负电，从而依据电荷相斥原理释放药物分子。根据同一原理，Lin 等[130]将表面修饰光敏基团的金纳米颗粒作为 MSNs 的"纳米开关"，在紫外光下金纳米颗粒电荷转变为负电，与 MSNs 相同，依据电荷相斥原理打开孔道实现药物控释（图 10.21）。

2）电场响应

电场作为一种容易施加且调控的物理场，用作药物控释的响应源具有很大的优势。Zhu 等[131]创新性地构建了功能化的电场响应药物控释体系。利用偶极分子 4-(3-苯腈)丁烯作为"纳米叶轮"，该偶极分子具有较大的偶极矩，将其固定在 MSNs 的介孔内壁后，该偶极子的分子链可以在交变电场作用下来回摆动，从而实现介孔内装载的布洛芬药物分子的加速释放。为了更好地实现对病灶部位良好的靶向作用，提升控释治疗效果，他们进一步将具有电场响应的功能基团甲基丙烯酸对硝基苯酚酯（PNMMS）和 pH 响应的功能基团甲基丙烯酸（MA）包覆在 MSNs 表面，实现了电场-pH 双重响应的药物控制释放体系。该体系可以在低 pH 且不加电场的条件下实现药物的缓释，随着 pH 提高或施加电场条件下实现药物分子的快速释放[132]。

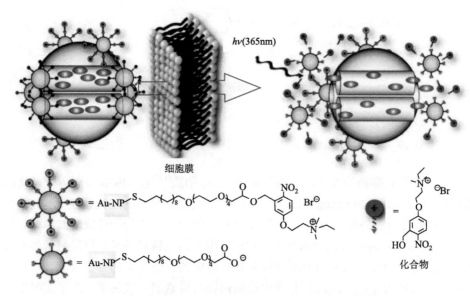

图 10.21　光控纳米开关开启的 MSNs 基药物递送系统[130]

3）磁场响应

磁场作为一种无穿透深度限制的物理场，是实现远程药物控释的一种适宜手段。通过引入磁性微球或纳米球，如四氧化三铁，在磁场下其会产生显著的磁热效应，利用此效应可以设计实现磁场调控下的药物控释。Zink 等[133]将 Zn 掺杂的 Fe_3O_4 纳米晶（Zn-Fe_3O_4）装载于 MSNs 中，进一步在表面桥接硅烷偶联剂，然后通过静电作用吸附阀门分子（Cucurbit[6]uril）将介孔孔道堵塞住。在振荡磁场作用下，Zn-Fe_3O_4 具有强烈的热效应，阀门分子与硅烷偶联剂的静电作用被破坏，从而使药物从孔道中释放出来（图 10.22）。此外，Baeza 等[134]将磁性 γ-Fe_2O_3 复合到 MSNs 上，并进一步包覆一层热敏共聚物[poly（ethyleneimine）-*b*-poly（*N*-isopropylacrylamide），PEI/NIPAM]，同时将蛋白质客体分子包裹在内，在交变磁场下，显著的磁热效应会使聚合物打开，从而引起客体分子的释放。

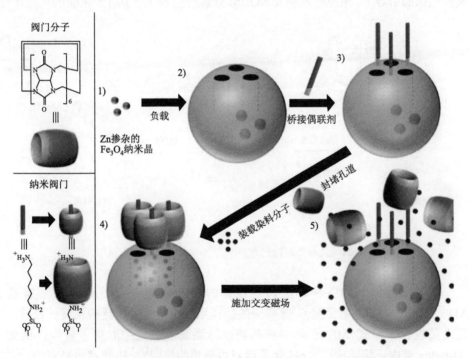

图 10.22　基于热敏感纳米开关的磁场响应 MSNs 基药物递送系统[133]

4）超声响应

超声波是一种振动频率超过 20kHz 的声波。与磁场类似，它可以无损地到达人体组织内部。其良好的聚焦性、穿透性，使它可以作为一种定时定点的局部药物控释形式。与磁场不同，超声自身所具备的热效应、空化效应和机械效应等使它不需要额外引入敏感材料。目前，超声响应的 MSNs 基药物递送系统的设计主要就是根据超声的这些效应来开展的。Honma 等[135]在 MSNs 表面包裹一层聚二甲基硅氧烷[poly(dimethylsiloxane)，PDMS]构建了超声响应药物递送系统，该系统在超声辐照下，PDMS 层通透性改变引起装载的布洛芬药物显著释放。Paris 等[136]在氨基化的 MSNs 表面修饰一个热敏共聚物，在 4℃下该共聚物为开放构象可以装载药物，37℃时折叠固缩防止药物的泄漏，而在超声辐照下，该共聚物疏水性改变，打开孔道释放出药物（图 10.23）。Chen 等[76]将相变材料薄荷醇与药物分子共装载于空心介孔二氧化硅中，在聚焦超声辐照（high intensity focused ultrasound，HIFU）下，薄荷醇发生固-液-气持续相变，引发药物释放的同时，产生的气体也可以增强 HIFU 对肿瘤的热消融。He 等[137]构建了超顺磁性氧化铁纳米颗粒为核并装载一氧化氮分子前药（NORM）的铃铛型 MSNs 递送系统，在磁共振成像的引导下，超声可以触发 NORM 分解产生 NO 分子用于癌症的气体治疗。

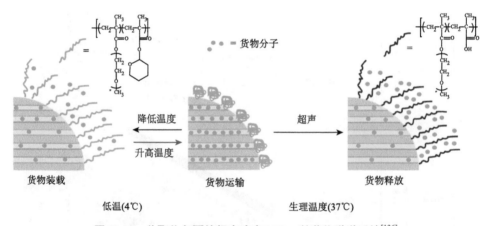

图 10.23　共聚物包覆的超声响应 MSNs 基药物递送系统[136]

除了上述提到的各种响应药物控释的 MSNs 药物递送系统，还有基于ATP[138]、抗体[139]、葡萄糖[140]等响应的控释系统也得到了广泛的发展。目前，研究人员也在多模式 MSNs 基响应药物控释系统的研究中取得了进步，例如在pH-redox 双内环境响应[141]、pH-葡萄糖双内环境响应[142]、pH-超声内外双响应[143]、pH-光内外双响应[144]以及 pH-超声-磁场的三模态响应[145]等。

10.4.2　定向/靶向输运

对于癌症治疗来说，在具有药物控释功能的基础上，药物递送系统可以极大程度上地定向输运到病灶区域，最大化在肿瘤组织中的摄取量，同时减少正常组织的非特异性吸收，进一步提升其治疗效果并降低毒副作用。因此，设计制备具有肿瘤靶向功能的 MSNs 基药物递送系统具有重大意义。目前的研究表明，MSNs 在生理条件下会遇到很多屏障，阻碍其在病灶部位的富集。如图 10.24 所示，首先纳米颗粒需要避免 RES 的吞噬以避免被清除出体外；其次，纳米给药体系在血液循环过程中必须从脉管系统有效渗透到病变组织中；最后，纳米载药体系必须高效进入目标细胞内部以释放药物[15]。目前，MSNs 的靶向输运主要分为被动靶向和主动靶向两类。

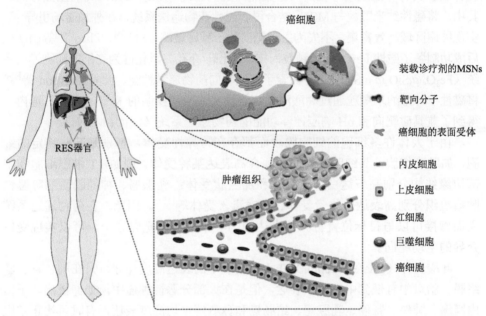

图 10.24　MSNs 药物递送系统在系统给药后遇到的屏障[15]

1. 被动靶向

1971 年，Judah Folkman 首次提出"肿瘤的生长和转移依赖于血管生成"的假说。肿瘤血管是异常增生的血管，与正常血管相比，无论在结构还是功能方面都有很多差异。正常组织中的微血管内皮间隙致密、结构完整，大分子和纳米颗粒不易透过血管壁，而实体肿瘤组织中血管丰富，血管壁间隙较宽，结构完整性差，淋巴回流缺失，造成大分子类物质和纳米颗粒具有选择性 EPR 效应[146]。目前临床使用的纳米制剂，如 Doxil（PEG 化脂质体装载阿霉素制剂）、Daunoxome（柔红霉素的脂质体制剂）、Abraxane（紫杉醇的白蛋白制剂）等都是通过纳米颗粒的被动靶向机制实现在肿瘤区域的富集[147]。

虽然 EPR 效应可以实现纳米颗粒被动靶向的效果，但 MSNs 表面丰富的硅羟基悬键，使其生理条件下很容易被调理素调理，导致在肝脾部位富集，因此被动靶向效率有限。Zink 等[148]通过在 MSNs 表面嫁接 PEI-PEG，利用 PEG 的空间位阻效应和 PEI 的正电荷斥力作用提高了 MSNs 在生理盐水中的稳定性和分散性，其 EPR 效率提高至 12%。

2. 主动靶向

为进一步提高 MSNs 基药物递送系统在靶器官、靶组织、靶细胞的富集效率，设计制备具有可控主动寻靶定向富集能力的药物递送系统成为研究的重点方向。其中，将磁性纳米颗粒与 MSNs 结合得到磁性药物递送系统，在外加磁场引导下，实现肿瘤区域高效富集，不失为主动靶向的一种好策略。Shi[38]、Zhao[149]等团队先后成功制备了磁性 Fe_3O_4 纳米颗粒为核，氧化硅/介孔二氧化硅为壳层的药物递送系统（$Fe_3O_4@SiO_2@mSiO_2$），并探索了其磁靶向药物递送性能。此外，Hyeon 等[150]将磁性 Fe_3O_4 纳米颗粒通过硼酸酯键修饰到荧光染料掺杂的 MSNs 介孔孔道内，得到了兼具磁靶向和 pH 响应控释功能的药物递送系统（Fe_3O_4-MSNs）。

由于人体许多细胞的细胞膜表面都存在特异性受体，特别是某些特定的细胞，如肿瘤细胞，其细胞膜表面往往会高表达某种受体。例如，T 淋巴细胞和脑部边缘结构分别高表达白介素受体和加兰肽受体；乳腺癌、神经胶质瘤等恶性肿瘤组织分别高表达生物素受体、白喉毒素受体等[151]。因此，在药物递送系统表面嫁接可以与目标位置特异性表达的因子相结合的靶向分子，可以实现受体介导的主动靶向。

叶酸受体（folate receptor）在正常组织中的表达高度保守，只在肺、肾、脉络膜、胎盘中有低到中等水平表达，但是在大部分恶性肿瘤中，如卵巢癌、子宫内膜癌、肺癌、肾癌、乳腺癌、结肠癌和鼻咽癌中均高度表达，有时可比正常组织高出 20～300 倍。因此，叶酸（folic acid，FA）被广泛应用于 MSNs 基主动靶向药物递送系统的研究中。Wu 等[152]发展了一种具有叶酸靶向性的新型多功能磁性介孔二氧化硅纳米球。该纳米颗粒由磁性 Fe_2O_3 内核和空腔介孔二氧化硅壳层组成，外表面同时修饰 PEG 和 FA，该体系同时具有磁靶向、FA 靶向的药物输运功能。Mamaeva 等[153]通过在 MSNs 表面嫁接 FA，以瘤内注射和静脉注射的方式考察了活体水平的特异性治疗效果。

此外，Mou 等[154]将 anti-HER2/neu-mAb 单抗修饰到 MSNs 表面，来靶向 HER2 受体过表达的乳腺癌细胞，实现了 MSNs 在乳腺癌细胞中的高效富集。Zhu 等[155]将对肿瘤细胞具有特异性识别作用的 DNA 适配体嫁接到聚电解质包覆的 MSNs 表面，实现了主动靶向药物输运和药物控释的双重功能。Ma 等[156]和 He 等[157]在 MSNs 表面修饰透明质酸分子，不仅提高了 MSNs 的稳定性和分散性，还实现了对 CD44 蛋白过表达 HeLa 细胞的高效靶向。Ferris 等[158]将转铁蛋白（transferrin，

Tf）和精氨酸-甘氨酸-天冬氨酸（RGD）三肽分别修饰到 MSNs 表面得到 Tf-MSNs 和 RGD-MSNs，结果显示转铁蛋白受体过表达的胰腺癌细胞 Panc-1 对 Tf-MSNs 的吞噬大大增强，整合素 $\alpha_v\beta_3$ 过表达的转移癌细胞 MDA-MB 435 对 RGD-MSNs 的吞噬也显著增强。

　　以上受体介导的靶向策略主要着眼于纳米颗粒与肿瘤细胞直接的特异性识别，而纳米颗粒必须在血液循环中高效地渗透肿瘤血管，才能实现肿瘤区域的富集从而与肿瘤细胞特异性识别。因此，肿瘤血管的主动靶向，作为细胞靶向的预先环节，其研究也引起了研究人员的广泛兴趣。肿瘤新生血管的标志分子有两种存在形式，一种存在于循环系统，如可溶性蛋白质和多肽；另一种是表达在血管内皮细胞和基质细胞上的膜蛋白分子。由于肿瘤微环境的变化，血管内皮和基质细胞过度分泌和表达（或缺失）一些蛋白质分子，这些分子将成为肿瘤新生血管的标志分子。此外，肿瘤部位的脉管系统，也有许多异于正常组织脉管系统的因子表达，也可以作为主动靶向的靶点。目前，一系列的多肽序列被开发出来，用于靶向肿瘤区域的血管和淋巴脉管，如整合素、黏附因子、肿瘤血管内皮标记、纤维蛋白复合体等。

　　为进一步提高纳米颗粒肿瘤富集效率，针对多靶点复合/连续靶向的策略，包括对细胞器、亚细胞器的靶向，吸引了广大研究人员的关注。Shi 团队[159]通过修饰 RGD 和 TAT 两种多肽到 MSNs 表面，得到了可以连续靶向肿瘤血管/细胞膜/细胞核的药物递送系统，实现了化疗药物高效递送直达细胞核发挥作用，并且在活体试验中尾静脉注射效果显著，实现肿瘤完全消除。Baeza 等[160]将 FA 和三苯基膦（TPP）分步修饰在 MSNs 表面，得到可以连续靶向肿瘤细胞膜和细胞内线粒体膜的"双面神"（Janus）药物递送系统，进一步提升了化疗药物拓扑替康的疗效（图 10.25）。

10.4.3　逆转多药耐药性

　　肿瘤的多药耐药性（multidrug resistance，MDR）是导致化疗功效低的另一个主要原因，未被化疗药物杀死的肿瘤细胞会引起癌症复发。MDR 是指肿瘤细胞对一种化疗药物产生耐药性的同时，对其他不同结构、不同作用机制的化疗药物也具有耐药性[161]。

　　肿瘤对化疗药物的耐药性可分为原发性耐药和获得性耐药。原发性耐药是指在使用化疗药物之前就具有耐药性，而获得性耐药发生在使用化疗药物之后。肿瘤产生 MDR 的原因非常复杂，科学家们研究发现 MDR 产生机制可能包括 ABC[adenosine triphosphate（ATP）-binding cassette]转运蛋白家族（如 P-糖蛋白）、凋亡诱导、自噬诱导、肿瘤干细胞的调节、miRNA 的调节、乏氧诱导、DNA 损伤和修复及表观遗传调控等（图 10.26）[162]。

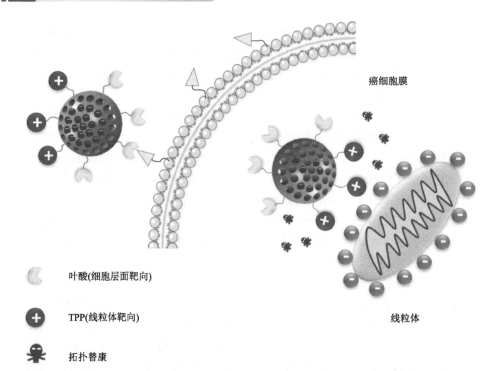

癌细胞膜

叶酸(细胞层面靶向)

TPP(线粒体靶向)

拓扑替康

线粒体

图 10.25　细胞膜-线粒体连续靶向的 MSNs 基药物递送系统[160]

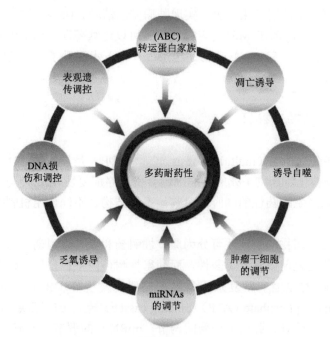

图 10.26　多药耐药性产生的机制[162]

目前通过纳米颗粒共输运多种药物，包括化疗药物、表面活性剂或者基因，可以有效抑制或者逆转癌细胞的耐药性。采用这一策略，研究人员基于 MSNs 的药物递送系统做了大量的探究。由于许多表面活性剂与 ABC 转运体都有强的结合力，能够有效地抑制 ABC 转运蛋白的表达。Shi 等[163]提出利用表面活性剂 CTAB 作为 ABC 转运蛋白表达的抑制剂，同时利用表面活性剂胶束的增溶效应将水溶性差的化疗药物装载到胶束的疏水性部分，成功构筑了药物@胶束@MSNs 的多药共输送体系。该纳米系统具有高的药物及表面活性剂装载量，显著提高了 MCF-7/ADR 耐药细胞对药物的吞噬量，使细胞内表面活性剂量增加，ATP 活性下降，导致 P-糖蛋白（P-glycoprotein，即 P-gp）的药物外排泵作用力下降，促使 MCF-7/ADR 耐药细胞内持续积累化疗药物，最终高效地诱导 MCF-7/ADR 耐药细胞凋亡。此外，Chang 等[164]将不溶于水的抗癌药物紫杉醇（PTX）和 MDR 逆转剂粉防己碱（TET）溶解在 CTAB 胶束中，然后和硅源同时水解缩聚形成 PTX/TET-CTAB@MSNs。TET 作为化疗增敏剂，抑制药物外排泵 P-gp，增加细胞内 PTX 和 CTAB 的浓度，从而提高抗肿瘤效力。

除了表面活性剂，基因干扰技术（RNA interference，RNAi）也被用来沉默 P-gp 的表达，利用抑制多药耐药蛋白（multidrug resistance protein，MRP）和乳腺癌耐药相关蛋白（breast cancer resistance protein，BCRP）表达的 siRNA（短期效应）和 shRNA（长期效应），都被认为是从根本上抑制 ABC 转运蛋白表达的有效方法。最近，He 等[165]利用 MCM-41 型 MSNs 共输运 DOX 和 siRNA 来抑制肿瘤的 MDR。首先利用阳离子聚酰胺（G2 PAMAM）修饰装载了 DOX 的 MSNs 表面进一步吸附 siRNA 得到共装载的纳米系统（MSN-DOX-G2/Bcl-2 siRNA）。该纳米系统可以有效地被 MDR A2780/AD 卵巢癌细胞吞噬并释放 DOX 和 siRNA，细胞内释放的 Bcl-2 siRNA 能够有效地实现 Bcl-2 mRNA 的沉默，从而导致 ABC 转运体表达急剧下调，避免了它们对细胞内 DOX 的外排泵，从而展现对 MDR A2780/AD 的高细胞毒性。除了 PAMAM 树枝状高分子，其他的阳离子聚合物，如聚（2-二甲基氨基乙基甲基丙烯酸酯）（PDMAEMA）[166]、聚乙烯亚胺（PEI）[167]也可以修饰 MSNs 来吸附 siRNA。

但是，上述阳离子聚合物或树枝状高分子辅助 siRNA 吸附和输运的方法存在两个问题：一是阳离子聚合物的毒性高，二是 MSNs 外表面积有限，导致基因装载量低。因此，设计制备大孔 MSNs 用来输运基因等生物大分子将有效地解决上述问题。随后 Brinker 等[168]合成出超大孔径（20～30nm）的 MSNs 用于 siRNA 的装载。Shi 等[169]利用氧化硅刻蚀化学也制备出孔径为 15nm 的空心结构 MSNs（HMSNs）用于 siRNA 的输运，并获得高的基因装载量和基因转染效率。

10.4.4 微/无创肿瘤诊疗

除了作为药物载体之外，MSNs 还可以作为光/声敏剂，各类造影剂及其他纳米颗粒的载体，广泛应用于微/无创肿瘤诊疗中。超声成像是目前临床常用的诊断探查手段，此外利用聚焦超声的独特物理化学效应还可用于肿瘤的治疗。Liu 等[170]基于小粒径大孔径的介孔有机硅纳米颗粒（MONs），通过固定生物大分子过氧化氢酶（catalase）得到了多级杂化的纳米反应器（catalase@MONs），该纳米反应器可以催化肿瘤区域内生的过氧化氢分解产生氧气气泡，用以增强超声显影和增效 HIFU 消融，服务于超声引导的 HIFU 微/无创手术。此外，空间分辨率更高的磁共振成像技术也被作为临床上常用的 HIFU 手术的影像引导（图 10.27）。Chen 等[171]通过高锰酸钾与表面活性剂反应，在 HMSNs 上沉积超小 MnO_x 纳米颗粒作为 T1 加权磁共振造影剂，同时 HMSNs 的大空腔装载相变材料全氟己烷（PFH）用以增效 HIFU 的热消融，从而实现磁共振引导下的 HIFU 微/无创肿瘤消融术。近期 Shi 等[27]制备了空心可降解的有机硅纳米颗粒，并在介孔孔壁上桥接了声敏剂——卟啉分子，最后通过配位的方式结合上了磁共振 T1 造影剂 Mn 离子，得到了新型一体化诊疗剂用于磁共振引导下的声动力学治疗。

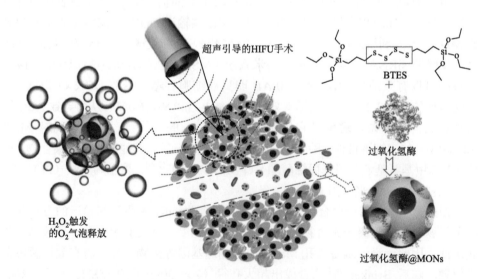

图 10.27　MSNs 基多级杂化催化反应器用于超声引导的 HIFU 手术[170]

以光热（PTT）和光动力学治疗（PDT）为代表的微/无创光疗法近年来也得到了广泛的关注。MSNs 也在该领域中得到了广泛的应用。Li 等[172]将钆基磁共振造影剂、吲哚菁绿染料（ICG）分子、和化疗药物阿霉素共装载于 MSNs 中，构建了多模式成像引导的纳米协同诊疗剂。利用 ICG 分子优异的近红外区吸收特性，该诊疗剂可以同时实现 PTT-PDT 联合及光控药物释放的功能。

此外，通过共装载多种诊疗分子于 MSNs 中还可以实现传统癌症诊疗技术与新型特异性疗法的结合。Chen 等[173]近期合成了一种 50nm 小尺寸的空心有机介孔硅纳米颗粒（HMONs），并同时装载了叔丁基过氧化氢（tert-butyl hydroperoxide，TBHP）和五羰基铁，得到了一种基于 MSNs 的协同诊疗剂。其可以在传统放疗的 X 射线照射下，产生级联反应释放羟基自由基和一氧化碳分子，实现了不依赖氧气条件下的气体治疗-化学动力学治疗-放疗的高效协同。

10.4.5　总结与展望

随着纳米生物技术的快速发展，MSNs 因其形貌可控、孔径可调、易表面功能化、生物相容性好的特点受到了越来越多的关注。在肿瘤及其他重大疾病的治疗应用中，MSNs 作为药物载体得到了广泛的研究和发展。针对目前化学药物治疗临床中出现的问题，基于 MSNs 的药物递送系统，研究人员分别针对药物的可控释放、载体的定向输运、逆转多药耐药性以及在超声等微/无创肿瘤治疗等方面都开展了系统的研究并取得了长足进展。但 MSNs 在活体层面的应用仍然存在很多问题，特别在进一步的临床转化上面临很多挑战。虽然 MSNs 表面丰富的硅羟基为其各种功能化提供了便利，可控的孔道为装载各类亲疏水药物提供了可能，但不管是基于物理吸附，还是共价桥接的手段，多种复杂的表面修饰在一定程度上对 MSNs 的生理稳定性产生了不利影响。此外，目前主动靶向等策略仍然没有获得比较可观的定向输运效率，MSNs 的靶向配体修饰在体外及体内的示踪研究有待进一步展开。尽管近年来针对 MSNs 的生物降解性研究取得了重要进展，如何更好系统、客观地评价各类 MSNs 型药物递送系统在体内的降解、分布以及代谢等行为，从而指导可降解、生物安全性 MSNs 药物递送系统的设计至关重要。总之，以 MSNs 为代表的无机纳米药物载体的研究及应用是一个系统而繁杂的工程，需要更多与临床医学、生命科学等学科结合，针对临床实际需求，与多学科科研人员包括医生等开展深入的交叉合作，才能在实际应用方面有更大发展，加快临床转化，造福人类。

参 考 文 献

[1] 方颖颖，郑高利.蒙脱石作为药物载体的研究进展. 中国临床药理学与治疗学，2011，（8）：956-960.

[2] Maniya N H, Patel S R, Murthy Z V P. Drug delivery with porous silicon films, microparticles, and nanoparticles. Rev Adv Mater Sci，2016，44（3）：257-272.

[3] Kumeria T, McInnes S J P, Maher S, et al. Porous silicon for drug delivery applications and theranostics: Recent advances, critical review and perspectives. Expert Opin Drug Deliv, 2017, 14 (12): 1407-1422.

[4] Katagiri K, Ariga K, Kikuchi J. Preparation of organic-inorganic hybrid vesicle "cerasome" derived from artificial lipid with alkoxysilyl head. Chem Lett, 1999, (7): 661-662.

[5] Yue X L, Dai Z F. Recent advances in liposomal nanohybrid cerasomes as promising drug nanocarriers. Adv Colloid Interface Sci, 2014, 207: 32-42.

[6] Yue X L, Jing Y M, Dai Z F. Liposomal cerasome: A nanohybrid of liposome and silica. Asia-Pac J Chem Eng, 2011, 6 (4): 569-574.

[7] Jorge J, Verelst M, de Castro G R, et al. Synthesis parameters for control of mesoporous silica nanoparticles (MSNs). Biointerface Res Appl Chem, 2016, 6 (5): 1520-1524.

[8] Zhao L, Yan X, Zhou X, et al. Mesoporous bioactive glasses for controlled drug release. Micropor Mesopor Mater, 2008, 109 (1): 210-215.

[9] Li X, Wang X, Hua Z, et al. One-pot synthesis of magnetic and mesoporous bioactive glass composites and their sustained drug release property. Acta Mater, 2008, 56 (13): 3260-3265.

[10] Vallet-Regi M, Ramila A, del Real R P, et al. A new property of MCM-41: Drug delivery system. Chem Mater, 2001, 13 (2): 308-311.

[11] Vallet-Regi M, Balas F, Colilla M, et al. Bone-regenerative bioceramic implants with drug and protein controlled delivery capability. Prog Solid State Chem, 2008, 36 (3): 163-191.

[12] Niu D, Ma Z, Li Y, et al. Synthesis of core-shell structured dual-mesoporous silica spheres with tunable pore size and controllable shell thickness. J Am Chem Soc, 2010, 132 (43): 15144-15147.

[13] Li N, Wang J G, Zhou H J, et al. Synthesis of single-crystal-like, hierarchically nanoporous silica and periodic mesoporous organosilica, using polyelectrolyte-surfactant mesomorphous complexes as a template. Chem Mater, 2011, 23 (18): 4241-4249.

[14] Chen Y, Chen H R, Guo L M, et al. Hollow/rattle-type mesoporous nanostructures by a structural difference-based selective etching strategy. ACS Nano, 2010, 4 (1): 529-539.

[15] Tang F Q, Li L L, Chen D. Mesoporous silica nanoparticles: Synthesis, biocompatibility and drug delivery. Adv Mater, 2012, 24 (12): 1504-1534.

[16] Zhang K, Chen H R, Zheng Y Y, et al. A facile in situ hydrophobic layer protected selective etching strategy for the synchronous synthesis/modification of hollow or rattle-type silica nanoconstructs. J Mater Chem, 2012, 22 (25): 12553-12561.

[17] Cheng Y R, Lin H P, Mou C Y. Control of mesostructure and morphology of surfactant-templated silica in a mixed surfactant system. Phy Chem Chem Phys, 1999, 1 (21): 5051-5058.

[18] Lin H P, Kao C P, Mou C Y. Counterion and alcohol effect in the formation of mesoporous silica. Micropor Mesopor Mater, 2001, 48 (1-3): 135-141.

[19] Yang H, Coombs N, Ozin G A. Morphogenesis of shapes and surface patterns in mesoporous silica. Nature, 1997, 386 (6626): 692-695.

[20] Chen F, Ma M, Wang J X, et al. Exosome-like silica nanoparticles: A novel ultrasound contrast agent for stem cell imaging. Nanoscale, 2017, 9 (1): 402-411.

[21] Hao N J, Chen X, Jayawardana K W, et al. Shape control of mesoporous silica nanomaterials templated with dual cationic surfactants and their antibacterial activities. Biomater Sci, 2016, 4 (1): 87-91.

[22] Li X M, Zhao T C, Lu Y, et al. Degradation-restructuring induced anisotropic epitaxial growth for fabrication of

asymmetric diblock and triblock mesoporous nanocomposites. Adv Mater, 2017, 29 (30): 1701652.

[23] Xu C, Yu M H, Noonan O, et al. Core-cone structured monodispersed mesoporous silica nanoparticles with ultra-large cavity for protein delivery. Small, 2015, 11 (44): 5949-5955.

[24] Liu X A, Wang P Y, Zhang L, et al. Chiral mesoporous organosilica nanospheres: Effect of pore structure on the performance in asymmetric catalysis. Chem Eur J, 2010, 16 (42): 12727-12735.

[25] Lu D L, Lei J Y, Wang L Z, et al. Multifluorescently traceable nanoparticle by a single-wavelength excitation with color-related drug release performance. J Am Chem Soc, 2012, 134 (21): 8746-8749.

[26] Chen Y, Meng Q S, Wu M Y, et al. Hollow mesoporous organosilica nanoparticles: A generic intelligent framework-hybridization approach for biomedicine. J Am Chem Soc, 2014, 136 (46): 16326-16334.

[27] Huang P, Qian X Q, Chen Y, et al. Metalloporphyrin-encapsulated biodegradable nanosystems for highly efficient magnetic resonance imaging-guided sonodynamic cancer therapy. J Am Chem Soc, 2017, 139 (3): 1275-1284.

[28] Beck J S. A new family of mesoporous molecular sieves prepared with liquid crystal templates. J Am Chem Soc, 1992, 114: 10834-10843.

[29] Chen C Y, Burkett S L, Li H X, et al. Studies on mesoporous materials II. Synthesis mechanism of MCM-41. Microporous Materials, 1993, 2 (1): 27-34.

[30] Attard G S, Glyde J C, Göltner C G. Liquid-crystalline phases as templates for the synthesis of mesoporous silica. Nature, 1995, 378 (23): 366-368.

[31] Wan Y, Zhao D Y. On the controllable soft-templating approach to mesoporous silicates. Chem Rev, 2007, 107 (7): 2821-2860.

[32] Monnier A, Schuth F, Huo Q, et al. Cooperative formation of inorganic-organic interfaces in the synthesis of silicate mesostructures. Science, 1993, 261 (5126): 1299-1303.

[33] Pal N, Bhaumik A. Soft templating strategies for the synthesis of mesoporous materials: Inorganic, organic-inorganic hybrid and purely organic solids. Adv Colloid Interface Sci, 2013, 189: 21-41.

[34] Cai Q, Luo Z S, Pang W Q, et al. Dilute solution routes to various controllable morphologies of MCM-41 silica with a basic medium. Chem Mater, 2001, 13 (2): 258-263.

[35] Yamada Y, Yano K. Synthesis of monodispersed super-microporous/mesoporous silica spheres with diameters in the low submicron range. Micropor Mesopor Mater, 2006, 93 (1): 190-198.

[36] Yano K, Fukushima Y. Particle size control of mono-dispersed super-microporous silica spheres. J Mater Chem, 2003, 13 (10): 2577-2581.

[37] Shen D K, Yang J P, Li X M, et al. Biphase stratification approach to three-dimensional dendritic biodegradable mesoporous silica nanospheres. Nano Lett, 2014, 14 (2): 923-932.

[38] Zhao W, Gu J, Zhang L, et al. Fabrication of uniform magnetic nanocomposite spheres with a magnetic core/mesoporous silica shell structure. J Am Chem Soc, 2005, 127 (25): 8916-8917.

[39] Kobler J, Bein T. Porous thin films of functionalized mesoporous silica nanoparticles. ACS Nano, 2008, 2 (11): 2324-2330.

[40] Pan L M, He Q J, Liu J N, et al. Nuclear-targeted drug delivery of TAT peptide-conjugated monodisperse mesoporous silica nanoparticles. J Am Chem Soc, 2012, 134 (13): 5722-5725.

[41] Corma A, Diaz U, Arrica M, et al. Organic-inorganic nanospheres with responsive molecular gates for drug storage and release. Angew Chem Int Ed, 2009, 48 (34): 6247-6250.

[42] Ma M, Yan F, Yao M, et al. Template-free synthesis of hollow/porous organosilica-Fe$_3$O$_4$ hybrid nanocapsules toward magnetic resonance imaging-guided high-intensity focused ultrasound therapy. ACS Appl Mater

Interfaces，2016，8（44）：29986-29996.

[43] Huang T，Wang C，Zhang X，et al. Synthesis of hybrid hollow sub-microspheres assisted by pre-added colloidal SiO$_2$. Chem Asian J，2015，10（3）：759-763.

[44] Radu D R，Lai C Y，Wiench J W，et al. Gatekeeping layer effect：A poly(lactic acid)-coated mesoporous silica nanosphere-based fluorescence probe for detection of amino-containing neurotransmitters. J Am Chem Soc，2004，126（6）：1640-1641.

[45] Lu J，Liong M，Zink J I，et al. Mesoporous silica nanoparticles as a delivery system for hydrophobic anticancer drugs. Small，2007，3（8）：1341-1346.

[46] Ma M，Zheng S，Chen H，et al. A combined "RAFT" and "Graft From" polymerization strategy for surface modification of mesoporous silica nanoparticles：Towards enhanced tumor accumulation and cancer therapy efficacy. J Mater Chem B，2014，2（35）：5828-5836.

[47] Huang X，Hauptmann N，Appelhans D，et al. Synthesis of hetero-polymer functionalized nanocarriers by combining surface-initiated ATRP and RAFT polymerization. Small，2012，8（23）：3579-3583.

[48] Huh S，Wiench J W，Yoo J C，et al. Organic functionalization and morphology control of mesoporous silicas via a co-condensation synthesis method. Chem Mater，2003，15（22）：4247-4256.

[49] Che S N，Lim S Y，Kaneda M，et al. The effect of the counteranion on the formation of mesoporous materials under the acidic synthesis process. J Am Chem Soc，2002，124（47）：13962-13963.

[50] Jin H Y，Liu Z，Ohsuna T，et al. Control of morphology and helicity of chiral mesoporous silica. Adv Mater，2006，18（5）：593-596.

[51] Jansen J C，Shan Z，Maschmeyer T，et al. A new templating method for three-dimensional mesopore networks. Chem Commun，2001，8：713-714.

[52] Soo Park S，Ha C S. Organic-inorganic hybrid meseporous silicas：Functionalization，pore size，and morphology control. Chem Record，2006；6（1）：32-42.

[53] Vallet-Regi M，Balas F，Arcos D. Mesoporous materials for drug delivery. Angew Chem Int Ed，2007，46（40）：7548-7558.

[54] Mercier L，Pinnavaia T J. Direct synthesis of hybrid organic-inorganic nanoporous silica by a neutral amine assembly route：Structure-function control by stoichiometric incorporation of organosiloxane molecules. Chem Mater，2000，12（1）：188-196.

[55] Lee J E，Lee N，Kim H，et al. Uniform mesoporous dye-doped silica nanoparticles decorated with multiple magnetite nanocrystals for simultaneous enhanced magnetic resonance imaging，fluorescence imaging，and drug delivery. J Am Chem Soc，2010，132（2）：552-557.

[56] Xu Z，Liu S，Kang Y，et al. Glutathione and pH-responsive nonporous silica prodrug nanoparticles for controlled release and cancer therapy. Nanoscale，2015，7（13）：5859-5868.

[57] Llopis-Lorente A，Garcia-Fernandez A，Murillo-Cremaes N，et al. Enzyme-powered gated mesoporous silica nanomotors for on-command intracellular payload delivery. ACS Nano，2019，13（10），12171-12183.

[58] Du X，Xiong L，Dai S，et al. Intracellular microenvironment-responsive dendrimer-like mesoporous nanohybrids for traceable，effective，and safe gene delivery. Adv Funct Mater，2014，24（48）：7627-7637.

[59] Cheng R，Feng F，Meng F，et al. Glutathione-responsive nano-vehicles as a promising platform for targeted intracellular drug and gene delivery. J Control Release，2011，152（1）：2-12.

[60] Kempen P J，Greasley S，Parker K A，et al. Theranostic mesoporous silica nanoparticles biodegrade after pro-survival drug delivery and ultrasound/magnetic resonance imaging of stem cells. Theranostics，2015，5（6）：

631-642.

[61] Cheng C A, Chen W, Zhang L, et al. A responsive mesoporous silica nanoparticle platform for magnetic resonance imaging-guided high-intensity focused ultrasound-stimulated cargo delivery with controllable location, time, and dose. J Am Chem Soc, 2019, 141 (44): 17670-17684.

[62] You Q, Sun Q, Wang J, et al. A single-light triggered and dual-imaging guided multifunctional platform for combined photothermal and photodynamic therapy based on TD-controlled and ICG-loaded CuS@mSiO$_2$. Nanoscale, 2017, 9 (11): 3784-3796.

[63] Shi J, Wang L, Zhang J, et al. A tumor-targeting near-infrared laser-triggered drug delivery system based on GO@Ag nanoparticles for chemo-photothermal therapy and X-ray imaging. Biomaterials, 2014, 35 (22): 5847-5861.

[64] An L, Hu H, Du J, et al. Paramagnetic hollow silica nanospheres for in vivo targeted ultrasound and magnetic resonance imaging. Biomaterials, 2014, 35 (20): 5381-5392.

[65] Chen Y, Chen H, Zhang S, et al. Multifunctional mesoporous nanoellipsoids for biological bimodal imaging and magnetically targeted delivery of anticancer drugs. Adv Funct Mater, 2011, 21 (2): 270-278.

[66] Ma M, Huang Y, Chen H, et al. Bi$_2$S$_3$-embedded mesoporous silica nanoparticles for efficient drug delivery and interstitial radiotherapy sensitization. Biomaterials, 2014, 37: 447-455.

[67] Ruiz-Hernandez E, Baeza A, Vallet-Regi M. Smart drug delivery through DNA/magnetic nanoparticle gates. ACS Nano, 2011, 5 (2): 1259-1266.

[68] Vivero-Escoto J L, Slowing I I, Trewyn B G, et al. Mesoporous silica nanoparticles for intracellular controlled drug delivery. Small, 2010, 6 (18): 1952-1967.

[69] Kim J, Kim H S, Lee N, et al. Multifunctional uniform nanoparticles composed of a magnetite nanocrystal core and a mesoporous silica shell for magnetic resonance and fluorescence imaging and for drug delivery. Angew Chem Int Ed, 2008, 47 (44): 8438-8441.

[70] Chen Y, Chen H, Zhang S, et al. Structure-property relationships in manganese oxide--mesoporous silica nanoparticles used for T1-weighted MRI and simultaneous anti-cancer drug delivery. Biomaterials, 2012, 33 (7): 2388-2398.

[71] Ni D, Zhang S J, Zheng X P, et al. Single Ho^{3+}-doped upconversion nanoparticles for high-performance T2-weighted brain tumor diagnosis and MR/UCL/CT multimodal imaging. Adv Funct Mater, 2014, 24: 6613-6620.

[72] Song J T, Yang X Q, Zhang X S, et al. Composite silica coated gold nanosphere and quantum dots nanoparticles for X-ray CT and fluorescence bimodal imaging. Dalton Trans, 2015, 44 (25): 11314-11320.

[73] Lee S B, Kim H L, Jeong H J, et al. Mesoporous silica nanoparticle pretargeting for PET imaging based on a rapid bioorthogonal reaction in a living body. Angew Chem Int Ed, 2013, 52 (40): 10549-10552.

[74] Liu Z, Rong P, Yu L, et al. Dual-modality noninvasive mapping of sentinel lymph node by photoacoustic and near-infrared fluorescent imaging using dye-loaded mesoporous silica nanoparticles. Mol Pharmaceut, 2015, 12 (9): 3119-3128.

[75] Wang X, Chen H, Chen Y, et al. Perfluorohexane-encapsulated mesoporous silica nanocapsules as enhancement agents for highly efficient high intensity focused ultrasound (HIFU). Adv Mater, 2012, 24 (6): 785-791.

[76] Zhang K, Chen H, Li F, et al. A continuous tri-phase transition effect for HIFU-mediated intravenous drug delivery. Biomaterials, 2014, 35 (22): 5875-5885.

[77] Wang X, Chen H, Zheng Y, et al. Au-nanoparticle coated mesoporous silica nanocapsule-based multifunctional platform for ultrasound mediated imaging, cytoclasis and tumor ablation. Biomaterials, 2013, 34 (8): 2057-2068.

[78] Tsai C P, Hung Y, Chou Y H, et al. High-contrast paramagnetic fluorescent mesoporous silica nanorods as a multifunctional cell-imaging probe. Small, 2008, 4 (2): 186-191.

[79] Song J T, Yang X Q, Zhang X S, et al. Facile synthesis of gold nanospheres modified by positively charged mesoporous silica, loaded with near-infrared fluorescent dye, for in vivo X-ray computed tomography and fluorescence dual mode imaging. ACS Appl Mater Interfaces, 2015, 7 (31): 17287-17297.

[80] Croissant J G, Fatieiev Y, Khashab N M. Degradability and clearance of silicon, organosilica, silsesquioxane, silica mixed oxide, and mesoporous silica nanoparticles. Adv Mater, 2017, 29 (9): 1604634.

[81] Zhang S, Chu Z, Yin C, et al. Controllable drug release and simultaneously carrier decomposition of SiO$_2$-drug composite nanoparticles. J Am Chem Soc, 2013, 135 (15): 5709-5716.

[82] Pohaku Mitchell K K, Liberman A, Kummel A C, et al. Iron(III)-doped, silica nanoshells: A biodegradable form of silica. J Am Chem Soc, 2012, 134 (34): 13997-14003.

[83] Yu L, Chen Y, Wu M, et al. "Manganese extraction" strategy enables tumor-sensitive biodegradability and theranostics of nanoparticles. J Am Chem Soc, 2016, 138 (31): 9881-9894.

[84] Yu L, Chen Y, Lin H, et al. Ultrasmall mesoporous organosilica nanoparticles: Morphology modulations and redox-responsive biodegradability for tumor-specific drug delivery. Biomaterials, 2018, 161: 292-305.

[85] Maggini L, Travaglini L, Cabrera I, et al. Biodegradable peptide-silica nanodonuts. Chemistry, 2016, 22 (11): 3697-3703.

[86] He Q, Zhang Z, Gao Y, et al. Intracellular localization and cytotoxicity of spherical mesoporous silica nano-and microparticles. Small, 2009, 5 (23): 2722-2729.

[87] Lin Y S, Haynes C L. Impacts of mesoporous silica nanoparticle size, pore ordering, and pore integrity on hemolytic activity. J Am Chem Soc, 2010, 132 (13): 4834-4842.

[88] Lu J, Liong M, Li Z, et al. Biocompatibility, biodistribution, and drug-delivery efficiency of mesoporous silica nanoparticles for cancer therapy in animals. Small, 2010, 6 (16): 1794-1805.

[89] Phillips E, Penate-Medina O, Zanzonico P B, et al. Clinical translation of an ultrasmall inorganic optical-PET imaging nanoparticle probe. Sci Trans Med, 2014, 6 (260): 260ra149.

[90] Kumar R, Roy I, Ohulchanskky T Y, et al. In vivo biodistribution and clearance studies using multimodal organically modified silica nanoparticles. ACS Nano, 2010, 4 (2): 699-708.

[91] Hao N, Li L, Tang F. Shape-mediated biological effects of mesoporous silica nanoparticles. J Biomed Nanotechnol, 2014, 10 (10): 2508-2538.

[92] Slowing I I, Vivero-Escoto J L, Wu C W, et al. Mesoporous silica nanoparticles as controlled release drug delivery and gene transfection carriers. Adv Drug Delivery Rev, 2008, 60 (11): 1278-1288.

[93] Mura S, Nicolas J, Couvreur P. Stimuli-responsive nanocarriers for drug delivery. Nat Mater, 2013, 12 (11): 991-1003.

[94] Lai C Y, Trewyn B G, Jeftinija D M, et al. A mesoporous silica nanosphere-based carrier system with chemically removable CdS nanoparticle caps for stimuli-responsive controlled release of neurotransmitters and drug molecules. J Am Chem Soc, 2003, 125 (15): 4451-4459.

[95] Radu D R, Lai C Y, Jeftinija K, et al. A polyamidoamine dendrimer-capped mesoporous silica nanosphere-based gene transfection reagent. J Am Chem Soc, 2004, 126 (41): 13216-13217.

[96] Giri S, Trewyn B G, Stellmaker M P, et al. Stimuli-responsive controlled-release delivery system based on mesoporous silica nanorods capped with magnetic nanoparticles. Angew Chem Int Ed, 2005, 44 (32): 5038-5044.

[97] Gerweck L E, Seetharaman K. Cellular pH gradient in tumor versus normal tissue: Potential exploitation for the

treatment of cancer. Cancer Res，1996，56（6）：1194-1198.

[98]　Zhu Y，Shi J，Shen W，et al. Stimuli-responsive controlled drug release from a hollow mesoporous silica sphere/polyelectrolyte multilayer core-shell structure. Angew Chem Int Ed，2005，44（32）：5083-5087.

[99]　Xing L，Zheng H，Cao Y，et al. Coordination polymer coated mesoporous silica nanoparticles for pH-responsive drug release. Adv Mater，2012，24（48）：6433-6437.

[100]　Rim H P，Min K H，Lee H J，et al. pH-Tunable calcium phosphate covered mesoporous silica nanocontainers for intracellular controlled release of guest drugs. Angew Chem Int Ed，2011，50（38）：8853-8857.

[101]　Yang Q，Wang S H，Fan P W，et al. pH-responsive carrier system based on carboxylic acid modified mesoporous silica and polyelectrolyte for drug delivery. Chem Mater，2005，17（24）：5999-6003.

[102]　Park C，Oh K，Lee S C，et al. Controlled release of guest molecules from mesoporous silica particles based on a pH-responsive polypseudorotaxane motif. Angew Chem Int Ed，2007，46（9）：1455-1457.

[103]　Guillet-Nicolas R，Popat A，Bridot J L，et al. pH-responsive nutraceutical-mesoporous silica nanoconjugates with enhanced colloidal stability. Angew Chem Int Ed，2013，52（8）：2318-2322.

[104]　Liu R，Zhang Y，Zhao X，et al. pH-responsive nanogated ensemble based on gold-capped mesoporous silica through an acid-labile acetal linker. J Am Chem Soc，2010，132（5）：1500-1501.

[105]　Muhammad F，Guo M，Qi W，et al. pH-triggered controlled drug release from mesoporous silica nanoparticles via intracelluar dissolution of ZnO nanolids. J Am Chem Soc，2011，133（23）：8778-8781.

[106]　Schlossbauer A，Dohmen C，Schaffert D，et al. pH-responsive release of acetal-linked melittin from SBA-15 mesoporous silica. Angew Chem Int Ed，2011，50（30）：6828-6830.

[107]　Wu M，Meng Q，Chen Y，et al. Ultrasmall confined iron oxide nanoparticle MSNs as a pH-responsive theranostic platform. Adv Funct Mater，2014，24（27）：4273-4283.

[108]　Jones D P，Carlson J L，Mody V C，et al. Redox state of glutathione in human plasma. Free Radical Biol Med，2000，28（4）：625-635

[109]　Luo Z，Ding X，Hu Y，et al. Engineering a hollow nanocontainer platform with multifunctional molecular machines for tumor-targeted therapy *in vitro* and *in vivo*. ACS Nano，2013，7（11）：10271-10284.

[110]　Li Z Y，Hu J J，Xu Q，et al. A redox-responsive drug delivery system based on RGD containing peptide-capped mesoporous silica nanoparticles. J Mater Chem B，2015，3（1）：39-44.

[111]　Dai L，Li J，Zhang B，et al. Redox-responsive nanocarrier based on heparin end-capped mesoporous silica nanoparticles for targeted tumor therapy *in vitro* and *in vivo*. Langmuir，2014，30（26）：7867-7877.

[112]　Sun X，Zhao Y，Lin V S，et al. Luciferase and luciferin co-immobilized mesoporous silica nanoparticle materials for intracellular biocatalysis. Angew Chem Int Ed，2011，133（46）：18554-18557.

[113]　Muhammad F，Wang A，Qi W，et al. Intracellular antioxidants dissolve man-made antioxidant nanoparticles：Using redox vulnerability of nanoceria to develop a responsive drug delivery system. ACS Appl Mater Interfaces，2014，6（21）：19424-19433.

[114]　Ma X，Devi G，Qu Q，et al. Intracellular delivery of antisense peptide nucleic acid by fluorescent mesoporous silica nanoparticles. Bioconjugate Chem，2014，25（8）：1412-1420.

[115]　Zhang W，Lin W，Zheng X，et al. Comparing effects of redox sensitivity of organic nanoparticles to photodynamic activity. Chem Mater，2017，29（4）：1856-1863.

[116]　Shao D，Li M，Wang Z，et al. Bioinspired diselenide-bridged mesoporous silica nanoparticles for dual-responsive protein delivery. Adv Mater，2018，30（29）：1801198.

[117]　Singh N，Karambelkar A，Gu L，et al. Bioresponsive mesoporous silica nanoparticles for triggered drug release. J

Am Chem Soc, 2011, 133 (49): 19582-19585.

[118] Mondragon L, Mas N, Ferragud V, et al. Enzyme-responsive intracellular-controlled release using silica mesoporous nanoparticles capped with epsilon-poly-L-lysine. Chemistry, 2014, 20 (18): 5271-5281.

[119] Popat A, Ross B P, Liu J, et al. Enzyme-responsive controlled release of covalently bound prodrug from functional mesoporous silica nanospheres. Angew Chem Int Ed, 2012, 51 (50): 12486-12489.

[120] Li X, Tang T, Zhou Y, et al. Applicability of enzyme-responsive mesoporous silica supports capped with bridged silsesquioxane for colon-specific drug delivery. Micropor Mesopor Mater, 2014, 184: 83-89.

[121] Bernardos A, Mondragon L, Aznar E, et al. Enzyme-responsive intracellular controlled release using nanometric silica mesoporous supports capped with "saccharides". ACS Nano, 2010, 4 (11): 6353-6368.

[122] Cheng Y J, Luo G F, Zhu J Y, et al. Enzyme-induced and tumor-targeted drug delivery system based on multifunctional mesoporous silica nanoparticles. ACS Appl Mater Interfaces, 2015, 7 (17): 9078-9087.

[123] Zhou J, Wang M, Ying H, et al. Extracellular matrix component shelled nanoparticles as dual enzyme-responsive drug delivery vehicles for cancer therapy. ACS Biomater Sci Eng, 2018, 4 (7): 2404-2411.

[124] Croissant J, Chaix A, Mongin O, et al. Two-photon-triggered drug delivery via fluorescent nanovalves. Small, 2014, 10 (9): 1752-1755.

[125] Lu J, Choi E, Tamanoi F, et al. Light-activated nanoimpeller-controlled drug release in cancer cells. Small, 2008, 4 (4): 421-426.

[126] Ferris D P, Zhao Y L, Khashab N M, et al. Light-operated mechanized nanoparticles. J Am Chem Soc, 2009, 131 (5): 1686-1688.

[127] Liu J, Bu W, Pan L, et al. NIR-triggered anticancer drug delivery by upconverting nanoparticles with integrated azobenzene-modified mesoporous silica. Angew Chem Int Ed, 2013, 52 (16): 4375-4379.

[128] Liu J, Bu J, Bu W, et al. Real-time *in vivo* quantitative monitoring of drug release by dual-mode magnetic resonance and upconverted luminescence imaging. Angew Chem Int Ed, 2014, 53 (18): 4551-4555.

[129] Han G, You C C, Kim B J, et al. Light-regulated release of DNA and its delivery to nuclei by means of photolabile gold nanoparticles. Angew Chem Int Ed, 2006, 45 (19): 3165-3169.

[130] Vivero-Escoto J L, Slowing I I, Wu C W, et al. Photoinduced intracellular controlled release drug delivery in human cells by gold-capped mesoporous silica nanosphere. J Am Chem Soc, 2009, 131 (10): 3462-3463

[131] Zhu Y C, Liu H J, Li F, et al. Dipolar molecules as impellers achieving electric-field-stimulated release. J Am Chem Soc, 2010, 132 (5): 1450-1451.

[132] Li F, Zhu Y, Mao Z, et al. Macromolecules on nano-outlets responding to electric field and pH for dual-mode drug delivery. J Mater Chem B, 2013, 1 (11): 1579-1583.

[133] Thomas C R, Ferris D P, Lee J H, et al. Noninvasive remote-controlled release of drug molecules *in vitro* using magnetic actuation of mechanized nanoparticles. J Am Chem Soc, 2010, 132 (31): 10623-10625.

[134] Baeza A, Guisasola E, Ruiz-Hernández E, et al. Magnetically triggered multidrug release by hybrid mesoporous silica nanoparticles. Chem Mater, 2012, 24 (3): 517-524.

[135] Kim H J, Matsuda H, Zhou H, et al. Ultrasound-triggered smart drug release from a poly (dimethylsiloxane)-mesoporous silica composite. Adv Mater, 2006, 18 (23): 3083-3088.

[136] Paris J L, Cabanas M V, Manzano M, et al. Polymer-grafted mesoporous silica nanoparticles as ultrasound-responsive drug carriers. ACS Nano, 2015, 9 (11): 11023-11033.

[137] Jin Z, Wen Y, Hu Y, et al. MRI-guided and ultrasound-triggered release of NO by advanced nanomedicine. Nanoscale, 2017, 9 (10): 3637-3645.

[138] Zhu C L, Lu C H, Song X Y, et al. Bioresponsive controlled release using mesoporous silica nanoparticles capped with aptamer-based molecular gate. J Am Chem Soc, 2011, 133 (5): 1278-1281.

[139] Climent E, Bernardos A, Martinez-Manez R, et al. Controlled delivery systems using antibody-capped mesoporous nanocontainers. J Am Chem Soc, 2009, 131 (39): 14075-14080.

[140] Zhao Y, Trewyn B G, Slowing I I, et al. Mesoporous silica nanoparticle-based double drug delivery system for glucose-responsive controlled release of insulin and cyclic AMP. J Am Chem Soc, 2009, 131 (24): 8398-8400.

[141] Zhang Y, Dang M, Tian Y, et al. Tumor acidic microenvironment targeted drug delivery based on pHLIP-modified mesoporous organosilica nanoparticles. ACS Appl Mater Interfaces, 2017, 9 (36): 30543-30552.

[142] Wu S, Huang X, Du X. Glucose-and pH-responsive controlled release of cargo from protein-gated carbohydrate-functionalized mesoporous silica nanocontainers. Angew Chem Int Ed, 2013, 52 (21): 5580-5584.

[143] Li X, Xie C, Xia H, et al. pH and ultrasound dual-responsive polydopamine-coated mesoporous silica nanoparticles for controlled drug delivery. Langmuir, 2018, 34 (34): 9974-9981.

[144] Aznar E, Marcos M D, Martinez-Manez R, et al. pH-and photo-switched release of guest molecules from mesoporous silica supports. J Am Chem Soc, 2009, 131 (19): 6833-6843.

[145] Lee S F, Zhu X M, Wang Y X, et al. Ultrasound, pH, and magnetically responsive crown-ether-coated core/shell nanoparticles as drug encapsulation and release systems. ACS Appl Mater Interfaces, 2013, 5 (5): 1566-1574.

[146] Torchilin V. Tumor delivery of macromolecular drugs based on the EPR effect. Adv Drug Del Rev, 2011, 63 (3): 131-135.

[147] Davis M E, Chen Z G, Shin D M. Nanoparticle therapeutics: An emerging treatment modality for cancer. Nat Rev Drug Discov, 2008, 7 (9): 771-782.

[148] Meng H, Xue M, Xia T, et al. Use of size and a copolymer design feature to improve the biodistribution and the enhanced permeability and retention effect of doxorubicin-loaded mesoporous silica nanoparticles in a murine xenograft tumor model. ACS Nano, 2011, 5 (5): 4131-4144.

[149] Deng Y, Qi D, Deng C, et al. Superparamagnetic high-magnetization microspheres with an $Fe_3O_4@SiO_2$ core and perpendicularly aligned mesoporous SiO_2 shell for removal of microcystins. J Am Chem Soc, 2008, 130 (1): 28-29.

[150] Kim J, Kim H S, Lee N, et al. Multifunctional uniform nanoparticles composed of a magnetite nanocrystal core and a mesoporous silica shell for magnetic resonance and fluorescence imaging and for drug delivery. Angew Chem Int Ed, 2008, 47 (44): 8438-8441.

[151] Varga C M, Wickham T J, Lauffenburger D A. Receptor-mediated targeting of gene delivery vectors: Insights from molecular mechanisms for improved vehicle design. Biotechnol Bioeng, 2000, 70 (6): 593-605.

[152] Wu H, Liu G, Zhang S, et al. Biocompatibility, MR imaging and targeted drug delivery of a rattle-type magnetic mesoporous silica nanosphere system conjugated with PEG and cancer-cell-specific ligands. J Mater Chem, 2011, 21 (9): 3037-3045.

[153] Mamaeva V, Rosenholm J M, Bate-Eya L T, et al. Mesoporous silica nanoparticles as drug delivery systems for targeted inhibition of Notch signaling in cancer. Mol Therapy, 2011, 19 (8): 1538-1546.

[154] Tsai C P, Chen C Y, Hung Y, et al. Monoclonal antibody-functionalized mesoporous silica nanoparticles (MSN) for selective targeting breast cancer cells. J Mater Chem, 2009, 19 (32): 5737-5743.

[155] Zhu C L, Song X Y, Zhou W H, et al. An efficient cell-targeting and intracellular controlled-release drug delivery system based on MSN-PEM-aptamer conjugates. J Mater Chem, 2009, 19 (41): 7765-7770.

[156] Ma M, Chen H, Chen Y, et al. Hyaluronic acid-conjugated mesoporous silica nanoparticles: Excellent colloidal

dispersity in physiological fluids and targeting efficacy. J Mater Chem, 2012, 22 (12): 5615-5621.

[157] He Q, Ma M, Wei C, et al. Mesoporous carbon@silicon-silica nanotheranostics for synchronous delivery of insoluble drugs and luminescence imaging. Biomaterials, 2012, 33 (17): 4392-4402.

[158] Ferris D P, Lu J, Gothard C, et al. Synthesis of biomolecule-modified mesoporous silica nanoparticles for targeted hydrophobic drug delivery to cancer cells. Small, 2011, 7 (13): 1816-1826.

[159] Pan L, Liu J, He Q, et al. MSN-mediated sequential vascular-to-cell nuclear-targeted drug delivery for efficient tumor regression. Adv Mater, 2014, 26 (39): 6742-6748.

[160] Lopez V, Villegas M R, Rodriguez V, et al. Janus mesoporous silica nanoparticles for dual targeting of tumor cells and mitochondria. ACS Appl Mater Interfaces, 2017, 9 (32): 26697-26706.

[161] Norouzi-Barough L, Sarookhani M R, Sharifi M, et al. Molecular mechanisms of drug resistance in ovarian cancer. J Cellular Physiol, 2018, 233 (6): 4546-4562.

[162] Wu Q, Yang Z, Nie Y, et al. Multi-drug resistance in cancer chemotherapeutics: Mechanisms and lab approaches. Cancer Lett, 2014, 347 (2): 159-166.

[163] He Q, Gao Y, Zhang L, et al. A pH-responsive mesoporous silica nanoparticles-based multi-drug delivery system for overcoming multi-drug resistance. Biomaterials, 2011, 32 (30): 7711-7720.

[164] Jia L, Li Z, Shen J, et al. Multifunctional mesoporous silica nanoparticles mediated co-delivery of paclitaxel and tetrandrine for overcoming multidrug resistance. Int J Pharmaceut, 2015, 489 (1-2): 318-330.

[165] Chen A M, Zhang M, Wei D, et al. Co-delivery of doxorubicin and Bcl-2 siRNA by mesoporous silica nanoparticles enhances the efficacy of chemotherapy in multidrug-resistant cancer cells. Small, 2009, 5 (23): 2673-2677.

[166] Lin D, Cheng Q, Jiang Q, et al. Intracellular cleavable poly(2-dimethylaminoethyl methacrylate) functionalized mesoporous silica nanoparticles for efficient siRNA delivery *in vitro* and *in vivo*. Nanoscale, 2013, 5 (10): 4291-4301.

[167] Meng H, Liong M, Xia T, et al. Engineered design of mesoporous silica nanoparticles to deliver doxorubicin and P-glycoprotein siRNA to overcome drug resistance in a cancer cell line. ACS Nano, 2010, 4 (8): 4539-4550.

[168] Ashley C E, Carnes E C, Epler K E, et al. Delivery of small interfering RNA by peptide-targeted mesoporous silica nanoparticle-supported lipid bilayers. ACS Nano, 2012, 6 (3): 2174-2188.

[169] Chen Y, Chu C, Zhou Y, et al. Reversible pore-structure evolution in hollow silica nanocapsules: Large pores for siRNA delivery and nanoparticle collecting. Small, 2011, 7 (20): 2935-2944.

[170] Liu T, Zhang N, Wang Z, et al. Endogenous catalytic generation of O_2 bubbles for in situ ultrasound-guided high intensity focused ultrasound ablation. ACS Nano, 2017, 11 (9): 9093-9102.

[171] Chen Y, Chen H, Sun Y, et al. Multifunctional mesoporous composite nanocapsules for highly efficient MRI-guided high-intensity focused ultrasound cancer surgery. Angew Chem Int Ed, 2011, 50 (52): 12505-12509.

[172] Sun Q, You Q, Wang J, et al. Theranostic nanoplatform: Triple-modal imaging-guided synergistic cancer therapy based on liposome-conjugated mesoporous silica nanoparticles. ACS Appl Mater Interfaces, 2018, 10: 1963-1975.

[173] Fan W, Lu N, Shen Z, et al. Generic synthesis of small-sized hollow mesoporous organosilica nanoparticles for oxygen-independent X-ray-activated synergistic therapy. Nat Commun, 2019, 10: 1241.

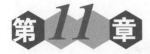

基于精准给药的药物递送系统研发

人类疾病的治疗效果能否达到预期，取决于所选治疗方法的正确与否。重大疾病如肿瘤的精准治疗是现代医学和疾病患者梦寐以求的治疗方案，具有高效低毒的基本特征。就肿瘤治疗而言，首选的精准治疗是手术切除，但也仅限于原发肿瘤病灶，同时还需辅以药物治疗或药物和放射联合治疗，可见药物在肿瘤治疗中尽管是辅助疗法但不可或缺。因此，为了提高药物治疗效果和改善患者生活质量，药学工作者采用多种精准的药物递送策略，构建了形式多样的精准给药的药物递送系统，以期实现对重大疾病高效安全的治疗效果。

11.1 精准药物递送系统分类

精准药物递送就其给药途径可分为全身给药（静脉注射给药）和局部给药（病灶部位给药）两大途径，药物递送的精准效果取决于病灶部位生理病理学特征和递药系统特性（理化性质、生物相容性）两大因素，其中病灶部位生理病理学特征是内在确定因素，因此药物递送效果优劣与所采用的递药策略和所构建的递药系统密切相关。

全身给药的精准药物递送系统就其精准机制分为内部环境响应型精准药物递送系统和外部环境响应型精准药物递送系统。内部环境响应型精准药物递送系统（图 11.1）是一类对机体病灶部位的病理生理学特点，如组织渗透性、细胞受体表达、组织微环境 pH 和氧化还原性或酶活性等特异性响应而实现药物靶向治疗的递药系统。通过延长递药系统在病灶部位的滞留时间、刺激其在病灶部位药物快速释放和增加药物在病灶部位的蓄积量等，从而增强对疾病的治疗效果并降低全身毒副作用。内部环境响应型精准药物递送系统的优点在于，无需外部刺激即可实现药物靶向递送和智能释放，是当前研究较多的一类精准药物递送系统。根据响应机制不同，内部环境响应型精准药物递送系统又可分为被动响应型（被动靶向）、主动响应型（主动靶向）和微环境响应型。

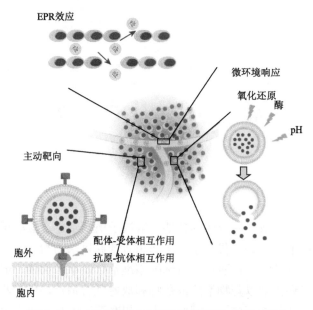

图 11.1　内部环境响应型精准药物递送系统示意图

外部环境响应型精准药物递送系统（图 11.2）是一类对外部环境，如光照、温度、超声和磁场等产生特异性响应而实现药物靶向治疗的递药系统。与内部环境响应型精准药物递送系统相比，外部环境响应型精准药物递送系统的优点在于内源性干扰信号少，药物递送过程和释放过程更可控，响应机制简单等。

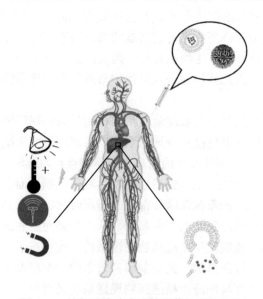

图 11.2　外部环境响应型精准药物递送系统

　　局部给药的精准药物递送系统是将药物直接应用于病灶部位并使药物在局部发挥治疗作用的一种特殊类型精准递药系统。本章主要介绍用于局部给药的凝胶制剂和眼用制剂，并以它们为例说明针对局部疾病进行治疗的精准药物递送。

　　凝胶制剂是一种由凝胶分子（高分子材料或生物大分子）形成的三维网络结构和被束缚在三维网络结构中难以自由扩散的溶剂分子共同构成的具有黏弹性的半固体剂型。形成稳定的三维凝胶网络结构需要依靠凝胶分子之间的物理或化学交联。凝胶基质可分为天然来源与人工合成两种类型。根据不同的凝胶基质，可以分为多肽或蛋白质凝胶和聚合物凝胶等。根据凝胶的形成机制，又可分为物理凝胶（氢键、疏水作用、金属键、范德瓦耳斯力等非共价键物理交联）和化学凝胶（共价键化学交联）。因为结构与细胞外基质相似，凝胶具有良好的生物相容性，已经在组织再生领域应用了数十年。最初，这些材料需要先在患者体外形成凝胶，然后借助手术方法植入体内。然而，随着合成化学和材料科学的进步，凝胶能够以液体状态通过注射的方式给药，并在体内形成凝胶。这一技术提供了一种通过微创方式递送药物，填充复杂组织缺陷并诱导身体受损部分再生的途径。

　　新生血管性眼底病是导致人们视力受损甚至失明的主要原因。针对血管内皮生长因子相关信号通路的生物大分子药物为此类疾病的治疗提供了有效手段，但眼部特殊的生理结构给生物大分子药物的安全、有效递送造成很大困难。玻璃体内注射给药是目前临床上将生物大分子药物递送至眼底最常用的给药途径，但存在一定罹患并发症的风险，且患者顺应性差。细胞穿膜肽（cell-penetrating peptides，CPPs）可以高效介导与之共价或非共价连接的小分子、多肽、蛋白质、核酸、纳米粒等以透过生物膜屏障，并且适合工业化大规模生产，对眼部组织安全性好。利用细胞穿膜肽设计促进渗透型大分子精准眼部递送系统，已被多项研究证明可通过非角膜途径吸收，实现大分子药物无创眼内递送并发挥治疗效果。随着药剂学、分子生物学等技术的发展，含有穿膜肽的大分子药物滴眼液将为眼底疾病的无创治疗提供更为安全有效的治疗手段。

11.2　全身给药的精准药物递送策略与应用

11.2.1　内部环境响应型精准药物递送系统

1. 被动靶向药物递送系统

　　被动靶向药物递送系统主要是利用实体瘤中 EPR 效应而设计的药物递送系统。Maeda 在 1986 年首次发现伊文思蓝染料与某些分子量较大的蛋白质（如白蛋白、转铁蛋白和免疫球蛋白等）结合后，在皮下肿瘤部位可特异性蓄积[1]。随后，一系列研究证实了大分子药物和具有一定尺寸的纳米级递药系统可通过EPR效应蓄积在该肿瘤部位[2, 3]。EPR效应与皮下肿瘤中高渗透性的血管结构有关，涉及血管内皮生长因子（VEGF）、蛋白质血管通透因子（VPF）、缓激肽、一氧化氮、过氧亚硝酸盐和各种血管通透性调节酶等[4]。有研究表明，正常组织在血压升高时可通过血管紧张素、肾上腺素等血管通透性调节因子来恒定血流量，而皮下肿瘤组织中血流量调控机制存在缺陷，其血流量随血压升高而增大。因此，硝酸甘油、血管紧张素Ⅰ转换酶（ACE）抑制剂或血管紧张素Ⅱ诱导的高血压可通过增加大分子药物在肿瘤部位蓄积，从而增强疗效和降低毒性[5, 6]。对于纳米级精准药物递送系统（如脂质体、聚合物胶束和纳米粒），除了病灶部位血管通透性以外，影响EPR效应的关键因素还包括生物相容性和递药系统大小。普通的纳米级递药系统在体内易被网状内皮系统（RES）识别并清除，递药系统表面经修饰聚乙二醇等长循环分子可有效延长体内的半衰期，大大增加因EPR效应产生的皮下肿瘤部位药物蓄积[7, 8]。大量研究表明尺寸介于80～120nm、表面有负电荷并修饰长循环分子的纳米递药系统具有更优的被动靶向效率[4, 9]。

因EPR效应依赖实体瘤血管通透性，不同类型、不同发展阶段的肿瘤模型和临床病例中EPR效应呈现较大的异质性。尽管基于EPR效应的肿瘤靶向聚合物药物在临床前研究中表现出显著的肿瘤特异性蓄积和增强的治疗效果[10, 11]，但在胰腺癌组织中因特殊肿瘤微环境和代谢导致血管内皮细胞间隙变小，EPR效应并不明显。此外，在早期肿瘤和术后残余肿瘤中因尚未形成病理性新生血管，也无明显EPR效应[12]。虽在啮齿动物皮下瘤模型中利用EPR效应实现药物被动靶向递送已有大量文献报道，但近年来越来越多的研究表明，临床病例中EPR效应不显著，仅通过EPR效应实现药物靶向递送的临床前景并不被看好，甚至有评论文章指出基于EPR效应的癌症靶向药物治疗设计和开发至今均是失败的[13]。因此，当前精准药物递送研究更多关注于主动或微环境响应型靶向递药策略所设计的递药系统。

2. 主动靶向药物递送系统

主动靶向药物递送系统是利用配体-受体/转运体、抗原-抗体等相互作用以特异性提高病灶部位药物浓度的精准药物递送系统。配体或抗体通常修饰在递药系统表面以结合病灶部位（如肿瘤）或生物屏障（如血脑屏障）上高表达的受体/转运体或抗原。主动靶向的特异性和靶向效率一般比被动靶向高，是目前最受关注的通过全身递药的药物靶向递送策略之一。

主动靶向药物递送系统选择的受体通常为便于递药系统内化的细胞表面受体。与提高肿瘤部位蓄积相比，通过受体介导的跨膜作用直接内化到细胞中，可以更为有效地增强靶向药物递送系统的疗效（针对细胞内靶点药物）。作为肿瘤靶向药物递送的经典受体，包括叶酸受体（FR）、转铁蛋白受体（TfR）和血管内皮生长因子受体（VEGFR）等。叶酸受体是一种富含半胱氨酸的细胞表面糖蛋白，该受体在正常组织中表达水平低，但在许多癌细胞上则高水平表达，以满足肿瘤细胞快速分裂过程中对叶酸的需求。肿瘤细胞上高表达的叶酸受体，可特异性结合叶酸及叶酸修饰的靶向递药系统，并经受体介导方式加速药物入胞。叶酸修饰的 PEG-PLGA 材料末端偶联上阿霉素所形成的聚合物胶束，较无叶酸修饰的聚合物胶束，更易被叶酸受体高表达的 KB 细胞摄取，产生更强的抗肿瘤活性[14]。叶酸修饰的 PEG-DSPE 材料构建的聚合物胶束能显著提高包载的9-硝基喜树碱（9-NC）对 HeLa 和 SGC7901细胞生长的抑制效果[15]。此外，经叶酸受体介导途径摄取的叶酸是细胞内 DNA 和 RNA 合成中重要的一碳单位供体，因此拮抗叶酸受体以抑制癌细胞增殖成为肿瘤治疗的热门靶点[16]。转铁蛋白受体是癌细胞上高表达的二聚体跨膜糖蛋白（180kDa），其配体转铁蛋白为天然存在的80kDa 糖蛋白，将其修饰于递药系统表面后，可经受体介导方式被靶细胞选择性摄取。研究表明，转铁蛋白修饰的脂质体在渗出细胞后与受体仍具有特异性结合能力，并触发受体介导细胞内吞，可用于克服多药耐药性（MDR），研究结果显示转铁蛋白可显著增强细胞内递送并增加包封的阿霉素对 MDR 细胞的细胞毒性，比游离阿霉素高3.5倍[17]。除靶向肿瘤细胞外，肿瘤血管内皮细胞靶向为药物递送系统设计提供了新的思路。肿瘤血管内皮细胞靶向的优点在于其静脉内注射后直接进行结合且无外渗。绝大多数内皮细胞标记物，如整合素和 VEGFR，在新生血管内皮细胞上的表达与肿瘤类型无关[18]。已有报道表明，修饰有 RGD 环肽（cRGD）、整合素 α 的特异性配体或具有特殊序列的 VEGFR 多肽配体的多种药物递送系统均显示出增强的药物结合活性[19, 20]。

　　人体内存在的生理屏障[如血脑屏障（BBB）、血-视网膜屏障（BRB）和胞内递送过程中的细胞膜等]严重影响相应病灶部位的有效药物递送，可突破生理屏障的主动靶向递药系统近年来也引起广泛重视。血脑屏障是制约药物进入脑内的关键因素，绝大多数药物（分子质量大于 400Da 或形成的氢键数量多于 8 个）无法通过脂质介导的自由扩散跨越血脑屏障[21]。主动靶向跨越血脑屏障，可将递药系统经受体或转运体介导途径输送入脑，从而发挥治疗作用。血脑屏障组成细胞上存在多种可介导靶向转运的受体，如胰岛素受体、转铁蛋白受体、乙酰胆碱受体（AChR）、葡萄糖转运蛋白（GLUT）、氨基酸转运蛋白和核苷酸转运蛋白等。其中转铁蛋白受体介导的精准药物递送系统研究较多，将转铁蛋白受体的单抗进行放射性示踪并与氨甲蝶呤形成单抗-药物复合体，Friden 等证实了转铁蛋白受体作为介导药物脑内转运靶点的可行性[22]；使用双功能 PEG 交联剂将转铁蛋白或转铁蛋白受体单抗（OX26 或 R17217）共价偶联至人血清白蛋白（HSA）纳米粒上，包载洛哌丁胺（阿片受体激活剂，但无法透过血脑屏障）后可有效提高洛哌丁胺的脑内分布量[23]。乙酰胆碱受体靶向策略是经乙酰胆碱受体介导跨越血脑屏障脑内药物递送的有效方法，将尼古丁乙酰胆碱受体（nAChR）多肽配体 CDX 或逆向异构化设计得到的 ^{D}CDX 修饰在胶束或脂质体上并包载抗肿瘤药物（阿霉素或紫杉醇），均可提高脑胶质瘤治疗效率[24, 25]。利用葡萄糖转运蛋白在血脑屏障和神经胶质瘤内的高表达，将 2-脱氧-D-葡萄糖修饰在聚乙二醇-聚三亚甲基碳酸酯共聚物纳米粒上构建双级靶向纳米递药系统，通过 GLUT 介导的转胞吞作用提高紫杉醇的血脑屏障穿透能力，并促进胶质瘤细胞内吞[26]。

用于主动靶向精准药物递送的配体主要包括小分子、多肽、抗体和核酸适配体等。①经典的小分子配体如叶酸和茴香酰胺（anisamide），分别靶向肿瘤细胞上的叶酸受体与 σ 受体（一种在肿瘤细胞高表达的膜结合蛋白受体）。小分子配体一般具有高亲和力，但小分子配体与受体间的结合界面小，与药物递送系统偶联后可能大大降低其结合活性。②多肽配体模拟蛋白-蛋白相互作用以实现受体-配体的特异性结合。基于结构的多肽配体设计在肿瘤靶向递药研究中备受关注，如基于尿激酶纤溶酶原激活物受体（uPAR）和尿激酶纤溶酶原激活物（uPA）结合物的晶体结构而设计的 U$_{11}$ 多肽，偶联的脂质体可将药物靶向递送至过度表达 uPAR 的前列腺癌细胞和乳腺癌细胞[27]；体内外噬菌体展示技术为寻找和鉴定肿瘤中特异性表达的受体、肽类配体亲和力验证等方面发挥重要作用，利用肿瘤中回收的噬菌体发现了几种有望用于药物靶向递送的多肽，如 iRGD 肽、NGR 肽和 GSL 肽。其中 iRGD 肽又被称为肿瘤穿透肽，已通过体内噬菌体展示证实其具有多步结合和穿透能力[28]，并可通过修饰在药物递送系统表面而实现肿瘤靶向的药物递送，展示出强穿透效率[29, 30]。多肽配体具有高效的靶向递送潜力，但其稳定性差，可严重影响多肽配体的体内递送效率，经计算机辅助设计和逆序异构或环合等手段构建的 D 型多肽或环肽能够增强多肽配体的稳定性。然而，偶联稳定型多肽配体的药物递送系统存在产生免疫原性的风险[31, 32]，如有研究显示表面修饰有环状 RGD 肽，如 c(RGDyK) 和 c(RGDfK) 的脂质体能够诱导小鼠产生致死性 IgE 非依赖性的、急性的以及全身性的过敏反应，其可能由于 IgG 免疫复合物引发补体激活、过敏毒素和细胞因子释放等，最终导致急性器官损伤[33]。③抗体类配体结合特异性高、结合活性强。抗体修饰的脂质体（免疫脂质体）和胶束（免疫胶束）已显示出广泛的靶向递送潜力。包封紫杉醇的空间稳定免疫脂质体，目前已被证实能够通过受体介导的内吞作用提高细胞内递送的效率。迄今为止已有多种基于抗体或其片段的递药系统正处于临床前或临床试验阶段[34]。④核酸适配体指具有独特三维构象的寡核苷酸，与非核酸靶分子具有高亲和力和高特异性结合力。对核仁蛋白具有高亲和力的聚 DNA 适配体 AS$_{1411}$ 修饰的胆固醇嵌入脂质体表面后，显示出良好的肿瘤靶向能力[35]。

3. 微环境响应靶向药物递送系统

微环境响应靶向药物递送系统是指基于体内病灶部位的微环境，如 pH、温度、酶、乏氧条件等与正常组织的差异而设计的递药系统以实现特定微环境释药。如实体肿瘤的缺氧区域因代谢产生的乳酸以及 ATP 水解造成了肿瘤部位的酸性微环境[36]，利用该肿瘤低 pH 的微环境构建的精准药物递送系统已被证实能有效提高抗肿瘤药物的治疗效果并降低毒性反应[37]；利用胃等具有生理性低 pH 特性的组织器官进行响应性药物递送也可实现定向给药[38, 39]。构建 pH 敏感型递药系统的主要策略包括：①引入可电离的化学基团，如胺、磷酸和羧酸等，接受或提供质子而发生物理变化（溶胀或离子化等），从而影响药物递送系统稳定性来释放药物。聚（β-氨基酯）含有叔丁基，其 pK_b 值约为 6.5，它在低于 pH 6.5 时可溶，而在高于 pH 6.5 的水性介质中不溶，其与 PEG 连接后，PEG-聚（β-氨基酯）共聚物形成自组装聚合物胶束，在肿瘤弱酸性微环境中可迅速崩解，实现 pH 响应性释药；该种聚合物胶束包载喜树碱（CPT）后能有效增强抗肿瘤作用，并减少在动物模型上的副作用[40]。②利用敏感肽或 DNA 在不同 pH 下的构象和理化性质差异实现微环境响应。pH 敏感的融合肽暴露于低 pH 时，可与体内磷脂膜融合入胞，实现基因药物的高效递送。以重复序列 GALA（Glu-Ala-Leu-Ala）构成的多肽，因其谷氨酸羧基的内部排斥作用与 pH 相关，故随着 pH 降低，多肽可由无规则卷曲变为 α 螺旋结构，其疏水性增强，从而增加与脂质膜的相互作用[41]。③直接使用 pH 敏感的化学键将药物分子修饰在药物递送系统表面，使其在特定 pH 下被释放。常用的 pH 敏感化学键有缩醛、酯、腙、亚胺和顺式酰胺键-羧基结构等（表 11.1）。缩醛连接基是具有连接到相同碳原子的两个单键氧原子的基团（或者在缩酮的情况下连接两个碳键合的 R 基团），在酸性条件下，缩醛基团中的氧被质子化并活化相邻的碳，可促进水的侵蚀并最终导致缩醛连接基的裂解而形成醛和醇。顺式酰胺键-羧基结构在低 pH 下发生分子内辅助的酸催化水解而被切断，利用此化学键可将阿霉素连接上聚乙烯醇以形成大分子共轭物，其体内抗肿瘤活性得到显著提高[42]。④加入能够产生二氧化碳的前体，其将在酸性环境中产生二氧化碳（CO$_2$）气体，导致载体的分解和药物分子的释放。该策略是基于 HCO$_3^-$ 接受质子生成碳酸，碳酸易分解产生 CO$_2$ 和水。常见的 CO$_2$ 生成剂包括碳酸氢钠和碳酸氢铵[43]。值得注意的是，利用 pH 敏感性实现药物精准递送的策略仍存在诸多挑战，如药物递送系统的生物相容性、针对 pH 的响应速度与灵敏程度等。

表 11.1　常见酸不稳定化学键及降解产物

名称	酸不稳定化学键	降解产物
缩醛		
酯		
腙		
亚胺		
顺式酰胺键-羧基		

　　利用肿瘤微环境与正常组织的氧化还原显著差异，设计氧化还原敏感型药物递送系统是当前研究的热门之一。硫化氢（H₂S）在肿瘤微环境中特异性增加且具有还原性，是常用的内源性信号之一[44]。谷胱甘肽和氧化型谷胱甘肽（GSH/GSSG）是细胞中丰富的氧化还原对，根据细胞内外和病理组织中 GSH 的差异实现药物定点释放也是常用的智能递药策略。有研究表明，小鼠肿瘤组织中 GSH 浓度是其正常组织的四倍[45]，胞内因存在还原型烟酰胺腺嘌呤二核苷酸磷酸（又称还原性辅酶Ⅱ，NADPH）和谷胱甘肽还原酶，GSH 浓度约为 10mmol/L，而在细胞外浓度为 2～20μmol/L[46]。某些疾病组织，如肿瘤、动脉粥样硬化和心脏损伤中活性氧（ROS）的异常可作为氧化敏感型药物递送系统的响应信号[47]。最常用的还原性响应体系是具有二硫键的系统，即二硫键可在还原性环境中断裂，引发聚合物胶束或脂质体内药物释放。二硫键的引入方法有硫醇-二硫化物交换反应或使用含二硫键的交联剂，如硫代二丙酸、双（2,2-羟乙基）二硫化物、胱胺及其衍生物等[48-50]。例如，通过葡聚糖正吡啶二硫化物（Dex-SS-py）与巯基聚 ε-己内酯（PCL-SH）之间的硫醇-二硫化物交换反应合成并制备的包载阿霉素的二嵌段共聚物胶束（Dex-SS-PCL），显示出更高的药物递送效率和治疗效果[51]。二硒键也可作为还原性响应化学键构建类似的递药系统，但目前缺乏高效的引入方法和改善含二硒键化合物溶解度的策略，因此这些研究仍处于初期阶段[52]。氧化

性响应递药系统依赖于 ROS 提供氧化条件，内源性 ROS 一般来自有氧呼吸的副产物，如过氧化氢和羟基自由基[47]。氧化性响应递药系统一般含硫、硒和二茂铁等，通过氧化性响应基团使递药系统在氧化条件下稳定性下降，诱发药物释放。聚环丙硫醚（PPS）是第一个用于药物载体的氧化性响应去稳定化的疏水性嵌段，ROS 通过渗透到递药系统疏水性中心使 PPS 被氧化成亲水性亚砜并最终被氧化为砜，疏水性中心的破坏引发递药系统释放出包载的疏水性药物。Hu 和 Tirelli 将该嵌段共聚物与超氧化物歧化酶（SOD）结合，赋予该杂化系统过氧化物和超氧化物反应性[53]。Mahmoud 等在 PPS 的基础上增加了 pH 响应性，获得了氧化还原和 pH 响应的聚硫醚缩酮纳米颗粒，其在体外试验中表现出良好的释放特性。其他新型氧化反应系统，如硼酸酯基团、四硫富瓦烯、中孔硅、聚硫代缩酮和低聚脯氨酸也已用于生物相关的聚合物合成中[47, 54-57]。但利用氧化还原响应递药系统进行靶向给药难度很大，肿瘤或其他病理组织与正常组织之间的物理化学差异对于常规化学刺激而言相当小，因而氧化还原响应型聚合物药物载体的发展将趋向于更敏感的响应机制。此类药物递送系统鲜有完整的体内试验证实其在临床应用中的可行性，其体内安全性和有效性需要深入探讨。

　　另一类研究较多的体内微环境响应型药物递送系统是针对体内酶环境，特别是肿瘤微环境中各种酶的表达，其中研究最多的是基质金属蛋白酶（MMP）。MMP 是含锌内肽酶家族，能够切割大多数细胞外基质（ECM）蛋白。大量研究表明，侵袭性肿瘤细胞必须协调细胞黏附分子、细胞骨架元件、细胞外基质降解蛋白酶和调节分子之间的密切合作才能完成肿瘤转移[58]。癌组织中 MMP 较正常组织表达增加。将 MMP 的底物肽与生物材料偶联，可制备 MMP 响应型递药系统，实现肿瘤微环境靶向递送。有研究者利用 MMP 底物肽制备了 MMP 响应型脂质体或聚合物胶束用来递送传统化疗药物，可显著降低毒性并增强药效[59, 60]；还有研究者将 pH 敏感的细胞穿膜肽通过 MMP-2 底物连接，构建肿瘤外 pH 微环境和 MMP 双重触发的纳米给药系统，用于基因和抗肿瘤药物递送[61, 62]。在炎症组织和肿瘤组织中高表达的分泌型磷脂酶 A_2（$sPLA_2$）也被广泛用于肿瘤或炎症微环境靶向药物递送系统的设计[63]，$sPLA_2$ 能催化磷脂分解成游离脂肪酸和 1-酰基溶血磷脂[64]。由于肿瘤中升高的 $sPLA_2$ 水平，二酰基磷脂组成的聚合物覆盖的脂质体在肿瘤组织中特异性水解，脂质双分子层的破坏引发包封药物的特异性快速释放[65]。

　　内部环境响应型精准药物递送系统是受关注较多的药物递送系统，经长期的研究已取得多项重要进展，但通过对内环境靶向机制的深入理解，此类药物递送系统存在的问题也日益凸显，如内环境的异质性和递药系统对内环境响应的灵敏度和特异性等，制约了内部环境响应型药物递送系统的临床转化[66]。

11.2.2 外部环境响应型精准药物递送系统

热敏性药物递送系统（或热响应药物递送系统）是研究最多的刺激响应策略之一。热响应性通常由载体材料因性质随温度的非线性急剧变化控制，并触发药物的释放。热敏材料在正常体温下应保持对药物的有效装载，在略高于体温（如 > 42℃）时则快速释放药物。热响应药物递送系统通常为脂质体、聚合物胶束或纳米颗粒[如聚(*N*-异丙基丙烯酰胺)，PNIPAM]。热响应脂质体通常利用磷脂相变过程中的构象变化，采用温控水袋、射频振荡器或微型环形相控微波施加器等在体内病灶部位局部加热。热敏脂质体（TSL）是一种热响应性强的精准药物递送系统。包载阿霉素的热敏脂质体（ThermoDox，Celsion 公司）利用射频消融（RFA）治疗肝细胞癌的临床Ⅲ期研究结果显示，该热敏脂质体具有良好的生物安全性和药物治疗效果。另一种热敏脂质体是使用亮氨酸拉链肽-脂质体杂交体，它结合了传统热敏脂质体的优点和温度敏感肽的解离与展开特性[67]。此外，通过热解产生气泡方式也可触发热敏性脂质体释药，其机制是在温和温度（约 42℃）下通过分解碳酸氢铵产生的二氧化碳气泡改变脂质体双分子膜完整性而导致释药。因二氧化碳气泡的高回声特征，产生气泡的脂质体囊泡不仅在靶部位迅速释放包载的阿霉素，还改善了组织的超声成像效果[68]。虽然 PNIPAM 是热敏聚合物药物载体的首选聚合物结构单元，但其他聚合物材料，如聚{*γ*-2-[2-（2-甲氧基乙氧基）-乙氧基]乙氧基-*ε*-己内酯-*b*-聚（*γ*）-辛氧基-*ε*-己内酯}也显示出适合作为热敏材料的相变温度，即在 > 40℃时释药。热敏感性可作为细胞穿膜肽的活性开关，在这种情况下[69]，二嵌段共聚物弹性蛋白样多肽（ELPs）组装体通过温度触发使精氨酸残基展示在胶束的外围，使得 HeLa 细胞摄取增加 8 倍以上。在短暂的温度降低（也称冷休克或冷冻疗法）时也可发生热响应，纳米载体的热可逆膨胀或去溶胀作用可增加空隙大小，促进包封药物的自由扩散[70]。

磁响应药物递送系统是利用生物材料在外加磁场下发生物理化学变化而定位和释药的一种精准药物递送系统。其优点在于可根据响应类型采取不同的药物递送策略，既可实现在永久磁场下药物递送系统的磁引导，又可利用施加交变磁场时的温度升高实现温控药物释放，还可利用磁共振成像将诊断和治疗整合在单个药物递送系统中，实现诊疗一体化。磁引导的一般策略是将体外磁场聚焦在靶器官或靶组织上，通过磁场诱导递药系统磁性内核进行磁引导。用作磁性内核的材料主要有 Fe_3O_4 或 Fe_2O_3 纳米晶体。为弥补药物递送系统包载磁性内核后对药物包载能力的损失，一般将药物经共价结合的形式与载体材料偶联，也有研究直接使用多孔金属纳米颗粒作为磁性元件和药物载体。例如，使用 Fe_3O_4 纳米晶体作为磁性元件的角鲨烯-吉西他滨脂质体，在磁引导下提高了靶向实体瘤的效率和磁共振成像对比度[71]。永久磁场不仅用于磁引导增加药物在靶器官中的蓄积，也可触发药物释放。当包封超顺磁性氧化铁纳米颗粒和疏水性药物的 Pluronic-F127 胶束组成铁凝胶时，氧化铁纳米颗粒彼此接近并挤压胶束促使药物释放[72]。当磁性纳米颗粒置于振荡或交变磁场（AMF）中，由于磁滞损失和（或）Néel 弛豫，它们可作为能量转换器在周围介质中产生热量。因此，磁性纳米颗粒也被广泛用于肿瘤的选择性加热（热疗）或实现药物按需脉冲释放。用于磁性引导或局部热疗的磁响应纳米颗粒通常仅限于磁场较易穿透的肿瘤结节，而对于其他肿瘤而言，外部磁场需要足够的聚焦和深入穿透组织的能力，以保证足够的强度到达病灶部位发挥磁引导或热能转换作用。

光触发的药物递送系统被设计为响应特定波长光照射（紫外光、可见光及近红外光）导致光敏诱导物质修饰的载体结构发生一次性或可重复变化，从而控制药物释放。如偶氮苯基团及其衍生物在 300～380nm 光照下能发生从反式到顺式的可逆异构化，可应用于光调控的药物释放。利用偶氮苯改性的聚丙烯酸酯，设计在水溶液中蛋白质与聚合物材料光响应性结合的可逆开关。牛血清白蛋白（BSA）与聚合物的结合程度受聚合物侧链疏水基间隔的控制，在非光照条件下，BSA 非共价结合 2～3 个聚合物链，在溶液中交联形成凝胶；在光照下聚合物偶氮苯基团则发生反式-顺式转变，使结合能力降低，触发 BSA 释放[73]。光触发药物递送的主要缺点是穿透深度浅（<10mm）[74,75]，当在紫外光和可见光范围（波长<760nm）内，因内源性光吸收物质，如血红蛋白、肌红蛋白和黑色素等的强吸收以及软组织的强散射性，导致这些波长的光穿透深度较浅[76,77]。因此，常规的光诱导药物递送仅适用于可以直接照射的身体区域。但如果使用响应更高波长的光敏基团或利用双光子技术，可用近红外（NIR）光（780～2526nm）代替紫外-可见光源，可具有更深的组织穿透性和更低的散射性能并降低光毒性。NIR 吸收等离子体材料可将在辐射期间吸收的光子能量转换成热量，触发 NIR 响应性纳米装置释放药物。由 NIR 照射的金表面等离子共振引起的温度升高也能引起聚合物或脂质体的相变，从而促进所载药物的释放[78]，或直接作用于金纳米颗粒载药孔隙，触发其快速释药[79]。尽管理论上光控释放的药物递送系统具有良好前景，但用于药物递送的光响应材料（如 Au-Ag、金纳米棒、偶氮苯和邻硝基苄基衍生物等）的安全性和生物可降解性一直存在争议，寻找生物相容的光敏材料是实现其临床转化的关键。

超声响应的药物递送策略是实现精准时空控制药物释放的有效方法之一。超声波具有非侵入性、无电离辐射、可调节的频率、工作周期和暴露时间等优势，适合作为触发药物递送系统的外部刺激。例如，超声响应的药物递送系统能通过安全和非侵入的方式完成在手术期或其他情况下的局部麻醉，通过超声敏化剂原卟啉 IX 产生与脂质膜反应的活性氧物质,触发包封在脂质体内的局部麻醉剂河豚毒素的释放,在体内试验中可观察到可重复触发的神经阻滞作用[80]。超声波可通过空化现象(液体中形成的空穴崩溃而产生的高温、高压、放电、发光和激震波等现象)或辐射力产生的热和(或)机械效应触发药物释放。与空化相关的物理力可诱导纳米载体去稳定化,导致药物释放[81]。超声还可造成血管通透性瞬时增加,加速药物分子进入病灶部位[82]。例如,利用聚焦超声使血脑屏障通透性出现瞬时性增强,向脑内递送 1, 3-双(2-氯乙基)-1-亚硝基脲(BCNU),可延缓大鼠脑胶质瘤生长并延长动物中位生存期[83]。目前已有通过磁共振引导聚焦超声打开血脑屏障,用于早期阿尔兹海默病和肌萎缩侧索硬化治疗的临床研究。能够降低空化阈值的全氟化碳(PFC)材料常用来制备各类超声响应型药物递送系统,如微泡和纳米乳,也可通过适配体功能化增加其靶向特异性[84]。

11.2.3 全身给药的精准药物递送系统开发应用

迄今为止,已获批用于临床的精准药物递送系统包括聚乙二醇化腺苷脱氨酶和天冬酰胺酶、阿霉素脂质体、白蛋白结合紫杉醇、布比卡因脂质体、葡聚糖涂层氧化铁等十多个纳米药物,主要用于抗肿瘤和抗真菌等临床应用[85],也有用于眼部疾病[86]和各种炎症反应的研究(表 11.2)。阿霉素脂质体是最早被批准用于肿瘤治疗的纳米药物。目前在临床开发中有两种新型阿霉素脂质体制剂,一种是人表皮生长因子受体-2(HER2)靶向的 MM-302(Merrimack Pharmaceuticals)[87],I 期研究显示 MM-302 耐受性良好,针对转移性 HER2 阳性乳腺癌患者的 II 期试验正在进行中;ThermoDox(Celsion 公司)[88]是阿霉素脂质体的另一种新型配方,它具有热敏性,因此可温控释药。目前 ThermoDox 的 III 期试验已经完成或正在进行,也有研究将射频消融与其联合用于治疗肝胆肿瘤,以希望提高药物治疗指数和进一步降低毒性反应。

表 11.2　近期部分处于临床抗肿瘤治疗研究的纳米递药系统

名称	药物分子	辅料	形式	适应证	原理	阶段
CPX-351	阿糖胞苷柔红霉素	DSPC,DSPG,胆固醇	脂质体	急性髓细胞白血病,急性淋巴细胞白血病	被动靶向	I 期,II 期
IHL-305	伊立替康	HSPC,胆固醇,mPEG-DSPE	脂质体	实体瘤	被动靶向	I 期
MM-398	伊立替康	DSPC,胆固醇,mPEG-DSPE	脂质体	转移性胰腺癌,实体瘤	被动靶向	I 期,III 期

续表

名称	药物分子	辅料	形式	适应证	原理	阶段
Promitil	丝裂霉素-C	HSPC，mPEG-DSPE，胆固醇	脂质体	晚期实体瘤	被动靶向	I 期
paclitaxel poliglumex（OPAXIO™）	紫杉醇	聚-L-谷氨酸	聚谷氨酸缀合物	头颈癌，多形性胶质母细胞瘤，妇科恶性肿瘤	被动靶向	I 期，II 期
CRLX-101	喜树碱	环糊精-聚（乙二醇）共聚物	环糊精包合物	晚期实体瘤，直肠癌，小细胞肺癌	被动靶向	I 期，II 期
CRLX-301	多西他赛	环糊精-聚（乙二醇）共聚物	聚合物共轭	实体瘤	被动靶向	I 期，II 期
Genexol-PM	紫杉醇	甲氧基聚乙二醇-聚（D, L-丙交酯）	聚合物胶束	转移性乳腺癌，非小细胞肺癌，乳腺癌，肝癌	被动靶向	II 期
NK-012	伊立替抗代谢物（SN-38）	聚（乙二醇）-聚（谷氨酸）嵌段共聚物	聚合物胶束	晚期实体瘤，小细胞肺癌，乳腺癌	被动靶向	I 期，II 期
Paclical	紫杉醇	类似黄醇衍生物 XR-17	聚合物胶束	妇科恶性肿瘤	被动靶向	III 期
Nanoplatin	顺铂	聚（乙二醇）-聚（谷氨酸）嵌段共聚物	聚合物胶束	晚期实体瘤	被动靶向	I 期，II 期
NC-4016	奥沙利铂	聚（乙二醇）-聚（谷氨酸）嵌段共聚物	聚合物胶束	晚期实体瘤和淋巴瘤	被动靶向	I 期
DTX-SPL8783	多西他赛	无数据	树枝状共轭	晚期癌症	被动靶向	I 期
MM302	阿霉素	HSPC，mPEG-DPSE，胆固醇，抗 ErbB2 抗体-PEG-DSPE	脂质体	转移性乳腺癌	主动靶向 HER2	I 期，II 期
BIND-014	多西他赛	聚乳酸，聚（乙二醇）-聚（乳酸）嵌段共聚物，GL-聚（乙二醇）-聚（乳酸）嵌段共聚物（GL 为 PSMA 的靶向分子）	纳米粒	转移性前列腺癌，非小细胞肺癌	前列腺特异性膜抗原（PSMA）靶向	II 期
Thermodox	阿霉素	DPPC，MSPC，mPEG-DPSE	脂质体	肝胆肿瘤（射频消融）	热敏	I 期，II 期
SP1049-C	阿霉素	泊洛沙姆 L61 和 F127	聚合物胶束	晚期胃癌	抑制 MDR	III 期

注：DSPC 指二硬脂酰磷脂酰胆碱；DSPG 指二硬脂酰磷脂酰甘油；HSPC 指氢化大豆磷脂酰胆碱；mPEG-DSPE 指甲氧基聚乙二醇化二硬脂酰磷脂酰乙醇胺；DPPC 指二棕榈酰磷脂酰胆碱；MSPC 指 1-肉豆蔻酰基-2-硬脂酰基卵磷脂。

　　近二十年来，全身给药的精准药物递送系统研究不断深入，但至今仍未有一例主动靶向递药系统应用于临床。精准药物递送系统与体内介质（如血浆、组织间液等）间相互作用，或许是从体外设计到体内应用过程中的重要环节。如精准药物递送系统进入体内后，与血浆蛋白发生动态相互作用形成蛋白冠，特异性或非特异性吸附血浆蛋白分子而改变了其表面性质，进而影响其发挥诸如受体靶向、内环境和外部刺激响应等预期的功能。近年来对"蛋白冠"现象的研究聚焦于药物递送系统进入体内后产生的变化及其带来的生物学效应，为精准药物递送系统的体内行为提供机制性解释。更为重要的是，有研究表明这些血浆蛋白分子还是精准药物递送系统产生毒性和免疫反应的关键因素[33, 89]。深入理解精准药物递送系统与体内介质和脏器间的相互作用，将为推动全身给药的精准药物递送系统临床转化奠定重要基础。

11.3 局部给药的精准药物递送系统

11.3.1 调控释放型的凝胶药物递送系统

1. 凝胶系统的结构与性质

就结构而言，凝胶可以分为两种类型，一种是由高分子材料或生物大分子通过非共价键相互缠结或堆砌而形成的物理凝胶，另一种则是通过化学键交联而形成的具有三维网络结构的化学凝胶。就性能而言，有些凝胶体系可以感知环境温度、pH、离子等因素，并对这些环境条件的变化产生响应，改变其原有的理化性质或释药速率，即智能型凝胶。相对于物理凝胶，化学键交联形成的凝胶通常具有更高的机械强度和弹性复原能力，适合用于组织工程材料，但对环境因素改变的响应性则略差。

原位凝胶（*in situ* forming gel）是一种对环境响应的智能型凝胶，其与传统凝胶不同，是一类以溶液状态给药后可立即在用药部位发生相转变而形成的凝胶状半固体制剂[90]。溶液转化为凝胶的过程可自发进行，凭借氢键、范德瓦耳斯力、静电作用等非共价作用力形成稳定的三维凝胶网络结构。多数原位凝胶具有亲水性三维网络结构及良好组织相容性，这使其兼有制备简单、使用方便、与用药部位特别是黏膜组织亲和力强、滞留时间长等优点，加之用途广泛和控制释药性能良好，原位凝胶给药系统逐渐成为药剂学领域的一个研究热点。

按照形成凝胶的基质，物理凝胶可以分为多肽或蛋白质凝胶和聚合物凝胶两种类型。多肽凝胶是指以多肽为主要材料制备的凝胶。多肽分子可通过非共价作用自组装，当达到一定浓度时便可形成凝胶。这种凝胶的降解产物为氨基酸，具有良好的生物相容性、低细胞毒性、低免疫原性，不影响受损组织正常愈合[91]。自组装多肽最常见的二级结构是β折叠，实现自组装的机制大多都涉及氢键和疏水作用，其中疏水作用是具有β折叠构象的短肽发生自组装的主要驱动力[92]。这些多肽的肽链中分布着相互交替的亲水性和疏水性氨基酸，在一定条件下能够通过非共价键作用自发且有规律地形成稳定的 β 折叠结构。疏水性界面间的疏水作用和亲水性界面间的静电作用相互叠加，促使多肽溶液转变为凝胶。

温度、pH、离子等外界因素可以诱导多肽发生自组装。目前已有报道多种类型的自组装多肽能够在生理 pH 条件下形成凝胶，这一特性可被用于制备 pH 敏感型原位凝胶。如图 11.3（a）所示，多肽在 Eagle 培养基的刺激下能够发生自组装，形成富含 β 发卡构象的凝胶，而通过氨基酸修饰（从 MAX1 变成 MAX8）可以实现胶凝条件从 pH 9 降到中性，这一特性更适合在体内形成原位凝胶[图 11.3（b）]，可用于递送蛋白质类药物[93]。另一种利用环境因素的变化来诱导多肽自组装形成凝胶的方法是酶响应。体内的磷酸酶可以改变磷酸化酪氨酸残基、肽链末端酯基或蛋白酶特异性氨基酸序列的化学结构，进而调节多肽的自组装过程[94]。多肽自组装形成的凝胶在外加机械力的作用下通常表现出流变学性质的可逆转变。例如，多肽（MAX1 和 MAX8）凝胶从注射器中挤出时，在剪切力作用下呈现自由流动的溶胶状态，在给药部位剪切力作用消失，流动的溶胶重塑为半固体状态的凝胶[95]。凝胶因在外力作用下的形态变化，非常适合制备注射给药的长效制剂，实验证明，皮下注射多肽凝胶能够在注射部位滞留长达一个月以上。

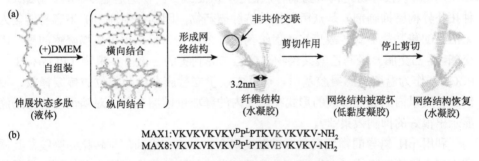

MAX1:VKVKVKVKV^DP^LPTKVKVKVKV-NH₂
MAX8:VKVKVKVKV^DP^LPTKVEVKVKV-NH₂

图 11.3　多肽凝胶的自组装机制[4]

（a）加入 DMEM（pH 7.4, 37℃）诱发多肽自组装，形成 β 发卡结构；（b）多肽修饰前（MAX1）和修饰后（MAX8）的氨基酸序列

聚合物凝胶是一类由含有亲水基团的高分子材料构成的具有交联或非交联三维网络结构的凝胶，在水中能够溶胀或溶解。根据对环境刺激的敏感性，聚合物凝胶可分为传统型凝胶和对外界刺激产生响应的环境敏感型凝胶。当外部环境（如温度、pH、离子等因素）发生变化达到某一临界值时，某些环境敏感型凝胶的性状会产生急剧变化，发生由液体状态向半固体状态的转变，即表现为原位凝胶。聚合物的自组装主要是利用其分子中某些结构域与溶剂之间或与内源性物质之间的亲和力，实现聚合物或低聚前体的动态交联或分子链延展，进而在用药部位形

成凝胶。具体的凝胶形成机制包括氢键、疏水作用、络合作用、金属配位作用、主-客体相互作用和动态共价键作用等[96]。

要使凝胶在各种不同的机体组织环境中发挥作用,需要对凝胶在体内的形成过程进行精确调控。温度、体液的 pH 和离子强度都是触发凝胶形成的因素。利用温度差触发的溶胶-凝胶转变在生物材料设计领域很普遍,包括聚(N-异丙基丙烯酰胺)(PNIPAM)、泊洛沙姆、聚(乙烯基醚)(PVE)、聚(N, N-二乙基丙烯酰胺)(PDEAM)、聚(N-乙烯基己内酰胺)(PNVCL)等,已被用作组织工程支架、运输细胞的载体和药物释放的储库。温度触发的相转变可避免化学反应所需的苛刻反应条件[97]。温度敏感的凝胶材料利用其聚合物主链上亲水基团和疏水基团之间的平衡,在室温下可溶解,但在生理温度下疏水基团的溶解度降低,聚合物发生自组装并形成凝胶[98, 99]。这种在低临界溶解温度(LCST)以上快速发生相转变的系统能够满足注射给药后迅速在体内形成凝胶并使药物在用药部位均匀分布的要求。

温度敏感凝胶用作递送药物的载体,能够持久地释放药物,延长药物在体内的半衰期和作用时间[100-102],通过聚合物自组装对药物进行包裹并产生保护作用,避免其因暴露于体内酶而被分解[103]。改变聚合物的分子量、极性和不同规格聚合物比例,可以很容易地调节药物释放曲线,从而改变药物递送速率。伊立替康(一种拓扑异构酶抑制剂)是众所周知的抗肿瘤药物,因其在生理 pH 下容易转化为无活性的羧酸盐形式,故直接注射给药时疗效不佳。但利用可生物降解的聚(丙交酯-共-乙交脂)羟基乙酸共聚物与聚乙二醇制备的三嵌段共聚物(PLGA-PEG-PLGA)作为温度敏感凝胶基质,可以实现伊立替康在给药部位的持续释放,使伊立替康以内酯和羟基酸的形式在两周内的释放量增加 5 倍,对啮齿动物结肠癌显示出很好的抑制效果[104]。

利用 pH 诱导的物理交联可以触发聚合物溶液在给药部位转化为凝胶,其原理为聚合物侧链基团可在生理 pH 条件下发生解离,带有相同电荷的解离基团使聚合物主链不同区段之间产生排斥力,从而导致聚合物分子伸展,溶液黏度急剧增大,达到形成药物储库并阻滞药物释放的效果[105]。在慢性伤口部位,局部组织渗出液 pH 变化很大,根据伤口位置、坏死程度和局部氧供应量,pH 可低至 5.4[106]或高达 8.9。这种酸碱环境的变化使得 pH 诱导形成的凝胶可用作皮肤伤口的愈合治疗。

离子诱导的物理交联为触发聚合物溶液向凝胶转化提供了另外一条途径。这种离子敏感系统利用聚合物主链上的基团与溶液中存在的反离子之间的相互作用形成盐桥,通过盐桥将线型高分子交联在一起,形成机械性能稳定的凝胶。离子交联剂通常可分为两类,即多价离子和带电荷小分子。如利用 Fe^{3+} 作为聚合氧化剂和离子交联剂,可以成功制备聚(3, 4-乙撑二氧噻吩)-苯乙烯磺酸(PEDOT-PSS)

水凝胶，得到的水凝胶处于溶胀状态，可携载大量水。Fe^{3+}在材料制备过程中不仅作为氧化剂引发单体的聚合，还作为交联剂与带负电的聚合物高分子链发生静电作用，通过自组装促使形成分子尺度的三维网络，并实现材料凝胶化过程[107]。尽管多价离子和带电荷小分子作为交联剂与聚合物形成的非共价键是相同的，但因扩散速率不同，溶液中多价离子的屏蔽效应以及聚合物和小分子交联剂对 pH 和 pK_a 的依赖性，使得在不同环境中交联剂的交联效果也有所不同。例如，在酸性环境中，聚合物分子中的羧基容易与水分子的羟基形成氢键，使水凝胶网络具有向内的收缩力，而聚合物分子中的氨基容易质子化形成 NH_3^+，正电荷相互排斥，使水凝胶内部的渗透压增大，有利于水分子进入，这两种相反作用力的结果是水凝胶在酸性条件下的溶胀率较大。

主-客体相互作用是一种广泛应用的非共价相互作用。客体分子的亲脂性越强，越容易被环糊精的疏水空腔包合，同时客体分子的尺寸要与主体环糊精分子的空腔尺寸相匹配，这样通过主-客体嵌合作用所形成的包结物也就更加稳定[108]。利用环糊精对底物分子的特异性识别，可构建多种基于环糊精的凝胶材料。Hu 等[109]将五环三萜类化合物甘草次酸（glycyrrhetinic acid）和 β-环糊精分别修饰到聚 N,N'-二甲基丙烯酰胺（PDMA）分子上，在水溶液中混合，通过 PDMA 的非共价交联得到环糊精超分子凝胶。此外，环糊精还能够与金刚烷、偶氮苯、萘、蒽等衍生物通过主-客体嵌合作用形成环糊精凝胶材料。环糊精凝胶因其良好的生物相容性被用来包载阿霉素、紫杉醇、喜树碱、顺铂等抗癌药物，进而实现药物的缓释，在增强对癌细胞杀伤能力的同时减少对正常组织的损伤[110]。

金属配位聚合物凝胶是由聚合物主链或者聚合物官能团通过可逆的不稳定的金属配位作用连接而形成的物理交联的空间三维网络结构。金属配位作用在生物体中起着重要的作用，如人体血红蛋白载氧是通过二价铁卟啉与组氨酸残基、氧气的配位作用实现的[111]。与传统的化学交联凝胶相比，金属配位聚合物凝胶具有独特的可逆结合与光电磁响应的理化性质，在智能高分子材料领域的潜在应用引起了越来越多的关注。Wang 等[112]利用金属-配体之间的配位相互作用，在 $FeCl_3$ 和化学交联剂 N,N'-亚甲基双丙烯酰胺存在下，进行丙烯酸的自由基聚合，利用 Fe^{3+} 与羧酸根之间的配位离子形成物理交联，成功制备了具有动态修复性能的凝胶，在不施加温度、化学物质等外界刺激的条件下，凝胶断面可愈合，且愈合后的水凝胶具有优良的力学性能[113]。

共价结合的化学凝胶与物理凝胶不同，由于共价交联本身是不可逆的，故而形成的化学凝胶通常强度更大也更稳定，这种稳定性使化学凝胶比物理凝胶具有更高的机械强度，并且能够与更多类型的组织相匹配。因此，化学凝胶在生物医药领域的研究和开发主要集中在药物释放系统、组织工程支架、生物传感器、隐形眼镜等方面。如可注射水凝胶的光聚合技术就是利用组织工程原理，将原位凝胶制成预成型支架,把细胞种植在患者体内,从而起到疾病治疗作用。Langer 等[114]将牛关节软骨细胞悬浮于含有不同结构聚乙二醇双丙烯酸酯和聚乙二醇的水溶液中,而后将其皮下注射于鼠背上,并在体外光源照射下聚合,经 4 周和 7 周后取出,成功实现了新生类软骨的异位形成。

2. 局部给药的凝胶药物递送系统开发应用

传统的凝胶制剂在临床上被广泛应用于局部给药。过去 30 年中,新型水凝胶和原位凝胶作为生物相容性材料,在生物工程、组织修复和药物精准递送等领域显示出巨大的应用前景。天然来源的聚合物可生物降解,如壳聚糖、海藻酸盐、透明质酸(HA)、胶原蛋白和明胶等。但因天然来源的聚合物材料质量上存在显著的批间差异和潜在的免疫原性,故而在应用方面具有一定局限性。相比之下,人工合成聚合物,如 PEG、聚丙烯酰胺(PAM)、聚乙烯醇(PVA)和聚甲基丙烯酸甲酯(PMMA)等,由于具有机械性能强、结构可定制和免疫原性低等特性而更具有吸引力。但这些常规的人工合成凝胶基质材料缺乏特殊的生物功能,还需通过结构修饰使其在体内对某些特定的环境因素产生响应。响应型的智能聚合物通常以共聚物的形式存在,即多种不同结构的聚合物骨架相互交联在一起,或者形成由低聚物链段构成的互穿聚合物网络(IPN)。通过这种方式,可以精确地修饰凝胶材料以突出其每一段结构的性质,从而对药物释放进行更精准的控制。

泊洛沙姆(poloxamer)是一类由聚氧乙烯(PEO)和聚氧丙烯(PPO)组成的非离子型三嵌段共聚物,化学通式为 $HO[CH_2CH_2O]_x[CH(CH_3)CH_2O]_y[CH_2CH_2O]_xH$,随着聚合度 x 值和 y 值的改变,其亲水亲油特性随之改变。目前市场上已经商品化的该类共聚物包括 Pluronic、Synperonic、Tetronic 等,涵盖了一系列从液体、半固体到固体的材料。其中,用于制备温度敏感型原位凝胶最经典的材料是泊洛沙姆 407,即 Pluronic F127 或 Synperonic F127,其分子量约为 12600(9840~14600),x 和 y 值分别介于 95~105 和 54~60,在 22℃下亲水亲油平衡值为 22。泊洛沙姆 407 的水溶液表现出受热反向胶凝的性质,即伴随温度的升高而发生溶胶-凝胶之间的可逆转化,从而引起了药物制剂研究者的关注。研究发现,低于胶凝温度,泊洛沙姆溶液呈自由流动的液体状态,随着温度升高,泊洛沙姆的疏水 PPO 嵌段开始脱水,形成以脱水 PPO 链为内核、以水化膨胀的 PEO 链为外壳的球状胶束,然后随着温度继续升高,胶束间相互缠结和堆砌不断加剧,从而发生胶凝。以泊洛沙姆为基质的原位凝胶研究始于 20 世纪 80 年代,经过 30余年发展,相关技术逐渐成熟并已经实现商品化。Oraqix® 是 FDA 批准的第一种而且是唯一一种治疗牙龈疾病过程中使用的非注射局麻药。Oraqix® 是一种含有2.5%利多卡因和 2.5%丙胺卡因的微乳,其油相是利多卡因和丙胺卡因质量比 1:1 的低共熔混合物。该油相在室温条件下呈液体状态,分散在以泊洛沙姆为基质的温度敏感凝胶中。油相与泊洛沙姆溶液在室温条件下为低黏度可以自由流动的液体，通过一种特殊的非注射给药装置滴入牙周袋中，在体温条件下形成具有弹性的凝胶，并释放出局麻药物。Oraqix®应用后 30s 起效，持续作用约 20min。

　　去乙酰结冷胶（deacetylated gellan gum），商品名 Gelrite®或 Kelcogel®，是伊乐藻假单胞菌（*Pseudomonas elodea*）分泌的阴离子型脱乙酰化细胞外多糖，由一分子 *α*-L-鼠李糖、一分子 *β*-D-葡萄糖醛酸和两分子 *β*-D-葡萄糖的四糖重复单元聚合而成。Gelrite®溶解于 90℃水中，呈无序的线团状，降低温度可逆地转化为半交错半平行的逆时针双螺旋构象。当溶液中存在一价或二价阳离子（Na^+、K^+、Ca^{2+}或 Mg^{2+}）时，这些阳离子与聚合物链上的羧基络合，参与形成稳定双螺旋的链间氢键。每两条双螺旋逆向聚集，构成三维凝胶网络。因而，Gelrite®具有温度依赖和离子诱导胶凝的双重特性。在药剂学领域，人们最感兴趣的是 Gelrite®在黏膜给药方面的应用。例如，Gelrite®遇泪液中的阳离子可形成凝胶，抑制药物从角膜前区域消除。FDA 于 1993 年批准上市了马来酸噻吗洛尔的原位凝胶型滴眼液（timolol maleate ophthalmic gel forming solution），缩写为 Timolol GFS，共 2 个规格，分别含 0.25%和 0.5%噻吗洛尔。该产品为长效眼用制剂，能够提高噻吗洛尔的眼部生物利用度，并减少患者的用药次数。流变学研究表明，浓度 0.5%～1%的 Gelrite®水溶液仅需泪液中 10%～25%的离子即可转变为凝胶，其中 Na^+对促进胶凝发挥了最重要的作用。比较给予 Timolol GFS 和相似黏度的非凝胶化聚合物溶液，发现胶凝机制是提高药效的重要因素。

　　凝胶作为组织模板，可以使皮肤中未受损组织的关键组分在受伤部位暂时得到恢复，直到组织再生过程结束，再生过程见图 11.4。在理想情况下，这些凝胶

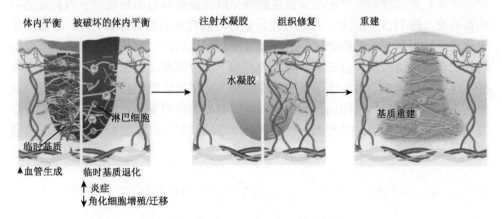

图 11.4　可注射型凝胶用于治疗慢性伤口，提供组织向内生长的支架，并通过控制组织再生信号分子来模拟天然细胞外基质，用于治疗伤口缺损

可单独使用，隔离破坏性的活性氧，再补给必要的生长因子，提供有利于细胞附着和增殖的环境，并且在创口愈合之后完成降解。然而，许多材料由天然的细胞外基质形成，使用前必须经过多次处理，以便降低异种或同种异体来源的材料植入体内时可能产生的免疫原性。此外，这些凝胶仅具有简单的结构，只能作为保护屏障，不能模拟更复杂的皮肤功能，而且在血管渗透性降低时会导致创伤组织营养不良[115]。新开发的合成或半合成凝胶可以更好地控制其物理性质和药物释放，聚乙二醇双丙烯酸酯凝胶支架可更好地维持细胞和生长因子在损伤部位的浓度，用于在组织中促进、定向和引导新生血管形成[116]。

在伤口愈合过程中，凝胶有两个主要用途，一是作为支架材料为周围组织提供支撑并促进组织向内生长，二是可以用作释放药物的储库。凝胶作为组织生长的支架可提供组织再生的模板或基质，细胞可以黏附在其表面，为细胞生长提供合适的底物，同时凝胶有着天然细胞外基质的生理化学特性，可以促进细胞增殖和组织再生。为此，既可以单独给予凝胶[117]，也可以预先利用凝胶包载活细胞，并将其一起应用于伤口部位[118]。前者，来自周围组织的活细胞从周边迁移到凝胶基质中，并在支架内相互作用，逐渐在植入部位重新形成所需组织。后者，将活细胞成功递送到目标位置，再通过其分泌生物分子（生长因子、细胞因子、激素等）产生治疗效果，或者用可以使受损组织再生的供体细胞替换损失的细胞，更进一步促进创伤组织的修复。海藻酸盐凝胶是一种用途广泛的生物相容性材料，在生物医学领域展现出巨大的应用潜力，其细胞外基质样特性可以作为组织再生的细胞递送载体[119]。

凝胶作为在局部释放治疗药物的储库是一种很有吸引力的工具，孔径大小、骨架电荷、亲水性和交联密度会直接影响分散在凝胶基质中药物分子的扩散速率和溶解度（图 11.5）。因此，凝胶可作为多种时间尺度的局部给药载体。目前正在研究新型按需释放的药物储库，通过外界的刺激如超声、磁场、电波或光来控制药物的释放。这些储库会在某些特定的刺激下部分降解，并根据患者具体情况对释放速率进行调整。由于调节凝胶储库的释药速率需依赖生物体内的微环境，而体内不同部位和个体之间的异质性使得凝胶储库的应用受到了阻碍。因此，有必要通过设计按需释放的"智能"材料来消除这种依赖性，以使凝胶药物储库的临床应用更加广泛。

11.3.2 促进渗透型的眼部生物大分子药物递送系统

1. 眼球结构及眼部药物吸收

眼球可分为眼球壁和眼内容物两部分（图 11.6）。眼球壁由三层膜构成，最外层为角膜和巩膜，中间层为葡萄膜，包括虹膜、睫状体和脉络膜，内层为视网膜，由内层的神经上皮和外层的色素上皮组成。眼内容物则包括房水（分布于前房和后房）、晶状体和玻璃体等。

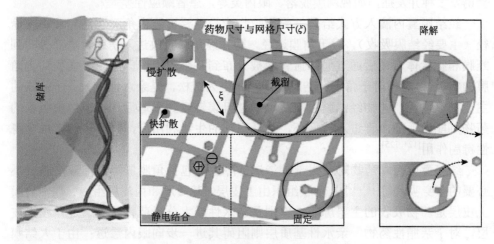

图 11.5　凝胶中药物释放速率的影响因素

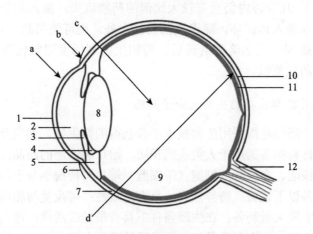

图 11.6　眼球组织结构及主要局部给药方式

1. 角膜；2. 前房；3. 虹膜；4. 后房；5. 睫状体；6. 结膜；7. 巩膜；8. 晶状体；9. 玻璃体；10. 脉络膜；11. 视网膜；12. 视神经。a. 滴眼给药；b. 结膜下注射；c. 玻璃体内注射；d. 视网膜下腔注射

眼球是采用生物大分子药物治疗的理想器官，其体积较小，需要的给药剂量低，结构相对独立，经局部给药后较少产生全身性毒副作用，但眼部的吸收屏障也为药物安全、有效递送带来困难[120, 121]。局部滴眼给药是眼科最受欢迎的给药方式，但因存在泪-眼屏障、角膜屏障等，传统滴眼剂生物利用度通常小于 5%，

多用于眼前段疾病治疗[122]。眼内注射可以在眼局部产生很高药物浓度，是临床上生物大分子药物用于治疗眼底疾病的主要给药途径，但此类药物分子量大，亲水性强，对眼后段组织（主要是视网膜和脉络膜）渗透性差。此外，反复注射可能会诱发多种并发症，如视网膜脱落、眼内炎等，患者顺应性差[123]。

经结膜囊内滴入方式给药，眼部吸收途径主要可分为角膜途径和非角膜途径（主要经结膜吸收）。对于角膜途径，药物经角膜吸收进入房水，进而分布到虹膜和睫状体，最后通过局部血管网被分布到整个眼组织；结膜表面积约为角膜的 20 倍，且相对于角膜，结膜组织结构更为疏松，是亲水性及大分子药物的主要吸收途径。药物经结膜吸收，可通过巩膜转运到眼球后部，但结膜吸收的药物可能经毛细血管进入体循环，降低眼部的生物利用度，同时可能造成全身性毒副作用[124, 125]。

结膜囊内滴入药物时，眼部的渗透屏障主要包括角膜屏障、泪液清除、不必要的全身吸收等[121, 126]。角膜组织由上皮层、基质层和内皮层组成，其中角膜上皮层是药物吸收的主要屏障，特别是亲水性或大分子药物难以透过角膜上皮层，对于亲脂性药物，亲水性基质层则阻碍其进一步向眼内渗透；由于人结膜囊容积仅有 30μL，滴眼给药剂量有限，药物滴至眼表后，尽管泪液流动缓慢（1μL/min）[121]，几分钟内仍会有较大比例的药物流失；滴入的药物可经结膜吸收或鼻泪管消除进入体循环，除造成药物损失外，也可能引起全身性毒副作用。综合考虑上述原因，局部滴眼给药后，药物生物利用度通常较低，经此途径向眼后段转运的药量更低。

2. 用于治疗眼部疾病的生物大分子药物

生物大分子药物是指采用生物技术手段获得的微生物、细胞及各种动物和人源组织等生物材料制备的用于人类疾病预防、治疗和诊断的药品，包括多肽、蛋白质、抗体、核酸、多糖甚至细胞（干细胞）等。与传统小分子药物相比，生物大分子药物具备以下优势：特异性强，具有高效性；可反复与相同的靶点作用；可通过生物学手段大量制备；在生理条件下具有最佳的活性；进入细胞后，不易产生多药耐药性等。生物大分子药物分子质量通常大于 1.5kDa，亲水性强，易于制成各种液体制剂，但进入体内后难以透过各种组织和细胞屏障。此外，生物大分子药物稳定性较差，体内半衰期短[127, 128]。

目前市场上属于生物大分子范畴的药物约为 120 个，其中批准用于眼部疾病的有5个（表 11.3），多用于眼底疾病治疗，并且通过眼内注射给药。据统计，2017 年阿柏西普（aflibercept）全球销售额为 58.56 亿美元，位列全球畅销药 TOP10，雷珠单抗（ranibizumab）年销售额则为 34.07 亿美元（TOP27），较往年略有下降。

表 11.3　已上市用于治疗眼部疾病的生物大分子药物

商品名/通用名	分类	适应证	给药途径	上市时间
Macugen/pegaptanib sodium	适配体	湿性老年黄斑变性	玻璃体内注射	2004/12/17（FDA）
Lucentis/ranibizumab	单抗 Fab 片段	湿性老年黄斑变性、视网膜静脉栓塞、糖尿病黄斑水肿、糖尿病视网膜病变、脉络膜新生血管	玻璃体内注射	2006/06/30（FDA）
Eylea/aflibercept	融合蛋白	湿性老年黄斑变性、视网膜静脉栓塞、糖尿病黄斑水肿、糖尿病视网膜病变	玻璃体内注射	2011/11/18（FDA）
Lumitin/conbercept	融合蛋白	湿性老年黄斑变性	玻璃体内注射	2013/12/04（FDA）
Luxturna/voretigene neparvovec-rzyl	腺相关病毒载体-基因	双等位基因 RPE65 突变所致视网膜营养不良	视网膜下注射	2017/12/19（FDA）

3. 生物大分子药物眼部递送系统

精准药物递送系统旨在将药物选择性递送至靶部位，减少药物在非靶组织蓄积，从而提高药物治疗的安全性和有效性[129]。生物大分子药物的眼部应用属于特殊的精准药物递送，由于药物选择性较好，再加上眼球相对独立，药物由眼部向全身转运量小，增加药物对眼组织渗透性成为给药系统设计的关键所在[130]。

吸收促进剂可以短暂增加角膜和结膜的通透性，增加滴入药物向眼内转运。传统眼部吸收促进剂多为小分子，较具代表性的有钙离子螯合剂，如 EDTA 可以打开细胞间紧密连接，增加药物细胞旁路转运；表面活性剂，包括多种非离子表面活性剂、胆汁酸盐、防腐剂如苯扎氯铵等，通过改善细胞膜通透性，增加药物吸收。由于眼组织的敏感特性，含有小分子吸收促进剂的滴眼液长期应用会造成吸收促进剂眼部蓄积，具有潜在毒性作用[131]。此外，小分子吸收促进剂多用于改善小分子药物的眼部吸收，对于大分子药物吸收改善效果不明显。

细胞穿膜肽通常由 5～40 个氨基酸组成，可通过能量依赖或非依赖途径高效介导与其共价或非共价连接的小分子或大分子透过细胞膜屏障甚至穿透组织[132]。目前文献报道的穿膜肽可分为阳离子穿膜肽、两亲性穿膜肽和亲脂性穿膜肽等类型。阳离子穿膜肽序列中富含碱性氨基酸（如精氨酸、赖氨酸），具有代表性的如TAT、penetratin、多聚精氨酸等，其穿膜能力与所含正电荷数目成正比，有研究表明，色氨酸突变有利于增加此类多肽对磷脂双分子层的透过能力[133, 134]；两亲性穿膜肽序列中包括亲水区域（如精氨酸、赖氨酸）和疏水区域（疏水氨基酸，如缬氨酸、亮氨酸、异亮氨酸），在溶液中或与细胞膜结构接触后可以形成 α 螺旋、β 折叠等二级结构，利于其穿过生物膜[135]；亲脂性穿膜肽通常序列中包含的正电荷数目较少，但由于亲脂性强，与细胞膜中亲脂性区域亲和力强，与细胞膜结合后，可通过能量依赖途径穿过细胞膜[136]。

对于眼前段疾病治疗，市售制剂多为滴眼剂，由于眼前段屏障（主要是泪液清除和角膜上皮屏障）的存在，小分子滴眼剂生物利用度较低。大分子药物由于分子量大、亲水性强，难以透过角膜上皮屏障，生物利用度更低[120, 130]。在大分子滴眼剂中引入穿膜肽作为吸收促进剂，可以显著增加眼部吸收。

FK506 结合蛋白 12（FK506BP）是免疫亲和素（immunophilins）家族一员，具有一定抗炎活性和免疫调节作用，通过分子生物学技术制备穿膜肽 PEP-1（KETWWETWWTEWSQPKKKRKV）与 FK506BP 融合蛋白，通过滴眼给药，该融合蛋白对于两种损伤诱导的干眼症模型均有较好治疗效果，可显著降低多种炎症因子（IL-1β，TNF-α，MIF）表达，而单独使用 FK506BP 滴眼效果不佳[137, 138]。

新生血管相关慢性眼底疾病，如湿性老年黄斑变性、增殖性糖尿病性视网膜病变、脉络膜新生血管等，是当今社会导致视力受损甚至失明的主要原因[139-141]。抑制 VEGF 信号通路的蛋白质类药物雷珠单抗、阿柏西普、康柏西普（conbercept）是临床上治疗此类疾病的主要药物，但临床上必须通过玻璃体内注射给药。

穿膜肽与蛋白质类药物通过非共价结合形成复合物，经结膜囊内滴入给药，可以促进蛋白质类药物向眼底转运，进而发挥药效。利用分子生物学技术构建穿膜肽 TAT_{49-57}（RKKRRQRRR）与酸性成纤维细胞生长因子（aFGF-His）的融合蛋白（TAT-aFGF-His），通过大鼠眼表滴入给药，视网膜免疫组化切片结果显示，给药后 30min，TAT-aFGF-His 即可分布于视网膜组织（主要分布于神经节细胞层），组织浓度在 30min～1h 内到达峰值，滞留时间长达 8h，而单独的 aFGF-His 经滴眼给药后难以到达视网膜组织。通过比较 aFGF 和 TAT-aFGF-His 对大鼠视网膜缺血再灌注损伤的保护作用，aFGF 组视网膜损伤程度与磷酸缓冲溶液对照组类似，表明经滴眼给药，aFGF 难以到达视网膜组织发挥治疗效果，而 TAT-aFGF 对视网膜损伤具有显著保护效果，表现为视网膜组织结构得以保护、视网膜神经节细胞数维持在较高水平[142]。穿膜肽 R_6（RRRRRR）可与 VEGF 抑制剂贝伐单抗（bevacizumab）作用形成非共价复合物，经眼表滴入给药，相比于贝伐单抗单独给药，复合物组在视网膜中的分布量显著增加，并且在给药后 40min 左右组织浓度达到峰值，在 24h 左右基本消除完毕。基于大鼠眼底脉络膜新生血管模型考察复合物药效，与游离贝伐单抗组相比，复合物经每天 2 次滴眼给药，持续 10 天，可以显著抑制新生血管区域扩展，治疗效果与眼内注射组相近[143]。

眼球是基因治疗的理想器官，其体积较小，在体内相对独立，具有免疫豁免特点。用于治疗莱伯氏先天性黑矇的 Luxturna 是用腺相关病毒将健康的 RPE65基因导入患者体内并进行表达，修复视网膜功能，是眼科基因治疗领域的一大里程碑[144]。但病毒载体用于人体基因治疗，由于存在免疫原性、基因装载量小、难以实现工业化生产等原因，限制其进一步发展。非病毒载体因安全性好、基因装载量大、可实现工业化生产，成为基因载体研究领域的热点[145, 146]。但非病毒载体基因转染效率不高，在递送系统中引入穿膜肽，则可有效改善此问题。穿膜肽通常荷正电，可通过静电作用与荷负电的基因药物组装成纳米复合物，促进基因药物滴眼后向眼底转运。采用穿膜肽 Penetratin（RQIKIWFQNRRMKWKK）与树枝状大分子聚酰胺-胺（PAMAM G3.0）共同压缩质粒 DNA（pDsRED-N1）形成粒径 150nm 左右静电复合物，经大鼠结膜囊内滴眼给药，30min 左右即可将质粒递送至视网膜，滞留时间 8h 以上；将此复合物对大鼠持续给药（每天 3 次，共 3 天），质粒 DNA 可在视网膜部位高效表达，但在角膜中几乎无表达[147]。Penetratin 与 PAMAM G5.0 压缩反义寡核苷酸形成粒径 250nm 左右复合物，经小鼠结膜囊内滴眼给药（每天 3 次，共 10 天），可以有效抑制眼内肿瘤蛋白表达[148]。在此复合物系统中引入透明质酸（6kDa），所得复合物粒径可减少至 140nm 左右，经小鼠结膜囊内滴眼给药，可将反义寡核苷酸高效递送至视网膜，滞留时间长达 8h[149]。

　　穿膜肽介导大分子药物眼后段递送途径目前尚无定论，但部分研究结果表明，大分子药物经眼表向眼后段转运可能是经结膜吸收，穿过巩膜进入眼内，原因可能是相比于角膜上皮，结膜和巩膜组织结构更为疏松，对于亲水性大分子药物透过性更好[147, 150]。

　　生物大分子药物用于眼底疾病治疗，目前临床上已有成功经验，但眼内注射的给药方式存在治疗成本较高、具有一定治疗风险等问题，患者顺应性不好。近期数项研究结果表明，穿膜肽用于介导生物大分子无创眼底递送，具有良好发展前景。由于生物大分子药物稳定性较差，穿膜肽与大分子复合物滴眼液在储存、携带过程中需考虑降解问题。此外，滴眼剂使用频次、用药周期等问题也亟待考察。纳米抗体相比于传统抗体类药物，分子量小，稳定性更好，可能在后续大分子滴眼液研究中绽放异彩，相信在不久的将来，穿膜肽与大分子复合物滴眼液将为眼底疾病患者带来曙光。

参 考 文 献

[1] Matsumura Y，Maeda H. A new concept for macromolecular therapeutics in cancer chemotherapy: Mechanism of tumoritropic accumulation of proteins and the antitumor agent SMANCS. Cancer Res，1986，46（12）: 6387-6392.

[2] Lindner L H，Eichhorn M E，Eibl H，et al. Novel temperature-sensitive liposomes with prolonged circulation time. Clin Cancer Res，2004，10（6）: 2168-2178.

[3] Acharya S，Sahoo S K. PLGA nanoparticles containing various anticancer agents and tumour delivery by EPR effect. Adv Drug Deliv Rev，2011，63（3）: 170-183.

[4] Maeda H，Wu J，Sawa T，et al. Tumor vascular permeability and the EPR effect in macromolecular therapeutics: A review. J Control Release，2000，65（1-2）: 271-284.

[5] Maeda H. Vascular permeability in cancer and infection as related to macromolecular drug delivery, with emphasis

on the EPR effect for tumor-selective drug targeting. Proc Jpn Acad Ser B Phys Biol Sci, 2012, 88 (3): 53-71.

[6] Seki T, Fang J, Maeda H. Enhanced delivery of macromolecular antitumor drugs to tumors by nitroglycerin application. Cancer Sci, 2009, 100 (12): 2426-2430.

[7] Allen T M, Hansen C. Pharmacokinetics of stealth versus conventional liposomes: Effect of dose. Biochim Biophys Acta, 1991, 1068 (2): 133-141.

[8] Symon Z, Peyser A, Tzemach D, et al. Selective delivery of doxorubicin to patients with breast carcinoma metastases by stealth liposomes. Cancer, 1999, 86 (1): 72-78.

[9] He C, Hu Y, Yin L, et al. Effects of particle size and surface charge on cellular uptake and biodistribution of polymeric nanoparticles. Biomaterials, 2010, 31 (13): 3657-3666.

[10] Maeda H, Sawa T, Konno T. Mechanism of tumor-targeted delivery of macromolecular drugs, including the EPR effect in solid tumor and clinical overview of the prototype polymeric drug SMANCS. J Control Release, 2001, 74 (1-3): 47-61.

[11] Maeda H. SMANCS and polymer-conjugated macromolecular drugs: Advantages in cancer chemotherapy. Adv Drug Deliv Rev, 2001, 46 (1-3): 169-185.

[12] Si J, Shao S, Shen Y, et al. Macrophages as active nanocarriers for targeted early and adjuvant cancer chemotherapy. Small, 2016, 12 (37): 5108-5119.

[13] Danhier F. To exploit the tumor microenvironment: Since the EPR effect fails in the clinic, what is the future of nanomedicine. J Control Release, 2016, 244 (Pt A): 108-121.

[14] Yoo H S, Park T G. Folate receptor targeted biodegradable polymeric doxorubicin micelles. J Control Release, 2004, 96 (2): 273-283.

[15] Han X, Liu J, Liu M, et al. 9-NC-loaded folate-conjugated polymer micelles as tumor targeted drug delivery system: Preparation and evaluation in vitro. Int J Pharm, 2009, 372 (1-2): 125-131.

[16] Ledermann J A, Canevari S, Thigpen T. Targeting the folate receptor: Diagnostic and therapeutic approaches to personalize cancer treatments. Ann Oncol, 2015, 26 (10): 2034-2043.

[17] Kobayashi T, Ishida T, Okada Y, et al. Effect of transferrin receptor-targeted liposomal doxorubicin in P-glycoprotein-mediated drug resistant tumor cells. Int J Pharm, 2007, 329 (1-2): 94-102.

[18] Arap W, Pasqualini R, Ruoslahti E. Cancer treatment by targeted drug delivery to tumor vasculature in a mouse model. Science, 1998, 279 (5349): 377-380.

[19] Nasongkla N, Shuai X, Ai H, et al. cRGD-functionalized polymer micelles for targeted doxorubicin delivery. Angew Chem Int Ed Engl, 2004, 43 (46): 6323-6327.

[20] Janssen A P, Schiffelers R M, Ten H T, et al. Peptide-targeted PEG-liposomes in anti-angiogenic therapy. Int J Pharm, 2003, 254 (1): 55-58.

[21] Banks W A. From blood-brain barrier to blood-brain interface: New opportunities for CNS drug delivery. Nat Rev Drug Discov, 2016, 15 (4): 275-292.

[22] Friden P M, Walus L R, Musso G F, et al. Anti-transferrin receptor antibody and antibody-drug conjugates cross the blood-brain barrier. Proc Natl Acad Sci USA, 1991, 88 (11): 4771-4775.

[23] Ulbrich K, Hekmatara T, Herbert E, et al. Transferrin and transferrin-receptor-antibody-modified nanoparticles enable drug delivery across the blood-brain barrier (BBB). Eur J Pharm Biopharm, 2009, 71 (2): 251-256.

[24] Zhan C, Li B, Hu L, et al. Micelle-based brain-targeted drug delivery enabled by a nicotine acetylcholine receptor ligand. Angew Chem Int Ed Engl, 2011, 50 (24): 5482-5485.

[25] Wei X, Zhan C, Shen Q, et al. A D-peptide ligand of nicotine acetylcholine receptors for brain-targeted drug

delivery. Angew Chem Int Ed Engl，2015，54（10）：3023-3027.

[26]　Jiang X，Xin H，Ren Q，et al. Nanoparticles of 2-deoxy-D-glucose functionalized poly(ethylene glycol)-co-poly(trimethylene carbonate)for dual-targeted drug delivery in glioma treatment. Biomaterials，2014，35（1）：518-529.

[27]　Wang M，Lowik D W，Miller A D，et al. Targeting the urokinase plasminogen activator receptor with synthetic self-assembly nanoparticles. Bioconjug Chem，2009，20（1）：32-40.

[28]　Sugahara K N，Teesalu T，Karmali P P，et al. Tissue-penetrating delivery of compounds and nanoparticles into tumors. Cancer Cell，2009，16（6）：510-520.

[29]　Sugahara K N，Teesalu T，Karmali P P，et al. Coadministration of a tumor-penetrating peptide enhances the efficacy of cancer drugs. Science，2010，328（5981）：1031-1035.

[30]　Zhu Z，Xie C，Liu Q，et al. The effect of hydrophilic chain length and iRGD on drug delivery from poly(epsilon-caprolactone)-poly(N-vinylpyrrolidone) nanoparticles. Biomaterials，2011，32（35）：9525-9535.

[31]　Li Z J，Cho C H. Peptides as targeting probes against tumor vasculature for diagnosis and drug delivery. J Transl Med，2012，10(Suppl 1).

[32]　Guan J，Shen Q，Zhang Z，et al. Enhanced immunocompatibility of ligand-targeted liposomes by attenuating natural IgM absorption. Nat Commun，2018，9（1）：2982.

[33]　Wang X，Wang H，Jiang K，et al. Liposomes with cyclic RGD peptide motif triggers acute immune response in mice. J Control Release，2019，293：201-214.

[34]　Parslow A C，Parakh S，Lee F T，et al. Antibody-drug conjugates for cancer therapy. Biomedicines，2016，4（3）：14.

[35]　Cao Z，Tong R，Mishra A，et al. Reversible cell-specific drug delivery with aptamer-functionalized liposomes. Angew Chem Int Ed Engl，2009，48（35）：6494-6498.

[36]　Tannock I F，Rotin D. Acid pH in tumors and its potential for therapeutic exploitation. Cancer Res，1989，49（16）：4373-4384.

[37]　Liu J，Huang Y，Kumar A，et al. pH-sensitive nano-systems for drug delivery in cancer therapy. Biotechnol Adv，2014，32（4）：693-710.

[38]　Du H，Liu M，Yang X，et al. The design of pH-sensitive chitosan-based formulations for gastrointestinal delivery. Drug Discov Today，2015，20（8）：1004-1011.

[39]　Mukhopadhyay P，Chakraborty S，Bhattacharya S，et al. pH-sensitive chitosan/alginate core-shell nanoparticles for efficient and safe oral insulin delivery. Int J Biol Macromol，2015，72：640-648.

[40]　Min K H，Kim J H，Bae S M，et al. Tumoral acidic pH-responsive MPEG-poly(beta-amino ester) polymeric micelles for cancer targeting therapy. J Control Release，2010，144（2）：259-266.

[41]　Nakase I，Futaki S. Combined treatment with a pH-sensitive fusogenic peptide and cationic lipids achieves enhanced cytosolic delivery of exosomes. Sci Rep，2015，5：10112.

[42]　Kakinoki A，Kaneo Y，Ikeda Y，et al. Synthesis of poly(vinyl alcohol)-doxorubicin conjugates containing cis-aconityl acid-cleavable bond and its isomer dependent doxorubicin release. Biol Pharm Bull，2008，31（1）：103-110.

[43]　Liu J，Ma H，Wei T，et al. CO_2 gas induced drug release from pH-sensitive liposome to circumvent doxorubicin resistant cells. Chem Commun（Camb），2012，48（40）：4869-4871.

[44]　Hellmich M R，Szabo C. Hydrogen sulfide and cancer. Handb Exp Pharmacol，2015，230：233-241.

[45]　Kuppusamy P，Li H，Ilangovan G，et al. Noninvasive imaging of tumor redox status and its modification by tissue glutathione levels. Cancer Res，2002，62（1）：307-312.

[46] Cheng R, Feng F, Meng F, et al. Glutathione-responsive nano-vehicles as a promising platform for targeted intracellular drug and gene delivery. J Control Release, 2011, 152 (1): 2-12.

[47] Lee S H, Gupta M K, Bang J B, et al. Current progress in reactive oxygen species (ROS) -responsive materials for biomedical applications. Adv Healthc Mater, 2013, 2 (6): 908-915.

[48] Li Y, Tong R, Xia H, et al. High intensity focused ultrasound and redox dual responsive polymer micelles. Chem Commun (Camb), 2010, 46 (41): 7739-7741.

[49] Liu J, Pang Y, Huang W, et al. Bioreducible micelles self-assembled from amphiphilic hyperbranched multiarm copolymer for glutathione-mediated intracellular drug delivery. Biomacromolecules, 2011, 12 (5): 1567-1577.

[50] Li X Q, Wen H Y, Dong H Q, et al. Self-assembling nanomicelles of a novel camptothecin prodrug engineered with a redox-responsive release mechanism. Chem Commun (Camb), 2011, 47 (30): 8647-8649.

[51] Sun H, Guo B, Li X, et al. Shell-sheddable micelles based on dextran-SS-poly(epsilon-caprolactone) diblock copolymer for efficient intracellular release of doxorubicin. Biomacromolecules, 2010, 11 (4): 848-854.

[52] Xu H, Cao W, Zhang X. Selenium-containing polymers: Promising biomaterials for controlled release and enzyme mimics. ACC Chem Res, 2013, 46 (7): 1647-1658.

[53] Hu P, Tirelli N. Scavenging ROS: Superoxide dismutase/catalase mimetics by the use of an oxidation-sensitive nanocarrier/enzyme conjugate. Bioconjug Chem, 2012, 23 (3): 438-449.

[54] de Gracia L C, Joshi-Barr S, Nguyen T, et al. Biocompatible polymeric nanoparticles degrade and release cargo in response to biologically relevant levels of hydrogen peroxide. J Am Chem Soc, 2012, 134 (38): 15758-15764.

[55] Bigot J, Charleux B, Cooke G, et al. Tetrathiafulvalene end-functionalized poly(N-isopropylacrylamide): A new class of amphiphilic polymer for the creation of multistimuli responsive micelles. J Am Chem Soc, 2010, 132 (31): 10796-10801.

[56] Wu E C, Park J H, Park J, et al. Oxidation-triggered release of fluorescent molecules or drugs from mesoporous Si microparticles. ACS Nano, 2008, 2 (11): 2401-2409.

[57] Yu S S, Koblin R L, Zachman A L, et al. Physiologically relevant oxidative degradation of oligo (proline) cross-linked polymeric scaffolds. Biomacromolecules, 2011, 12 (12): 4357-4366.

[58] Kessenbrock K, Plaks V, Werb Z. Matrix metalloproteinases: Regulators of the tumor microenvironment. Cell, 2010, 141 (1): 52-67.

[59] Terada T, Iwai M, Kawakami S, et al. Novel PEG-matrix metalloproteinase-2 cleavable peptide-lipid containing galactosylated liposomes for hepatocellular carcinoma-selective targeting. J Control Release, 2006, 111 (3): 333-342.

[60] Lee G Y, Park K, Kim S Y, et al. MMPs-specific PEGylated peptide-DOX conjugate micelles that can contain free doxorubicin. Eur J Pharm Biopharm, 2007, 67 (3): 646-654.

[61] Huang S, Shao K, Liu Y, et al. Tumor-targeting and microenvironment-responsive smart nanoparticles for combination therapy of antiangiogenesis and apoptosis. ACS Nano, 2013, 7 (3): 2860-2871.

[62] Huang S, Shao K, Kuang Y, et al. Tumor targeting and microenvironment-responsive nanoparticles for gene delivery. Biomaterials, 2013, 34 (21): 5294-5302.

[63] Cummings B S. Phospholipase A$_2$ as targets for anti-cancer drugs. Biochem Pharmacol, 2007, 74 (7): 949-959.

[64] Davidsen J, Jørgensen K, Andresen T L, et al. Secreted phospholipase A$_2$ as a new enzymatic trigger mechanism for localised liposomal drug release and absorption in diseased tissue. Biochim Biophys Acta-Biomembranes, 2003, 1609 (1): 95-101.

[65] Andresen T L, Jensen S S, Jorgensen K. Advanced strategies in liposomal cancer therapy: Problems and prospects

of active and tumor specific drug release. Prog Lipid Res, 2005, 44 (1): 68-97.

[66] Li J, Ke W, Li H, et al. Endogenous stimuli-sensitive multistage polymeric micelleplex anticancer drug delivery system for efficient tumor penetration and cellular internalization. Adv Healthc Mater, 2015, 4 (15): 2206-2219.

[67] Al-Ahmady Z S, Al-Jamal W T, Bossche J V, et al. Lipid-peptide vesicle nanoscale hybrids for triggered drug release by mild hyperthermia *in vitro* and *in vivo*. ACS Nano, 2012, 6 (10): 9335-9346.

[68] Chen K J, Liang H F, Chen H L, et al. A thermoresponsive bubble-generating liposomal system for triggering localized extracellular drug delivery. ACS Nano, 2013, 7 (1): 438-446.

[69] Macewan S R, Chilkoti A. Digital switching of local arginine density in a genetically encoded self-assembled polypeptide nanoparticle controls cellular uptake. Nano Lett, 2012, 12 (6): 3322-3328.

[70] Lee S H, Choi S H, Kim S H, et al. Thermally sensitive cationic polymer nanocapsules for specific cytosolic delivery and efficient gene silencing of siRNA: Swelling induced physical disruption of endosome by cold shock. J Control Release, 2008, 125 (1): 25-32.

[71] Arias J L, Reddy L H, Othman M, et al. Squalene based nanocomposites: A new platform for the design of multifunctional pharmaceutical theragnostics. ACS Nano, 2011, 5 (2): 1513-1521.

[72] Qin J, Asempah I, Laurent S, et al. Injectable superparamagnetic ferrogels for controlled release of hydrophobic drugs. Adv Mater, 2009, 21 (13): 1354-1357.

[73] Pouliquen G, Tribet C. Light-triggered association of bovine serum albumin and azobenzene-modified poly(acrylic acid) in dilute and semidilute solutions. Macromolecules, 2006, 39 (1): 373-383.

[74] Mura S, Nicolas J, Couvreur P. Stimuli-responsive nanocarriers for drug delivery. Nat Mater, 2013, 12 (11): 991-1003.

[75] Alvarez-Lorenzo C, Bromberg L, Concheiro A. Light-sensitive intelligent drug delivery systems. Photochem Photobiol, 2009, 85 (4): 848-860.

[76] Welch A J, van Gemert M J. Optical-thermal Response of Laser-Irradiated Tissue. Berlin: Springer, 2011.

[77] Greve B, Raulin C. Professional errors caused by lasers and intense pulsed light technology in dermatology and aesthetic medicine: Preventive strategies and case studies. Dermatol Surg, 2002, 28 (2): 156-161.

[78] Yang J, Lee J, Kang J, et al. Smart drug-loaded polymer gold nanoshells for systemic and localized therapy of human epithelial cancer. Adv Mater, 2009, 21 (43): 4339-4342.

[79] Agasti S S, Chompoosor A, You C C, et al. Photoregulated release of caged anticancer drugs from gold nanoparticles. J Am Chem Soc, 2009, 131 (16): 5728-5729.

[80] Rwei A Y, Paris J L, Wang B, et al. Ultrasound-triggered local anaesthesia. Nat Biomed Eng, 2017, 1: 644-653.

[81] Schroeder A, Honen R, Turjeman K, et al. Ultrasound triggered release of cisplatin from liposomes in murine tumors. J Control Release, 2009, 137 (1): 63-68.

[82] Kheirolomoom A, Mahakian L M, Lai C Y, et al. Copper-doxorubicin as a nanoparticle cargo retains efficacy with minimal toxicity. Mol Pharm, 2010, 7 (6): 1948-1958.

[83] Liu H L, Hua M Y, Chen P Y, et al. Blood-brain barrier disruption with focused ultrasound enhances delivery of chemotherapeutic drugs for glioblastoma treatment. Radiology, 2010, 255 (2): 415-425.

[84] Ranjan A, Jacobs G C, Woods D L, et al. Image-guided drug delivery with magnetic resonance guided high intensity focused ultrasound and temperature sensitive liposomes in a rabbit Vx2 tumor model. J Control Release, 2012, 158 (3): 487-494.

[85] Caster J M, Patel A N, Zhang T, et al. Investigational nanomedicines in 2016: A review of nanotherapeutics currently undergoing clinical trials. Wiley Interdiscip Rev Nanomed Nanobiotechnol, 2017, 9: e1416.

[86]   Abd A J, Kanwar R K, Pathak Y V, et al. Nanomedicine-Based Delivery to the Posterior Segment of the Eye: Brighter Tomorrow. Drug Delivery for the Retina and Posterior Segment Disease, Berlin: Springer, 2018: 195-212.

[87]   Espelin C W, Leonard S C, Geretti E, et al. Dual HER2 targeting with trastuzumab and liposome-encapsulated doxorubicin(MM-302)demonstrates synergistic antitumor activity in breast and gastric cancer. Cancer Res, 2016: 1518-2015.

[88]   Wood B, Poon R, Neeman Z, et al. Phase I study of thermally sensitive liposomes containing doxorubicin (ThermoDox) given during radiofrequency ablation (RFA) in patients with unresectable hepatic malignancies. https://xueshu.baidu.com/usercenter/paper/show?paperid=1aa656c8fbb4efcc4ab5f1fb19ce337b2007.

[89]   Fadeel B, Feliu N, Vogt C, et al. Bridge over troubled waters: Understanding the synthetic and biological identities of engineered nanomaterials. Wiley Interdiscip Rev Nanomed Nanobiotechnol, 2013, 5 (2): 111-129.

[90]   Zhang S G. Fabrication of novel biomaterials through molecular self-assembly. Nat Biotechnol, 2003, 21 (10): 1171-1178.

[91]   Acar H, Srivastava S, Chung E J, et al. Self-assembling peptide-based building blocks in medical applications. Adv Drug Deliv Rev, 2017, 110-111: 65-79.

[92]   Zhang S G, Holmes T, Lockshin C, et al. Spontaneous assembly of a self-complementary oligopeptide to form a stable macroscopic membrane. Proc Natl Acad Sci USA, 1993, 90 (8): 3334-3338.

[93]   Haines-Butterick L, Rajagopal K, Branco M, et al. Controlling hydrogelation kinetics by peptide design for three-dimensional encapsulation and injectable delivery of cells. Proc Natl Acad Sci USA, 2007, 104 (19): 7791-7796.

[94]   Kuang Y, Shi J, Li J, et al. Pericellular hydrogel/nanonets inhibit cancer cells. Angew Chem Int Ed, 2014, 53 (31): 8104-8107.

[95]   Yan C, Altunbas A, Yucel T, et al. Injectable solid hydrogel: Mechanism of shear-thinning and immediate recovery of injectable beta-hairpin peptide hydrogels. Soft Matter, 2010, 6 (20): 5143-5156.

[96]   Bakker M H, Kieltyka R E, Albertazzi L, et al. Modular supramolecular ureidopyrimidinone polymer carriers for intracellular delivery. RSC Adv, 2016, 6 (112): 110600-110603.

[97]   Liow S S, Dou Q, Kai D, et al. Thermogels: In situ gelling biomaterial. ACS Biomater Sci Eng, 2016, 2 (3): 295-316.

[98]   Loh X J, Cheng L W I, Li J. Micellization and thermogelation of poly(ether urethane)s comprising poly(ethylene glycol) and poly(propylene glycol). Macromol Symp, 2010, 296: 161-169.

[99]   Gharakhanian E G, Deming T J. Role of side-chain molecular features in tuning lower critical solution temperatures(LCSTs) of oligoethylene glycol modified polypeptides. J Phys Chem B, 2016, 120(26): 6096-6101.

[100] Gao Y, Ren F, Ding B, et al. A thermo-sensitive PLGA-PEG-PLGA hydrogel for sustained release of docetaxel. J Drug Target, 2011, 19 (7): 516-527.

[101] Shinde U P, Moon H J, Ko D Y, et al. Control of rhGH release profile from PEG-PAF thermogel. Biomacromolecules, 2015, 16 (5): 1461-1469.

[102] Ci T, Chen L, Li T, et al. Effects of amphiphilic block copolymers on the equilibrium lactone fractions of camptothecin analogues at different pHs. Biomater Sci, 2013, 1 (12): 1235-1243.

[103] Gupta M K, Martin J R, Werfel T A, et al. Cell protective, ABC triblock polymer-based thermoresponsive hydrogels with ROS-triggered degradation and drug release. J Am Chem Soc, 2014, 136 (42): 14896-14902.

[104] Ci T, Chen L, Yu L, et al. Tumor regression achieved by encapsulating a moderately soluble drug into a polymeric thermogel. Sci Rep, 2014, 4: 5473.

[105] Ferreira L，Vidal M M，Gil M H. Evaluation of poly(2-hydroxyethyl methacrylate) gels as drug delivery systems at different pH values. Int J Pharm，2000，194（2）：169-180.

[106] Jones E M，Cochrane C A，Percival S L. The effect of pH on the extracellular matrix and biofilms. Adv Wound Care，2015，4（7）：431-439.

[107] Berger J，Reist M，Mayer J M，et al. Structure and interactions in covalently and ionically crosslinked chitosan hydrogels for biomedical applications. Eur J Pharm Biopharm，2004，57（1）：19-34.

[108] Zhang J，Ma P X. Host-guest interactions mediated nano-assemblies using cyclodextrin-containing hydrophilic polymers and their biomedical applications. Nano Today，2010，5（4）：337-350.

[109] Li Y，Li J，Zhao X，et al. Triterpenoid-based self-healing supramolecular polymer hydrogels formed by host-guest interactions. Chemistry，2016，22（51）：18435-18441.

[110] van de Manakker F，Braeckmans K，El Morabit N，et al. Protein-release behavior of self-assembled PEG-beta-cyclodextrin/PEG-cholesterol hydrogels. Adv Funct Mater，2009，19（18）：2992-3001.

[111] Whittell G R，Hager M D，Schubert U S，et al. Functional soft materials from metallopolymers and metallosupramolecular polymers. Nat Mater，2011，10（3）：176-188.

[112] Wei Z，He J，Liang T，et al. Autonomous self-healing of poly(acrylic acid) hydrogels induced by the migration of ferric ions. Polym Chem，2013，4（17）：4601-4605.

[113] Sahoo J K，Vandenberg M A，Webber M J. Injectable network biomaterials via molecular or colloidal self-assembly. Adv Drug Deliv Rev，2018，127：185-207.

[114] Scotti C，Mangiavini L，Boschetti F，et al. Effect of in vitro culture on a chondrocyte-fibrin glue hydrogel for cartilage repair. Knee Surg Sports Traumatol Arthroscopy，2010，18（10）：1400-1406.

[115] Metcalfe A D，Ferguson M W J. Tissue engineering of replacement skin：The crossroads of biomaterials，wound healing，embryonic development，stem cells and regeneration. J R Soc Interface，2007，4（14）：413-437.

[116] Turturro M V，Christenson M C，Larson J C，et al. MMP-sensitive PEG diacrylate hydrogels with spatial variations in matrix properties stimulate directional vascular sprout formation. PLoS One，2013，8：e588973.

[117] Madden L R，Mortisen D J，Sussman E M，et al. Proangiogenic scaffolds as functional templates for cardiac tissue engineering. Proc Natl Acad Sci USA，2010，107（34）：15211-15216.

[118] Matsuno T，Hashimoto Y，Adachi S，et al. Preparation of injectable 3D-formed beta-tricalcium phosphate bead/alginate composite for bone tissue engineering. Dent Mater J，2008，27（6）：827-834.

[119] Bidarra S J，Barrias C C，Granja P L. Injectable alginate hydrogels for cell delivery in tissue engineering. Acta Biomater，2014，10（4）：1646-1662.

[120] Mandal A，Pal D，Agrahari V，et al. Ocular delivery of proteins and peptides：Challenges and novel formulation approaches. Adv Drug Deliv Rev，2018，126：67-95.

[121] Urtti A. Challenges and obstacles of ocular pharmacokinetics and drug delivery. Adv Drug Deliv Rev，2006，58（11）：1131-1135.

[122] Souza J G，Dias K，Pereira T A，et al. Topical delivery of ocular therapeutics：Carrier systems and physical methods. J Pharm Pharmacol，2014，66（4）：507-530.

[123] Falavarjani K G，Nguyen Q D. Adverse events and complications associated with intravitreal injection of anti-VEGF agents：A review of literature. Eye，2013，27（7）：787-794.

[124] Hughes P，Olejnik O，Changlin J，et al. Topical and systemic drug delivery to the posterior segments. Adv Drug Deliv Rev，2005，57（14）：2010-2032.

[125] Ramsay E，Del Amo E M，Toropainen E，et al. Corneal and conjunctival drug permeability：Systematic comparison

and pharmacokinetic impact in the eye. Eur J Pharm Sci, 2018, 119: 83-89.

[126] Barar J, Aghanejad A, Fathi M, et al. Advanced drug delivery and targeting technologies for the ocular diseases. BioImpacts, 2016, 6 (1): 49-67.

[127] He H, Liang Q, Shin M C, et al. Significance and strategies in developing delivery systems for bio-macromolecular drugs. Front Chem Sci Eng, 2013, 7 (4): 496-507.

[128] Ding D, Zhu Q. Recent advances of PLGA micro/nanoparticles for the delivery of biomacromolecular therapeutics. Mater Sci Eng C, 2018, 92: 1041-1060.

[129] Kaur I P, Kakkar S. Nanotherapy for posterior eye diseases. J Control Release, 2014, 193: 100-112.

[130] Kim Y C, Chiang B, Wu X, et al. Ocular delivery of macromolecules. J Control Release, 2014, 190: 172-181.

[131] Kaur I P, Smitha R. Penetration enhancers and ocular bioadhesives: Two new avenues for ophthalmic drug delivery. Drug Dev Ind Pharm, 2002, 28 (4): 353-369.

[132] van Nguyen T, Shin M C, Min K A, et al. Cell-penetrating peptide-based non-invasive topical delivery systems. J Pharm Invest, 2018, 48 (1): 77-87.

[133] Rydberg H A, Matson M, Amand H L, et al. Effects of tryptophan content and backbone spacing on the uptake efficiency of cell-penetrating peptides. Biochemistry, 2012, 51 (27): 5531-5539.

[134] Jiang K, Gao X, Shen Q, et al. Discerning the composition of penetratin for safe penetration from cornea to retina. Acta Biomater, 2017, 63: 123-134.

[135] Di Pisa M, Chassaing G, Swiecicki J. Translocation mechanism(s) of cell-penetrating peptides: Biophysical studies using artificial membrane bilayers. Biochemistry, 2015, 54 (2): 194-207.

[136] Marks J R, Placone J, Hristova K, et al. Spontaneous membrane-translocating peptides by orthogonal high-throughput screening. J Am Chem Soc, 2011, 133 (23): 8995-9004.

[137] Kim D W, Lee S H, Ku S K, et al. Transduced PEP-1-FK506BP ameliorates corneal injury in *Botulinum toxin* A-induced dry eye mouse model. BMB Rep, 2013, 46 (2): 124-129.

[138] Kim D W, Lee S H, Ku S K, et al. The effects of PEP-1-FK506BP on dry eye disease in a rat model. BMB Rep, 2015, 48 (3): 153-158.

[139] Gariano R F, Gardner T W. Retinal angiogenesis in development and disease. Nature, 2005, 438(7070): 960-966.

[140] Yau J W, Rogers S L, Kawasaki R, et al. Global prevalence and major risk factors of diabetic retinopathy. Diabetes Care, 2012, 35 (3): 556-564.

[141] Wong W L, Su X, Li X, et al. Global prevalence of age-related macular degeneration and disease burden projection for 2020 and 2040: A systematic review and meta-analysis. Lancet Glob Health, 2014, 2 (2): e106-e116.

[142] Wang Y, Lin H, Lin S, et al. Cell-penetrating peptide TAT-mediated delivery of acidic FGF to retina and protection against ischemia-reperfusion injury in rats. J Cell Mol Med, 2010, 14 (7): 1998-2005.

[143] de Cogan F, Hill L J, Lynch A, et al. Topical delivery of anti-VEGF drugs to the ocular posterior segment using cell-penetrating peptides. Invest Ophthalmol Visual Sci, 2017, 58 (5): 2578-2590.

[144] Ameri H. Prospect of retinal gene therapy following commercialization of voretigene neparvovec-rzyl for retinal dystrophy mediated by RPE65 mutation. J Curr Ophthalmol, 2018, 30 (1): 1-2.

[145] Bloquel C, Bourges J L, Touchard E, et al. Non-viral ocular gene therapy: Potential ocular therapeutic avenues. Adv Drug Deliv Rev, 2006, 58 (11): 1224-1242.

[146] Andrieu-Soler C, Bejjani R A, de Bizemont T, et al. Ocular gene therapy: A review of nonviral strategies. Mol Vision, 2006, 12: 1334-1347.

[147] Liu C, Jiang K, Tai L, et al. Facile noninvasive retinal gene delivery enabled by penetratin. ACS Appl Mater

Interfaces，2016，8（30）：19256-19267.

[148] Tai L，Liu C，Jiang K，et al. Noninvasive delivery of oligonucleotide by penetratin-modified polyplexes to inhibit protein expression of intraocular tumor. Nanomed Nanotechnol Biol Med，2017，13（6）：2091-2100.

[149] Tai L，Liu C，Jiang K，et al. A novel penetratin-modified complex for noninvasive intraocular delivery of antisense oligonucleotides. Int J Pharm，2017，529（1-2）：347-356.

[150] Guo X，Hutcheon A E K，Zieske J D. Transduction of functionally active TAT fusion proteins into cornea. Exp Eye Res，2004，78（5）：997-1005.

●●● 关键词索引 ●●●